普 通 高 等 教 育
制药类“十三五”规划教材

中药化学

供中药制药、制药工程及相关专业使用

冯卫生 主 编
杨炳友 李 强 副主编

ZHONGYAO
HUAXUE

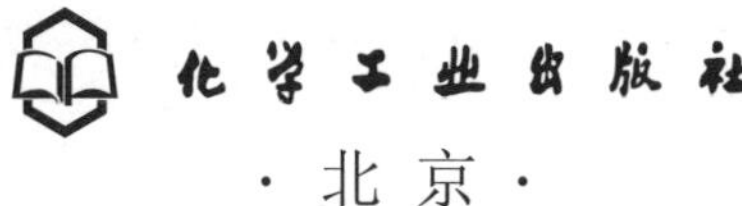

·北京·

《中药化学》是普通高等教育制药类“十三五”规划教材，根据中药制药及制药工程等专业教学要求和课程特点并结合《中华人民共和国药典》编写而成。全书共分上、下两篇。上篇（理论知识）主要以各类中药化学成分为研究对象，着重介绍各类化学成分的结构特征、理化性质、提取、分离及结构鉴定等基本理论和基本知识，注重介绍中药化学学科中的新思路、新方法；下篇（实验指导）力求体现实用性，注重教材内容与实际工作相结合。

本教材可作为中药制药及制药工程专业本科生教学用书，也可作为相关专业本科和研究生教学及科研工作者的参考用书。

图书在版编目（CIP）数据

中药化学/冯卫生主编. —北京：化学工业出版社，2018. 3
普通高等教育制药类“十三五”规划教材
ISBN 978-7-122-31295-2

Ⅰ. ①中…　Ⅱ. ①冯…　Ⅲ. ①中药化学-高等学校-教材　Ⅳ. ①R284

中国版本图书馆 CIP 数据核字（2017）第 330444 号

责任编辑：傅四周　　文字编辑：向　东
责任校对：王素芹　　装帧设计：王晓宇

出版发行：化学工业出版社（北京市东城区青年湖南街 13 号　邮政编码 100011）
印　　刷：三河市航远印刷有限公司
装　　订：三河市瞰发装订厂
787mm×1092mm　1/16　印张 17　字数 435 千字　　2018 年 5 月北京第 1 版第 1 次印刷

购书咨询：010-64518888（传真：010-64519686）　售后服务：010-64518899
网　　址：http://www.cip.com.cn
凡购买本书，如有缺损质量问题，本社销售中心负责调换。

定　　价：45.00 元

系列教材编委会

《中药化学》编委会

序

普通高等教育制药类“十三五”规划教材是为贯彻落实教育部有关普通高等教育教材建设与改革的文件精神，依据中药制药、制药工程和生物制药等制药类专业人才培养目标和需求，在化学工业出版社精心组织下，由全国11所高等院校14位著名教授主编，集合20余所高等院校百余位老师编写而成。

本套教材适应中药制药、制药工程和生物制药等制药类专业需求，坚持育人为本，突出教材在人才培养中的基础和引导作用，充分展现制药行业的创新成果，力争体现科学性、先进性和适用性的特点，全面推进素质教育，可供全国高等中医药院校、药科大学及综合院校、西医院校医药学院的相关专业使用，也可供其他从事制药相关教学、科研、医疗、生产、经营及管理工作者参考和使用。

本套教材由下列分册组成，包括：北京中医药大学铁步荣教授主编的《无机化学及实验》、广东药科大学申东升教授主编的《有机化学及实验》、广东药科大学王淑美教授主编的《分析化学及实验》、天津中医药大学张师愚教授主编的《物理化学及实验》、华东理工大学齐鸣斋教授主编的《制药化工原理及实验》、沈阳药科大学韩静教授主编的《制药设备设计基础》、辽宁中医药大学孟宪生教授主编的《中药材概论》、河南中医药大学冯卫生教授主编的《中药化学》、广东药科大学王岩教授主编的《中药药剂学》、南京中医药大学张丽教授主编的《中药制剂分析》、南京中医药大学陆兔林教授主编的《中药炮制工程学》、中国药科大学柯学教授主编的《中药制药设备与车间工艺设计》、浙江中医药大学万海同教授主编的《中药制药工程学》和江西中医药大学杨明教授主编的《中药制剂工程学》。

本套教材在编写过程中，得到了各参编院校和化学工业出版社的大力支持，在此一并表示感谢。由于编者水平有限，本书不妥之处在所难免，敬请各教学单位、教学人员及广大学生在使用过程中，发现问题并提出宝贵意见，以便在重印或再版时予以修正，不断提升教材质量。

清华大学
罗国安
2018年元月

前言

本书为普通高等教育制药类“十三五”规划教材。为满足21世纪对高素质中医药专业人才的基本要求，教材编写过程中始终坚持将培养高等中医药人才所必须掌握的基本知识、基本理论、基本技能作为教材建设的主体框架，坚持将体现高等中医药教育教学所需要的思想性、科学性、先进性、启发性、适用性作为教材建设的灵魂。

中药化学是一门实践性很强的学科，实验教学在中药化学课程中占有重要地位，本书旨在配合中药化学的教学，培养学生科学的思维与方法、创新意识与创新能力、自主学习能力。全书共分上、下两篇。其中上篇（理论知识）主要以各类中药化学成分为研究对象，着重介绍各类化学成分的结构特征、理化性质、提取、分离及结构鉴定等基本理论和基本知识，注重中药化学学科中新思路、新方法的介绍，注意反映本学科的新成果、新技术、新发展。为了培养学生掌握中药化学研究的基本技能，具有初步从事中药新药的开发、生产和研究相关工作的能力，特设下篇（实验指导），充分吸取先进的实验技术和手段，以提取、分离、鉴定和结构修饰中药有效成分为重点，加强对学生的基本操作技能的训练，使学生将中药化学知识与技能融会贯通。

本书由冯卫生（第一章）、杨炳友（第二章）、孟大利（第三章）、皮慧芳（第四章、实验一）、吴红华（第五章、实验二、实验三）、舒尊鹏（第六章、实验四）、李强（第七章、第八章、实验五～实验七）、王国凯（第九章、实验八、实验九）、韦国兵（第十章、实验十、实验十一）、张艳丽（第十一章～第十三章）十位教师合作编写完成。教材编写过程中，参考、引用了部分文献资料，并受到参编学校众多专家和同行的热情鼓励与支持，在此一并表示衷心的感谢！

为使教材日臻完善，希冀广大师生和读者在使用中如发现不当之处，给予批评和斧正，以便我们重印或再版时予以修改,使教材质量不断提高、逐步完善。

编　者

2017年12月

目录

上篇 理论知识

第五章 苯丙素类化合物 /084

第六章 黄酮类化合物 /105

第七章 萜类和挥发油 /135

第八章 三萜类化合物 /155

第十三章　中药复方药效物质基础研究 /229

下篇　实验指导

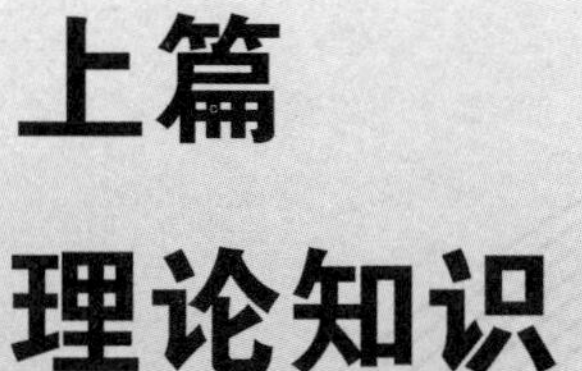
上篇
理论知识

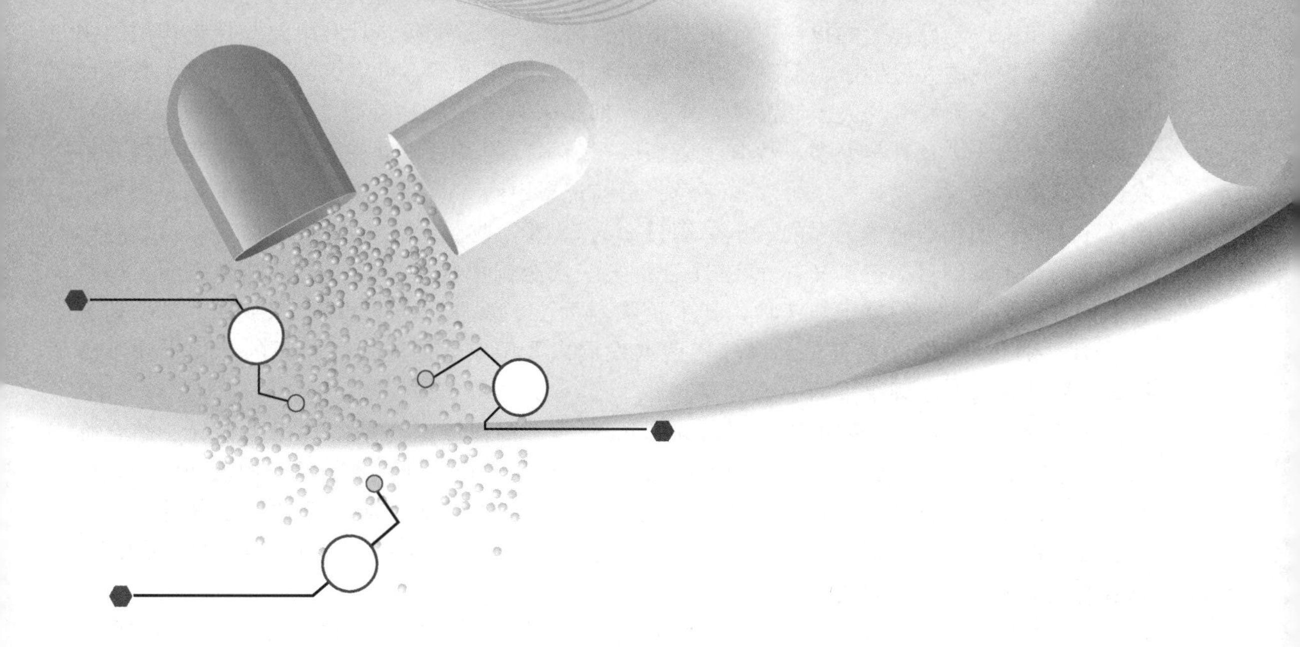

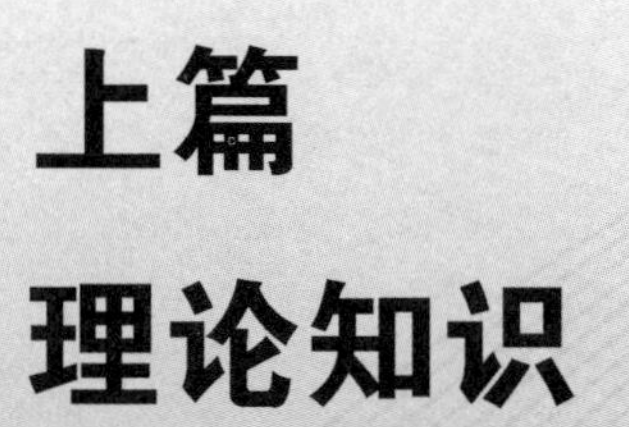

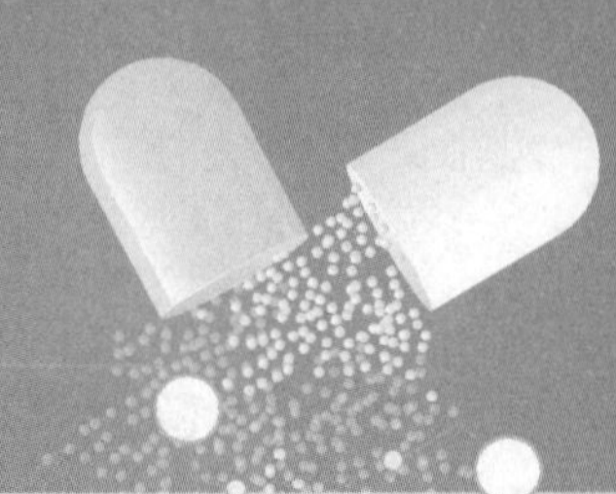

第一章 绪论

第一节　中药化学的研究对象和任务

人类为了维护自身的健康和生存繁衍，在寻找食物及与疾病做斗争的同时，发现了具有治疗作用的一些植物、动物和矿物，因而有“药食同源”或“医食同源”之公论。中药学是我国医药学的重要组成部分，也是我国传统的防治疾病的重要武器。中药的发明和应用，在我国有着悠久的历史，经过数千年对临床用药经验的不断总结和归纳，逐步形成和完善了具有独特理论体系和应用形式的中药药性理论，充分反映了我国历史文化、自然资源方面的若干特点，同时又将这一理论用来指导中药的采集、炮制、配伍、制剂及应用。简而言之，中药就是指在中医基础理论的指导下，用于预防、治疗、诊断疾病并具有康复与保健作用的物质，它对维护我国人民健康、促进中华民族的繁衍昌盛作出了不可磨灭的贡献。除少数品种如青黛、冰片、阿胶等为人工制品外，中药大都是来自于植物、动物、矿物的非人工制品，并以植物来源为主且种类繁多，故有“诸药以草为本”的说法。早在数千年前，我国就有神农氏尝百草的传说，汉代的《神农本草经》最初记载中药 365 种；唐代《新修本草》增加了中药 114 种；明代李时珍编写的《本草纲目》共 52 卷，收载天然药物达 1892 种；清代赵学敏编写的《本草纲目拾遗》又补充 1021 种。第三次全国中药资源普查统计结果表明，已经鉴定而有学名的中药约有 12807 种，其中植物药为 11146 种，动物药为 1581 种，矿物药为 80 余种。随着科学技术的进步和医疗实践的发展以及国家、地区、民族间的文化交流不断扩大，陆续还将会发现更多的中药资源。

中药化学（Chemistry of Chinese Medicine）是一门以中医药基本理论为指导、结合临床用药经验、主要运用化学的理论和方法及其他现代科学理论和技术等研究中药防治疾病的物质基础的学科。具体地说，中药化学主要研究中药中有效成分或药效物质基础的化学结构、理化性质、提取分离方法与技术、结构鉴定或确定、生物合成途径和结构修饰或改造，以及有效成分结构与药效之间的关系等。

通过对中药（及复方）有效成分的研究，可以阐明中药性味、功效、防治疾病的物质基础，发现创制新药物的有效物质或提供先导化合物，同时，对于建立中药及复方的质量评价体系与标准，提高中药材及中药制品（饮片、提取物、成方制剂）的质量，提高国际市场上的竞争力，探讨中药及复方防治疾病的机制，进而促进中医药现代化，具有极其重要的意义。

中药化学是中医药理论与现代科学如化学、物理学、生物学、植物学、现代医药学等理论和技术相互渗透、相互结合的新兴交叉学科，其学科基本属于应用基础学科。中药化学是衔接基础课程（如有机化学、分析化学等）和专业课程（中药资源学、中药鉴定学、中药炮制学、中药药剂学、中药药理学）、中药学和化学学科、中药和西药学科的桥梁和纽带，为中药学人才培养发挥着重要作用。中药化学的研究是中药新药开发、中药现代化研究的主要承载平台，对于推进中药现代化和产业化的历程具有积极而重要的意义。与传统中医药学不同，中药化学是一门时代性非常强的课程和学科，与现代科技发展息息相关。随着时代的发展和科技的飞速进步，中药化学的内容会不断快速地更新和发展。因此，要注重对有关中药现代化研究的新思路、新方法的了解，注重本学科新成果、新技术、新发展以及相关学科新理论与技术在本学科的应用，对于学习掌握中药化学的知识和技术，从事中药化学研究都是十分重要的。

第二节　中药有效成分与药效物质基础

中药的化学成分十分复杂，一种中药含有多种结构类型的化学成分，而且每一种结构类型的化学成分的数目也是很多的。另外，一种中药具有多方面的药效，通常含有多种有效成分，且发挥某一方面的药效通常与一种以上的有效成分有关。中药中复杂的化学成分构成了其多方面临床功效或多种药理作用的物质基础。中药物质基础研究是阐明中药药效物质、药理作用及其机制和临床疗效的先决条件，也是深层次开发中药方剂、改进工艺和剂型、制定质量标准、提高临床疗效的重要基础，是中药现代化的重要组成部分。

中药化学成分和药效物质研究在中药尤其是单味药物质基础的研究方面取得了很大成就，但由于中药化学成分复杂，特别是中药复方，所含化学成分多达数百种甚至上千种，同时，中药又存在多成分、多途径、多靶点协同作用的特点，给中药的药效物质基础研究带来巨大的困难和挑战。目前真正被阐明了有效成分的中药品种并不很多，特别是从中医临床疗效及中药传统功效的角度来说，这样的品种就更加有限。其中，有些化学成分具有生物活性与相应的药效作用，能够起到防治疾病的作用，这些成分即为有效成分，如中药麻黄中含有麻黄碱（L-ephedrine）、伪麻黄碱（D-pseudoephedrine）等多种有机胺类生物碱，其中麻黄碱具有平喘、解痉作用，伪麻黄碱具有升压利尿作用。中药中所含的有效成分往往不是单一成分，而常常是相同结构类型的多种成分，甚至是不同结构类型的多种成分。在中药化学中，含有一种主要有效成分或一类结构相近的有效成分称为有效部位，如人参总皂苷、银杏叶总黄酮、苦参总生物碱等。有些成分不具有生物活性及药效，不能够起到防治疾病的作用，这些成分则被视为无效成分，如蛋白质、树脂、果胶及叶绿素等。有效成分和无效成分的划分是相对的，一方面，随着科学的发展和人们对客观世界认识的提高，一些过去被认作是无效成分的化合物（如多糖、多肽、蛋白质和树脂类成分等），现被发现具有良好的生物活性或药效，并被应用于临床。另一方面，某些过去被认为是有效成分的化合物，随着中药化学研究的深入而被修改或进一步完善，如麝香的抗炎有效成分，被证实是其所含的多肽而不是过去认为的麝香酮。中药中还有一些本身不直接具有防病治病作用的化学成分，但受采收、加工、炮制或制剂过程中一些条件的影响而产生的次生产物或口服后经人体胃肠道内的消化液或细菌等的作用后生成的代谢产物，以及以原型被吸收进入血液或被直接注射进入血液后在血液中产生的代谢产物具有防病治病的作用，这些成分无疑也是有效成分。因此，对中药有效成分与无效成分的概念不能以简单机械的态度去理解，对中药有效成分的研究，也必须缜密地、系统地、全面地进行，才能阐明中药真正的药效物质基础。

中药方剂临床用药是复方配伍，有严格的君臣佐使法度。中药复方的优势在于药物配伍后可起到协同或拮抗的作用，对机体进行整体调节，其化学成分不是单味药化学成分的简单相加。因此，要研究单味药的有效成分和药效物质基础，同时还要对中药复方进行深入的化学和药效学研究，阐明中药复方配伍规律以及作用机制等科学问题。

第三节 中药化学在中医药现代化和中药产业化中的作用

随着现代社会文明的发展和科技的进步，人类对疾病的认识也在发生变化。传统中药正在走向世界，朝着现代化的方向发展。在传统中药现代化的发展过程中，中药化学日益彰显出其重要性，对中药化学的研究也更具其时代意义。

一、中药化学在中医药现代化中的作用

（一）阐明中药的药效物质基础，探索中药防治疾病的原理

中药化学的研究涉及中药防病治病的物质基础，通过对中药有效成分的研究，确定有效成分的化学结构、理化性质与生物活性之间的关系，从而阐明中药防治疾病的作用机理，为中医药理论提供科学依据，为中药的生产、加工、质量控制和临床应用奠定科学基础。如黄连是清热燥湿、泻火解毒的常用中药，其主要化学成分小檗碱具有明显的抗菌作用，是黄连清热解毒的有效成分。麻黄的主要平喘有效成分是麻黄碱，具有松弛支气管平滑肌、收缩血管、兴奋中枢等作用，麻黄挥发油有抗病毒作用，挥发油中的松油醇（α-terpineol）能降低小鼠体温，是麻黄起发汗散寒作用的有效成分。这些有效成分的确定，为中药的临床应用提供了科学依据。

（二）促进中药药性理论研究的深入

中药药性理论是研究药性的形成机制及其运用规律的理论，是我国历代医家在长期的医疗实践中，以阴阳、脏腑、经络学说为依据，根据药物的各种性质及所表现出来的治疗作用总结出来的用药规律。中药药性理论的核心是以性味、归经、升降浮沉、有毒无毒、配伍、禁忌等为主要内容，是中医学理论体系中的一个重要组成部分，是指导中医临床用药的重要依据。为进一步推进中医药事业的传承与创新，科技部在国家重点基础研究发展计划（“973”计划）中设立了中医理论基础研究专项，并将中药药性理论研究列为中医理论基础研究专项的重点支持方向。

中药药性理论的现代研究在近些年虽然有所进展，但在学术思想和研究方法上仍无突破性进展。中药性味是对药物性能的概括，它在一定程度上反映的是不同药物之间的共性。中药的性味与其化学成分密切相关，且呈现一定的规律性。因此，从研究中药的药理活性和产生这些活性的物质基础——有效成分入手，对阐明中药药性的科学内涵十分有益。如以辛味药为例，辛味药含挥发油最多，其次是苷类和生物碱。在中药归经的研究中，可以探讨同一归经中药的相同化学成分或相同结构类型的化学成分，以此阐明归经的物质基础。也有通过研究中药化学成分的药理作用或通过考察中药中的某种有效成分在体内药物代谢动力学的特点，来探讨与归经的关系。如麻黄碱对支气管平滑肌有解痉作用和升压作用等，伪麻黄碱有明显的利尿、抗炎作用，从肺主气、与膀胱相表里等中医理论来看，麻黄的主要药理作用说明其入肺、膀胱经是有依据的。再如川芎嗪（tetramethylpyrazine）是川芎的有效成分，川芎嗪在动物体内主要分布在肝脏和胆囊中，与川芎归肝、胆经相一致。

（三）阐明中药复方配伍的原理

中药在临床上大多是以复方的形式应用。从药效学方面看，中药的配伍不是同类药物的累积相加，也不是不同药物的随机并列，而是根据病证的不同和治则的变化，按照中药配伍理论优化组合而成的。中药通过配伍，可以提高与加强疗效，降低毒性和不良反应，适应复杂多变的病情，或改变药效，其根本原因是复方中各味中药有效成分的复合作用，使中药复方通过多靶点、多途径发挥复合疗效。临床常用方剂麻黄汤（组成为麻黄、桂枝、杏仁、甘草），具有发汗解表、宣肺平喘之功效，临床常用于治疗感冒、流行性感冒、急性支气管炎、支气管哮喘等属风寒表实证者。现代研究表明，麻黄碱为麻黄止咳平喘的主要有效成分，桂皮醛为桂枝挥发油中镇痛、解热的有效成分，苦杏仁苷为杏仁镇咳的有效成分，甘草中所含的甘草酸具有解毒作用，这些有效成分发挥复合及协同作用，与麻黄汤治疗头颈强痛、恶

寒、发热、咳嗽等症是相符的。此外，我国学者以常用有毒中药附子、川乌、草乌为研究对象，通过对医圣张仲景《伤寒论》中所含附子的方剂进行归纳整理，选以常用药对配伍（附子配人参、附子（川乌）配甘草、附子配大黄、附子（川乌）配干姜）等为对象，采用不同剂量的配伍比例、不同的配伍层次（药材配伍、饮片配伍、组分配伍、成分配伍），进行了系统配伍研究，在减毒增效、指导临床安全用药等方面取得较大的成果。

中药炮制是祖国传统医学中的一门制药技术，是来自中医辨证用药的经验总结，很多中药在用于临床前，都要经过炮制，以达到提高疗效、降低毒性和不良反应、改变药物功效、便于储藏和服用等目的。明代医学家陈嘉谟明确指出："制药贵在适中，不及则功效难求，太过则气味反失。"如延胡索的有效成分为生物碱类化合物，用水煎煮溶出量甚少，醋炒后，延胡索中的生物碱与醋酸结合成易溶于水的醋酸盐，使水煎液中溶出的总生物碱含量增加，从而增强了延胡索的镇痛作用。又如乌头和附子均为剧毒药，其毒性成分主要为乌头碱等双酯型生物碱。将乌头用蒸、煮等方法进行炮制，使乌头碱等化合物的酯键水解，生成毒性较低的醇氨型生物碱如乌头原碱（aconine）。黄芩有浸、烫、煮、蒸等炮制方法，过去南方认为"黄芩有小毒，必须用冷水浸泡至色变绿去毒后，再切成饮片，叫淡黄芩"，而北方则认为"黄芩遇冷水变绿影响质量，必须用热水煮后切成饮片，以色黄为佳"。经现代化学研究表明，黄芩在冷水浸泡过程中，其有效成分黄芩苷可被药材中的酶水解成黄芩素，后者不稳定，易氧化成醌类化合物而显绿色。药理学研究也证明，生黄芩、淡黄芩的抑菌活性比烫、煮、蒸的黄芩低。可见用冷水浸泡的方法炮制，使有效成分损失，导致抑菌活性降低，而用烫、煮、蒸等方法炮制时，由于高温破坏了酶的活性，使黄芩苷免遭水解，故抑菌活性较强，且药材软化易切片。因此，认为黄芩应以北方的蒸或用沸水略煮的方法进行炮制。大黄的炮制方法不同，药效也大不相同，生大黄的主要功能为攻积导滞、泻下通便，用于胃肠实热积滞，大便秘结。酒制大黄，泻下作用减弱，清热、消炎、活血化瘀的作用增强。蜜制大黄可用于老年体弱的便秘，大黄炭则适用于体内出血，石灰制大黄则适用于外伤出血，醋制大黄活血化瘀的作用特别突出，这表明药物经过不同炮制就可以发挥因人而异的疗效。因此，研究中药炮制前后化学成分或有效成分的变化，将有助于阐明中药炮制的原理、改进传统的炮制方法、制定控制炮制品的质量标准、丰富中药炮制的内容等，这也是发掘和提高祖国医药学遗产的一个重要方面。

二、中药化学在中药产业化中的作用

随着现代科学技术的发展和人类社会生活与健康水平要求的不断提高，我们感到了传统医药在"回归自然"的世界潮流中再次焕发了强大的生命力，展现出广阔的前景，为深入研究开发中药新产品提供了良好的环境。中药产业是我国医药产业的重要组成部分，发挥着保障人民健康、提高民族素质的重要作用。它不仅为我国和世界人民提供了安全有效的药品，而且也对我国的经济发展起到了积极的促进作用。但当前存在的诸如中药的生产、加工、管理不规范等问题是影响中药走出国门进入国际医药主流市场的主要障碍，因此，积极开展中药现代化的研究，提高中药产业化的水平，是加快中药走向国际的步伐所必需的前提，也是我国中药工作者义不容辞的责任。制定一批科学规范的中药标准才能真正推动中药走向世界。在制定、修订科学规范的中药标准工作中，中药化学为其提供了客观、可靠的手段。

（一）提升中药质量控制水平

中药作为中医防病治病的药物成分载体，其内在质量直接关系到临床疗效和安全。在分析中药现行质量控制模式的基础上，结合现代分析技术的发展和应用，依据中药药物特性，运用中药化学的方法，创新中药质量控制模式，以期更加科学地实现中药质量控制，推动中医药事业的发展。在中药特别是复方中药质量控制方法建立的过程中，质量控制指标的选择是方法建立的前提和关键。中药具有多成分、多功能、多层次、多靶点等特点，只有通过中药化学与药理学、药代动力学结合研究，阐明其功能与主治相关联的有效物质基础，并制备出有关对照品，才能进一步以有效物质为指标进行有效质量控制研究，并建立真正科学合理的质量标准。

近年来发展的中药指纹图谱技术，目前已成为能够为国内外广泛接受的一种中药化学质量评价模式。近来，科学家在研究开心散类药的有效组分中，基于该类药的有效组分相关分析结果，提出并建立了基于类药有效组分特征图谱表征的中药质量控制模式，将有效物质基础反映于中药质量控制体系中，使中药质量控制更具有有效性。现代分析方法及其技术的快速发展（如 TLC、GC、HPLC、UPLC 等及其联用技术）为中药质量控制水平的提升提供了分析技术支撑。

（二）促进中药制剂的现代化

中药制剂的剂型以汤剂为主，汤剂和丸散膏丹等中药传统剂型都存在技术落后、产品较粗糙、给药途径少、使用不便、用量大、起效慢、微生物难以控制、所含的有效成分和临床疗效稳定性差、携带不便等缺点，难以适应现代医学防病治病的需要，更难适应国际市场的要求。近年来中药剂型也呈现了迅速的发展。除传统的丸散膏丹外，中药片剂（分散片、薄膜包衣片等）、胶囊剂（肠溶胶囊、缓控胶囊等）、颗粒剂、口服液、针剂、冻干粉针等现代剂型的产品不断被开发并应用于临床。想要研制中药的新制剂和新剂型，提高临床疗效，就要在有效成分研究的基础上，去粗存精，去伪存真，用新技术加工成现代新剂型。主要涉及以下几个方面。

1. 以主要有效成分为指标，研究设计中药新剂型

中药的有效成分或有效部位的溶解性、酸碱性、挥发性、稳定性、生物利用度等性质是中药制剂剂型选择的主要因素。如果它们的水溶性较好，可制成注射液、口服液、颗粒剂等，如黄连注射液、丹参注射液、生脉口服液、板蓝根颗粒剂等。如果它们难溶于水，可考虑制成片剂、胶囊剂、滴丸等，如复方丹参滴丸等。

2. 根据中药有效成分或有效部位的理化性质，研究制订合理可行的中药制剂的制备工艺

应选择适当的溶剂和提取分离方法，确定被提取中药材的颗粒大小，溶剂的用量，提取的温度、时间、次数等因素，把中药有效成分最大限度地提取出来，将杂质最大限度地除去。

3. 中药有效成分的理化性质是影响中药制剂稳定性的关键因素

在中药制剂整个制备加工及储存放置过程中，有的中药有效成分易受光、热、空气、温度、酸碱度等的影响，可能会发生水解、聚合、氧化、酶解等反应，使有效成分破坏，产生化学变化，导致中药制剂变色、浑浊、沉淀等，使药效降低，甚至产生毒性和不良反应。因此，应针对有效成分的稳定性特点，通过采用适当的剂型、调整合适的 pH 值、制备衍生物或采用适当的包装等方法，防止有效成分的破坏，提高中药制剂的稳定性。

4. 研制开发新药、扩大药源

创新药物的研制与开发，关系到人类的健康与生存，其意义重大而深远。从天然药物中寻找生物活性成分，通过与毒理学、药理学、制剂学、临床医学等学科的密切配合，研制出疗效高、毒性和不良反应小、使用安全方便的新药，是国内外新药研制开发的重要途径之一。特别是从经过数千年的临床实践证明其临床疗效可靠且其药效也已被进行分类整理的中药中寻找其有效成分，并将其研制开发成为新药，是一条事半功倍的研制新药的途径，其成功率要比从一般的天然药物开始高得多。

有些中药的有效成分疗效好，毒性和不良反应小，能满足开发成为新药的条件，并且在中药中的含量较高，可以采用从中药材中提取分离的方法制备成药物，供临床使用。如黄连素、吗啡、利血平等药物。有些从中药有效成分研制出来的药物，其化学结构比较简单，可以用化学合成的方法大量生产，如麻黄素、阿托品、天麻素等药物。

从某中药中提取分离得到一种有效成分，根据有效成分的化学结构和性质，以此为依据分析其他动植物是否含有这种化学成分，从而寻找临床用药和工业生产的代用品，如抗菌消炎的黄连素，最初是从毛茛科植物黄连中发现的，但如果用黄连为原料生产黄连素，其成本很高，且黄连资源有限。通过调查和研究发现，小檗科三棵针、芸香科黄柏、防己科古山龙等植物中均含有黄连素，现已作为制药工业生产黄连素的主要原料。一般来讲，植物的亲缘关系相近，则其所含的化学成分也相同或相近。因此，可以根据这一规律按植物的亲缘关系寻找某中药有效成分的代用品。

有些有效成分的生物活性较弱，或毒性和不良反应较大，或结构过于复杂，或药物资源太少，或溶解度不符合制剂的要求，或化学性质不够稳定等，不能直接开发成为新药，可以用其为先导化合物，通过结构修饰或改造，以克服其缺点，使之能够符合开发成为新药的条件。如中医药对人类健康的巨大贡献——青蒿素的发现及其新型抗疟药物的制备。20 世纪 70 年代，我国科技工作者从中药黄花蒿中发现了新型抗疟药——青蒿素，打破了以往抗疟药物均含有氮原子的化合物框架，被誉为继氯喹之后的又一重大突破。我国的药学家屠呦呦教授因创制新型抗疟药——青蒿素和双氢青蒿素，获得了 2015 年诺贝尔生理学或医学奖，以表彰她对疟疾治疗所做的贡献。青蒿素在水和油中的溶解度都不好，临床使用不方便，影响疗效。为了解决青蒿素的溶解性能不好的缺点，对青蒿素进行了一系列的化学结构修饰，将青蒿素结构中的羰基还原成羟基，再制备成水溶性的青蒿琥酯（artesunate）和油溶性的蒿甲醚（artemether），这两个青蒿素的衍生物都有速效低毒、溶解性好、生物利用度高、便于临床使用的优点，并均已实现了工业化生产。在对五味子中 10 多个联苯环辛烯类木脂素化合物研究的基础上，发现合成五味子丙素的中间体之一（联苯双酯）对四氯化碳中毒小鼠有降 ALT 作用，并经临床验证对病毒性肝炎患者有改善，已成为我国首创的一种治疗肝炎的新药。

中药是在人们经过数千年同疾病做斗争的过程中，筛选证实其确有临床疗效而被历代医药学家记载，因而，从中药本草文献中发现新的有效成分，开发成新药，具有命中率高、研究周期短、费用低等特点，因此，国内外科学家把期待的目光聚焦到中药上。目前在研究思路方面，更加注重以活性为指标，追踪有效成分的分离，特别是建立符合中医药理论的活性指标、病症动物模型，使研究更能体现中医药特色及为发展中医药学服务，就这点来说，从中药单味药研究向中药复方研究的思路是发展的必然。从中药或天然药物中寻找出对目前严重危害或影响人类健康和生存的疾病如肿瘤、艾滋病、心脑血管系统疾病、病毒性疾病等的药效物质基础研究都已成为引人注目的热点。

第四节　中药化学成分生物合成简介

植物中的成分按生物合成途径可分为一次代谢产物（primary metabolites）和二次代谢产物（secondary metabolites）。绿色植物及藻类通过光合作用将水和二氧化碳合成为糖类，进一步通过不同途径，生产植物中普遍存在的维持有机体正常生存的必需物质，即一次代谢产物，如叶绿素、糖类和蛋白质等。以一次代谢产物，如乙酰辅酶 A、丙二酸单酰辅酶 A、莽草酸、甲戊二羟酸及一些氨基酸等，作为原料或前体，又进一步经历不同的代谢过程，生成的化合物称为二次代谢产物，如生物碱和萜类等。二次代谢对植物维持生命活动虽不起重要作用，并非存在于每种植物中，但其可反映中药科、属和种的特征，大多具有特殊或显著的生理活性，为中药化学的主要研究对象。了解生物合成的有关知识，不仅对中药化学成分进行结构分类或者推测中药化学成分的结构有所帮助，而且对中药化学分类学以及仿生合成等学科的发展有着重要的理论指导意义，对采用组织培养方法进行中药活性物质生产也有实际指导意义。

一、乙酸-丙二酸途径

通过乙酸-丙二酸途径（acetate-malonate pathway，AA-MA 途径）能生成脂肪酸类、酚类、醌类等化合物。

（一）脂肪酸类

乙酰辅酶 A 为这一生物合成过程的起始物质，丙二酸单酰辅酶 A 起延伸碳链的作用。由缩合及还原两个步骤交替而成，生成各种长碳链的脂肪酸，得到的饱和脂肪酸均为偶数（见图 1.1）。如果起始物质为丙酰辅酶 A（propionyl CoA），则产生碳链为奇数的脂肪酸。支链脂肪酸的起始物质则为异丁酰辅酶 A（isobutyryl CoA）、α-甲基丁酰辅酶 A（α-methylbutyryl CoA）及甲基丙二酸单酰辅酶 A（methyl malonyl CoA）等。

ATP
ADP
COOH
CH3COSCoA
乙酰辅酶 A
CH2COSCoA
丙二酸单酰辅酶 A
COOH
CH3COACP
CH2COACP
缩合
CH3COCH2COACP
（C4）
还原
NADPH
NADP
CH3CH2CH2COACP
COOH
缩合
+CH2
COACP
CH3CH2CH2COCH2COACP
（C6）
NADPH
NADP
CH3CH2CH2CH2CH2COACP
CH3(CH2)nCOOH
（Cn+2，n 为偶数）

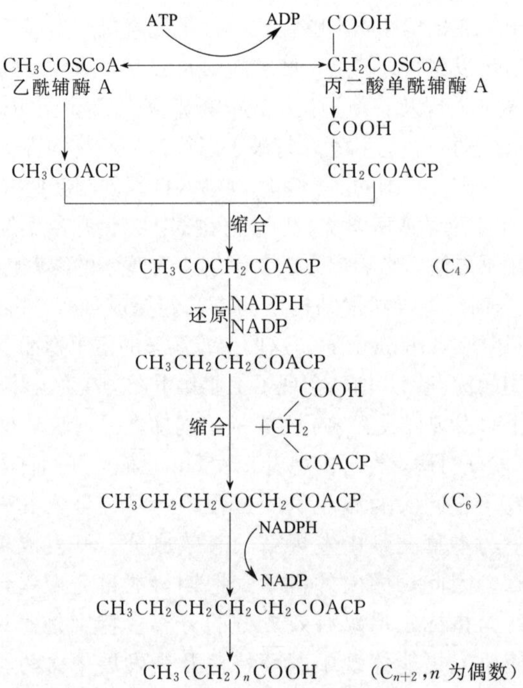

图 1.1 饱和脂肪酸的生物合成途径

（二）酚类

其生物合成过程中只发生缩合反应。乙酰辅酶 A 直线聚合后再进行环合，生成各种酚类化合物（图 1.2）。

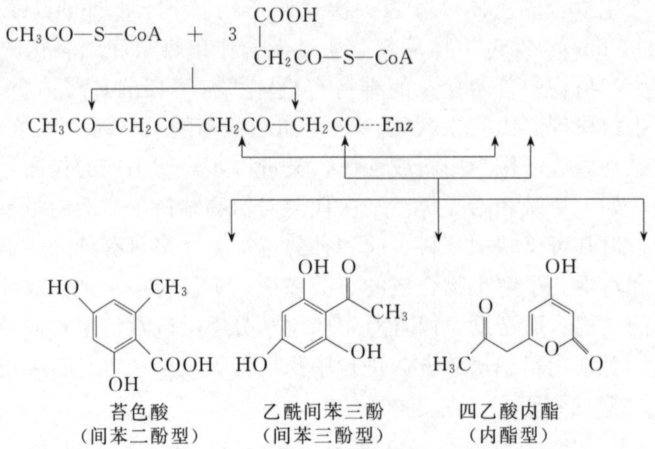

CH3CO—S—CoA + 3
COOH
CH2CO—S—CoA
CH3CO—CH2CO—CH2CO—CH2CO···Enz
HO
CH3
COOH
OH
OH
O
CH3
HO
OH
OH
O
H3C
O
O
苔色酸
（间苯二酚型）
乙酰间苯三酚
（间苯三酚型）
四乙酸内酯
（内酯型）

图 1.2 酚类生物合成途径

（三）醌类

乙酸-丙二酸途径通过多酮环合生成各种醌类化合物或聚酮类化合物（图 1.3）。

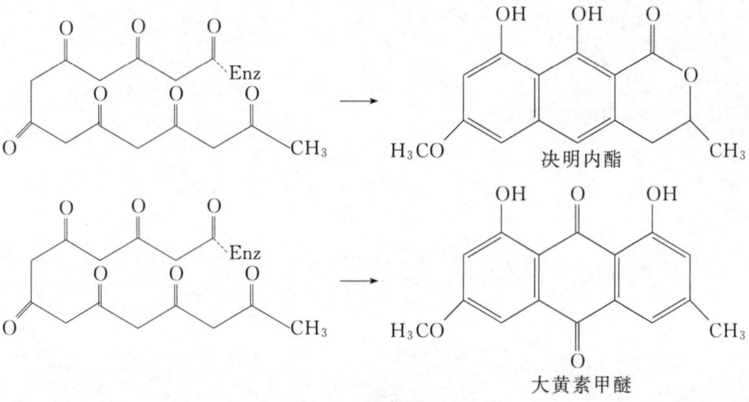

决明内酯

大黄素甲醚

图 1.3 蒽醌类的生物合成

二、甲戊二羟酸途径

甲戊二羟酸途径（mevalonic acid pathway，MVA 途径）是生物合成萜类化合物的主要途径，如图 1.4 所示，MVA 是由乙酰辅酶 A 转化而成的，它也是焦磷酸二甲烯丙酯（DAMPP）及其异构体焦磷酸异戊烯酯（IPP）的前体，后两者是由生物体内的异戊烯单位组成的，它们一般通过头-尾相连。各种萜类分别经由对应的焦磷酸酯得来，三萜及甾体则由反式角鲨烯（trans-squalene）转化而来。进而再经过氧化、还原、环合等化学反应，生成各种三萜类（triterpenoids）及甾体（steroids）化合物。有些萜类化合物不严格遵循异戊二烯法则，这是由于在环化过程中伴随着重排反应。

1.1 大黄素型蒽醌类的生物合成途径

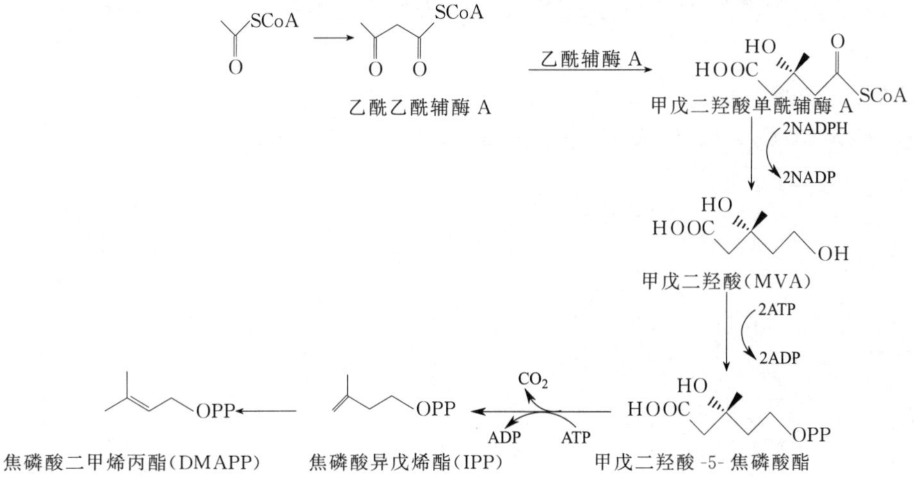

乙酰乙酰辅酶 A

乙酰辅酶 A

甲戊二羟酸单酰辅酶 A

2NADPH

2NADP

甲戊二羟酸(MVA)

2ATP

2ADP

CO_2

ADP ATP

焦磷酸二甲烯丙酯(DMAPP)　焦磷酸异戊烯酯(IPP)　甲戊二羟酸-5-焦磷酸酯

图 1.4 甲戊二羟酸途径

三、莽草酸途径

一级代谢过程中的丙酮酸磷酸酯（PEP）和赤藓糖-4-磷酸酯（DEP）缩合后，通过环合、还原等过程，生成莽草酸、奎宁酸、分支酸等重要中间体，进而生物合成一系列天然产物，这一过程称为莽草酸途径（shikimic acid pathway）（图 1.5）。

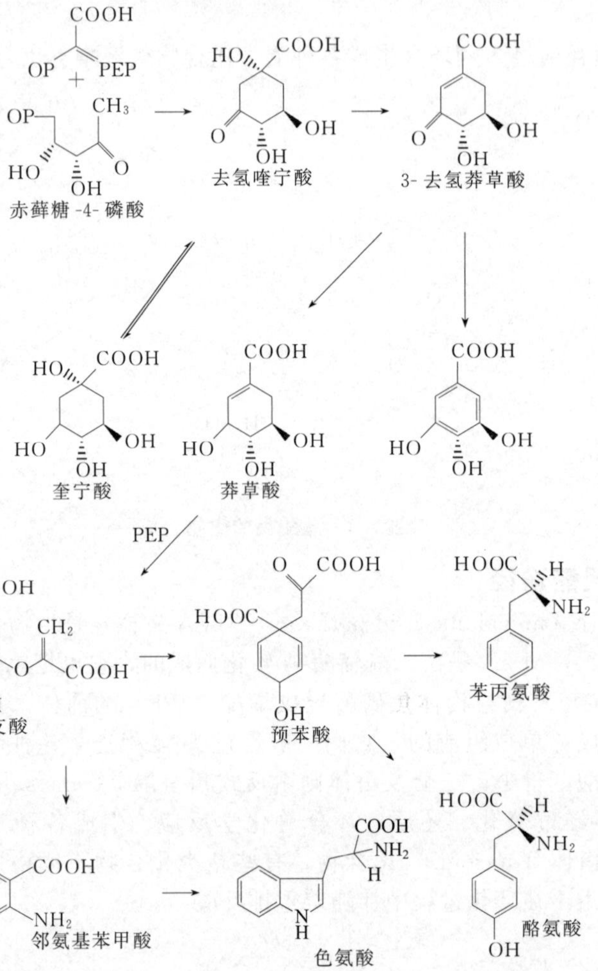

图 1.5 莽草酸途径

由莽草酸途径生成的苯丙氨酸，经脱氨及氧化等反应分别生成桂皮酸，之后由桂皮酸、苯甲酸生物合成各种含 C_6-C_2、C_6-C_1及 C_6 等结构的化合物。见图 1.6。

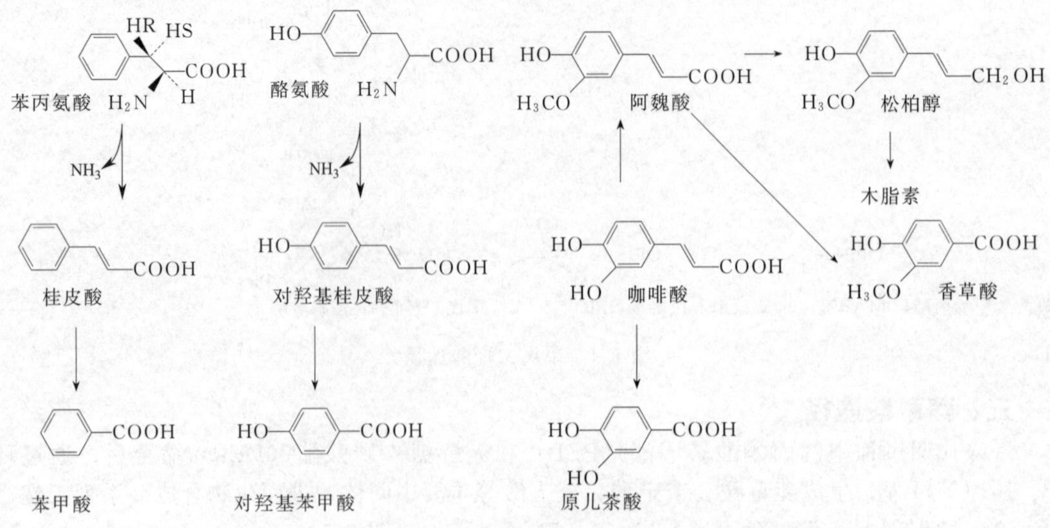

图 1.6 桂皮酸途径

四、氨基酸途径

大多数生物碱类成分由氨基酸途径（amino acid pathway）生成。氨基酸脱羧成为胺类，再经过一系列化学反应（甲基化、氧化、还原、重排等）生成各种生物碱（见图 1.7）。作为生物碱前体的主要氨基酸，包括脂肪族氨基酸中的鸟氨酸，芳香族氨基酸中的苯丙氨酸、酪氨酸及色氨酸等。芳香族氨基酸来自莽草酸途径，脂肪族氨基酸则大多数来自三羧酸循环及糖分解途径中形成的 α-酮酸经还原氨化后生成。

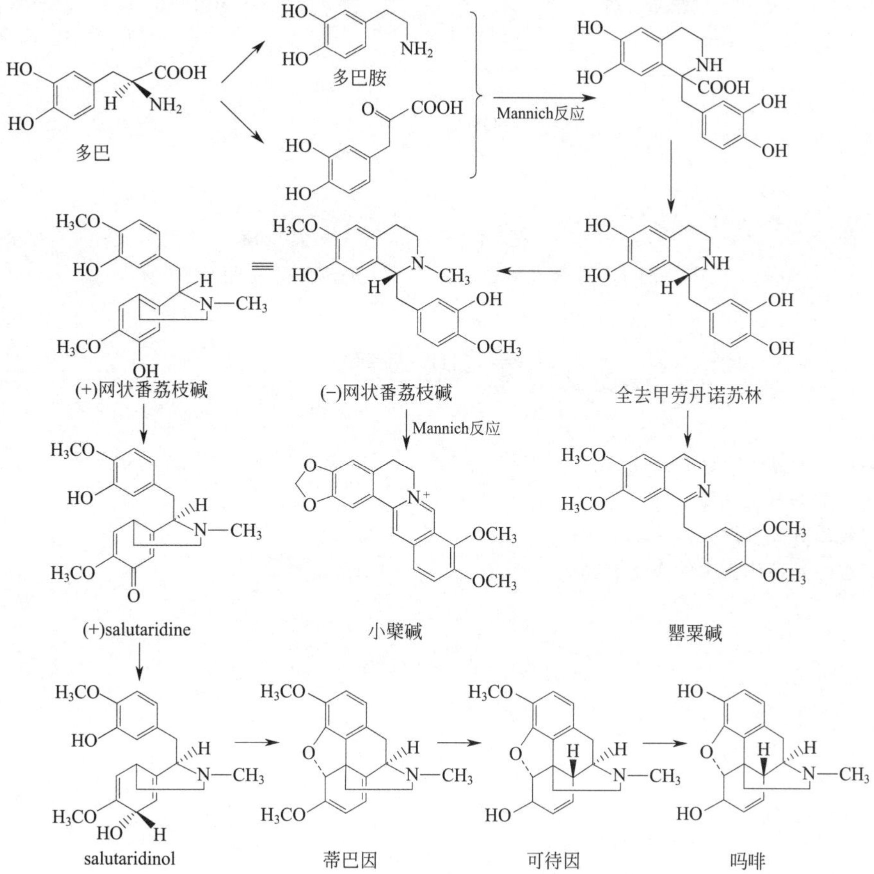

多巴 多巴胺 Mannich反应 (+)网状番荔枝碱 (−)网状番荔枝碱 全去甲劳丹诺苏林 Mannich反应 (+)salutaridine 小檗碱 罂粟碱 salutaridinol 蒂巴因 可待因 吗啡

图 1.7 氨基酸途径

五、复合途径

许多二级代谢产物由上述生物合成的复合途径生成。即分子中各个部分由不同的生物合成途径产生。如查耳酮类、二氢黄酮类化合物的 A 环和 B 环分别由乙酸-丙二酸途径和莽草酸途径生成（见图 1.8）。一些萜类生物碱分别来自甲戊二羟酸途径及莽草酸途径或乙酸-丙二酸途径。

生物合成是中药化学学科中的一个重要领域，了解生物合成的有关知识，不仅对于化合物进行结构分类或推测化合物的结构有帮助，而且对植物化学分类学以及仿生物合成等学科的发展有着重要的理论指导意义，对采用组织培养方法进行物质生产有实际指导意义。例如了解目的物质的生物合成途径，在组织培养进程中有意添加关键的前体物质，可以大大提高目的物质的收率。如在三叶薯蓣（*Dioscorea deltoids*）的愈伤组织培养过程中加入适量胆固醇，薯蓣皂苷元的含量可以由植物干重的 1.5%提高到 2.5%。又如在进行人参组织培养时为了提高皂苷的含量，曾试验加入不同的生物合成前体物质，结果表明，加入醋酸、香叶醇、反式角鲨烯时，皂苷的含量增加并不明显，但加入甲戊二羟酸及金合欢醇时，皂苷的含量可增加约 2 倍，其原因并非是因为愈伤组织的细胞数目增加，而是因为提高单位细胞生产的皂苷量。另外，甲戊二羟酸及金合欢醇的加入时间对皂苷的生成量也有很大影响。

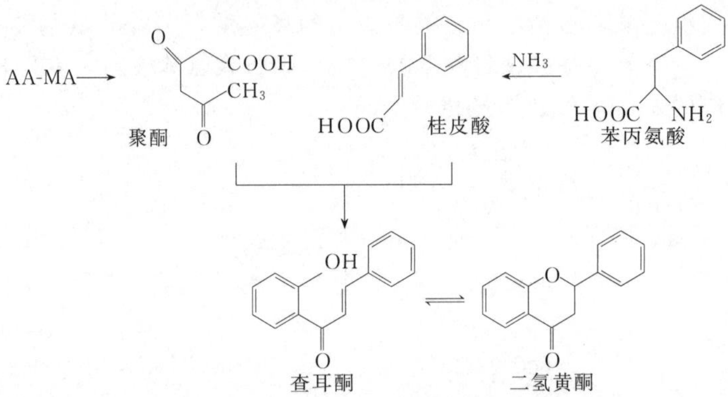

图 1.8　查耳酮、二氢黄酮生成的复合途径

复习思考题

1. 中药化学概念及其研究核心是什么？
2. 学习中药化学的意义是什么？
3. 什么是有效成分、有效部位？
4. 中药化学在中药现代化中的作用有哪些？

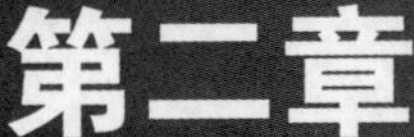

第二章

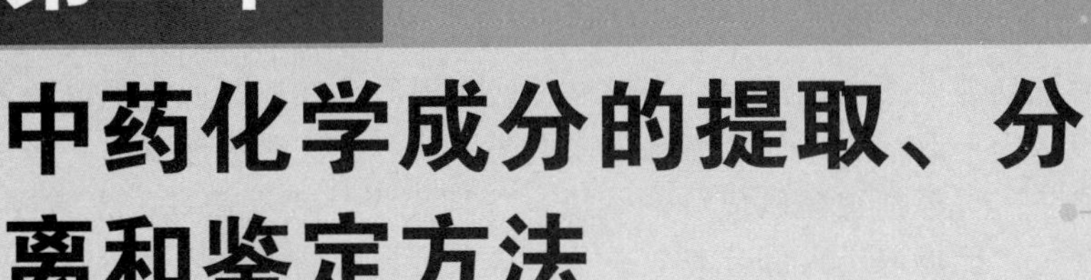

中药化学成分的提取、分离和鉴定方法

第一节　中药有效成分的提取方法

中药提取是中药有效成分研究中最基本和最重要的环节之一。以适宜的方法获取中药有效成分并与原药材分离的过程称为中药有效成分的提取。中药所含的化学成分一般都非常复杂，其中仅小分子化合物，一味中药就可能含有上百种，既有有效成分，又有无效成分和有毒成分。若想对其中的有效成分或有效部位进行研究和利用，必须首先对药材进行目的性提取。在进行提取之前，应对药材的基源、产地、药用部位、采集时间与方法等因素进行考察，并系统查阅文献，根据拟提取的目标成分的主要理化性质和各种提取技术的原理及特点设计提取工艺。

一、中药有效成分经典提取方法

中药有效成分经典提取方法主要有溶剂提取法、水蒸气蒸馏法、升华法以及压榨法等。

（一）溶剂提取法

溶剂提取法是提取中药有效成分最常用的方法，一般根据被提取成分的溶解性选用合适的溶剂和方法进行提取。溶剂提取法的原理是溶剂穿透药材的细胞膜（动植物来源药材），溶解溶质，形成细胞内外溶质浓度差，将溶质渗出细胞膜，达到提取的目的。

1. 溶剂的选择

溶剂的选择一般是根据“相似相溶”原则，应选取对目标成分的溶解度大、对共存杂质的溶解度尽可能小、同时不与中药成分发生化学反应（即使反应也应属于可逆反应）的溶剂，另外，还要考虑溶剂沸点适中、易回收、安全且经济易得。

常用的提取溶剂可分为三类，即亲脂性有机溶剂、亲水性有机溶剂和水，其极性由弱到强的顺序如下：石油醚＜四氯化碳＜苯＜二氯甲烷＜三氯甲烷＜乙醚＜乙酸乙酯＜正丁醇＜丙酮＜甲醇（乙醇）＜水。

亲脂性有机溶剂（石油醚、苯、乙醚、二氯甲烷等）可用于提取亲脂性成分，如挥发油、内酯、一些生物碱及苷元和植物醇、油脂、叶绿素、树脂等。此类溶剂的优点是沸点低，易浓缩回收，提取选择性强，提取物纯度较高。缺点是易挥发、易燃（爆）、有毒、相对价格较高等，且穿透能力弱，提取时间较长。

亲水性有机溶剂主要是指甲醇、乙醇、丙酮等。其中甲醇和乙醇最为常用，因为它们既能与水按任意比例混合，又能和大多数亲脂性有机溶剂相溶，穿透药材细胞的能力比较强，能溶解苷元、苷类、生物碱、有机盐等大多数中药成分。与乙醇相比，甲醇的沸点更低、易于回收、黏度小，常应用于实验室研究中。由于毒性较甲醇小，故乙醇更适用于工业化生产。

水价廉易得、安全无毒，是典型的极性溶剂。中药中的亲水性成分如生物碱盐、苷类、有机酸盐、鞣质、蛋白质、糖类及无机盐等都能被水提取出来。而有时为了增加某类成分的溶解度，也可以考虑采用酸水或碱水作为提取溶剂。但以水为溶剂时，存在易糊化、浓缩较困难、提取物中杂质较多等问题。

2. 常用方法

溶剂提取法主要包括煎煮法、浸渍法、渗漉法、回流提取法和连续回流提取法等。

(1) *煎煮法* 以水为提取溶剂、加热煮沸提取中药原料的方法称为煎煮法，是最常用的中药传统提取方法之一。可根据被提取成分的性质，选用文火、武火煎煮，先煎或是后下。此法的优点是简便易行，能提取出大部分有效成分；缺点是提取液中水溶性杂质较多，而且容易发生霉变，具热敏性或挥发性的成分极易损失。此外，多糖类成分含量较高的中药水煎煮时易粘锅糊化，煎煮后黏度较大，过滤困难。

(2) *浸渍法* 浸渍法是在煎煮法的基础上发展起来的，是将中药粗粉装在适宜的容器中，加入溶剂浸渍药材一定时间后滤过即可。操作时可将多次浸渍液合并，减压浓缩，备用。此法不用加热，适用于遇热易破坏、易糊化或挥发性成分的提取；缺点是提取时间长，效率不高。以水为提取溶剂时，应注意防止提取液发霉变质。

(3) *渗漉法* 渗漉法是浸渍法的发展，将中药粉末先装入渗漉器中用提取溶剂浸渍数小时，然后打开渗漉器下口，收集流出液，同时从上口不断添加新溶剂，使其自上而下通过药物。提取过程中一直保持浓度差，因此，提取效率高于浸渍法，同时具有浸渍法不用加热的相关优点；缺点是溶剂消耗量大，耗时长。

(4) *回流提取法* 采用加热、回流装置提取的一种方法。一般多采用反复回流法，即第一次回流一定时间后，滤出提取液，加入新鲜溶剂重新回流，如此反复数次，合并提取液，减压回收溶剂。加热装置可提高提取效率，回流装置可以避免溶剂挥发损失，并减少有毒溶剂对实验操作者的毒害和对环境的破坏。此法的提取效率高于渗漉法，但热敏性成分不宜用。

(5) *连续回流提取法* 连续回流提取法是回流提取法的发展，以相关装置、设备实现多次回流提取连续自动进行的方法，具有溶剂消耗量小、操作较简便、提取效率高的特点；由于需要加热，故热敏性成分不宜用。在实验室连续回流提取采用索氏提取器。

影响溶剂提取效率的因素较多，最主要的是选择合适的提取溶剂与方法。其次，药材的粉碎度、提取温度及时间等也要予以注意。特别是工业化生产时，需对这些因素进行优化选择。

(二) 水蒸气蒸馏法

水蒸气蒸馏法用于提取能随水蒸气蒸馏而不被破坏的难溶于水的成分。这类成分有挥发性，可在加热时随水蒸气一并蒸出，冷凝后可用油水分离器或有机溶剂萃取法将该类成分自馏出液中分离，是提取中药挥发油的常用方法。

水蒸气蒸馏法具有设备简单、易操作、成本低、效率高等优点；但挥发油与水长时间接触，温度较高，不适合提取含有对热不稳定成分或能与水发生化学反应的成分的中药。

(三) 升华法

升华是指某些物质受热后，从固态不经过液态直接变成气态的过程。中药中有一些成分具有升华的性质，如生物碱类、香豆素类、有机酸类等成分可采用升华法提取。例如从樟木中提取樟脑，遇冷后又凝结为原来的固体，是世界上最早应用升华法从中药材中提取有效成分的实例，在《本草纲目》中有详细的记载。此外，如苦马豆素及七叶内酯等，也可采用该法提取。

升华法虽然简单易行，但是在实际提取时较少采用，因为升华温度较高，中药容易炭化，炭化后产生的挥发性焦化物容易黏附在升华物上，不易精制除去。其次，升华不完全，产率比较低，有时还伴随有分解现象。

（四）压榨法

当某些中药中的有效成分含量比较高且存在于植物的汁液中时，将新鲜原料直接压榨，通过机械压缩力将液相从液固两相混合物中分离出来的提取方法叫做压榨法。例如从香料植物中提取精油时可采用本法。常见的橙皮油、柠檬油等也多采用压榨法获得。油脂的提取也常用压榨法，如豆油的提取。

二、中药有效成分提取新技术与新方法

随着现代科学技术的发展，越来越多的新技术、新方法应用于中药提取领域，使中药提取水平有了较大的发展，以下主要介绍近年应用较多的几种新技术及其在中药有效成分提取中的应用。

（一）超声波提取法

超声波是指频率在20kHz以上，人的听觉阈以外的声波，具有频率高、波长短、功率大、穿透力强等特点。超声波提取（ultrasonic extraction，UE）技术是指将中药置于超声提取器中，加入一定溶剂，超声作用一定时间，使中药所含成分在超声波的作用下很快地溶解于溶剂之中，再经过滤过、分离，得到所需要的有效成分，即利用超声波具有的机械效应、空化效应及热效应，通过增加递质分子的运动速度、增强递质的穿透力，促进药物成分加速溶于溶剂的一种新型提取技术。

随着现代科学的发展，超声波技术在中药化学成分提取中得到了广泛应用。如从曼陀罗叶中提取曼陀罗碱，用超声波提取30min比用常规煎煮法提取3h的样品含碱量高9%；从罗芙木属植物的根中将其生物碱全部提出，常规浸渍法需8h，而用超声波提取法只需15min；从吐根中提取生物碱，用超声波提取30min比用连续回流法提取5h的量还多；从天麻中提取天麻素和天麻苷元，用超声波提取2h与连续回流提取6h的含量相同，用超声波提取8min比用冷浸法提取48h的天麻素量还高。

与常规的煎煮法、蒸馏法、浸渍法等方法相比，超声波提取法具有以下优点。

（1）提取效率高　超声波的物理特性，能促使植物组织破壁或变形，使中药有效成分提取更充分，有利于中药资源的充分利用。

（2）提取温度低　提取中药材的最佳温度在40～60℃，避免了中药常规煎煮法、回流法提取温度过高对有效成分的不良影响，适用于对热敏物质的提取。

（3）提取时间短　超声波强化中药提取通常在20～40min即可获得最佳提取率，提取时间较传统工艺方法缩短2/3以上。

（4）适应性广　其提取中药材不受中药成分性质、分子量大小的限制，适用于绝大多数种类中药和各类成分的提取。

（5）能耗低　无需加热或加热温度低，提取时间短，因此能大大降低能耗，提高经济效益。

（6）药液杂质少　有效成分易于分离和纯化。

（7）操作简单　设备的操作、维护和保养方便。

需要注意的是，在实际应用中要注意以下几个因素对提取的影响。

首先，要注意超声强度和频率的影响。提取中药中的有效成分时，使用不同超声强度和频率等都会得到不同的结果，即使是同一药材，若选择的参数不当，也会使结果不同。其次，要注意超声作用时间的影响。与传统的提取方法一样，提取时间的长短由提取药材、有效成分得率决定。再次，溶剂的种类、浓度、用量也是提取时应考察的因素。超声波提取过程和传统方法一样，在提取中必须结合目标成分的性质，以便选择合适的溶剂、适宜的浓度和用量等。最后，还有如粒度、温度等影响因素，在进行条件选择时应加以注意。总之，在

图 2.1 提取木薯皮总香豆素实例

超声波提取过程中，由于中药中所含成分复杂，要提高提取率必须在实验中总结经验，探索最佳条件。

目前超声波提取技术的应用主要为实验室规模，且主要针对某些单个具体的提取对象进行简单的工艺条件筛选，缺少针对多数中药成分的提取工艺参数，其推广应用受到一定的限制。应进一步开展技术及参数研究，使超声波提取技术能够适应工业化大生产的需要，更具有实用价值。

（二）超临界流体萃取法

超临界流体（supercritical fluid，SF）是处于临界温度（T_c）和临界压力（P_c）以上、物理状态介于气体和液体之间的流体。它的密度与液体相近，黏度与气体相近，扩散系数为液体的10～100倍。SF既具有液体对溶质溶解度较大的特点，又具有气体易于扩散和运动的特性。在临界点附近，温度或压力的微小变化，可引起SF密度、黏度、扩散系数、表面张力等的明显变化。超临界流体萃取（supercritical fluid extraction，SFE）技术是指在不改变化学组成的条件下，利用压力和温度的改变对SF溶解能力的影响而进行高效提取的方法。在临界压力以上将溶质溶解于SF中，转移至分离釜后降低压力，临界流体变为气体与溶质同时析出，从而达到提取的目的。

SFE技术是近年来兴起的一种集提取和分离于一体，又基本上不用有机溶剂的新技术。其实早在1879年，英国科学家哈奈（J. B. Hannay）和霍加思（J. Hogarth）就发现了处于超临界条件下的某些流体无论是对液体还是对固体都具有显著的溶解能力。20世纪50年代，美国的托德（Todd）和埃尔金（Elgin）提出了应用SF进行工业化分离，如用超临界乙烯流体进行丁酮的脱水等。60年代初，原联邦德国的佐尔塞（Zosel）利用SF从羊毛中提取羊毛脂，实现了工业化生产。近30年来，SFE这种洁净、安全、节能、无残留溶剂的新技术被广泛用于食品、香料、医药、化工等领域。

可以作为SF的物质很多，如二氧化碳（CO_2）、一氧化氮、六氟化硫、乙烷、庚烷、氨、二氯二氟、甲烷等，其中以非极性CO_2为应用最广泛的萃取剂。CO_2的临界温度（T_c=31.4℃）接近室温，临界压力（P_c=7.37MPa）不算太高，就目前的工业水平而言，其超临界状态易于实现，且本身呈惰性、价格便宜，是中药SFE中最常用的溶剂。例如可用纯CO_2超临界流体直接萃取得到挥发油类成分，因其分子量较小，且具有亲脂性和低沸点的性质，在超临界CO_2流体中有良好的溶解性能，所需的操作温度一般也较低，避免了水蒸气蒸馏法对其有效成分的破坏和分解，且收率较高。

由于CO_2是非极性物质，适合萃取酯、醚、内酯和含氧化合物等极性较小的化合物。而对于极性较大的成分，萃取时采用加入夹带剂的方法予以解决。

夹带剂是在被萃取溶质和SF组成的二元系统中加入的第三组分，它可以改善原来溶质的溶解度。夹带剂的研究与应用，很大程度上扩大了SFE对中药化学成分的萃取分离。一般情况下，对溶质具有很好的溶解性的溶剂也往往是很好的夹带剂，常用甲醇、乙醇、水、丙酮、乙酸乙酯及乙腈等，夹带剂的用量一般不超过15%，越来越多地应用于生物碱类、蒽醌类、黄酮类、萜类及香豆素类等化合物的提取。

与经典提取方法相比，SFE技术具有以下优点。

① 提取与回收均在低温条件下进行，密闭系统内提取，非常适合热敏性或易氧化物质的提取。

② 超临界流体渗透能力强、提取效率高，整个过程主要由制取超临界流体、萃取、解析分离组成，在仪器中连续动态进行、生产周期短、操作简单。

③ 无溶剂残留，在密闭系统中回收溶剂，尤其是不加夹带剂时，溶剂是CO_2，无毒、绿色环保。

④ 解除压力即可回收溶剂，不需加热，节能、安全。

（三）微波辅助提取技术

微波通常是指波长介于 1mm～1m（频率在 300MHz～300GHz）的一种特殊的电磁波。在微波场中，不同物质的介电常数、比热、性状及含水量不同，均会导致各种物质吸收微波的能力不同，其产生的热能及传递给周围环境的热能也不同，这种差异使得提取体系中的某些组分或基体物质的某些区域被选择性加热，使被提取物质从基体或体系中提取出来，进入到介电常数小、微波吸收能力差的溶剂中。

2.1　提取竹叶黄酮研究实例

1986 年首次有报道利用微波辅助提取技术从土壤、种子、食品、饲料中分离各种类型化合物的样品制备新方法。到目前为止，微波辅助提取已广泛应用于环境分析、化工分析、食品分析等。由于其快速高效分离及选择性加热的特点，微波辅助提取逐渐由一种分析方法向生产制备手段发展。其中在制剂工程领域，采用微波辅助提取中药和天然产物有效成分受到重点关注，并展开了广泛的研究。目前，微波辅助提取已被列为我国 21 世纪食品加工和中药制药现代化推广技术之一，国内外学者对微波辅助提取技术用于提取中药及天然药物有效成分的相关研究逐渐增多，已经用微波辅助提取方法处理了上百种中药。

在微波辅助提取的设备方面，现在已经有了作为分析、样品前处理及工业生产用的商业化设备。20 世纪 90 年代初，加拿大开发了微波辅助系统（microwave-assisted extraction process，MAP），该系统针对工业应用的不同，只需设置不同的参数（微波功率、辐射时间、溶剂、流速等），就可以选择提取目标成分，现已广泛应用到食用油、香料、调味品、天然色素等的提取和污泥的处理等。在国内，目前已经研制出用于微波辅助提取的系列产品。微波功率从 1～100kW，容积从 0.1～3m^3。提取溶剂可以是水、甲醇、乙醇、丙醇、丙酮等强极性溶剂，也可以是弱极性溶剂。微波提取自动化程度高，环境适应性强，操作简单，并符合 GMP 标准。

微波辅助提取的影响因素较多，如提取溶剂、时间、温度、操作压强、微波剂量、物料含水量、溶液 pH 等，选择不同的参数条件可得到不同的提取效果。

微波提取法可缩短实验和生产时间、降低耗能、减少溶剂用量以及废物的产生，同时还可提高收率和提取物的纯度。在中药的浸提过程中，经典的溶剂提取法如浸渍法、渗漉法、回流提取法等均可以用微波进行辅助提取，目前该技术已广泛用于生物碱、皂苷、多糖、挥发油、萜类等多种中药有效成分的提取。

（四）半仿生提取法

半仿生提取法（semi-bionic extraction，SBE）是模仿口服药物在胃肠道的转运、吸收过程，采用选定 pH 值的酸性水和碱性水，依次连续提取得到含指标成分高的活性混合物的中药和方剂的药效物质提取新技术。因为此种提取方法的工艺条件要适合工业化生产的实际，不可能完全与人体条件相同，故称“半仿生”。

2.3　提取红景天苷研究实例

SBE 的主要特点：一是提取过程符合中医配伍和临床用药的特点和口服药物在胃肠道转运吸收的特点；二是在具体工艺选择上，既考虑活性混合成分又以单体成分作指标，这样不仅能充分发挥混合物的综合作用，又能利用单体成分控制中药制剂的质量；三是有效成分损失少。在对多个单味中药和复方制剂的研究中，SBE 已经显示出较大的优势和广泛的应用前景。有研究以阿魏酸、苦参碱、苦参总碱及干浸膏为指标，采用 SBE 和水提取法（WE）对当归苦参丸的提取工艺进行比较研究，经 4 个指标综合评价发现，SBE 优于 WE。但目前 SBE 仍沿袭高温煎煮方式，容易影响许多有效活性成分，降低药效。因此，有学者建议将提取温度改为近人体温度，在提取液中加入拟人体消化酶活性物质，使提取过程更接近于药物在人体胃肠道的转运吸收过程，更符合辨证施治的中医药理论，进而发展成半仿生-生物酶提取法。

（五）生物提取法

生物提取法（biological extraction，BE）亦称为酶辅助提取法，是在传统提取方法的基础上，根据植物药材细胞壁构成，利用酶反应所具有的极高催化活性和高度专一性等特点，选择相应的酶将细胞壁的组成成分水解或降解，使有效成分充分暴露出来，分解、混悬或胶溶于溶剂中，从而使植物细胞内的有效成分更容易溶解、扩散的一种提取方法。

2.4 提取玉米须多糖研究实例

常用于植物细胞壁的酶包括纤维素酶、半纤维素酶、果胶酶以及多酶复合体（胶酶复合体、各类半纤维素酶、葡聚糖内切酶等），各种酶所作用的对象与条件各不相同，需要根据提取成分的性质、药材的部位、质地等有针对性地选择相应的酶及酶解条件。

2.5 提取穿心莲内酯研究实例

与经典提取方法相比，生物提取法反应条件温和、选择性高、成分的提取率高，提取时间短、工艺简单易行，显示出明显的优势。因此，酶技术虽然在中药制药行业中的应用起步较晚，但已呈现出特有的优势和广阔的应用前景。

（六）加速溶剂萃取技术

加速溶剂萃取（accelerated solvent extraction，ASE）技术是在较高的温度和压力下用溶剂萃取固体或半固体样品的一种技术。在高温、高压条件下，待测物从基体上的解吸和溶解动力学过程加快，可大大缩短提取时间，减少溶剂的用量，同时提高目标成分的提取率。

2.6 提取黄芪药材中黄芪甲苷研究实例

与经典方法相比，加速溶剂萃取法具有溶剂用量少、操作快速便捷、自动化程度高、安全性好、萃取效率高、选择性好等特点。

（七）其他提取方法

除上述提取方法外，组织破碎提取法、双水相萃取法、液泛法、空气爆破法等方法在中药提取领域也有一定的应用。随着新技术、新方法的不断涌现，中药有效成分的提取研究工作将进入一个快速发展的新阶段，取得更多的研究成果。

第二节 中药有效成分的分离方法

中药有效成分的分离即根据中药中不同类型化合物以及同类型化合物彼此间结构的差异而导致其性质的不同，采用物理、化学等方法对中药提取物进行精制和纯化以得到有效部位或单体化合物，从而全面阐述中药的药效物质基础。分离纯化技术使得传统中药领域向现代化、科学化、产业化、精细化、标准化的方向发展。中药系统分离流程通常分为富集、精细分离和精制纯化，针对不同的分离流程应选用适合的分离方法与技术。

一、经典分离方法

（一）溶剂法

中药中各类成分的极性、酸碱性等性质存在差异，从而导致其在不同极性或不同酸碱性溶剂中的溶解度不同，通过不同性质的溶剂，使各类成分分步进行选择性溶解而使其分离的方法称为溶剂法。该方法是对中药总提取物中的化学成分进行初步分离最常用的方法。依据具体原理与应用溶剂的种类不同，溶剂分离法主要分为以下两种。

1. 溶剂分配法

溶剂分配法是利用中药中各类成分在两相溶剂中分配系数的不同而达到分离的方法，又称为萃取法。

溶剂分配法的两相往往是互相饱和的水相和有机相。提取物中各成分在两相溶剂中分配系数相差越大，分离效率越高。分离因子 β 值表示分离的难易，分离因子可定义为 A、B 两种溶质在同一溶剂系统中分配系数的比值。就一般情况而言，$\beta \geqslant 100$，仅做一次简单萃取就可以实现基本分离；但 $100 > \beta \geqslant 10$，则须萃取 10～12 次；$\beta \leqslant 2$ 时，要想实现基本分离，须做 100 次以上萃取才能完成；$\beta \approx 1$ 时，意味着两者的性质极其相近，难以实现分离。

在操作时通常首先将中药提取物浸膏加少量水分散，然后根据各组分极性的差别，加入与水不相混溶的有机溶剂进行萃取，一般需要反复萃取数次，才能使不同极性的各组分得到较好的分离。如果中药提取物中的有效成分是弱极性的，一般多用亲脂性有机溶剂如石油醚、甲苯、二氯甲烷等进行两相萃取；如果有效成分是中极性的，在亲脂性溶剂中难溶解，则需要用乙酸乙酯、正丁醇等有机溶剂进行萃取。一般有机溶剂的亲水性越大，萃取的效果就越不理想，因为能使较多的亲水性杂质也一并被萃取出来，对有效成分的进一步精制纯化影响较大。

图 2.1 的分离流程对各类型化合物的初步分离均较适用，为目前常用的溶剂分配法。

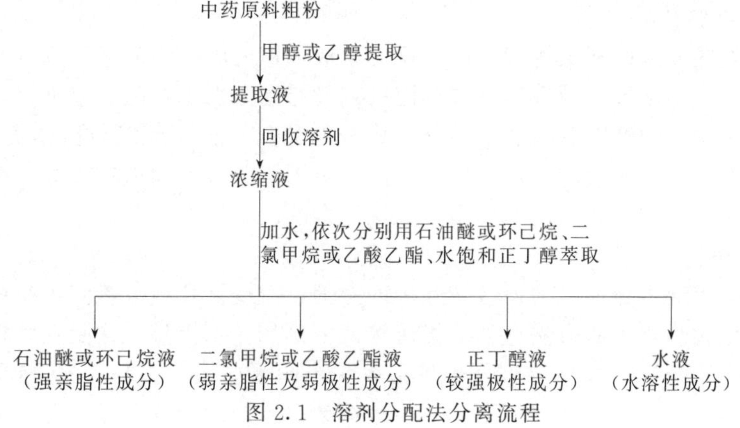

图 2.1　溶剂分配法分离流程

溶剂分配法通常作为初步分离的手段，一般得到的仍然是混合物，需要通过其他分离纯化手段进行下一步分离。但也有个别情况回收溶剂即可得到结晶体或溶液放置后得到结晶体。

溶剂分配法是分离纯化中药化学成分的常用方法之一，其优点有：萃取过程具有选择性；能与其他步骤相配合；通过相转移可减少成分水解；适用于不同规模；传质快、周期短、便于连续操作；简便、快捷、分离效果好；应用广泛。但也具有易乳化、有毒、易燃等缺点。

2. 酸碱溶剂法

酸碱溶剂法是利用中药提取物各组分酸碱性的不同而进行分离的方法。对于难溶于水的有机碱性成分，如生物碱类可与无机酸成盐溶于水，借此可与非碱性难溶于水的成分分离；对于难溶于酸水且具有羧基或酚羟基的酸性成分，可与碱成盐而溶于水；对于具有内酯或内酰胺结构的成分，可被皂化而溶于水，借此与其他难溶于水的成分分离。具体操作时，主要分为两种方式：一种是先将中药提取物溶于亲脂性有机溶剂中（常用乙酸乙酯），然后用酸水、碱水分别萃取，从而将提取物分成碱性、酸性、中性三个部分；另一种是先将中药提取物溶于水，调节 pH 后再用有机溶剂萃取，该方式可结合 pH 梯度法萃取进一步分离，得到各碱性或酸性不同的成分。

溶剂法在操作中要注意以下几点：①中药中含有的一些成分如蛋白质、皂苷、树脂等，都是天然的乳化剂，因此，在大量萃取前，先将两相溶剂用小试管猛烈振摇约 1min，观察萃取后两液层的分层现象。如果易发生乳化，大量萃取时要避免猛烈振摇，以免延长萃取时间。如乳化现象已经出现，可将乳化层分出，再用新溶剂萃取，或将乳化层抽滤，或将乳化层稍加热，又或较长时间放置并不时旋转，令其自然分层。②中药提取物浸膏溶于水后的药液的相对密度最好在 1.1～1.2，过稀则溶剂用量太大，影响操作。③有机溶剂与水溶液应保持一定量的比例，第一次萃取时有机相要多一些，一般为水溶液的 1/3，以后的用量可以减少，一般是水溶液的 1/6～1/4。④使用酸碱溶剂法时要注意酸性或碱性的强度、与被分离成分接触的时间、加热温度和时间等，避免在剧烈条件下某些化合物的结构发生变化或不能恢复到原存于中药中的状态。

溶剂法根据萃取量的不同，应选择合适的容器。小量萃取通常使用分液漏斗；中量萃取可选用较大的广口瓶；工业生产中的大量萃取，多在密闭萃取罐内进行。

（二）沉淀法

沉淀法是利用某些中药化学成分能与某些试剂生成沉淀，或因某些试剂的加入使其在溶剂中的溶解度降低而自溶液中析出的一种方法，主要也是用于中药化学成分的初步分离。使用该方法需要注意生成沉淀的成分是否是需要获得的成分，如果是，则这种沉淀反应必须是可逆的；如果生成沉淀的成分是不需要的，则所应用的沉淀反应可以是不可逆的。根据加入试剂或溶剂的不同，沉淀法可分为以下几种。

1. 专属试剂沉淀法

利用某类化学成分可以和某些特定试剂反应生成可逆的沉淀而与其他成分分离的方法称为专属试剂沉淀法。如雷氏铵盐等生物碱沉淀试剂能与水溶性生物碱生成沉淀，可用于水溶性生物碱与其他类型生物碱以及与非生物碱类成分的分离；胆固醇能与甾体皂苷生成沉淀，可使其与其他苷类分离；明胶能使鞣质生成沉淀，可用于分离或除去鞣质等。在实际应用过程时，应根据中药有效成分和杂质的性质，选用适合的沉淀试剂。

2. 分级沉淀法

在混合组分的溶液中加入能与该溶液互溶的溶剂，改变混合组分溶液中某些组分的溶解度，使其从溶液中逐步析出的方法称为分级沉淀法。例如：水提醇沉法是在含糖、蛋白质的水液中，分次加入乙醇，逐级沉淀出分子量由大到小的蛋白质、多糖；醇-醚或丙酮法是在含皂苷的甲醇液中分次加入乙醚或丙酮，可使含糖数目不同的皂苷分级沉淀。

3. 金属盐沉淀法

酸性或碱性化合物可通过加入某种金属盐使之生成水不溶性的盐类而沉淀析出。如铅盐法就是利用中性乙酸铅或碱性乙酸铅在水或稀醇溶液中能与许多化学成分生成难溶的铅盐或络盐，从而将有效成分与杂质分离。中性乙酸铅可与酸性物质或某些酚性物质（具邻二酚羟基者）结合生成不溶性的铅盐沉淀。沉淀后通常将铅盐沉淀滤出，然后将沉淀悬于水或稀醇中，通入硫化氢气体或加入硫酸钠等试剂进行脱铅，即可回收提取物；再如酸性化合物蒽醌、黄酮类化合物等也可与钙盐、钡盐等形成不溶性沉淀。

4. 酸碱沉淀法

酸碱沉淀法是指通过加入酸或碱来调节溶液的 pH 值而改变酸性、碱性或两性有机化合物的存在状态（游离型或解离型），从而改变其溶解度而实现与其他物质分离的方法。对于一些生物碱类成分可采用酸提碱沉法即用酸性水对药材提取后，加碱调至碱性即可使其从水中沉淀析出。而对于黄酮、蒽醌类酚酸性成分则采用碱提酸沉法。通过调节 pH 至等电点使蛋白质沉淀的方法也属于这一类型。该方法简便易行，在工业生产中应用广泛。

沉淀法的选择性好，分辨率高，简便、快捷，分离效果好，溶剂或沉淀剂易除去、易回收，应用广泛。但条件控制不当，容易使待分离物质（如蛋白质）变性或难于回收。因此，在沉淀分离时需要注意以下几点：①沉淀的方法和技术应具有一定的选择性，以使目标成分得到较好的分离；②一些活性物质（如酶、蛋白质等）的沉淀分离必须考虑沉淀方法对目标成分的活性和化学结构是否有破坏；③pH 值对目标化合物化学结构稳定性的影响；④目标成分的沉淀分离必须充分估量残留物对人体的危害。

（三）结晶法

利用混合物中各成分在同一种溶剂里溶解度的不同或在冷热情况下溶解度的显著差异而采用结晶方法加以分离的操作方法。初析出的结晶往往不纯，需要进行多次结晶，此过程称为重结晶。通过结晶的方法而达到分离纯化的目的，是化合物制备分离的关键技术之一。

结晶的关键在于选择适宜的结晶溶剂。用于结晶的溶剂通常对被结晶成分的溶解度随温度的不同应有显著的差别、沸点适中并且不与被结晶的成分产生化学反应。常用于结晶的溶剂有甲醇、乙醇、丙酮、乙酸乙酯、吡啶、乙酸等。如果用单一溶剂不能生成结晶体，可用两种或两种以上溶剂组成的混合溶剂进行结晶操作。有些化合物只在特定的溶剂中易于形成结晶体，例如大黄素在吡啶中易于结晶体，葛根素、逆没食子酸在冰乙酸中易形成结晶体，而穿心莲内酯亚硫酸氢钠加成物在丙酮中容易结晶体。

结晶法操作方便，分离纯化效果好，成本低。当某一中药成分在药材中含量很高时，以合适的溶剂提取后将提取液放冷或稍微浓缩，便可能得到结晶体。如中药荜茇中胡椒碱含量较高，荜茇乙醇提取液浓缩后放置一段时间，就有大量的胡椒碱结晶体形成，粗结晶体纯度不高，还要进行反复的重结晶。使用结晶法对单体化合物进行纯化，通常要求其杂质含量在5%以下，杂质过多会影响结晶速度或妨碍结晶体的生长。如果杂质太多，应先用其他方法如萃取、沉淀等方法将粗产物初步提纯，然后再用结晶法纯化。

（四）分馏法

分馏法是利用液体混合物中各成分的沸点不同而进行分离的方法，通常分为常压分馏、减压分馏、分子蒸馏等。

液体混合物中的各种成分都有其固定的沸点，当混合物溶液受热汽化后，并且呈气-液两相平衡时，沸点低的成分在蒸气中的分压高，因而在气相中的相对含量较液相中的大，即在气相中含有较多的低沸点成分，而在液相中含有较多的高沸点成分。经过一次理想的蒸馏后（即气液两相达到平衡），馏出液中沸点低的成分含量提高，而沸点高的成分含量降低。如果把馏出液再进行一次蒸馏，沸点低的成分含量又进一步增加，如此经过多次反复蒸馏，就可将混合物中的各成分分开。这种通过多次反复蒸馏而使混合物分离的过程称为分馏。

分馏法克服了多次蒸馏的烦琐、费时、废料和损耗大的缺点，应用广泛，操作简单。在中药化学成分研究中，分馏法常用于挥发油和一些液体生物碱的分离。在分离液体混合物时，若液体混合物各成分的沸点相差 100℃以上，则可以不用分馏柱，若相差 25℃以下，则需要采用分馏柱；沸点相差越小，则需要的分馏装置越精细，分馏柱也越长。若液体混合物生成恒沸混合物，不能继续用分馏法分离，必须用其他方法处理才能得到纯组分。用分馏法分离挥发油时，由于挥发油中各成分的沸点较高（常在 150℃以上），并且有些成分在受热时易发生化学变化，因此，常常需要在减压条件下进行操作。且由于挥发油成分较复杂，有些成分的沸点相差较小，用分馏法很难得到单体成分，但常常得到含成分种类较少的组分，然后配合其他分离方法（如色谱法）便能较容易地得到单体化合物。

分子蒸馏是一种在高度真空条件下进行分离操作的连续蒸馏过程。该方法中待分离组分在远低于常压沸点的温度下挥发，各组分在受热情况下停留时间很短（0.1～1s），因此是条件最温和的蒸馏方法，适合于高沸点、黏度大和热敏性化学成分的分离。

（五）盐析法

在中药的水提取液中加入易溶于水的无机盐至一定的浓度，或达到饱和状态，可使某些成分由于溶解度降低而沉淀析出，或用有机溶剂萃取出来，从而与水溶性较大的杂质分离。

常用的无机盐有 NaCl、Na_2SO_4、$MgSO_4$、$(NH_4)_2SO_4$ 等。如用盐析法从三棵针中分离小檗碱。又如原白头翁素、麻黄碱、苦参碱等水溶性较大的成分，分离时常先在水提取液中加一定量的氯化钠，再用有机溶剂提取。

盐析法具有以下突出的优点：成本低，不需要特别昂贵的设备；操作简单、安全；对许多生物活性物质具有稳定作用。但是其分离效果不理想，通常只作为初步的分离纯化手段，还需要采用其他方法进行下一步的分离纯化。

（六）透析法

透析法是指利用天然的或合成的、具有选择透过性的薄膜作为分离介质，在浓度差、压力差或电位差等的作用下，使液体或气体混合物中的某一或某些组分选择性地透过膜，以达到分离、分级、提纯或浓缩的目的。

透析成功的关键在于选择合适规格的透析膜。透析膜有动物性膜、玻璃纸膜、火棉胶膜、羊皮纸膜（硫酸纸膜）、蛋白质胶膜等不同类型，通常玻璃纸膜或动物性半透膜使用最为普遍。在使用时，首先将透析膜扎成袋状，外面用尼龙网袋加以保护，将样品溶液小心地加入袋状透析膜中，将袋口扎紧后悬挂在清水容器中（图 2.2）。经常更换清水，加大透析膜内外溶液的浓度差以及适当加热并加以搅拌，可加快透析速度。

透析法工艺简便，成本低廉，经常辅助盐析法进行脱盐处理，分离量较小，时间较长，一般在实验室使用较多。适用于蛋白质、多肽、多糖等大分子化合物与无机盐、单糖、寡糖等小分子化合物的分离。

（七）经典色谱法

色谱分离法是中药化学成分分离中最常用的分离方法，其最大的优点在于分离效能高、快速简便。通过选用不同分离原理、不同操作方式、不同色谱材料或将各种色谱组合应用，可实现对各类型中药成分的分离和精制，亦可用于化合物的鉴定。

1. 吸附色谱

吸附色谱（adsorption chromatography，AC）是利用吸附剂对被分离化合物分子的吸附能力的差异而实现分离的一类色谱。吸附剂的吸附作用主要是通过氢键、络合作用、静电引力、范德华力等而产生的，常用的吸附剂包括硅胶、氧化铝、活性炭、聚酰胺等。色谱分离时吸附作用的强弱与吸附剂的吸附能力、被吸附成分的性质和流动相的性质有关。色谱的操作过程中，当流动相流经固定相时，化合物连续不断地发生吸附和解吸附，将各成分之间的差异不断累积放大，最终可使混合物中的各成分相互分离，具体分离过程见图 2.3。

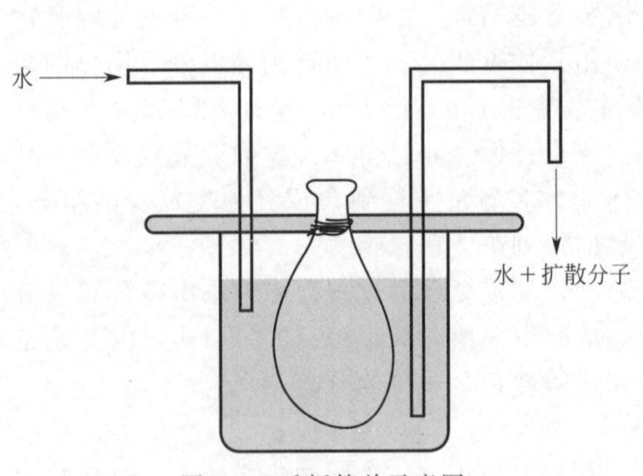

图 2.2 透析简单示意图

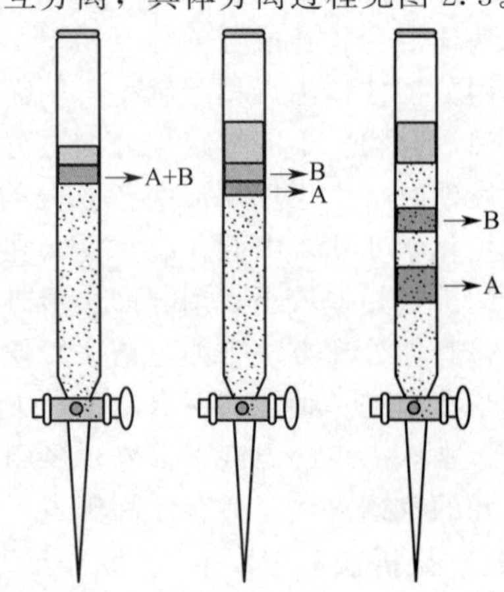

图 2.3 吸附色谱分离过程示意图

硅胶吸附色谱是最常用的一种色谱，可用于中药中大多数类型的化学成分的分离，特别适合中性或酸性成分，如挥发油、萜类、甾体、生物碱、蒽醌类、酚性、苷类等化合物的分离。

氧化铝吸附色谱的应用范围有一定的限制，色谱用氧化铝分为碱性、中性和酸性三种。碱性氧化铝适用于中药中的碱性成分如生物碱的分离，但不宜用于醛、酮、酯和内酯等类型化合物的分离；中性氧化铝可用于分离中药中的碱性或中性成分，但不适于分离酸性成分；酸性氧化铝可用于分离酸性成分如有机酸、氨基酸等。

活性炭是一种非极性吸附剂，对非极性成分具有较强的亲和力，主要用来分离氨基酸、糖类、某些苷类等水溶性成分。活性炭获取容易，价格便宜，适用于大量样品的制备分离。

聚酰胺分子中含有丰富的酰胺基，主要通过氢键作用达到分离的目的。聚酰胺色谱主要用于酚类、黄酮、蒽醌、有机酸、鞣质等成分的分离，也可用于分离萜类、甾体、生物碱及糖类。

2. 凝胶滤过色谱

凝胶滤过色谱（gel filtration chromatography，GFC）是一种以凝胶为固定相的液相色谱方法，又称排阻色谱、分子筛色谱，其原理主要是分子筛作用，根据凝胶的孔径和被分离化合物分子的大小而达到分离的目的。凝胶滤过色谱主要用于分离蛋白质、酶、多肽、氨基酸、多糖、苷类、甾体以及某些黄酮、生物碱等。

凝胶是具有多孔隙立体网状结构的高分子多聚体，被分离物质的分子大小不同，它们进入凝胶内部空隙的能力也不同。当混合物溶液通过凝胶柱时，比孔隙小的分子可以自由进入凝胶内部，移动被滞留，保留时间较长；而比孔隙大的分子不能进入，只能通过凝胶颗粒的间隙先被洗脱下来，保留时间较短。这样经过一段时间的洗脱后，混合物中的各成分就能按分子由大到小的顺序先后流出并得到分离（图 2.4）。

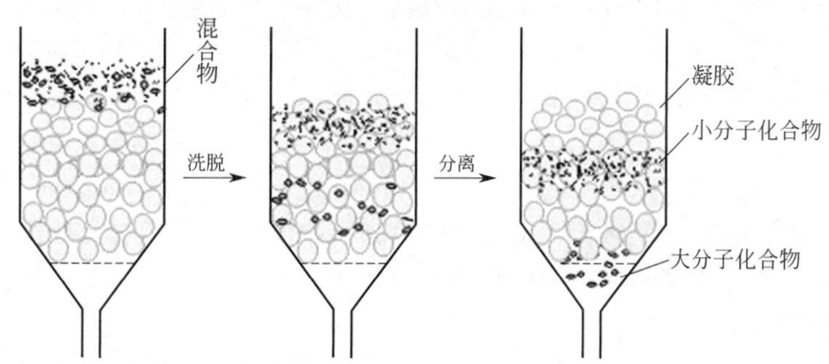

图 2.4　凝胶滤过色谱分离原理示意图

商品凝胶的种类很多，不同种类凝胶的性质和应用范围有所不同，主要包括亲水性凝胶和疏水性凝胶。常用的有葡聚糖凝胶和羟丙基葡聚糖凝胶。

(1) 葡聚糖凝胶　葡聚糖凝胶（Sephadex G）是由葡聚糖和甘油基通过醚键（—O—CH_2— CHOH—CH_2—O—）相交联而成的多孔性网状结构物质，具亲水性，在水中溶胀。Sephadex G 的商品型号按交联度大小分类，并以吸水量（每克干凝胶吸水量×10）来表示，如 Sephadex G-25 表示该凝胶的吸水量为 2.5mL/g，Sephadex G-75 的吸水量为 7.5mL/g。Sephadex G 系列的凝胶只适合在水中应用，可用于蛋白质、多糖等大分子物质的分离。不同规格的凝胶可用于分离不同分子量的物质（表 2.1）。此外，亲水性凝胶还有聚丙烯酰胺凝胶（Sephacrylose，商品名 Bio-Gel P）、琼脂糖凝胶（Sepharose，商品名 Bio-Gel A）等，都适用于分离水溶性大分子化合物。

表 2.1 Sephadex G 的性质

型号	吸水量/(mL/g)	床体积/(mL/g)	分离范围(分子量)		最少溶胀时间/h	
			蛋白质	多糖	室温	沸水浴
G-10	1.0±0.1	2～3	<700	<700	3	1
G-15	1.5±0.2	2.5～3.5	<1500	<1500	3	1
G-25	2.5±0.2	4～6	1000～1500	100～5000	6	2
G-50	5.0±0.3	9～11	1500～30000	500～10000	6	2
G-75	7.5±0.5	12～15	3000～70000	1000～50000	24	3
G-100	10.0±0.1	15～20	4000～150000	1000～100000	48	5
G-150	15.0±1.5	20～30	5000～400000	1000～150000	72	5
G-200	20.0±2.0	30～40	5000～800000	1000～200000	72	5

(2) *羟丙基葡聚糖凝胶* 羟丙基葡聚糖凝胶（Sephadex LH）既具亲水性又具亲脂性，是在 Sephadex G 分子中的羟基上引入羟丙基而成醚键（$—OH \rightarrow —OCH_2CH_2CH_2OH$）结合状态。Sephadex LH-20 与 Sephadex G 相比，虽然分子中的羟基总数不变，但碳原子所占比例相对增加，因此不仅可在水中应用，也可在极性有机溶剂或它们与水组成的混合溶剂中膨胀后使用，其使用范围较广。Sephadex LH-20 可用于分离多种类型的化学成分，如黄酮类、生物碱、有机酸、香豆素等。它既可以用于中药中化学成分的初步分离，也可用于最后的精制与纯化，以除去最后微量的固体杂质、盐类或其他外来的物质。

除上述两种凝胶外，在葡聚糖凝胶分子上还可引入各种离子交换基团，使凝胶具有离子交换剂的性能，同时仍保持凝胶本身的一些特点。如羧甲基交联葡聚糖凝胶（CM-Sephadex）、二乙氨基乙基交联葡聚糖凝胶（DEAE-Sephadex）、磺丙基交联葡聚糖凝胶（SP-Sephadex）、苯胺乙基交联葡聚糖凝胶（QAE-Sephadex）等。

3. 离子交换色谱

离子交换色谱（ion exchange chromatography，IEC）主要是利用混合物中各成分解离度差异进行分离的方法。常用的离子交换剂有离子交换树脂、离子交换纤维素和离子交换凝胶三种。

离子交换树脂根据交换离子的不同可将其分为阳离子交换树脂和阴离子交换树脂。阳离子交换树脂包括强酸型（$—SO_3H$）和弱酸型（—COOH），阴离子交换树脂包括强碱型[$—N(CH_3)_3X$、$—N(CH_3)_2(C_2H_4OH)X$]和弱碱型（NR_2、—NHR 和$—NH_2$）。主要适用于生物碱、有机酸和黄酮等离子性化合物的分离。离子交换树脂对交换化合物交换能力的强弱，主要取决于化合物解离度的大小和带电荷的多少等因素，解离度小的化合物先于解离度大的化合物被洗脱。

离子交换纤维素和离子交换凝胶是在纤维素或葡聚糖等大分子的羟基上，通过化学反应引入能释放或吸收离子的基团所形成的，如二乙氨乙基纤维素（DEAE-Cellulose）、羧甲基纤维素（CM-Cellulose）、二乙氨乙基葡聚糖凝胶（DEAE-Sephadex）、羧甲基葡聚糖凝胶（CM-Sephadex）等。这些类型的离子交换剂既具有离子交换性质，同时又具有分子筛的作用，对于分离水溶性成分十分有效，主要用于分离纯化蛋白质、多糖、生物碱和其他水溶性成分等。

4. 大孔吸附树脂色谱

大孔吸附树脂色谱（macroreticular resin chromatography，MRC）是吸附和分子筛原理相结合的色谱方法，色谱行为具有反相的性质。大孔吸附树脂是一类没有可解离基团、具有多孔结构、不溶于水的固体高分子物质，是继离子交换树脂之后发展起来的一类新型分离材料，一般为白色球形颗粒状，粒度多为 20～60 目。

大孔吸附树脂色谱自 20 世纪 70 年代末开始被应用于中药化学成分的提取与分离。近年来，该技术已广泛应用于中药新药研究开发和中药制剂生产中，在富集和分离纯化中药有效成分或有效部位等方面显示了良好的性能，具有选择性好、机械强度高、再生处理方便、吸附速度快等特点。

大孔吸附树脂按照其极性大小和所选用的单体分子的结构不同，可分为非极性、中等极性与极性三类。以聚苯乙烯为核心的大孔树脂属于非极性大孔树脂，能吸附非极性化合物，以极性物质为核心的大孔树脂属于极性大孔树脂，能吸附极性化合物，应用时可根据实际要求和化合物的性质选择合适的树脂型号和分离条件。大孔吸附树脂根据孔径、比表面积及骨架材料的不同可分为许多型号，如南开大学化工厂生产的D-101型、DA-201型、MD-05271型、GDX-105型、CAD-4型、SIP系列、AB-8、NKA-9、NKA-12、X-5等。

在操作大孔吸附树脂色谱时须注意以下几方面因素的影响，以取得满意的分离效果。

(1) 化合物极性的大小　极性较大的化合物一般适于在极性大的大孔吸附树脂上分离，而极性小的化合物则适于在极性小的大孔树脂上分离。

(2) 化合物体积的大小　在一定条件下，化合物体积越大，吸附力越强。通常分子体积较大的化合物选择较大孔径的树脂，在合适的孔径情况下，比表面积越大，分离效果越好。

(3) 溶液的pH值　一般情况下，酸性化合物在适当的酸性溶液中充分被吸附，碱性化合物在适当的碱性溶液中较好地被吸附，中性化合物可在近中性的溶液中被较充分地吸附。根据化合物的结构特点改变溶液的pH值，可使分离工作达到理想的效果。

5. 分配色谱

分配色谱（partition chromatography，PC）是利用被分离成分在固定相和流动相之间分配系数的不同而达到分离的色谱方法，分配色谱法有正相色谱与反相色谱之分。

在正相分配色谱法中，流动相的极性小于固定相的极性。常用的化学键合固定相为氰基与氨基的键合相，主要用于分离极性及中等极性的分子型化合物。

在反相分配色谱法中，流动相的极性大于固定相的极性。常用的键合固定相有RP-18或RP-8。流动相常用甲醇-水或乙腈-水，主要用于非极性及中等极性的各类分子型化合物的分离。反相色谱是应用最广的分配色谱，因为键合相表面的官能团不会流失，流动相的极性可以在很大的范围内调整，再加之由它派生的反相离子对色谱和离子抑制色谱，可用于分离有机酸、碱、盐等离子型化合物。分配色谱法通常可使用柱色谱、薄层色谱、纸色谱等操作方式。

分配色谱中常用的载体有硅胶、硅藻土、纤维素粉等。这些物质能吸收其本身重量50%～100%的水而仍呈粉末状，涂膜或装柱时操作简便，作为分配色谱的载体效果较好。含水量在17%以上的硅胶因失去了吸附作用可作为分配色谱的载体，是使用最多的一种分配色谱载体。纸色谱是以滤纸的纤维素为载体、滤纸上吸着的水分为固定相的一种特殊的分配色谱。

二、新技术与方法

近些年，各种现代分离技术越来越多地应用于中药化学成分的制备分离和精制纯化中，如中低压制备液相色谱、高效液相色谱法、超滤法、液滴逆流色谱法等。

(一) 中低压制备液相色谱

经典色谱所有分离材料的颗粒一般都较大，故分离效率较低。减小材料的颗粒大小以获得较好分离效果的同时色谱柱的阻力也会增大，使流动相的流速降低。故使用中低压制备色谱依靠机械力加快流速，是行之有效的办法。

中低压制备色谱的工作原理是通过恒流泵输送移动相，从进样阀上样，在色谱柱对样品实行分离后，利用检测器检测、记录仪记录，并同时收集各个流分。如图2.5所示，显示了完整的中低压液相色谱系统。

中低压制备色谱具有高效率、高分离度的特点，同时又简单易行、应用范围广。目前，中低压液相色谱已经成为中药、天然产物、生物制品精制纯化的一种常用技术。

（二）高效液相色谱法

高效液相色谱（high performance liquid chromatography，HPLC）是在经典的常规柱色谱的基础上发展起来的一种新型快速分离分析技术，其分离原理与常规柱色谱相同，包括吸附色谱、分配色谱、凝胶色谱、离子交换色谱等多种方法。高效液相色谱采用了粒度范围较窄的微粒型填充剂（颗粒直径5～20μm）和高压匀浆装柱技术，洗脱剂由高压输液泵压入柱内，并配有高灵敏度的检测器和自动描记及收集装置，与中低压柱色谱相比，固定相的粒度更小，压力更高，分离效率也更高，故高效液相也称高压液相。

2.7 分析纯化大叶茜草素研究实例

制备型高效液相色谱常使用反相色谱柱，用于分离极性大和（或）水溶性化合物的分离效果往往优于正相色谱。Zorbax系列高效液相填充柱的型号及分离方式见表2.2。

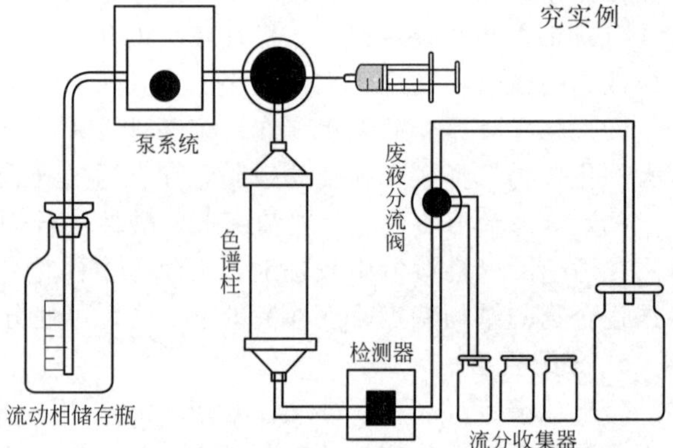

图2.5 中低压液相色谱系统组成

高效液相色谱常用的检测器主要分为通用型检测器和专属型检测器两种。专属型检测器如紫外检测器，只能检测有紫外吸收的样品。通用型检测器最为常用的有示差检测器和蒸发光散射检测器等。示差检测器对环境温度变化很敏感，对小量物质的检测不理想，且不能采用梯度洗脱。蒸发光散射检测器作为质量型的检测器，不仅能检测无紫外吸收的样品，也可采用梯度洗脱，适于检测大多数非挥发性成分。

表2.2 HPLC用Zorbax系列柱

色谱柱名称	键合固定相组成	适用分离方式
Zorbax ODS	十八烷基组，—$C_{18}H_{37}$	反相
Zorbax C_8	辛基组，—C_8H_{17}	反相
Zorbax NH_2	氨基组，—NH_2	正相、反相、离子交换
Zorbax CN	氰基丙基组，—C_3H_7CN	正相、反相
Zorbax TMS	三甲基硅组，—$Si(CH_3)_3$	反相
Zorbax SAX	季铵组，—N^+R_3	阴离子交换
Zorbax SiL	氧化硅，—SiOH	吸附
Zorbax SCX-300	磺酸基组，—SO_3H	阳离子交换

（三）超滤法

超滤技术是膜分离法的一种，是利用具有一定孔径的多孔滤膜对分子大小不同的成分进行筛分而达到相互分离的方法。根据分离的目的不同，可分为微滤、超滤、纳滤三种主要类型。

1. 微滤

采用多孔半透膜截流0.02～10μm的微粒，使溶液通过并且除去悬浮的微粒。一般用作中药有效成分溶液的预处理。

2. 超滤

采用非对称膜或复合膜截流0.001～0.02μm的大分子溶质，一般用作除去溶液中的生物大分子物质，得到较纯的较小分子量的有效成分溶液。常用于除去黄酮、生物碱、皂苷等中药有效成分提取液中的鞣质、多糖、树胶等大分子杂质。

2.8　分析纯化大黄酚和大黄素甲醚研究实例

3. 纳滤

采用复合膜截留1nm以下的分子或高价粒子，一般用作除去溶液中的小分子和低价离子杂质，得到较纯的分子量较大的有效成分溶液。常用于除去皂苷、蛋白质、多肽、多糖等大分子有效成分溶液中的无机盐、单糖、二糖等小分子杂质。

（四）逆流色谱法

逆流色谱是一种不需要固态支撑体或载体，互不相溶的两相在分离过程中做逆流运动，溶质组分由于在两相中分配系数不同而得到分离的一种液-液分配色谱技术。目前，具有代表性的逆流色谱的类型主要有液滴逆流色谱、高速逆流色谱等。

1. 液滴逆流色谱法

2.9　分离纯化茯苓多糖研究实例

液滴逆流色谱法（droplet counter current chromatography，DCCC）是一种在逆流分配法的基础上改进的液-液分配技术。它要求流动相通过固定相柱时能形成液滴，液滴在细的分配萃取管中与固定相有效地接触、摩擦，不断形成新的表面，促进溶质在两相溶剂中的分配，使混合物中的各化学成分在互不相溶的两相液滴中因分配系数不同而达到分离。该法适用于各种极性较强的中药化学成分的分离，其分离效果往往比逆流分配法好，且不会产生乳化现象，分离过程中用氮气驱动流动相，使被分离物质不会被氧化。但本法必须选用能生成液滴的溶剂系统，处理样品量较小，并需要有专门的设备。一台典型的DCCC仪包含200～600根直立的、小孔径的硅烷化玻璃管柱（其长度为20～60cm），这些管柱之间用聚四氟乙烯毛细管连接起来，流动相液滴不断地穿过充满固定相的管柱体系，并于尾端收集（见图2.6）。

液滴逆流色谱法能实现有效的分离，并具有很好的重现性，能够处理毫克至克级的粗提物样品，在酸性和碱性分离条件下都能使用。因为不用固体的分离载体，可避免不可逆吸附和色谱峰区带展宽的现象。液滴逆流色谱法同制备型高效液相色谱相比，溶剂消耗量较小，但分离时间过长且分辨率较低。

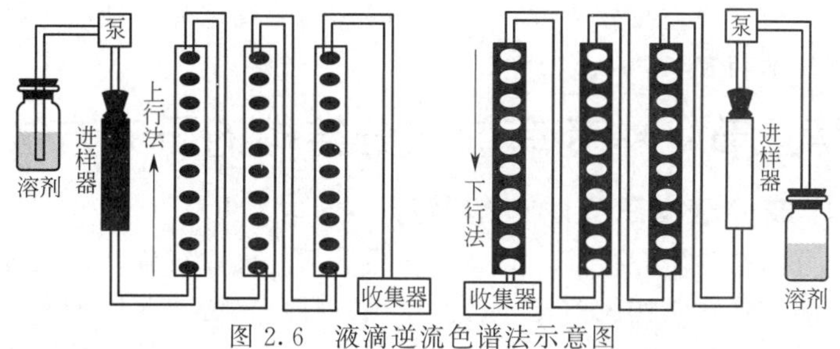

图2.6　液滴逆流色谱法示意图

2. 高速逆流色谱法

高速逆流色谱法（high speed counter current chromatography，HSCCC）利用聚氟乙烯螺旋分离柱的方向性和在特定的高速行星式旋转所产生的离心力作用，使无载体支持的固定相稳定地保留在分离柱中，并使样品和流动相单向、低速通过固定相，使互不相溶的两相不断充分地混合，从而使随流动相进入螺旋分离柱的各化学成分在两相之间反复分配，按分配系数的不同而逐渐分离，并被依次洗脱（见图2.7）。

高速逆流色谱法由于不需要固体载体，克服了液相色谱中因为采用固体载体所引起的样品不可逆吸附、变性污染和色谱峰畸形等缺点，样品可定量回收，还具有重现性好、分离纯度高和制备量大等特点，适用于中药中皂苷、生物碱、酸性化合物、蛋白质和糖类等的分离和精制。

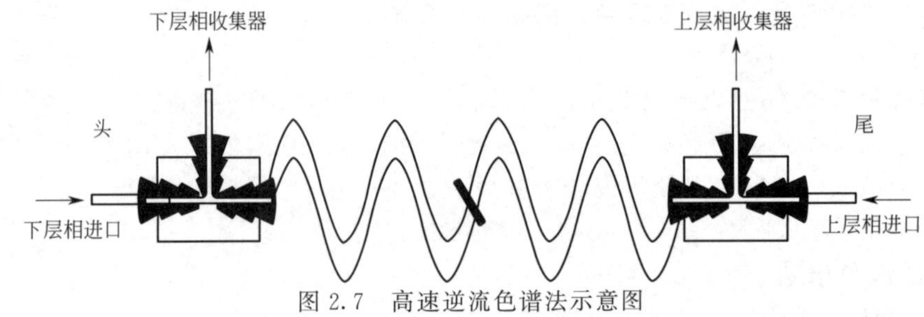

图 2.7 高速逆流色谱法示意图

随着现代分离科学技术的发展，可供预处理、精制纯化和精细分离等中药系统分离流程选择的分离纯化方法日益增多。除上述方法之外，还有高效毛细管电泳技术、亲和色谱技术、生物色谱技术、超临界流体色谱法、超高效液相色谱法等新的分离纯化方法和技术。如何在众多的分离方法中选择其中一种或多种方法进行有效组合，关键在于把握粗提物中化学成分的物理化学性质，理清各成分间物理化学性质的差异性，明确分离的目标，根据各种分离方法的分离效能、适用范围、重复利用率等特点进行组合优化，方可设计出理想的分离纯化工艺。大体上，各种分离方法按工作原理及适用范围可分为通用性分离方法和专属性分离方法。通用性分离方法是指针对化合物的极性、酸碱性和分子量的大小等方面性质的差异开展的分离方法，适用于大多数类型化学成分的分离和纯化。专属性分离方法是指针对一类化学成分特有的物理化学性质开展分离的方法，适用于将此类化学成分与其他化学成分进行分离，包括专属试剂沉淀法、聚酰胺色谱等。

2.10 分离制备没食子酸研究实例

中药通过提取得到的粗提物中常含有多种类型的成分，而每一个类型又包括几种甚至几十种的化学成分。选择分离方法的基本思路是尽量保留有效成分或有效部位并将无效成分和有害成分除去。理想的分离方法应具有工艺简便、研究周期短、成本低廉、效率高、应用范围广、环保等特点，但是任何一种分离技术不可能同时具备所有这些优点，目前不存在适用于所有中药化学成分分离纯化的单一技术与方法。在分离过程中，应根据所分离样品的性质，结合实际情况，综合运用不同的分离技术和方法。

第三节 中药有效成分结构的研究方法

一、中药化学成分结构研究的一般程序

在进行有效成分的结构研究之前，必须对该成分的纯度进行确认，以确证其为单体化学成分，这是鉴定或测定化学结构的前提。一般常用各种色谱法（薄层色谱、纸色谱、气相色谱或高效液相色谱）进行纯度检验。需要注意的是，无论采用何种方法检验，仅用一种溶剂系统或色谱条件，其结论常会出现偏差。在用硅胶薄层色谱法或高效液相色谱时，最好使用正相和反相薄层或色谱柱同时进行检验，这样可以进一步保证结论的正确性。样品在两种以上展开系统中或在正相和反相两种色谱法中在有效的 R_f 值范围内均显示单一斑点，一般方可确认其为单体化合物，可用于化合物的鉴定和结构测定。

在确证有效成分为单体化学成分后，就可进行化学结构的鉴定。目前，对中药中有效成分的鉴定和结构测定，通常有以下几种方法。

（一）物理常数的测定

通过测定物理常数（如熔点、混合熔点、沸点、比旋度、折射率和相对密度等）和红外

光谱（IR）与对照品进行对照。如果样品与对照品的熔点相同，混合熔点不降低，色谱中的 R_f 值相同，IR 谱相同，则可判定样品与对照品可能为同一化合物。

固体纯物质的熔点，其熔距应在 0.5～1.0℃的范围内，如熔距过大，则可能存在杂质，应进一步精制或另用不同的溶剂进行重结晶。液体纯物质应有恒定的沸点，除高沸点物质外，其沸程不应超过 5℃的范围。此外，液体纯物质还应有恒定的折射率及相对密度。中药的有效成分多为光学活性物质，故无论是已知物还是未知物，在鉴定化学结构时皆应测其比旋度。对于挥发油，还要测定酸值、皂化值、酯值等化学常数。测定挥发油的 pH，如呈酸性，表示挥发油中含有游离酸或酚类化合物，如呈碱性，则表示挥发油中含有碱性化合物，如挥发性碱类等。

（二）分子式的确定

分子式的确定目前最常用的是质谱法（mass spectrometry，MS）。高分辨质谱法（high resolution mass spectrometry，HR-MS）可获得化合物的精确分子量，并依此计算化合物的分子式。如青蒿素（artemisinine）的 HR-MS 谱中，分子离子峰为 m/z 282.1472，可计算出其分子式为 $C_{22}H_{22}O_5$（计算值 282.1467）。在没有条件测定其高分辨质谱时，也可通过质谱中出现的同位素峰的强度推定化合物的分子式，需要进行元素分析，检查含有哪些元素，并测定各元素在化合物中所占的百分比，从而计算出化合物的实验式。元素的定性定量分析过去采用经典的化学方法测定，现在多用自动元素分析仪测定。后者的优点在于快速、简便。

（三）化合物的结构骨架与官能团的确定

在确定了一个化合物的分子式后，就需要进一步分析确定其结构骨架和官能团。一般首先计算出化合物的不饱和度，推测出结构中可能含有的双键数或环数，用化学法推定分子结构骨架主要依靠后面各章中所述的各类中药化学成分的显色反应，如羟基蒽醌类化合物通过碱液显色反应（Bornträger 反应）检识；黄酮类化合物可用盐酸-镁粉反应、四氢硼钠还原反应等鉴定；强心苷类化合物可利用甾体母核、α,β-五元不饱和内酯环和 α-去氧糖的各种呈色反应结果综合考虑加以判断；苷类化合物则可以通过各种水解反应，然后再以各种呈色反应及色谱对照分别鉴定生成的苷元及糖的种类等。官能团的确定也可利用样品与某种试剂发生颜色反应或产生沉淀等进行判断。在用呈色反应进行分子骨架和官能团检识时最好将未知样品试验、空白试验及典型样品试验平行进行，以便对照。当根据产生的沉淀判断结果时，要注意液体试样量，如过多，会使沉淀现象不明显或沉淀溶解，掩蔽阳性结果；样品分子中含有两种以上的官能团时，可能干扰检识反应。因此，根据一种检识反应的结果尚不足以肯定或否定该官能团的存在，最好做两种以上的试验，以得到正确的判断。用经典化学方法确定分子骨架或官能团，有时还要利用其他化学反应如降解反应、氧化反应及还原反应等，甚至通过化学合成加以验证。除此之外，在进行有效成分的结构鉴定时，由于同科、同属生物常含有相同或类似的化合物，应对文献中有关其原生物或近缘生物成分的报道进行调查。在进行提取、分离、精制过程中可获得对该化合物的部分理化性质（如酸碱性、极性、色谱行为及显色反应等）的认识，常可为判断该化合物的基本骨架或结构类型提供重要的参考依据。在此基础上，综合运用紫外、红外等波谱法对确定单体化学成分官能团与取代基的种类具有重要作用。

（四）化合物平面结构的确定

在测定化合物的理化常数、分子式以及结构骨架和官能团等信息后，进一步要确定化合物的平面结构，通常采用的方法为 NMR 法。NMR 法分为 ^1H NMR 和 ^{13}C NMR，在解析 ^1H NMR 谱时，首先要确定水峰和溶剂峰，并计算出各峰的氢质子个数、之后识别强的单峰和特征峰，例如甲氧基质子、苯环及双键质子等；一级谱图符合 $n+1$ 规律，并计算出 J 值，通过偶合常数以及裂分模式推测其周围的化学环境并组合可能的结构和片段。解析 ^{13}C

NMR 谱时与^{1}H NMR 相似，首先要确定溶剂峰，之后确定谱线数目，推断碳原子个数，需要注意的是，当分子中无对称因素时，碳谱线数等于碳原子数；当分子中有对称因素时，谱线数少于碳原子数；通过 δ_C 推断碳原子上所连的官能团及双键、三键存在的情况，例如 δ 0～40为饱和碳区；δ 40～90 为与 N、O、S 等相连的烷碳；δ 90～160 为芳碳及烯碳区；大于 δ 160 为羰基碳及叠烯碳区。通过以上解析推测可能的结构式，用类似化合物的 δ_C 的文献数据作对照，推断出合理的结构式。

（五）化合物立体构型的确定

对于某些类型的化合物，如甾体、萜类等还存在构型问题，解决此类问题的常用方法有旋光光谱、圆二色光谱以及 X 射线衍射法等，接下来的内容将会对以上方法进行详细的描述。

二、中药化学成分结构测定常用的波谱分析方法

（一）紫外光谱

紫外（UV）光谱的测定仅需要少量的纯样品，这对于中药化学成分的研究是非常有利的。一般来说，UV 光谱主要可提供化合物分子中共轭体系的结构信息，可据此判断共轭体系中取代基的种类、位置和数目。某些情况下，如黄酮类化合物的紫外光谱在加入某种诊断试剂后可因分子中取代基的类型、数目及排列方式不同而改变，故还可用于推测此类化合物的精细结构。但是，因为 UV 光谱只能给出分子中部分结构的信息，而不能给出整个分子的结构信息，所以单独以 UV 光谱不能确定分子结构，必须与 IR、NMR、MS 以及其他相应的理化方法结合，才能得出可靠的结论。紫外吸收光谱在研究化合物的结构中可以推定分子的骨架，判断发色团之间的共轭关系，估计共轭体系中取代基的种类、位置及数目等。

尽管 UV 光谱在化学成分的结构确定中提供的信息较少，但对某些具有共轭体系的成分类型（蒽醌类、苯丙素类、黄酮类、生物碱类以及强心苷类等）的结构确定仍具有实际应用价值。

紫外光谱提供的结构信息如下。

① 化合物在 220～700nm 内无吸收，说明该化合物是脂肪烃或它们的简单衍生物（氯化物、醇、醚、羧酸类等），也可能是非共轭烯烃。

② 220～250nm 范围有强吸收带（$\lg\varepsilon=4$，K 带）说明分子中存在两个共轭的不饱和键(共轭二烯或 α,β-不饱和醛、酮)。

③ 200～250nm 范围有强吸收带（$\lg\varepsilon=3\sim4$），结合 250～290nm 范围的中等强度吸收带（$\lg\varepsilon=2\sim3$）或显示不同程度的精细结构，说明分子中有苯基存在。前者为 E 带，后者为 B 带。

④ 250～350nm 范围有弱吸收带（R 带），说明分子中含有醛、酮羰基或共轭羰基。

⑤ 300nm 以上的强吸收带，说明化合物具有较大的共轭体系。若吸收强且具有明显的精细结构，说明为稠环芳烃、稠环杂芳烃或其衍生物。

（二）红外光谱

用红外光谱（IR）法测定结构时，化合物用量只需 5～10μg，通常红外光谱（IR）测定范围在波数 4000～500cm^{-1}，其中 4000～1333cm^{-1} 为特征区，1333～500cm^{-1} 为指纹区。如果被测定物是已知物，与已知对照品红外光谱完全一致，则可推测是同一物质。如无对照品也可检索有关红外光谱数据图谱。如果被测物的结构基本已知，可能某一局部构型不同，在指纹区就会有差别，如 25*R* 与 25*S* 型螺甾烷型皂苷元在 960～900cm^{-1}附近有显著区别，很容易鉴别。红外光谱对未知结构化合物的鉴定，主要用于官能团的确认、芳环取代类型的判断等。

（三）核磁共振谱

核磁共振谱（NMR）是化合物分子在磁场中受电磁波的辐射，有磁距的原子核吸收一定的能量产生能级的跃迁，即发生核磁共振，以吸收峰的频率对吸收强度做图所得的图谱。它能提供分子中有关氢及碳原子的类型、数目、互相连接方式、周围化学环境以及构型、构象等结构信息。近年来随着超导核磁共振的普及，各种同核（如^{1}H-^{1}H、^{13}C-^{13}C）及异核（如^{1}H-^{13}C）二维相关谱的测试与解析技术得到了快速发展。目前，分子量在1000以下、几毫克的微量物质甚至单纯应用NMR谱也可确定它们的分子结构。因此，在进行中药有效成分的结构测定时，NMR谱与其他光谱相比更为重要。

1. ^{1}H NMR谱

^{1}H NMR技术能提供的结构信息参数主要是化学位移（δ）、偶合常数（J）及质子数目。^{1}H核因周围化学环境不同，其外围电子云密度及绕核旋转产生的磁屏蔽效应不同，不同类型的^{1}H核共振信号出现在不同区域，据此可以识别。^{1}H NMR谱的化学位移范围在0～20。偶合常数是磁不等同的两个或两组氢核，在一定距离内因相互自旋偶合干扰使信号发生裂分，其形状有二重峰（d）、三重峰（t）、四重峰（q）及多重峰（m）等。裂分峰间的距离为偶合常数。除了普通^{1}H NMR技术外，还有一些结构分析的辅助技术，如选择性去偶、重氢交换、加入反应试剂及各种双照射技术等。但^{1}H NMR谱不能给出不含氢基团的共振信号，难以鉴别化学环境相近似的烷烃，且经常出现谱峰重叠。

2. ^{13}C NMR谱

大多数中药化学成分分子的骨架是由碳原子组成的，掌握了碳原子的信息，对确定中药化学成分的结构式十分有用。^{13}C NMR提供的结构信息是分子中各种不同类型及化学环境的碳核化学位移、异核偶合常数（J_{CH}）及弛豫时间（T_1），其中利用度最高的是化学位移。^{13}C NMR的化学位移范围为0～250，比^{1}H NMR谱大得多。常见的^{13}C NMR测定技术如下。

（1）*质子宽带去偶* 也称质子噪声去偶或全氢去偶，是为了解决^{1}H与^{13}C核强的偶合而形成谱图复杂重叠的问题，该谱图因H的偶合影响全部被消除而简化了图谱。分子中没有对称因素和不含F、P等元素时，每个碳原子都会给出一个单峰，互不重叠。虽无法区别碳上连接H的数目，但对判断^{13}C信号的化学位移十分方便。因照射H后产生NOE现象，连有H的碳信号强度增加。季碳信号因不连有H，表现为较弱的峰。

（2）*偏共振去偶* 在偏共振去偶谱中，每个连接质子的碳有残余裂分，故在所得图谱中次甲基（—CH）碳核呈双峰，亚甲基（—CH_2）呈三重峰，甲基（—CH_3）呈四重峰，季碳为单峰，强度最低。由此可获得碳所连接的质子数、偶合情况等信息。但此法常因各信号的裂分峰相互重叠，有些信号难于全部识别或解析，远不及下述的INEPT和DEPT法易于解析。实际上，后两种方法已基本取代了偏共振去偶技术。

（3）INEPT（*低灵敏核极化转移增强法*，insensitive nuclei enhanced by polarization transfer） 该技术用调节弛豫时间（Δ）来调节—CH、—CH_2、—CH_3信号的强度，从而有效地识别—CH、—CH_2、—CH_3。季碳因为没有极化转移条件，在INEPT谱中无信号。当$\Delta=1/4$（J_{CH}）时，—CH、—CH_2、—CH_3皆为正峰；当$\Delta=2/4$（J_{CH}）时，只有正的—CH峰；当$\Delta=3/4$（J_{CH}）时，—CH、—CH_3为正峰，—CH_2为负峰。由此可以区分—CH、—CH_2和—CH_3信号，再与质子宽带去偶谱对照，还可以确定季碳信号。

（4）DEPT（*无畸变极化转移增强法*，distortionless enhancement by polarization transfer） 这是INEPT的一种改进方法，通过改变照射^{1}H的脉冲宽度（θ），使为45°、90°和135°变化并测定^{13}C NMR谱。所得结果与INEPT谱类似。即当$\theta=45°$时，所有的

—CH、—CH_2、—CH_3均显正信号；当 $\theta=90°$时，仅显示—CH 正信号；当 $\theta=135°$时，—CH和—CH_3为正信号，而—CH_2为负信号，季碳同样无信号出现。图 2.8 为单萜类化合物 schisandrastemoside M 的 $\theta=135°$时的 DEPT 谱。

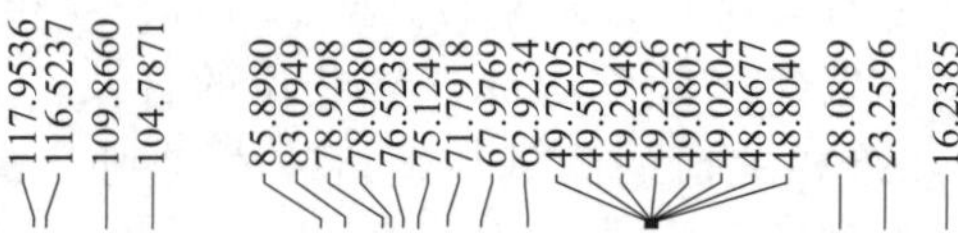

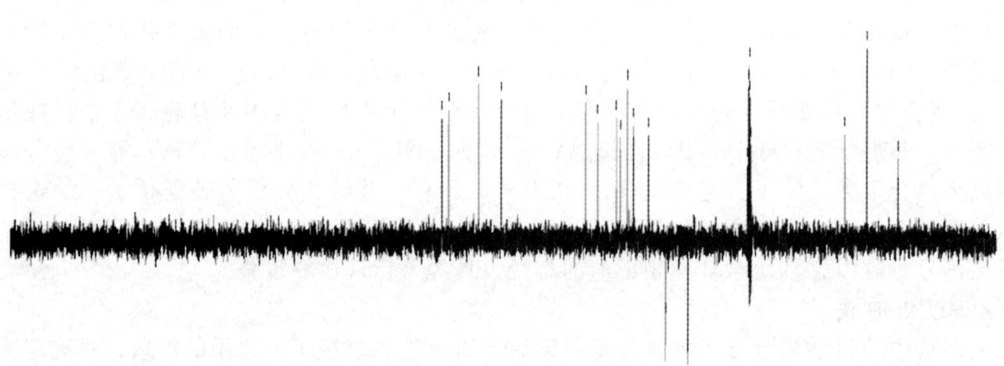

图 2.8 schisandrastemoside M$\theta=135°$时的 DEPT 谱

3. 二维核磁共振谱（2D NMR 谱）

二维化学位移相关谱（correlation spectroscopy，COSY）是 2D NMR 谱中最重要、最常用的一种测试技术。2D COSY 谱又分为同核和异核相关谱两种。相关谱的二维坐标 F_1和 F_2都表示化学位移。在中药化学成分结构研究中常用的相关谱类型如下。

（1）同核化学位移相关谱 ^1H-^1H COSY 也称氢-氢化学位移相关谱，是同一个偶合体系中质子之间的偶合相关谱。可以确定质子化学位移以及质子之间的偶合关系和连接顺序。图谱多以等高线图表示，对角线上的峰为一维谱，对角线两边相应的交叉峰与对角线上的峰连成正方形，该正方形对角线上的两峰即表示有偶合相关关系。多数生物碱环系较多，结构复杂，氢的归属仅凭氢谱往往很困难。在^1H-^1H COSY 中，利用相邻质子间偶合产生的相关峰则很容易找到相互偶合的质子，使氢的归属变得很容易。

图 2.9 为化合物 schisandrastemoside M 的^1H-^1H COSY 谱，其中 δ3.19（1H，m）处的次甲基信号分别与 8 位甲基质子信号 δ1.18（1H，dd，$J=6.9$Hz，4.5Hz）以及 9 位甲基质子信号 δ 1.19（1H，dd，$J=6.9$Hz，4.5Hz）相关，说明该化合物结构中具有［CH_3（δ 1.18）—CH（δ 3.19）—CH_3（δ 1.19）］的结构片段，δ 3.60（1H，dd，$J=11.8$Hz，5.9Hz）分别与 δ4.03（1H，dd，$J=11.8$Hz，5.9Hz）、δ3.47（1H，m）相关，且 δ3.60（1H，dd，$J=11.8$Hz，5.1Hz）分别与 δ 3.70（1H，dd，$J=11.8$Hz，3.2Hz）、δ3.94（1H，m）相关，进一步说明该化合物具有两个（—O—CH_2—CH—O—）结构片段，分别归属于葡萄糖基 5′位和 6′位，以及阿拉伯糖的 4″位和 5″位。图 2.10 为化合物 schisandrastemoside M 的^1H-^1H COSY 结构示意图。

（2）^1H 检测的异核化学位移相关谱 异核化学位移相关谱对于鉴定化合物的结构十分重要，常用的有 HMQC（HSQC）谱和 HMBC 谱。

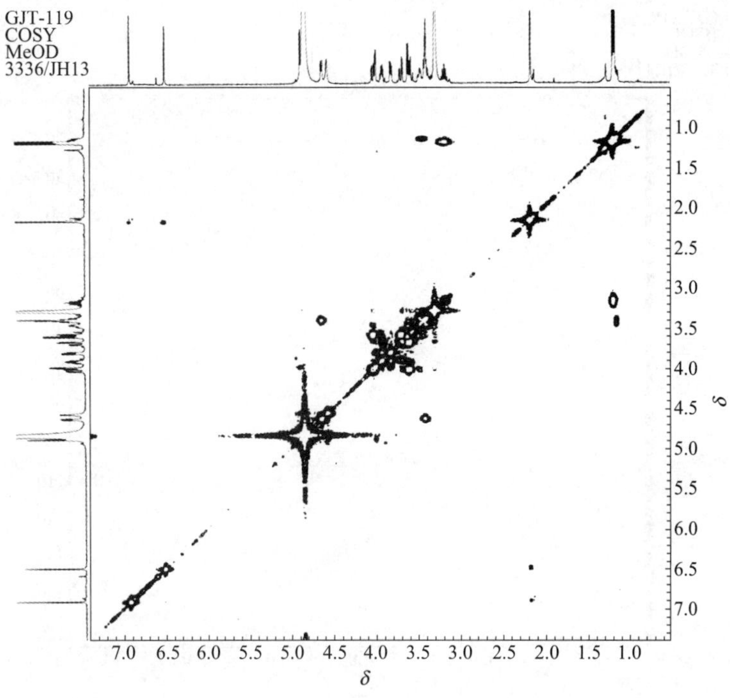

图 2.9　schisandrastemoside M 的 ^{1}H-^{1}H COSY 谱

HMQC 谱是通过 ^{1}H 核检测的异核多量子相关谱（^{1}H detected deteronuclear multiple quantum coherence，HMQC），HSQC 谱是通过 ^{1}H 核检测的异核单量子相关谱（^{1}H detected heteronuclear single quantum coherence，HSQC），这两种谱能反映 ^{1}H 核和与其直接相连的 ^{13}C 的关联关系，以确定 C-H 偶合关系（$^{1}J_{CH}$）。在 HMQC 和 HSQC 中，F_1 域为 ^{13}C 化学位移，F_2 域为 ^{1}H 化学位移，直接相连的 ^{13}C 与 ^{1}H 将在对应的 ^{13}C 和 ^{1}H 化学位移的交点处给出相关信号，由相关信号分别沿两轴画平行线，可将相连的 ^{13}C 与 ^{1}H 信号予以直接归属。图 2.11 为化合物 schisandrastemoside M 的 HSQC 谱。

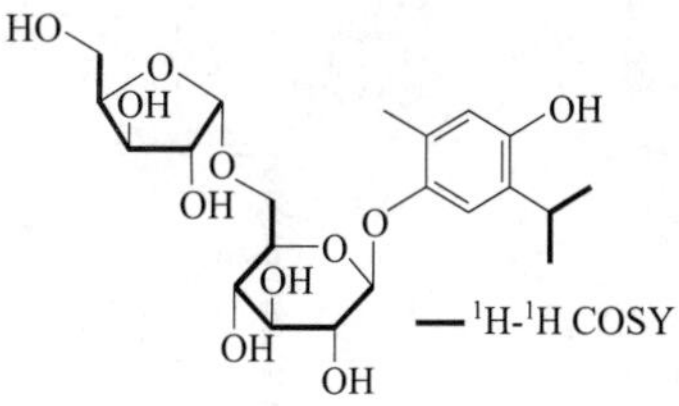

图 2.10　schisandrastemoside M 的 ^{1}H-^{1}H COSY 结构示意图

HMBC 谱是通过 ^{1}H 核检测的异核多键相关谱（^{1}H detected heteronuclear multiple bond correlation，HMBC），它把 ^{1}H 核和与其远程偶合的 ^{13}C 核关联起来。HMBC 可以高灵敏地检测 ^{1}H-^{13}C 远程偶合（相隔 2 个、3 个甚至 4 个键的碳氢相关谱），间隔 2～4 个键的质子与季碳的偶合也有相关峰。从 HMBC 谱中可得到有关碳链骨架的连接信息、有关季碳的结构信息及因杂原子存在而被切断的偶合系统之间的连接信息。图 2.12 为化合物 schisandrastemoside M 的 HMBC 谱，δ 4.64 处的葡萄糖端基质子信号与 δ 150.6（C2）处的季碳信号显示存在相关，证明此葡萄糖与此碳原子通过苷键相连接；δ 4.90 处的阿拉伯糖端基质子信号与 δ 68.0（C6′）处的亚甲基碳信号显示存在相关，证明了阿拉伯糖连接在葡萄糖的 6′位上。图 2.13 为 schisandrastemoside M 的 HMBC 相关图。

在 HMBC 谱中，可清楚地观察到糖的端基氢与该糖苷键另一端直接相连的碳原子之间出现明显的相关峰。因此，近年来 HMBC 谱已被广泛用于糖与苷元的连接位置以及糖与糖之间连接位置的确定。

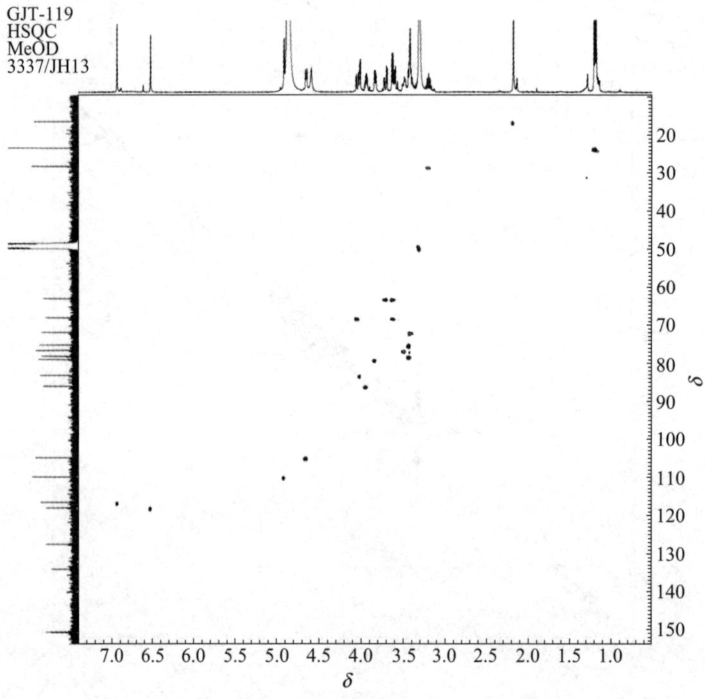

图 2.11 schisandrastemoside M 的 HSQC 谱

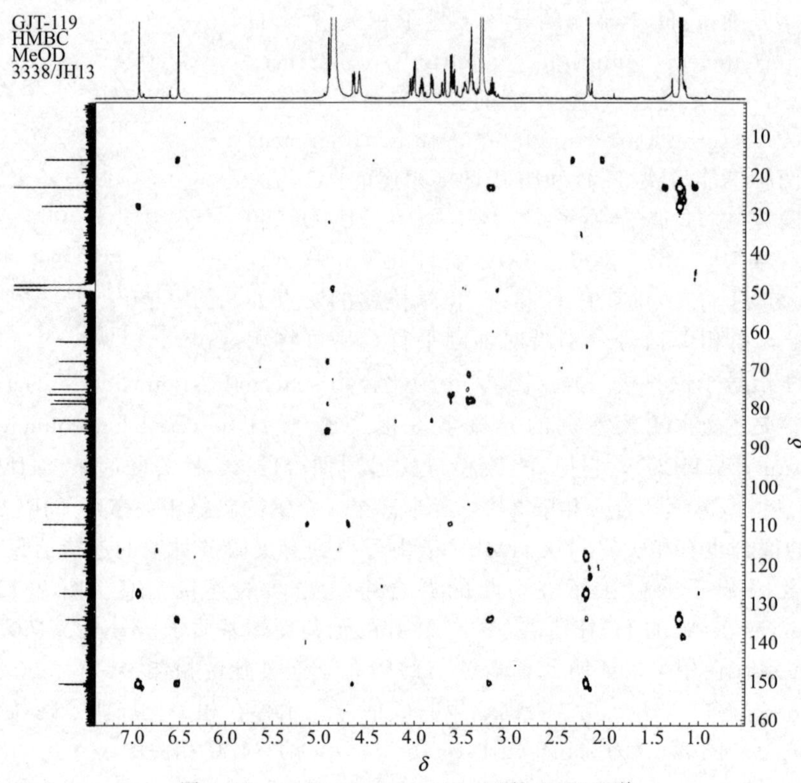

图 2.12 schisandrastemoside M 的 HMBC 谱

（3）NOESY 谱 在双照射技术中应用较多的是 nuclear overhauser effect（NOE），也

称核增益效应。NOE是在核磁共振中选择性地照射一种质子使其饱和，则与该质子在立体空间位置上接近的另一个或数个质子的信号强度增高的现象。核增益效应不是通过成键电子作用引起的，而是通过核与核之间的偶极-偶极作用产生的。它不但可以找出互相偶合的两个核的关系，还可以反映出不互相偶合，但空间距离较近的两个核间的关系。

（4）NOE差谱（NOEDS）　在普通NOE测定中，有时因NOE效应很小，难以判断结果。利用超导核磁共振NOE差谱技术，可使增益率在1%以下的情况也可以测定出来。二维谱中的NOE差谱称为NOESY谱，其不仅可以观测到空间相近质子间的NOE效应，同时还能作为相关峰出现在图谱上，大大增加了判断的可靠程度。如在对海南青牛胆碱（haitinosporine）D环两个相邻酚羟基的确定中，即用了NOE差谱，照射其中一个羟基质子，另一个羟基质子信号强度则有增益，从而确定了二者处于邻位。

（5）HOHAHA谱　通过氢核检测的异核单量子全相关谱HSQC-TOCSY（^{13}C-^{1}H HOHAHA谱），对于皂苷元及糖环上具有连续相互偶合氢结构系统中质子的归属也具有重要的作用，特别是当糖上氢信号互相重叠时，往往可以通过任何一个分离较好的信号（如端基氢）而对所有该信号偶合体系中的其他质子信号予以全部解析。例如在含有多个糖基的皂苷的^{13}C NMR中，糖上的碳信号大多出现在δ 60.0～90.0区域内，有时甚至互相重叠，难以准确地指定，而在HSQC-TOCSY中，往往可以通过分离较好的氢信号（如端基氢）而对所有该信号偶合体系中的碳原子信号予以全部准确的归属。在实际研究中，上述多种2D NMR技术的组合应用，即使是结构很复杂的三萜类化合物，往往也能够很容易地被阐明结构。

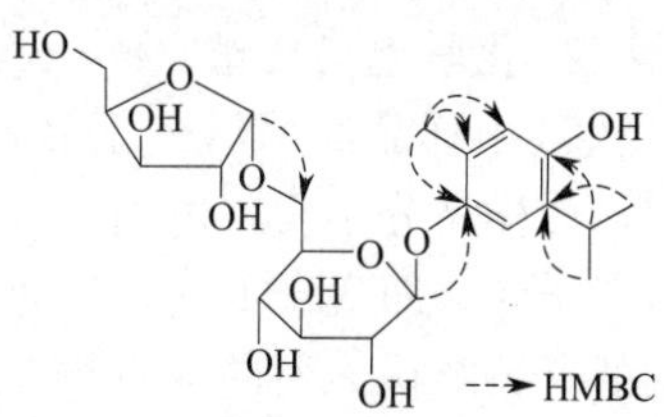

图2.13　schisandrastemoside M的HMBC相关图

（6）DQF-COSY谱　当中药成分含有角甲基、乙酰基、甲氧基等官能团或测定样品中含有水时，其氢谱会出现归属于这些基团的丰度很强的尖锐单峰或水峰。在^{1}H-^{1}H COSY谱中这些强峰会影响周围的弱峰，使它们变得更弱，甚至检测不到。此时，在通常的^{1}H-^{1}H COSY谱中，一些氢质子的偶合关系很难反映出来，但是，在DQF-COSY谱（双量子滤波相关谱）中，上述问题可以得到很好的解决，能够得到较多的弱小峰之间的交叉峰。DQF-COSY的优点在于它抑制了强峰和溶剂峰，而且由于对角线峰和交叉峰均为吸收型，所以分辨率较高。

（四）质谱

质谱（mass spectrometry，MS）是把样品用电子束轰击生成的离子按质量的大小排列而得到的谱线。与红外光谱、紫外光谱和核磁共振谱不同，MS是表征由电子轰击所产生碎片的质量谱，而不是吸收光谱。目前质谱技术已发展成3个分支，即同位素质谱、无机质谱和有机质谱，有机化合物结构解析主要应用有机质谱。质谱法的优点是用微量样品（1μg）就能得到大量的结构信息，这在未知物的分析，尤其是中药化学成分的结构鉴定方面能起重要作用。此外，还能用来测定分子量、分子式，鉴别两个化合物是否相同或者帮助确定新化合物的结构。

质谱分析就是将所形成的各种碎片离子按质荷比（m/z）进行分离。质谱仪包括进样系统、离子源、质量分析器（亦称磁分析器）、检测器、数据处理系统及真空系统。其原理如下所示。

样品由进样系统导入离子源，离子源使样品分子电离成分子离子，同时也可断裂为碎片离子。这些离子经过加速电极加速，以一定的速度进入质量分析器，按质荷比（m/z）的大小进行分离，依次到达检测器被检测，经过数据处理后以质谱图或表格形式输出，并按其质荷比的大小依次排列而形成质谱，图谱中离子的质量和相对强度代表了样品的性质和结构特点。通过解析质谱即可进行样品成分和结构的分析。

真空系统

进样系统⟶离子源⟶质量分析器→检测器→数据处理系统

近年来，新的离子源不断出现，质谱在确定化合物分子量、元素组成和由裂解碎片检测官能团、辨认化合物类型、推导碳骨架等方面发挥着越来越重要的作用。如用质谱法进行糖苷结构的测定，可以获得有关糖苷分子量、苷元结构、糖基序列等信息。本节主要介绍主要离子源的电离方式及相应的特点。

1. **电子轰击质谱**（electron impact mass spectrometry，EI-MS）

在电子轰击条件下，大多数分子电离后生成失去一个电子的分子离子，并可以继续发生化学键的断裂，形成碎片离子。这对推测化合物的结构十分有用。但当样品分子量较大或对热稳定性差时常常得不到分子离子，因而不能测定这些样品的分子量。

2. **化学电离质谱**（chemical ionization mass spectrometry，CI-MS）

CI 中样品经加热气化后，进入反应室，与反应气体（甲烷、氨等）发生离子-分子反应，使样品分子实现电离。利用化学电离源，即使是不稳定的化合物，也能得到较强的准分子离子峰，即 M±1 峰，从而有利于确定其分子量。但此法的缺点是碎片离子峰较少，可提供的有关结构方面的信息少。

3. **场解吸质谱**（field desorption mass spectrometry，FD-MS）

将样品吸附在作为离子发射体的金属丝上送入离子源，只要在细丝上通以微弱的电流，提供样品从发射体上解吸的能量，解吸出来的样品即扩散到高场强的场发射区域进行离子化。FD-MS 特别适用于难气化和热稳定性差的固体样品分析，如有机酸、甾体类、糖苷类、生物碱、氨基酸、肽和核苷酸等。此法的特点是形成的 M^+ 没有过多的剩余内能，减少了分子离子进一步裂解的概率，提高了分子离子峰的丰度，碎片离子峰相对减少。因此，用于极性物质的测定，可得到明显的分子离子峰或 $[M+H]^+$ 峰，但碎片离子峰较少，对提供结构信息受到一些局限。为提高灵敏度可加入微量带阳离子 K^+、Na^+ 等碱金属的化合物于样品中，可产生明显的准分子离子峰 $[M+Na]^+$、$[M+K]^+$ 和碎片离子峰。

4. **快原子轰击质谱**（fast atom bombardment mass spectrometry，FAB-MS）**和液体二次离子质谱**（liquid secondary ion mass spectrometry，LSI-MS）

这两种技术是以高能量的初级离子轰击样品表面，再对由此产生的二次离子进行质谱分析，均采用液体基质（如甘油）负载样品，其差异仅在于初级高能量粒子不同，前者使用中性原子束，后者使用离子束。样品若在基质中的溶解度小，可预先用能与基质互溶的溶剂（如甲醇、乙腈、H_2O、DMSO、DMF 等）溶解，然后再与基质混匀。此方法常用于大分子极性化合物特别是对于糖苷类化合物的研究。除得到分子离子峰外，还可得到糖和苷元的结构碎片峰，从而弥补了 FD-MS 的不足。

5. **基质辅助激光解吸电离飞行时间质谱**（matrix-assisted laser desorption ionization time of flight mass spectrometry，MALDI-TOF-MS）

这是近年发展起来的软电离质谱技术，仪器主要由两部分组成：基质辅助激光解吸电离离子源（MALDI）和飞行时间质量分析器（TOF）。MALDI 的原理是用激光照射样品与基质形成的共结晶薄膜，基质从激光中吸收能量传递给生物分子，而电离过程中将质子转移到生物分子或从生物分子得到质子，从而使生物分子电离的过程。TOF 的原理是离子在电场作用下加速飞过飞行管道，根据到达检测器的飞行时间不同而被检测，即测定离子的质荷比

（m/z）与离子的飞行时间成正比。将样品溶解于在所用激光波长下有强吸收的基质中，利用激光脉冲辐射分散在基质中的样品，使其解离成离子，并根据不同质核比的离子在仪器无场区内飞行和到达检测器的时间，即飞行时间的不同而形成质谱。此种质谱技术适用于结构较为复杂、不易气化的大分子如多肽、蛋白质、低聚糖、低聚核苷酸等的研究，可得到分子离子、准分子离子和具有结构信息的碎片离子。

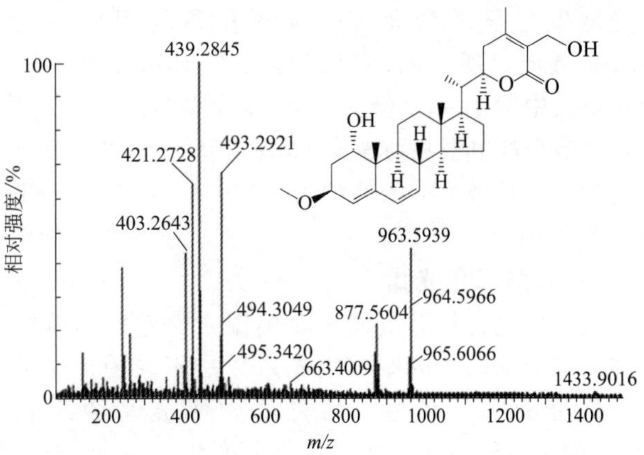

图 2.14　化合物 daturafoliside R 的正性 ESI-MS 谱

6. **电喷雾电离质谱**（electrospray ionization mass spectrometry，ESI-MS）

这是一种使用强静电场的电离技术，既可分析大分子也可分析小分子。分子量在 1000 以下的小分子会产生 $[M+H]^+$ 或 $[M-H]^-$ 离子，选择相应的正离子或负离子形式进行检测，就可得到物质的分子量。而分子量高达 20000 的大分子会生成一系列多电荷离子，通过数据处理系统能得到样品的分子量。图 2.14 为化合物 daturafoliside R 的正性 ESI-MS 谱，在 m/z 493.2921 处可见 $[M+Na]^+$ 离子峰，表明该化合物的分子量为 470。

7. **高分辨质谱**（high resolution mass spectrometry，HR-MS）

高分辨质谱是目前最常用的测定天然化合物分子式的方法，它不仅可以给出化合物的精确分子量，还可以直接给出化合物的分子式。高分辨质谱测定的是精确质量，精确度达原子质量单位四位以上小数值。质谱仪的电脑软件直接显示可能的分子式及可能率，若测出的分子量数据与按推测的分子式计算出的分子量数据相差很小（与仪器精密度有关，一般小于 0.003），则推测可信。

8. **串联质谱**（tandem mass spectrometry，MS-MS）

串联质谱是 20 世纪 70 年代发展起来的一种新分析技术，它由二级以上质谱仪串联组成，故称为串联质谱。串联质谱可简写为 MS-MS，随着串联级数的增加进而表示为 MS^n，其中 n 表示串联级数。这是一种用质谱做质量分离的质谱技术。它可以研究母离子和子离子的关系，获得裂解过程的信息，用以确定前体离子和产物离子的结构。近年，国内亦有将此技术用于鉴定中药有效部位中的各种成分的化学结构的研究报道。从一级 MS 中得到有效部位中各成分的分子离子，再通过对各个分子离子进行二级至三级质谱分析，从而实现对有效部位中的各种成分在未加分离的情况下分别进行鉴定的目的。

（五）旋光光谱

用不同波长（200～760nm）的偏振光照射光学活性化合物，并以波长对比旋光度 $[\alpha]$ 或摩尔旋光度 $[\varphi]$ 做图所得的曲线即旋光光谱（optical rotatory dispersion，ORD）。旋光光谱在测定手性化合物的构型和构象、确定某些官能团（如羰基）在手性分子中的位置方面有独到之处。常见的类型如下。

（1）平坦谱线　没有发色团的光学活性化合物的旋光光谱是平坦的，没有峰和谷。其中，比旋光度向短波处升高的谱形是正性谱线，向短波处降低的谱形是负性谱线（图 2.15）。谱线的正负性与旋光值的正负无关。

（2）Cotton 谱线　化合物分子手性中心邻近若有发色团，在发色团吸收波长区域附近旋光度发生显著变化，产生峰和谷的现象称为Cotton效应，所绘制的谱图称为Cotton谱线。其中，谱线中只有一个峰和谷的称为单纯Cotton谱线，有数个峰和谷的称复合Cotton谱线。波长短波方向为谷，长波方向为峰的为正性Cotton效应，相反则为负Cotton效应。

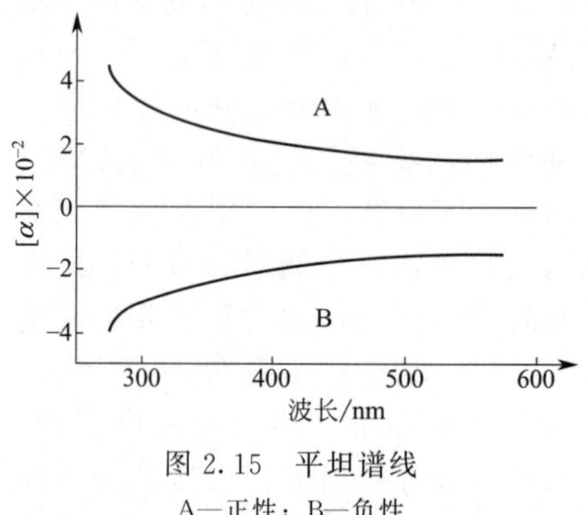

图 2.15 平坦谱线

A—正性；B—负性

（六）圆二色光谱

旋光性化合物对组成平面偏振光的左旋圆偏振光和右旋圆偏振光的摩尔吸光系数是不同的，这种现象称之为圆二色性。两种摩尔吸光系数之差（$\Delta\varepsilon$）随入射偏振光的波长变化而变化，以 $\Delta\varepsilon$ 或有关量为纵坐标、波长为横坐标得到的图谱称为圆二色光谱（circular dichroism，CD）。由于 $\Delta\varepsilon$ 绝对值很小，常用摩尔椭圆度［θ］来代替，它与摩尔吸光系数的关系是：［θ］＝3300$\Delta\varepsilon$。因为［θ］＝3300$\Delta\varepsilon$，$\Delta\varepsilon$ 可为正值亦可为负值，所以圆二色光谱曲线也有正性谱线（向上）和负性谱线（向下）。运用CD谱研究有机化合物的构型或构象，得出的结论与ORD是一致的，且CD谱比较明确，容易解析。图2.16是（＋）-tomentodiones H和（－）-tomentodiones H的CD谱图，（＋）-tomentodiones H在200～280nm处出现正Cotton效应，在300～350nm处出现负的Cotton效应，而（－）-tomentodiones H恰巧相反，二者的化学结构相同，仅在3位存在立体构型差别，（＋）-tomentodiones H为*R*构型，因此，（－）-tomentodiones H为*S*构型。

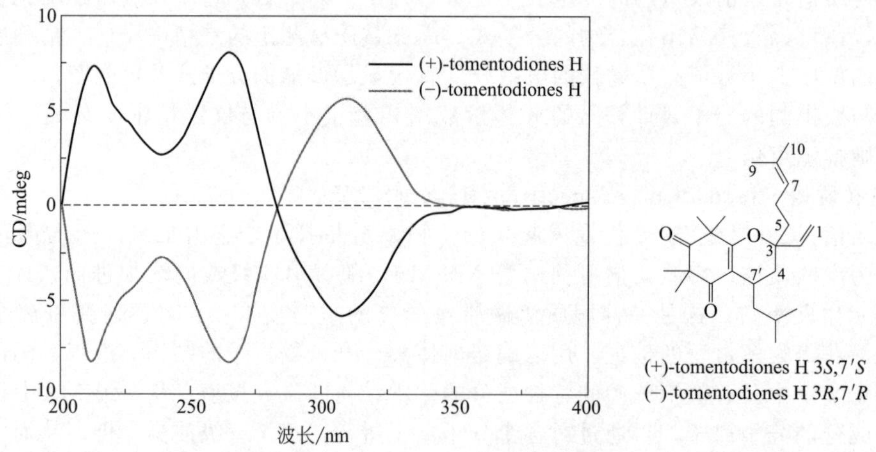

图 2.16 （＋）-tomentodiones H和（－）-tomentodiones H的CD谱图

（七）X射线单晶衍射法

X射线单晶衍射（X-ray single crystal diffraction）法简称为X射线衍射法（XRD），是通过测定化合物晶体对X射线的衍射谱，并通过计算机用数学方法解析、还原为分子中各原子的排列关系，最后获得每个原子在某一坐标系中的分布，从而给出化合物的化学结构。结晶X射线衍射法测定出的化学结构可靠性大，能测定化学法和其他波谱法难以测定的化合物结构。X射线单晶衍射法不仅能测定出化合物的一般结构，还能测定出化合物结构中的键长、键角、构象、绝对构型等结构细节。X射线最常用的阳极靶是铜靶和钼靶，常规X射线（钼靶）一般只能确定相对构型，而铜靶的X射线可以确定绝对构型。X射线单晶衍射法是测定大分子物质结构最有力的工具，现已能测定分子量为 8×10^6 的大分子物质的化学结构。有些药物的晶型还与疗效有密切的关系，所以 X 射线衍射法在药物的结构鉴定和质量控制中有独特的意义。

解析 X 射线衍射谱的工作十分复杂，过去一般只能由晶体学家来完成。现在由于解析数学模型的确定以及解谱计算机软件的研制成功，化学工作者通过短时间的训练即可自行解谱。因此，X 射线单晶衍射法已经越来越多地用于测定中药化学成分的结构，成为一种结构研究的常规技术手段。例如利用 X 射线衍射谱确定 pepluacetal（1）的结构，图 2.17 为 pepluacetal（1）的结构图，从结构图中可看出其结构在多个位点存在立体构型，如果仅用 NMR、NOE 等波谱学手段很难准确地确定其绝对构型，如果用 X 射线衍射谱则很容易确定，图 2.18 为 pepluacetal（1）的 X 射线衍射图。

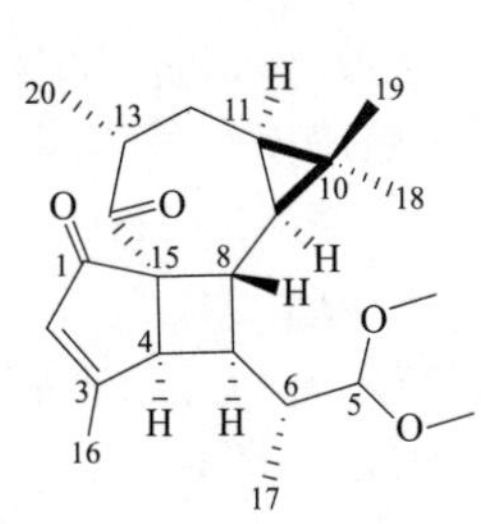

图 2.17　pepluacetal（1）的结构图

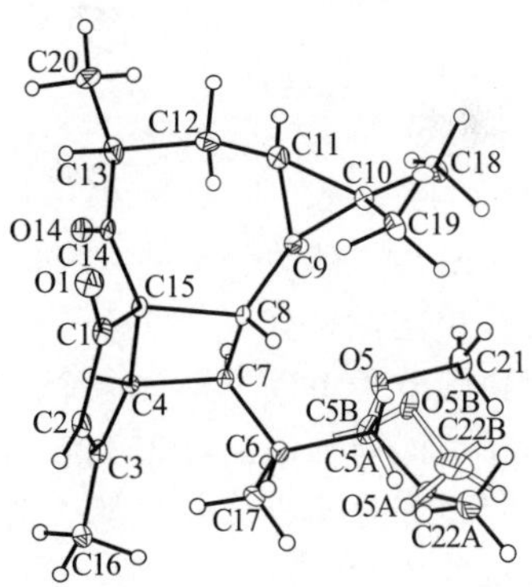

图 2.18　pepluacetal（1）的 X 射线衍射图

复习思考题

1. 中药化学成分经典提取方法主要有哪些？适用范围及特点是什么？
2. 溶剂提取法选择溶剂的依据是什么？
3. 超临界流体萃取的基本原理是什么？适合提取哪类化学成分？
4. 结晶操作步骤及纯度的判断方法是什么？
5. 中药化学成分经典分离方法有哪些？举例说明适用范围。
6. 中药化学成分色谱分离方法有哪些？举例说明适用范围。
7. 简述波谱法在研究中药化学成分结构中的作用。

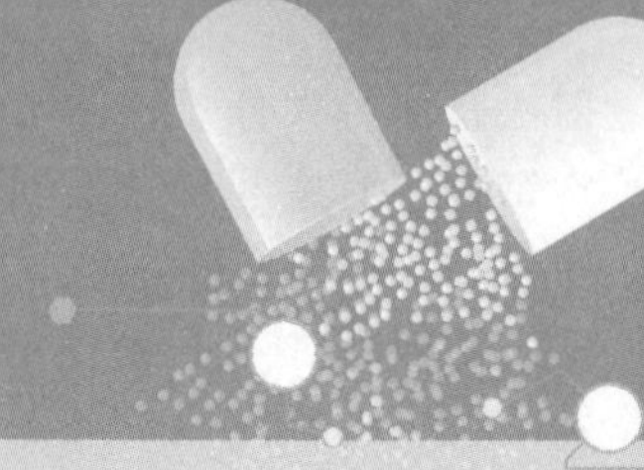

第三章 糖和苷类化合物

第一节 糖类化合物

一、概述

糖是多羟基醛或多羟基酮及其衍生物、聚合物的总称，亦称碳水化合物(carbohydrates)。糖的分子中含有碳、氢、氧三种元素，大多数糖分子中氢和氧的比例是2∶1，与水相同，具有$C_x(H_2O)_y$的通式，如葡萄糖（glucose）为$C_6(H_2O)_6$，但也有些糖类化合物的分子组成不符合这个通式，如鼠李糖（rhamnose）为$C_6H_{12}O_5$。

糖类在天然药物中的分布十分广泛，常常占植物干重的80%～90%。它们除了作为植物的储藏养料和骨架成分外，某些糖类在抗肿瘤、抗肝炎、治疗心血管疾病、抗衰老等方面还具有独特的生物活性。常用中药人参、黄芪、黄精、牛膝、灵芝、枸杞子、香菇、茯苓、刺五加等一些具有营养、强壮作用的药物中均含有大量的糖类，是一类重要的活性成分。

二、糖的结构与分类

按结构单元中糖分子的数目，糖类可分为单糖、低聚糖、多聚糖三类。

(一) 单糖（monosaccharide）

单糖是糖类物质的最小单位，亦是组成糖类及其衍生物的基本单元，不能再水解为更小分子的糖类。已知的天然单糖有200多种，从三碳糖到八碳糖都有，以五碳糖、六碳糖最多。多数单糖在生物体内呈结合状态，只有少数单糖如葡萄糖、果糖等以游离状态存在。

1. 单糖的立体化学

表示单糖结构式的方法有三种，即Fischer投影式、Haworth投影式和优势构象式。

单糖的Fischer投影式中主碳链上下排列，氧化程度较高的一端在上，水平方向的价键和与之相结合的基团指向纸面的前方，主碳链上下两端的价键和所结合的基团指向纸面后方。因此Fischer投影式只能在纸面上转动$n180°$（$n=1,2,3,\cdots$），而不能使之翻转。

单糖在水溶液中主要以半缩醛（酮）的环状结构形式存在，因此，以Haworth投影式表示更为准确。在Haworth投影式中，环状结构Fischer投影式的右侧基团一律写在环的面下，左侧基团一律写在面上。

因为五元环、六元环的张力最小，所以自然界中糖都以六元氧环或五元氧环形式存在。其中，五元氧环的糖称为呋喃型糖（furanose），六元氧环的糖则称为吡喃型糖（pyranose）。当糖与另一分子糖相结合，或与苷元结合成苷时形成缩醛或缩酮结构，此时就固定为一种结构。

单糖的绝对构型多以D、L表示。在Fischer投影式中距离羰基最远的那个手性碳原子上的羟基在右侧的称为D型糖，在左侧的称为L型糖；在Haworth投影式中，五碳吡喃型糖的C4位羟基在面下的为D型糖，在面上的则为L型糖。而对于甲基五碳、六碳吡喃型糖和五碳呋喃型糖，由于距离羰基最远的那个手性碳原子上的羟基已与羰基成环，无法用羟基的取向判断糖的绝对构型，只能根据 C_4-R（五碳呋喃型糖）或 C_5-R（甲基五碳、六碳吡喃型糖）的取向来判断。由于成环碳原子上的取代基发生了旋转，故 C_4-R 或 C_5-R 的取向与 D、L 的关系正好与五碳吡喃型糖相反，即当 C_4-R 或 C_5-R 在面下时为 L 型糖，在面上时则为 D 型糖。对于甲基五碳呋喃型糖和六碳呋喃型糖，在 Haworth 投影式中，由于对于 C_5 羟基的写法并无约定俗成的规定，故无法判断它们的绝对构型。

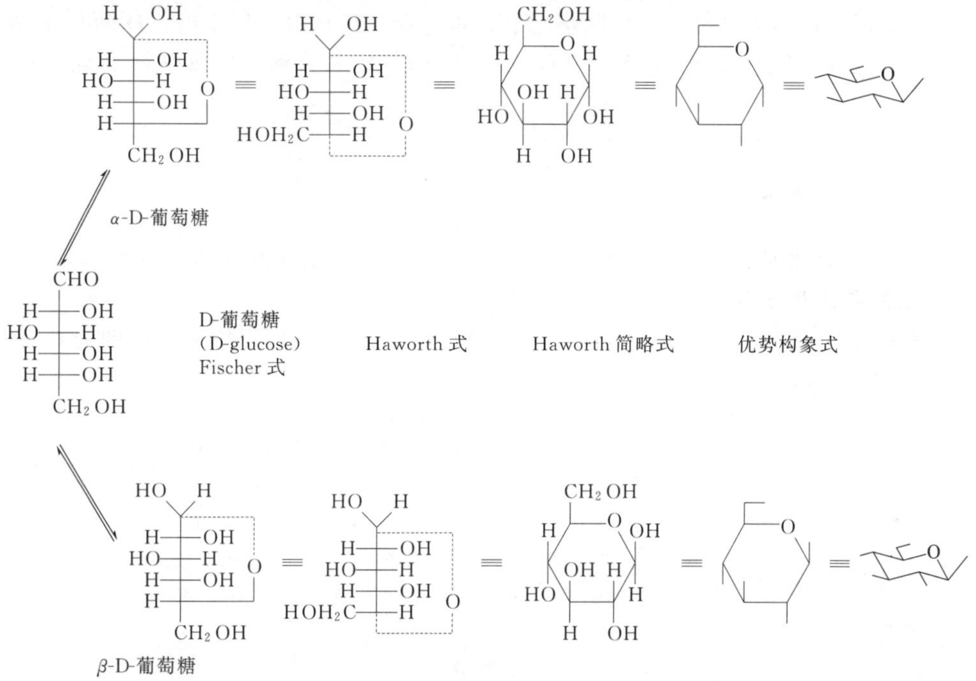

α-D-葡萄糖

D-葡萄糖（D-glucose）Fischer 式　　Haworth 式　　Haworth 简略式　　优势构象式

β-D-葡萄糖

当一个化合物含有两个以上的手性碳原子时，如果一对化合物只有一个手性碳原子构型相反，其余结构均相同，则这一对化合物称为差向异构体。单糖成环后形成了一个新的手性碳原子（不对称碳原子），该碳原子称为端基碳（anomeric carbon），形成的一对异构体称为端基差向异构体（anomer），有 α、β 两种构型。在 Fischer 投影式中，新形成的羟基与距离羰基最远的手性碳原子上的羟基为同侧者称为 α 型，异侧者则称为 β 型；在 Haworth 投影式中，对于五碳吡喃型糖，其端基碳上的羟基与 C_4 羟基在同侧者则称为 α 型，在异侧者则称为 β 型。对于五碳呋喃型糖、六碳或甲基五碳吡喃型糖，由于距离羰基最远的那个手性碳原子上的羟基已与羰基成环，故只能用 C_4-R（五碳呋喃型糖）或 C_5-R（六碳或甲基五碳吡喃型糖）来判断端基碳的构型，由于该碳原子上的取代基发生了旋转，故其 α、β 的关系正好与五碳吡喃型糖相反，即 C_4-R 或 C_5-R 与端基碳上的羟基为同侧者称为 β 型，异侧者则称为 α 型。对于六碳或甲基五碳呋喃型糖，在 Haworth 投影式中则无法判断其构型。

实际上 α、β 表示的仅是糖端基碳的相对构型，β-D 和 α-L 型糖的端基碳的绝对构型均为 *R*，α-D 和 β-L 型糖的端基碳的绝对构型均为 *S*。因 D 型糖距羰基最远的手性碳原子的绝对构型为 *R*，L 型糖距羰基最远的手性碳原子的绝对构型为 *S*，故当距羰基最远的手性碳原子的绝对构型和端基碳的绝对构型相同时端基碳为 β 构型，不同时端基碳为 α 构型。

虽然 Haworth 式表示方法较 Fischer 式有所改进，但它仍是一种简化了的表示方法，尚不能完全表示糖的真实存在状况。经实验证明，吡喃型糖在溶液或固体状态时其优势构象是椅式构象，用 C 表示（chair form），以 C_2、C_3、C_5、O 四个原子构成的平面为准，当 C_4 在面上，C_1在面下时，称为$^4C_1$式，简称C1或N式（normal form）；当C_4在面下，C_1在面上时，称为$^1C_4$式，简称1C或A式（alternative form）。虽然C1式或1C式可以在纸面上做180°旋转，但氧原子的位置不能随意改变，其糖上碳原子必须按顺时针方向编号，否则该糖的绝对构型将发生改变。常见单糖中，D-葡萄糖、D-葡萄糖醛酸、D-半乳糖、D-半乳糖醛酸、D-阿洛糖、D-古洛糖、D-核糖、D-木糖、L-阿拉伯糖、D-鸡纳糖、D-岩藻糖、D-甘露糖、D-阿卓糖、D-塔罗糖、D-来苏糖、D-鼠李糖的优势构象是C1式；L-葡萄糖、L-葡萄糖醛酸、L-半乳糖、L-半乳糖醛酸、L-阿洛糖、L-古洛糖、L-核糖、L-木糖、D-阿拉伯糖、L-鸡纳糖、L-岩藻糖、L-甘露糖、L-阿卓糖、L-塔罗糖、L-来苏糖、L-鼠李糖的优势构象是1C式。

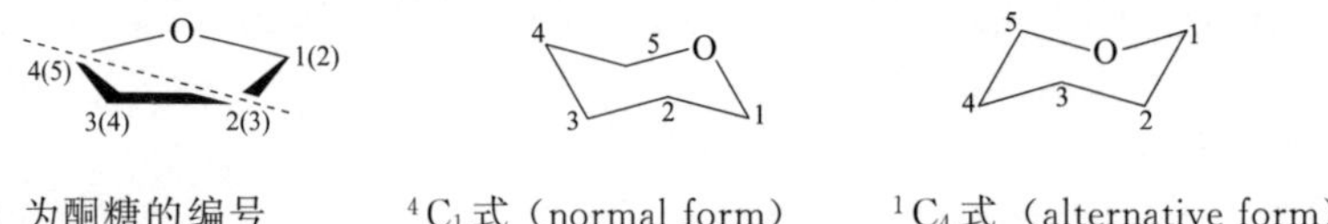

（）为酮糖的编号　　$^4C_1$式（normal form）　　$^1C_4$式（alternative form）

2. **常见的单糖及其衍生物**

（1）*五碳醛糖*（aldopentose）　其中，D-来苏糖、D-核糖、L-阿拉伯糖分别为D-木糖的2、3、4位差向异构体。

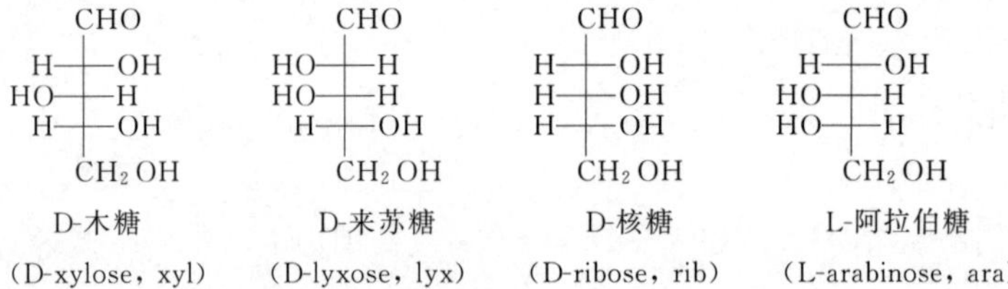
D-木糖 (D-xylose，xyl)　D-来苏糖 (D-lyxose，lyx)　D-核糖 (D-ribose，rib)　L-阿拉伯糖 (L-arabinose，ara)

（2）*甲基五碳醛糖*（methyl pentasaccharide）

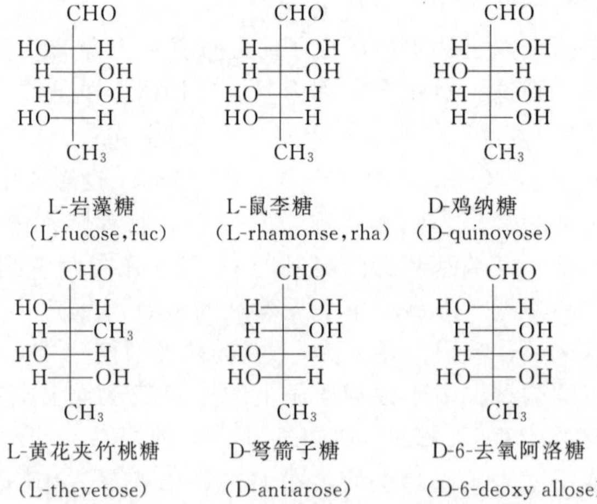
L-岩藻糖 (L-fucose，fuc)　L-鼠李糖 (L-rhamonse，rha)　D-鸡纳糖 (D-quinovose)

L-黄花夹竹桃糖 (L-thevetose)　D-弩箭子糖 (D-antiarose)　D-6-去氧阿洛糖 (D-6-deoxy allose)

（3）*六碳醛糖*（aldohexose）其中，D-甘露糖、D-阿洛糖、D-半乳糖分别为D-葡萄糖的2、3、4位差向异构体。

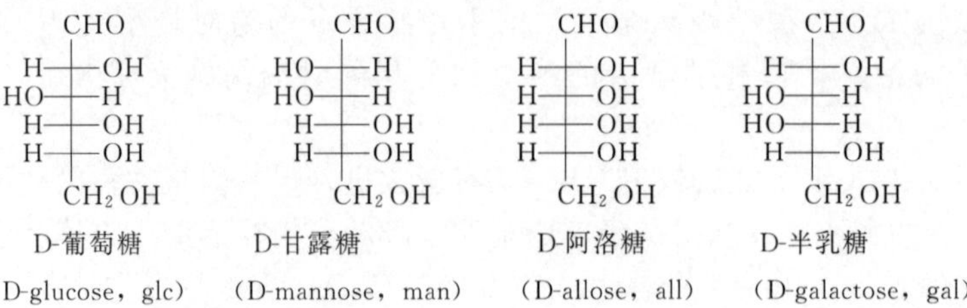
D-葡萄糖 (D-glucose，glc)　D-甘露糖 (D-mannose，man)　D-阿洛糖 (D-allose，all)　D-半乳糖 (D-galactose，gal)

（4）六碳酮糖（ketohexose，hexulose）和七碳酮糖（ketoheptose，heptulose）

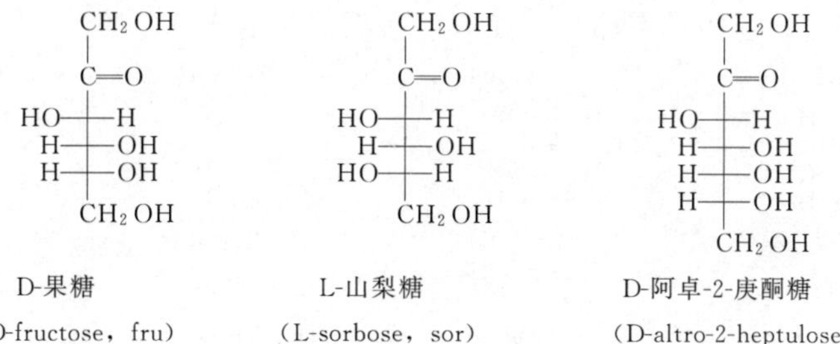

D-果糖 (D-fructose，fru)　　L-山梨糖 (L-sorbose，sor)　　D-阿卓-2-庚酮糖 (D-altro-2-heptulose)

（5）支碳链糖（branched chain sugar）　糖链中的 H 或 OH 被 CH_3、CH_2OH 或 CHO 取代的糖称为支碳链糖。该类单糖可看成是四碳糖、五碳糖或六碳糖的衍生物，如金缕梅糖可命名为 2-羟甲基-D-核糖。

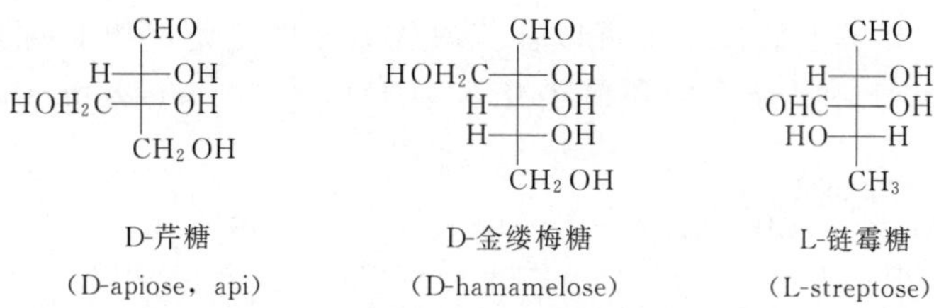

D-芹糖 (D-apiose，api)　　D-金缕梅糖 (D-hamamelose)　　L-链霉糖 (L-streptose)

（6）氨基糖（amino sugar）　当单糖上的一个或几个醇羟基被氨基置换后，则该糖称为氨基糖。天然氨基糖大多为 2-氨基-2-去氧醛糖，动物和微生物中含量较多。从龙虾甲壳中分离得到的 2-氨基-2-去氧-D-葡萄糖（亦称葡萄糖胺）是在天然界第一个发现的氨基糖。现已发现的氨基糖有 60 余种，某些抗生素如庆大霉素、新霉素、卡那霉素、链霉素等中含有氨基糖。

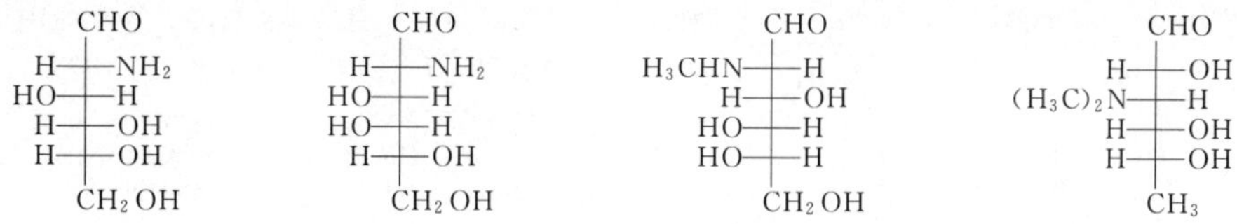

2-氨基-2-去氧-D-葡萄糖　2-氨基-2-去氧-D-半乳糖　2-甲氨基-2-去氧-L-葡萄糖　碳霉氨基糖

（7）去氧糖（deoxysugar）　单糖分子中的一个或两个羟基被氢原子取代的糖称为去氧糖，常见的有 6-去氧糖、2,6-二去氧糖及其 3-*O*-甲醚等。去氧糖主要存在于强心苷、C_{21} 甾类和微生物代谢产物中。

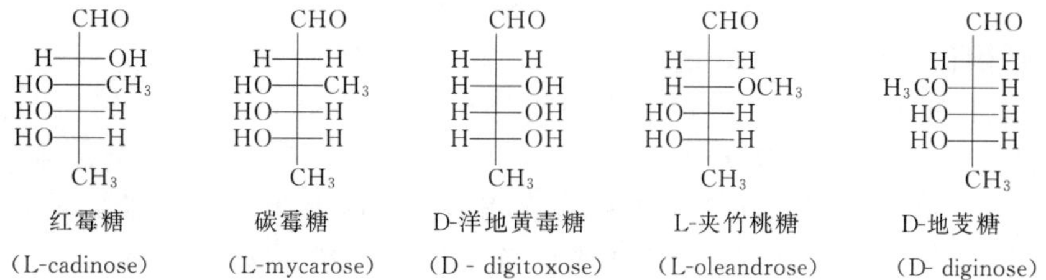

红霉糖 (L-cadinose)　　碳霉糖 (L-mycarose)　　D-洋地黄毒糖 (D - digitoxose)　　L-夹竹桃糖 (L-oleandrose)　　D-地芰糖 (D- diginose)

（8）糖醛酸（uronic acid）　单糖中的伯羟基被氧化成羧基的化合物称为糖醛酸。糖醛酸主要存在于苷和多糖类化合物中，常见的糖醛酸有葡萄糖醛酸、半乳糖醛酸等。

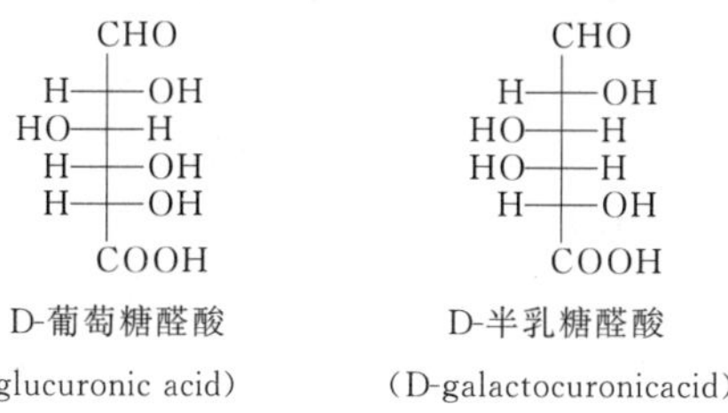

D-葡萄糖醛酸 (D-glucuronic acid)　　D-半乳糖醛酸 (D-galactocuronicacid)

(9) 糖醇 (sugar alcohol) 单糖中的羰基被还原成羟基的化合物称为糖醇，是自然界分布很广的一类成分，有的具有甜味。在有些多糖的末端连有糖醇。

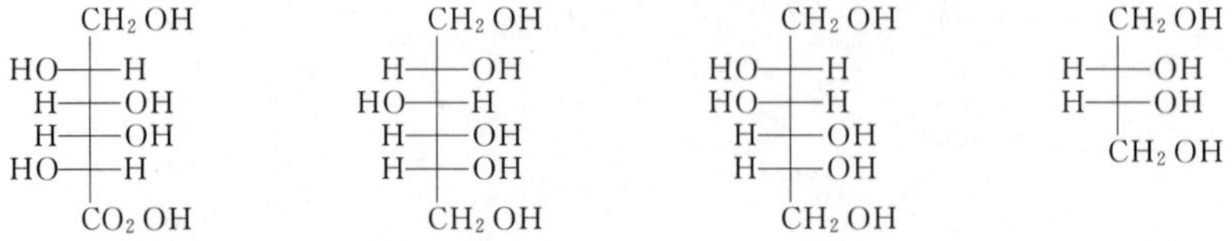

L-卫矛醇 (L-evonymitol)　D-山梨醇 (D-sorbitol)　D-甘露醇 (D-mannitol)　赤醇 (erythritol)

(10) 环醇 (cyclitol) 环状的多羟基化合物称为环醇，从生源看属于单糖衍生物。环醇类化合物具有很大的水溶性，常以游离体或成苷的形式存在于动植物中。环己六醇（亦称肌醇，inositol）是最常见的一类环醇，共有九个异构体，不同的异构体在名称前加前缀标明。环醇上的羟基也可以被氢取代或被甲醚化，如 D-槲皮醇有五个羟基。此外，从大戟科和菊科中分得的环醇类化合物 L-（一）-matezo-dambose，其羟基也被甲醚化。

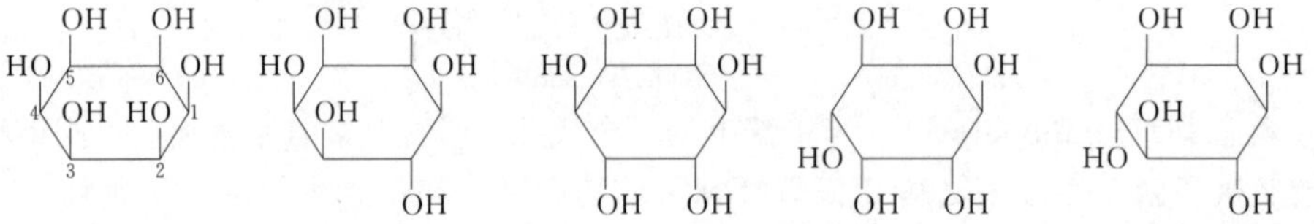

cis-inositol　epi-inositol　allo-inositol　neo-inositol　myo-inositol

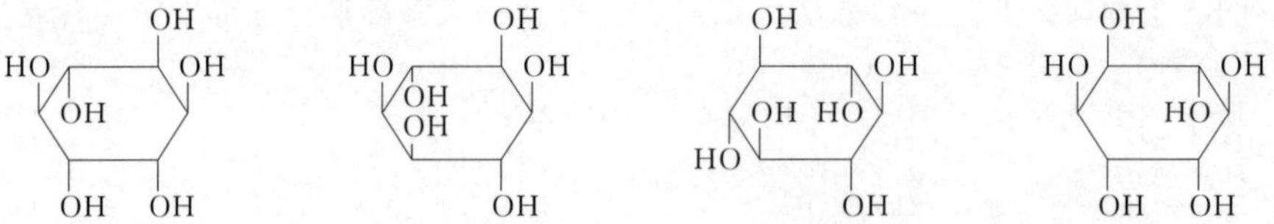

D-inositol　muco-inositol　scyllo-inositol　L-inositol

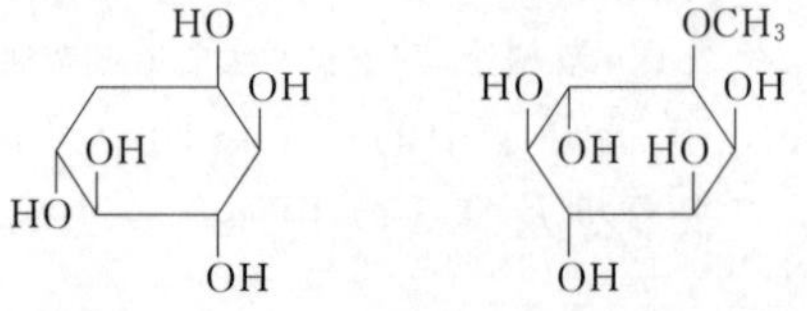

D-槲皮醇　L-（一）-matazo-dambose

(二) 低聚糖 (oligosaccharides)

由 2～9 个单糖通过苷键结合而成的直链或支链聚糖称为低聚糖，亦称寡糖。根据含有单糖的个数又可将其分为二糖、三糖、四糖等。常见的二糖有龙胆二糖（gentiobiose）、芸香糖（rutinose）、麦芽糖（maltose）、樱草糖（primverose）、槐糖（sophorose）等，因结构中具有游离醛基或酮基，故称为还原糖；而蔗糖（sucrose）、海藻糖（trehalose）等半缩醛或半缩酮上的羟基皆参与脱水缩合，没有游离醛基或酮基，称之为非还原糖。

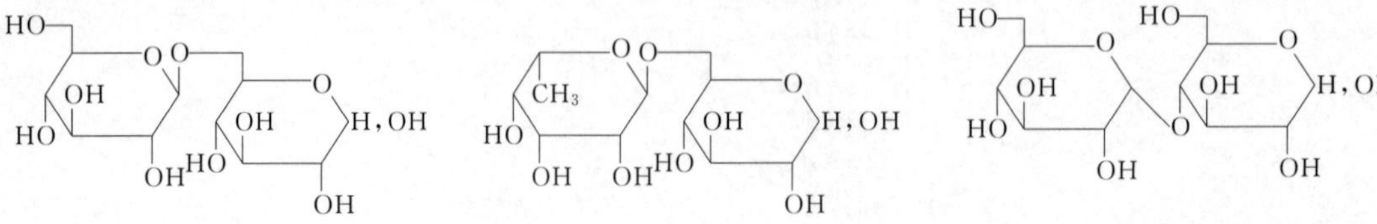

龙胆二糖　芸香糖　麦芽糖

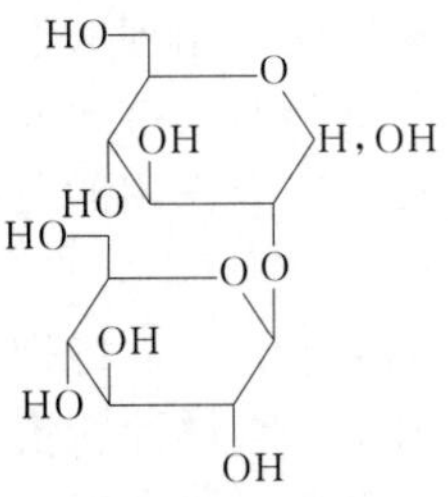

槐糖 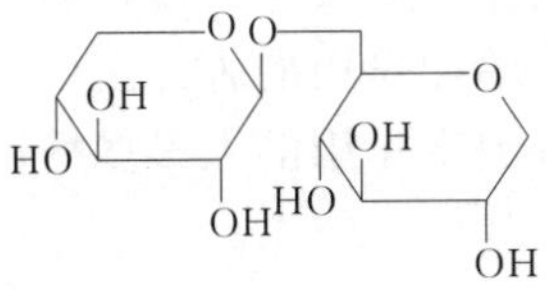　　樱草糖 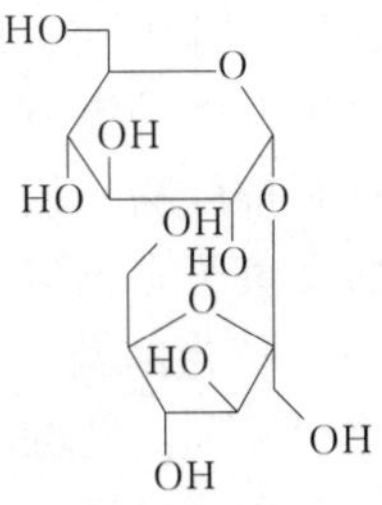　　蔗糖 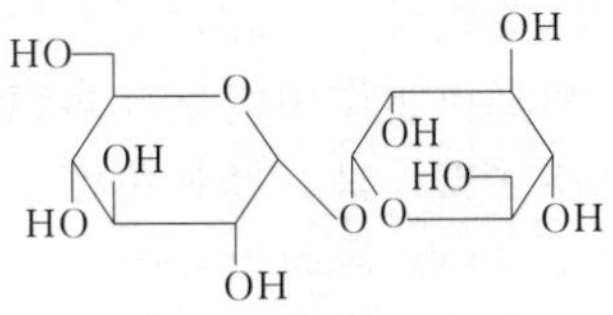　　海藻糖

植物中的三糖、四糖、五糖大多是在蔗糖的基础上再连接一个糖而形成的非还原糖。天然存在的三糖，有广泛分布于甘蔗等的棉籽糖，松柏类分泌的松三糖和车前属（*Plantago*）种子中分离出的车前三糖（planteose）等。常见的四糖有水苏糖和麦芽四糖。常见的五糖有毛蕊糖等。在低聚糖结构中除了常见的单糖外，还常插入糖醇、氨基糖、糖醛酸等糖的衍生物。

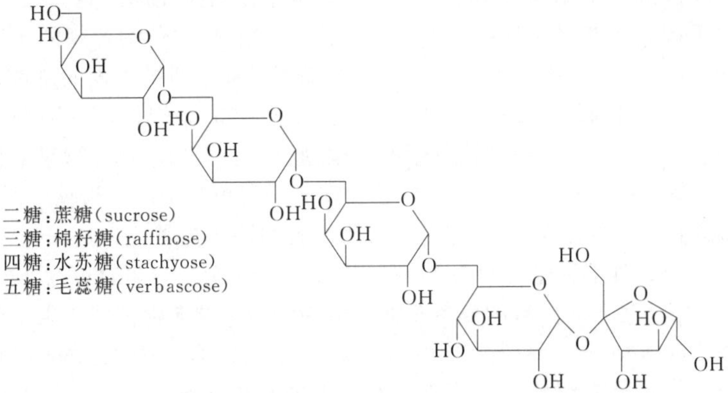

二糖：蔗糖（sucrose）
三糖：棉籽糖（raffinose）
四糖：水苏糖（stachyose）
五糖：毛蕊糖（verbascose）

低聚糖的化学命名方法是以末端糖作为母体，末端以外的糖作为糖基进行表示，同时要注明糖和糖之间的连接位置、糖的成环形式以及苷键的构型。例如芸香糖命名为 α-L-rhamnopyranosyl-（1→6）-D-glucopyranose。

（三）多聚糖（polysaccharides）

由 10 个及以上的单糖连接而成的直链或支链聚糖称为多聚糖，亦称多糖，可用通式 $(C_6H_{10}O_5)n$ 表示。通常多糖中的单糖单元都在一百个以上，与单糖相比，性质已发生了很大的变化，如甜味和还原性消失等。根据多糖在生物体内的功能又可将其分为两类，一类是动植物的支持组织，该类成分不溶于水，分子呈直链形，如植物中的纤维素、甲壳类动物的甲壳素等；另一类是动植物的储存养料，如淀粉、肝糖原、果胶、树胶等。该类成分可溶于热水成胶体溶液，能经酶催化水解生成单糖为动植物提供能量，多数分子呈支链形。

来源于人参、黄芪、山药、红花、大黄、何首乌、茯苓、虫草、灵芝、桑葚等中药的多糖具有抗肿瘤、增强免疫、降血脂、降血糖、抗肝炎、抗衰老等广泛的生物活性。它们中既有均多糖，也有杂多糖，结构各异。多糖与蛋白质等生物大分子一样，也具有明确的三维空间结构，可以用一、二、三、四级结构来描述。由于单糖的种类比氨基酸多，连接的位点也多，故具有多分支结构的杂多糖结构的确定比蛋白质困难得多。多糖与蛋白质一样，其活性不但与立体结构有关，也存在活性中心，而且还与它所结合的蛋白质、色素、金属离子等有关。多糖按来源可分为植物多糖、动物多糖和真菌多糖。

1. 植物多糖

植物多糖是由许多相同或不同的单糖以 α 糖苷键或 β 糖苷键所组成的化合物。其普遍存在于自然界植物体中，包括淀粉、纤维素、多聚糖、果胶等。植物多糖已被广泛运用到医学界等领域中，如对原发性肝癌等恶性肿瘤有辅助治疗作用的香菇多糖；具有抗凝血、抗血栓和降血脂作用的茶叶多糖；具有抗肿瘤作用和抗突变作用的人参多糖；具有抗衰老作用的黄芪多糖；具有增强免疫作用的女贞子多糖等。

（1）淀粉（starch） 淀粉是植物的营养物质，在种子、块茎和块根等器官中含量特别丰富。淀粉分直链淀粉（糖淀粉）和支链淀粉（胶淀粉）两类，在天然淀粉中，直链淀粉占20%～26%，其余的则为支链淀粉。直链淀粉为α 1→4 连接的D-葡萄吡喃聚糖，聚合度一般为300～350，少数可达1000，能溶于热水形成澄明溶液。支链淀粉也是α 1→4 葡聚糖，但有α 1→6 的支链，平均支链长为25个葡萄糖单位，聚合度为3000左右，不溶于冷水，在热水中呈黏胶状。在淀粉酶的作用下，二者皆可水解成糊精、麦芽糖，最终水解为葡萄糖。淀粉分子呈螺旋状结构，每一个螺环由六个葡萄糖组成。因碘分子或离子可以进入螺环通道，形成有色的包结化合物，故淀粉遇碘可显色。直链淀粉遇碘呈蓝色，而支链淀粉遇碘呈紫红色。淀粉在制剂中常用作赋形剂，在工业上常作为生产糊精、麦芽糖、葡萄糖、酒精等的原料，也用于调制印花浆、纺织品的上浆、纸张的上胶、药物片剂的压制等。

（2）果聚糖（fructan） 果聚糖是β-D-呋喃果糖聚合而生成的多糖的总称，其在高等植物及微生物中均有存在。目前发现高等植物有5种主要类型的果聚糖，分别是线形菊糖型果聚糖、菊糖型果聚糖新生系列、线形梯牧草糖型果聚糖、混合型梯牧草糖型果聚糖和梯牧草糖型果聚糖新生系列。菊淀粉（inulin）是一类广泛存在于菊科植物中的果聚糖。通过D-果糖β 2→1 连接在D-葡萄糖上，其聚合度为35左右，可用于肾清除率的测定。levans是另一类果聚糖，通过β 2→6 连接而成，其末端也是D-葡萄糖，并有β 2→1 分支，聚合度为20～50的存在于草的茎叶中。此外，中药麦冬内含有的麦冬多糖，桔梗中的桔梗多糖都属于果聚糖型的多糖。

（3）纤维素（cellulose） 纤维素是由葡萄糖β1→4 结合组成的大分子多糖，聚合度为3000～5000，分子结构呈直线状。不溶于水及一般的有机溶剂，不易被稀酸或碱水解。人类以及食肉类动物体内无法消化利用纤维素，主要原因是很少或无法分泌β-葡萄糖苷酶。而某些微生物、原生动物、蛇类和反刍动物则可消化利用纤维素，是反刍动物的主要饲料。纤维素是自然界中分布最广、含量最多的一种多糖，占植物界碳含量的50%以上。纤维素的衍生物具有多方面的用途，如羧甲基纤维素钠可用作医药品的混悬剂、黏合剂等，甲基纤维素在化妆品、医药、食品工业中常用作成膜剂的黏合剂，也用作纺织印染上浆剂、合成树脂分散剂、涂料成膜剂和增稠剂等。

（4）半纤维素（hemicellulose） 半纤维素是由几种不同类型的单糖构成的异质多聚体，构成半纤维素的糖基主要有D-木糖基、D-甘露糖基、D-葡萄糖基、D-半乳糖基、L-阿拉伯糖基、4-*O*-甲基-D-葡萄糖醛酸基、D-半乳糖醛酸基和D-葡萄糖醛酸基等，还有少量的L-鼠李糖、L-岩藻糖等。半纤维素不溶于水，但能被稀碱（2%～20% NaOH）溶解。由于糖的支链上多连有糖醛酸，故显酸性。半纤维素主要分为三类，即聚木糖类、聚葡萄甘露糖类和聚半乳糖葡萄甘露糖类。

（5）树胶（gum） 树胶是植物受伤后或被毒菌类侵袭后的分泌物，干后成半透明块状物，如阿拉伯胶（acacia）和西黄蓍胶（tragacanth）。前者是一种有分支结构的杂多糖，来自于豆科金合欢属（*Acacia*）植物。后者则来自于豆科黄芪属（*Astragalus*）植物。

（6）黏液质（mucilage）和黏胶质（pectic substance） 黏液质是植物种子、果实、根、茎和海藻中存在的一类与树胶结构相似的多糖类物质（黏多糖），多存在于植物薄壁组织的黏液细胞内。黏胶质可溶于热水，冷后呈胨状，有些具有较好的生物活性，如人参果胶对S-180瘤株具有一定的抑制作用。从化学结构上看，黏液质和黏胶质都属于杂多糖类。黏液质在医药上常用作润滑剂、混悬剂及辅助乳化剂。

2. 动物多糖

（1）糖原（glycogan） 糖原是由多个葡萄糖组成的带分支的大分子多糖。其结构与胶淀粉类似，平均支链长为12～18个葡萄糖单位，分子中葡萄糖主要以α1→4连接形成直链，部分以α1→6连接成支链。糖原遇碘呈红褐色。糖原主要储存在肌肉和肝脏中，肌肉中糖原占肌肉总质量的1%～2%，约为400g，肝脏中糖原占总量的6%～8%，约为100g。肌糖原分解，为肌肉自身收缩供给能量；肝糖原分解主要维持血糖浓度。

（2）肝素（heparin） 肝素是由α-D-氨基葡萄糖（*N*-硫酸化，*O*-硫酸化或*N*-乙酰化）和*O*-硫酸化糖醛酸（α-L-艾杜糖醛酸或β-D-葡萄糖醛酸）交替连接而成的多聚体，其分子量均为5000～15000，属于一种高度硫酸酯化的右旋多糖。肝素广泛分布于哺乳动物的内脏、肌肉和血液里，临床上主要用于血栓栓塞性疾病、心肌梗死、心血管手术、心脏导管检查、体外循环、血液透析等。

（3）甲壳素（chitin） 甲壳素是组成甲壳类昆虫外壳的多糖，其结构和稳定性与纤维素类似。由*N*-乙酰基葡萄糖胺通过β 1→4连接而成，大多在水中不溶，对稀酸和稀碱都很稳定。甲壳素经浓碱处理后可得脱乙酰甲壳素（chitosan），这两者在医药方面的应用非常广泛，可制成透析膜、超滤膜，用作药物的载体，具有缓释、持效的优点，还可用于人造皮肤、人造血管、手术缝合线等，甲壳素能加速人体伤口愈合，甚至可单独应用于伤口愈合。

（4）硫酸软骨素（chondroitin sulfate） 硫酸软骨素是共价连接在蛋白质上形成蛋白聚糖的一类糖胺聚糖，广泛分布于动物组织的细胞外基质和细胞表面，糖链由交替的葡萄糖醛酸和*N*-乙酰半乳糖胺（又称*N*-乙酰氨基半乳糖）二糖单位组成，通过一个似糖链接区连接到核心蛋白的丝氨酸残基上。硫酸软骨素具有降低血脂、改善动脉粥状硬化的作用。硫酸软骨素有A、B、C等数种，其中A是软骨的主要成分，由D-葡萄糖醛酸β1→3和4-硫酸酯基乙酰-*D*-半乳糖胺β1→4相间连接而成。当C6羟基被硫酸酯化后则称为软骨素C。由半乳糖胺和L-伊杜糖醛酸组成二糖重复单位的聚合物则称为软骨素B，亦称硫酸皮肤素（dermatan sulfate）。硫酸软骨素具有抗炎、免疫调节、心脑血管保护、神经保护、抗氧化、细胞黏附调节、抗肿瘤等多种药理学活性，目前临床上主要用于骨关节炎、心脑血管疾病及眼科疾病的预防和治疗，长期服用毒性和不良反应小，是很有开发潜力的药物。

（5）透明质酸（hyaluronic acid，HA） 透明质酸又名玻尿酸、玻璃酸，是一种由β(1-3)-*N*-乙酰基-D-葡萄糖胺和β(1-4)-D-葡萄糖醛酸的二糖单位聚合而成的线性大分子酸性黏多糖，其分子量可达几百万。透明质酸是构成皮肤真皮层的物质，也是组成细胞间基质的主要成分。透明质酸广泛存在于人和脊椎动物的各种组织细胞间质中。部分细菌，如多杀巴斯德菌、新型隐球菌、蜡样芽孢杆菌等的荚膜中也含有透明质酸。透明质酸在临床治疗、医学研究和化妆品工业等领域有广泛的应用，如晶体植入、角膜移植和抗青光眼手术等，还可用于治疗关节炎和加速伤口愈合。其具有独特的保护皮肤作用，可保持皮肤滋润光滑，细腻柔嫩，富有弹性，具有防皱、抗皱、美容保健和恢复皮肤生理功能的作用。

（6）糖胺聚糖（glycosaminoglycan） 亦称酸性黏多糖，是由含己糖醛酸（角质素除外）和己糖胺成分的重复二糖单元连接成的直链杂多糖。二糖单位中至少有1个单糖残基带有负电荷的羧基或硫酸基，故均呈酸性。按单糖残基、残基间连接键的类型以及硫酸基的数目和位置，糖胺聚糖可分为5个主要类别，分别为透明质酸、硫酸软骨素、硫酸皮肤素、硫酸角质素、肝素和硫酸乙酰肝素。在生物体内，糖胺聚糖常以蛋白质结合状态存在，这种结合物质统称为蛋白聚糖（proteoglycan）。在软骨、动脉等结缔组织的细胞外基质中，蛋白聚糖提供一种结构约束因素，起着“分子弹簧”的作用。蛋白聚糖具有维持或抑制细胞生长的作用。在正常发育和病理情况下，蛋白聚糖可结合、储存和向靶细胞释放生长因子。蛋白聚糖可影响细胞的黏附，调节细胞与细胞以及细胞与基质的相互作用。在基底膜中，蛋白聚糖可起生物过滤器的作用。此外，蛋白聚糖还具有促进血管形成、诱导轴突生长以及参与信号传递等作用。

近年来，大量的实验研究结果表明，糖作为媒介在许多细胞-细胞相互作用中起着关键的作用。如细菌对人体的感染，首先细菌要与人体细胞依附，而这种依附作用与细菌表面糖链结构的调节有关。有研究表明，从真菌毛霉菌细胞壁分离和纯化的含有葡聚糖胺的阳离子多糖在体外和体内都有显著的抗假丝酵母的活性，主要原因在于其能和假丝酵母细胞壁迅速、紧密地结合在一起。所以了解细菌表面多糖的结构以及细菌对人体细胞依附的机理就可以根据其原理设计出防止细菌感染的高效药物。

3. 真菌多糖

真菌多糖是从真菌子实体、菌丝体、发酵液中分离出的由 10 个分子以上的单糖通过糖苷键连接而成的高分子多聚物，是一类可以控制细胞分裂分化、调节细胞生长和衰老的活性多糖。真菌多糖在免疫功能的调节、肿瘤的抑制、抗衰老及调节血压、血脂等方面都有着重要的作用。真菌多糖的种类主要有葡聚糖（glucan）和甘露聚糖（mannan）。常见的真菌多糖有香菇多糖、猪苓多糖、茯苓多糖、银耳多糖、莲花菌多糖、灵芝多糖、姬松茸多糖、金针菇多糖、樟芝多糖、白灵菇多糖、云芝多糖等。

（1）香菇多糖（lentinan） 香菇多糖是从伞菌科香菇属香菇的子实体中分离得到的多糖，分子量约为 50 万，是具有 $\beta 1\rightarrow 3$ 糖苷键连接的吡喃葡聚糖，重复结构单位一般含有 7 个葡萄糖残基，其中两个残基在侧链上，具有增强机体免疫、抗肿瘤和保肝的作用。

（2）茯苓多糖（pachyman） 茯苓多糖是从多孔菌科真菌茯苓中得到的一种多糖，是具有 $\beta 1\rightarrow 6$ 吡喃葡萄糖为支链的 $\beta 1\rightarrow 3$ 的葡聚糖。茯苓多糖本身无抗肿瘤作用，但去掉 $\beta 1\rightarrow 6$ 吡喃葡萄糖支链后成为单纯的 $\beta 1\rightarrow 3$ 的葡聚糖（茯苓次聚糖，pachymaran），具有明显的抗肿瘤作用。

（3）银耳多糖（tremellam） 银耳多糖是从银耳科真菌银耳子实体中提出的酸性杂多糖，其主链为 $\alpha 1\rightarrow 3$ 甘露糖，主链的 2、4、6 位上连有葡萄糖、葡萄糖醛酸等组成的侧链，具有较明显的免疫调节、抗肿瘤、降血糖、降血脂等作用。

三、糖的理化性质

（一）物理性质

1. 性状

单糖和一些分子量较小的低聚糖一般为无色或白色结晶，分子量较大的低聚糖较难结晶，常为非结晶性的白色固体。糖类物质通常在熔融之前炭化分解。分子量较小的糖有甜味。

2. 溶解性

糖为极性大的物质，单糖和低聚糖易溶于水，特别是热水，如 1g 无水葡萄糖可溶于 1.1mL 25℃的水中或 0.178mL 40℃的水中；可溶于稀醇，一般也可溶于吡啶和热的醇中；微溶于冷的醇；不溶于极性小的溶剂。糖在水溶液中往往会因为过饱和倾向而不析出结晶，浓缩时为糖浆状。

3. 旋光性

糖的分子中有多个手性碳，故有旋光性。天然存在的单糖左旋、右旋均有，以右旋为多。糖的旋光度与端基碳原子的 α 或 β 相对构型有关。如 α-D-葡萄糖水溶液的旋光度为 +113.4°，而 β-D-葡萄糖水溶液的旋光度为 +19.0°。

（二）化学性质

1. Molish 反应

又称 α-萘酚反应。在浓硫酸的作用下，多糖水解成单糖，而单糖在此条件下进一步失去三分子水，形成糠醛类化合物，与 α-萘酚反应，形成紫色复合物。反应时取少量样品溶于水中，加 5% α-萘酚乙醇液 2～3 滴，摇匀后沿试管壁慢慢加入浓硫酸 1mL，两液面间产生紫色环。

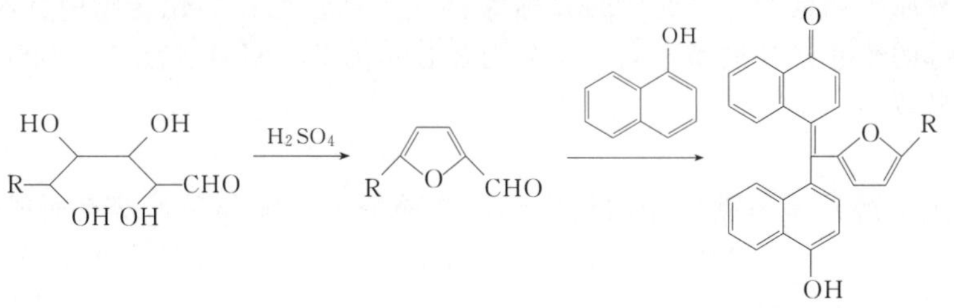

2. 菲林反应（Fehling 反应）

还原糖能与碱性酒石酸酮试剂反应，使高价铜离子还原为低价铜离子，产生砖红色的氧化铜沉淀。

$$R—CHO + 2Cu(OH)_2 + NaOH \longrightarrow R—COONa + Cu_2O\downarrow + 3H_2O$$

3. 多伦反应（Tollen 反应）

又称银镜反应，还原糖能与氨性银试剂反应，使银离子还原为游离的银，形成银镜或黑色的银沉淀。

$$R—CHO + 2[Ag(NH_3)_2]OH \longrightarrow R—COONH_4 + 2Ag\downarrow + 3NH_3 + H_2O$$

单糖均为还原糖，具有游离 α-醛基或羟基酮的低聚糖有还原性，称为还原糖，反之为非还原糖，多糖无还原性。

4. 碘显色反应

碘分子或离子进入多糖螺环状通道中形成包结物，并产生颜色。遇聚合度为 300～350 的糖淀粉，呈蓝色；遇聚合度为 3000 左右的胶淀粉，呈紫红色。

5. 过碘酸氧化反应

这是一个常用的反应。对开裂邻二醇羟基的反应几乎是定量进行的，生成的 HIO_3 可以滴定，通过测定 HIO_4 的消耗量以及最终的降解产物，可以推测糖的种类、糖的氧环的大小（吡喃糖或呋喃糖）、糖与糖的连接位置、分子中邻二醇羟基的数目以及碳的构型等。

第二节　苷类化合物

一、概述

苷类（glycosides）亦称配糖体，是由糖或糖的衍生物（如氨基糖、糖醛酸等）与另一非糖物质（称为配基或苷元，aglycone 或 genin）通过糖的半缩醛或半缩酮羟基与苷元脱水形成的一类化合物。多数天然产物如黄酮类、蒽醌类、苯丙素类和萜类等均可与糖或糖的衍生物形成苷，因此，苷的性质与苷元密切相关。

二、苷的结构与分类

从结构上看，多数的苷类化合物是糖的半缩醛羟基与苷元上的羟基脱水缩合而成的具有缩醛结构的物质。苷元与糖之间的化学键称为苷键，苷元与糖之间连接的原子称为苷键原子，下面重点介绍根据苷键原子对苷类的分类。

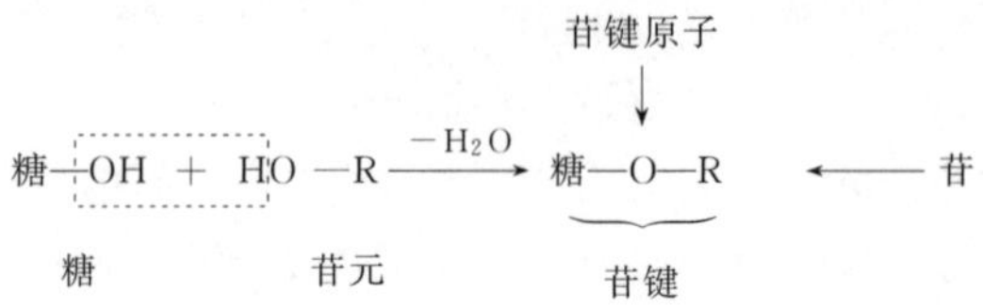

苷键原子

糖—OH + HO—R $\xrightarrow{-H_2O}$ 糖—O—R ← 苷

糖 苷元 苷键

(一) 氧苷（*O*-苷）

苷元通过氧原子和糖相连接而成的苷称为氧苷。氧苷是苷类化合物中数量最多的苷类。根据形成的苷键的苷元羟基类型不同，又分为醇苷、酚苷、氰苷、酯苷、吲哚苷等，其中醇苷和酚苷的含量较多。

1. 醇苷

通过苷元上的醇羟基与糖或糖的衍生物的半缩醛或半缩酮羟基缩合而成的化合物称醇苷。醇苷的苷元以萜类和甾体类化合物最多。如具有抗肿瘤活性的人参皂苷（ginsenoside）和白头翁皂苷（pulchinenoside）。

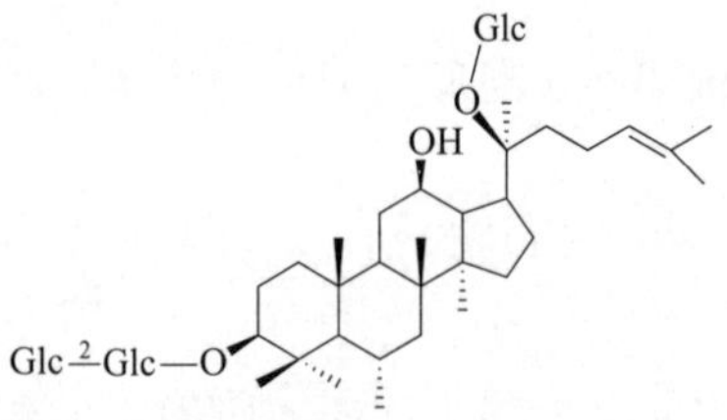

人参皂苷 Rd 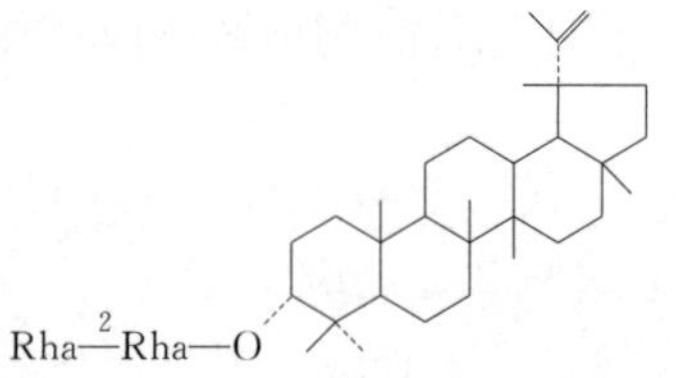　　白头翁皂苷 A_3

2. 酚苷

通过苷元上的酚羟基与糖或糖的衍生物的半缩醛或半缩酮羟基缩合而成的化合物称酚苷。如从银杏叶中分离得到的山柰酚-3-*O*-芸香糖苷（kaempferol-3-*O*-rutinose）、从大豆中分离得到的染料木苷（genistin）、从一点红中分离得到的异槲皮苷（isoquercitrin）、从葡萄中分离得到的白藜芦醇苷（piceid）等均属于酚苷。

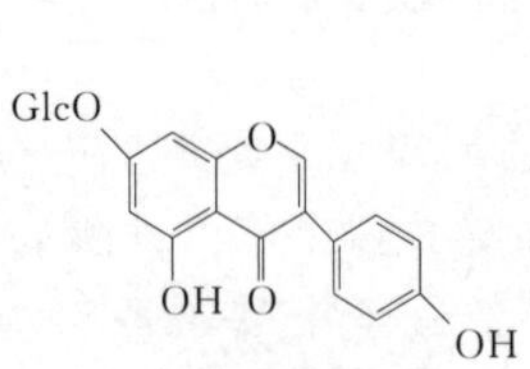

染料木苷 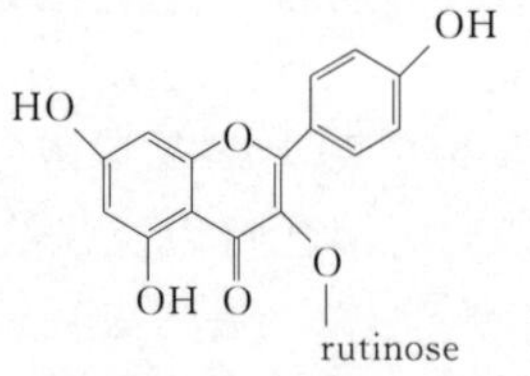　　山柰酚-3-*O*-芸香糖苷

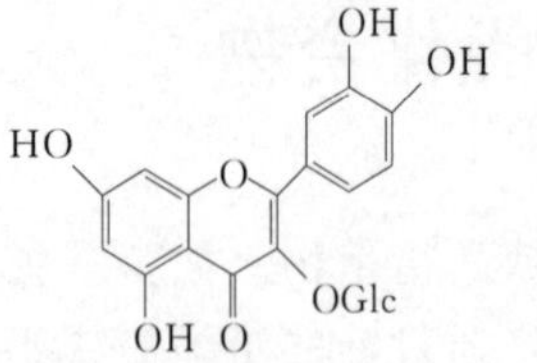

异槲皮苷 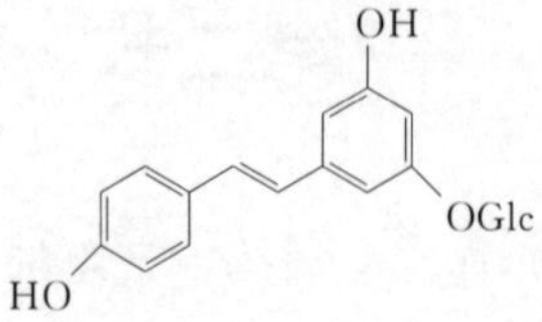　　白藜芦醇苷

3. 氰苷

氰苷主要是指一类具有 α-羟腈的苷。此苷类化合物大多数易溶于水，不易结晶，易水解，尤其是在酸或酶的催化下更易水解。生成的 α-羟腈苷元很不稳定，很快分解成醛或酮和氢氰酸；氢氰酸是氰苷类化合物造成人和动物中毒的原因，其机制是氰基易与氧化型细胞色素氧化酶分子中的 Fe 结合，抑制呼吸酶的活性，阻断或丧失细胞呼吸时氧化与还原的电

子传递功能，不能激活分子氧，使细胞代谢停止，发生细胞窒息，最后导致呼吸麻痹死亡。苦杏仁苷（amygdalin）、野樱苷（prunasin）、亚麻氰苷（linamanin）和百脉根苷（lotaustralin）等都属于 α-羟腈苷。

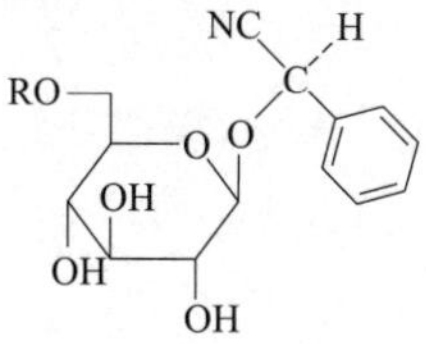

R=H 野樱苷

R=β-D-Glc 苦杏仁苷

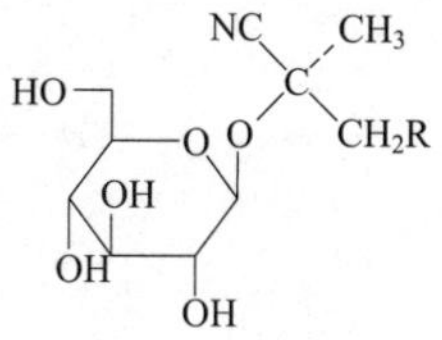

R=H 亚麻氰苷

R=CH_3 百脉根苷

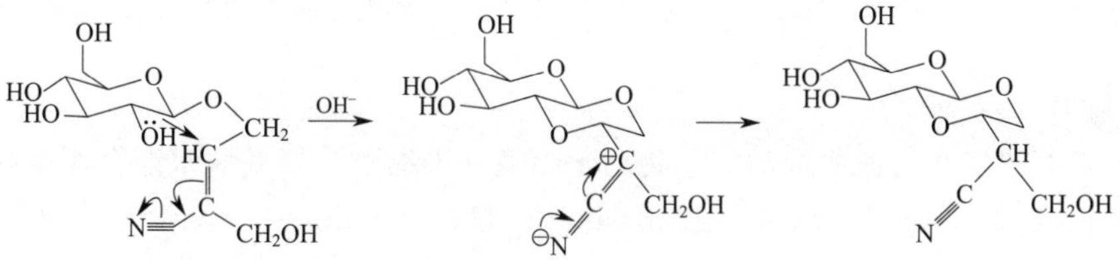

垂盆草苷

异垂盆草苷

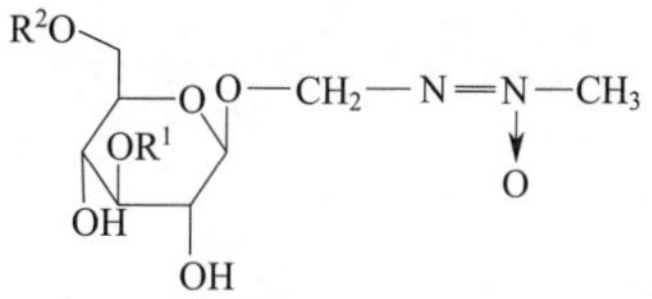

苏铁苷

4. **酯苷**（酰苷）

通过苷元上的羧基与糖或糖的衍生物的半缩醛（半缩酮）羟基缩合而成的化合物称酯苷或酰苷。酰苷的苷键具有缩醛和酯的性质，易被酸和碱水解。如人参皂苷 Ro（ginsenoside Ro）、竹节参皂苷Ⅳa（chikusetsu-saponin Ⅳa）等，其 C28 位所成的苷均属于酯苷。

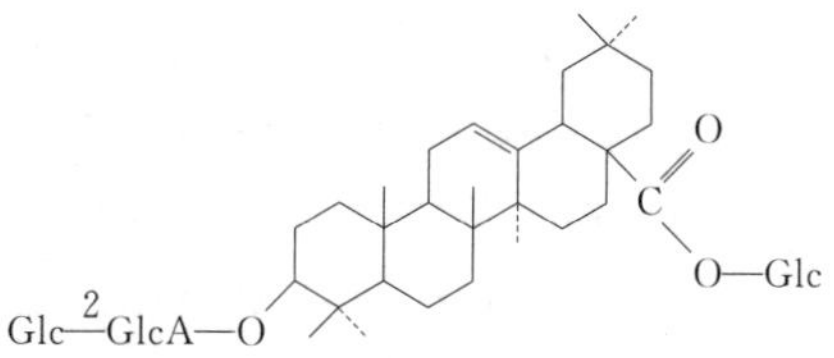

人参皂苷 Ro

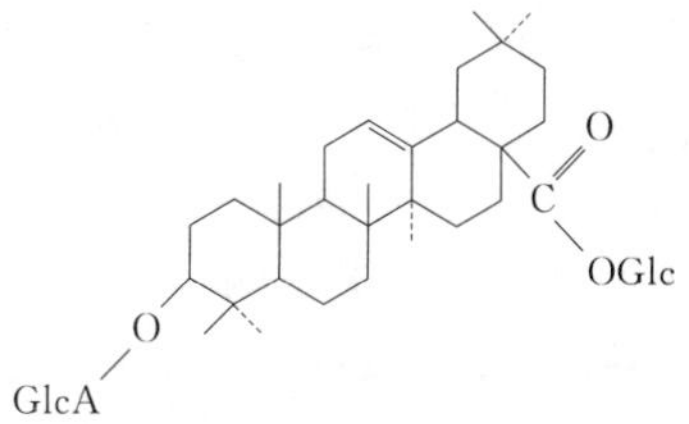

竹节参皂苷Ⅳa

5. **吲哚苷**

通过苷元上的吲哚醇中的羟基与糖结合的苷。吲哚苷类较少，常见的是靛苷（indican）。

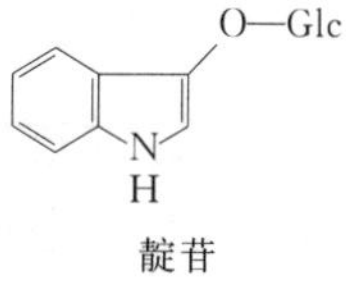

靛苷

(二) 硫苷（S-苷）

通过苷元上的巯基与糖或糖的衍生物的半缩醛（半缩酮）羟基脱水缩合而成的化合物称硫苷。这类苷含量较少，常存在于十字花科植物中，如萝卜中的萝卜苷（glucoraphenin）、黑芥子（*Brassia nigra*）中的黑芥子苷（sinigrin）以及白芥子（*Brassia alba*）中的白芥子苷（sinalbin）等均属于硫苷。该类苷的苷元均不稳定，水解后易进一步分解。硫苷常伴随芥子酶的存在，故当其与水接触时，在芥子酶的作用下，硫苷被酶解生成异硫氰酸酯类、葡萄糖和硫酸盐的混合物，即芥子油（mustard oils），它们具有止痛和消炎的作用。因此，此类成分水解后得到的苷元并不含有巯基，多为异硫氰酸酯类。

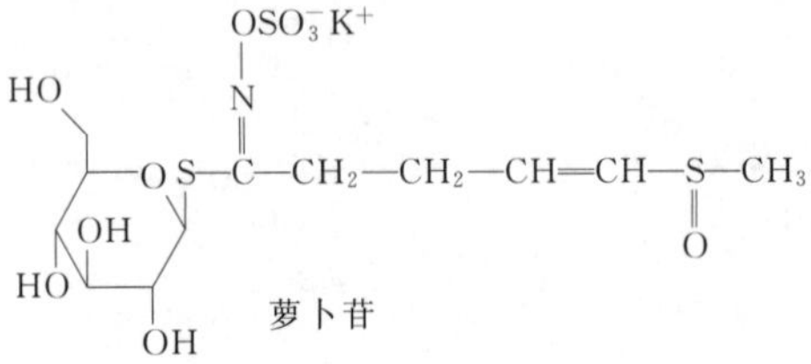

萝卜苷

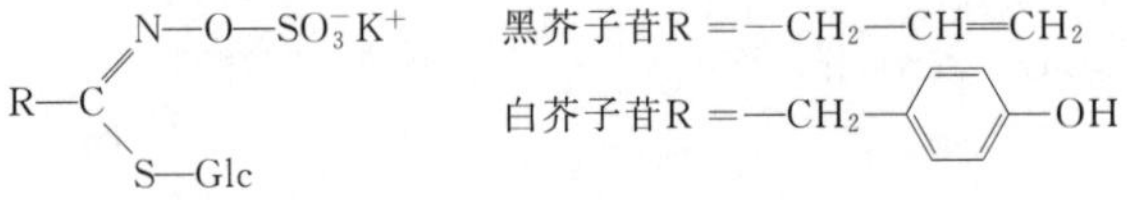

黑芥子苷R =—CH_2—CH═CH_2

白芥子苷R =—CH_2—⟨苯环⟩—OH

（三）氮苷（*N*-苷）

通过苷元上的氨基与糖或糖的衍生物的半缩醛（半缩酮）羟基脱水缩合而成的化合物称氮苷。如腺苷（adenosine）、鸟苷（guanosine）、胞苷（cytidine）、尿苷（uridine）等均属于氮苷。此外，巴豆中的巴豆苷（crotonoside）也属于氮苷，其水解后产生的苷元巴豆毒素毒性大，能抑制蛋白质的合成。

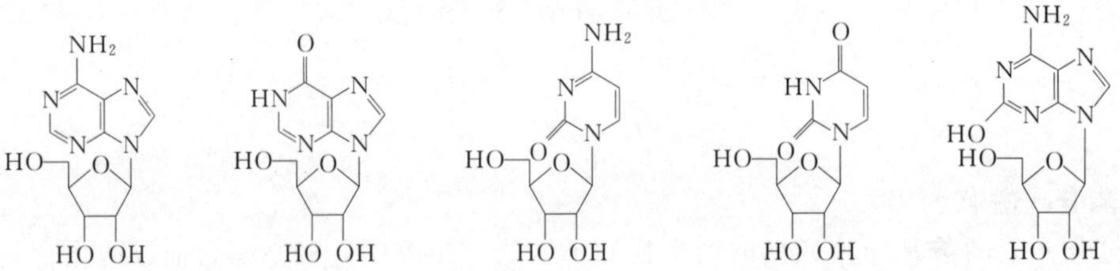

腺苷　鸟苷　胞苷　尿苷　巴豆苷

（四）碳苷（*C*-苷）

通过苷元碳上的氢与糖或糖的衍生物的半缩醛（半缩酮）羟基脱水缩合而成的化合物称碳苷。碳苷的苷元主要有黄酮、蒽醌及酚酸类等，尤以黄酮碳苷最多，且在黄酮碳苷中糖基一般在A环，并仅限于在C6位或C8位上。如具有保肝、降低胆固醇作用的皂草苷（saponarin），有显著抗氧化作用的荭草苷（orientin）和异荭草苷（isoorientin），有抗肿瘤作用的牡荆素（vitexin）和异牡荆素（isovitexin），具有致泻作用的芦荟苷（aloin）等均属于碳苷。

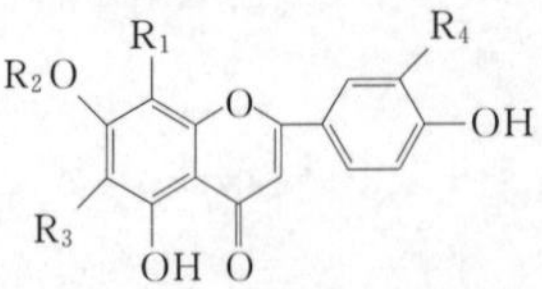

	R_1	R_2	R_3	R_4
皂草苷	H	Glc	Glc	H
荭草苷	Glc	H	H	OH
异荭草苷	H	H	Glc	OH
牡荆素	Glc	H	H	H
异牡荆素	H	H	Glc	H

三、苷的理化性质

（一）物理性质

1. 苷类的性状

苷类化合物均为固体，除部分含糖基少的苷可能形成结晶外，多数苷是具有一定吸湿性的无定形粉末。苷类的颜色主要取决于苷元。一般无味道，少数呈苦味或甜味。有些苷如皂苷、强心苷对黏膜有刺激作用。

2. 苷类的旋光性

苷类化合物具有旋光性，多数呈左旋。

3. 苷类的溶解性

苷类化合物的溶解性与苷元和糖的结构均有关系。一般而言，苷元是脂溶性的，而糖是水溶性的，形成苷后极性、亲水性随糖基数目的增加而增大。在中药各类化学成分中，苷类化合物属于极性较大的物质，一般可溶于水、甲醇、乙醇和含水正丁醇。但碳苷无论是在水中还是在其他溶剂中溶解度都比较小。

（二）化学性质

1. 苷键的裂解

苷键的缩醛结构，在稀酸或酶的作用下，可以发生断裂，水解成为苷元和糖或多元醇。苷键的裂解对于了解苷元与糖及糖与糖的连接方式、苷键的构型等具有重要的作用。

（1）酸催化水解　苷键为缩醛（酮）结构，对酸不稳定，对碱较稳定，易被酸催化水解。酸催化水解常用的试剂是水或稀醇，常用的催化剂是稀盐酸、稀硫酸、乙酸、甲酸等。通常苷水解的难易程度有以下规律。

① 按苷键原子的不同，水解速率是 *N*-苷＞*O*-苷＞*S*-苷＞*C*-苷。当 N 处于酰胺（如朱砂莲苷，tuberosinone-*N*-*β*-D-glucoside）或嘧啶（胞苷，cytidine）位置时，氮苷也难水解。

② 酚苷及烯醇苷比醇苷易于水解。由于酚苷及烯醇苷的苷元有一定的供电作用，使苷键原子电子云密度增加，故某些酚苷如蒽醌苷、香豆素苷等不用酸，只加热就有可能将其水解。而脂肪苷如萜苷、甾苷等，酸水解条件要求强烈些。

③ 去氧糖水解速率＞羟基糖＞氨基糖。由于氨基和羟基均可与苷键原子争夺质子，特别是 2-NH_2 和 2-OH 糖，当 2 位被质子化后使端基碳原子的电子云密度降低，不利于苷键原子的质子化，其水解速率为 2,6-二去氧糖苷＞2-去氧糖苷＞6-去氧糖苷＞2-羟基糖苷＞2-氨基糖苷。

④ 呋喃糖水解速率＞吡喃糖。由于五元呋喃环是平面结构，各取代基处于重叠位置比较拥挤，酸水解时形成的中间体使拥挤状态有所改善，环的张力减少，故呋喃糖苷较吡喃糖苷的水解速率大 50～100 倍。所以在多糖水解时最易水解的是果糖。

⑤ 酮糖水解速率＞醛糖。由于酮糖多数为呋喃糖，而且在端基上又增加了一个—CH_2OH大基团，更增加了呋喃环的拥挤状况，故酮糖较醛糖易水解。

⑥ C5 取代基愈大，愈难水解。在吡喃糖苷中由于 C5 上的 R 会对质子进攻苷键造成一定的位阻，故其水解的速率是五碳糖＞甲基五碳糖＞六碳糖＞七碳糖＞糖醛酸。

⑦ 当苷元为小基团时，由于横键上的原子易于质子化，故横键的苷键较竖键易水解。当苷元为大基团时，苷键处于竖键不稳定，易水解。

在天然苷类化合物中，分子中的糖通常为呋喃型和吡喃型两种。由于酸催化水解后生成的是游离糖，故无法确定糖在苷中氧环的大小。对此可采用甲醇水解的方法来确定（HCl/MeOH），因为生成的是糖的甲苷而不是游离糖，而呋喃型糖甲苷和吡喃型糖甲苷的色谱行为不同。

对于那些苷元对酸不稳定的苷，为了获得原苷元可采用双相水解的方法，即在水解液中加入与水不互溶的有机溶剂如苯等，使水解后的苷元立即进入有机相，避免苷元长时间与酸接触。如麦冬（*Ophiopogonis radix*）提取物经 5%硫酸、石油醚-二氯甲烷（3∶1）混合液加热水解 5h，冷却后，用等体积的二氯甲烷萃取酸水层 3 次，与有机层合并，用水洗至 pH 近 7，浓缩得浸膏，再经分离提纯即可得鲁斯可皂苷元（ruscogenin）。

（2）碱催化水解和 *β*-消除反应　通常苷键对碱稳定，对酸不稳定，不易被碱水解，但酰苷、酚苷、与羰基共轭的烯醇苷可被碱水解。如藏红花苦苷、柚皮苷、人参皂苷 Rh_2、甜菊苷等遇碱能被水解。

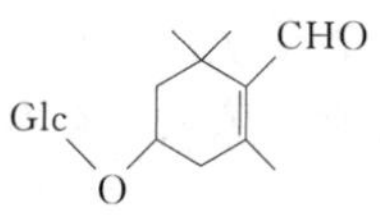

藏红花苦苷 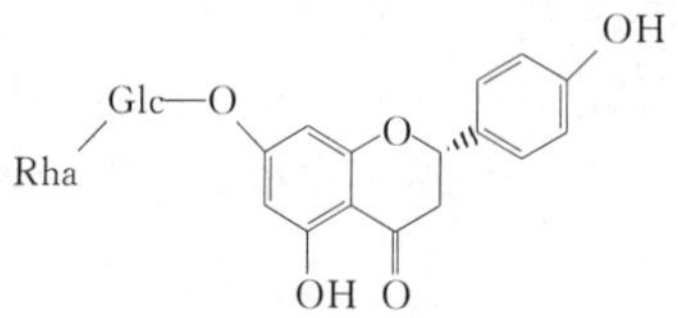　　柚皮苷 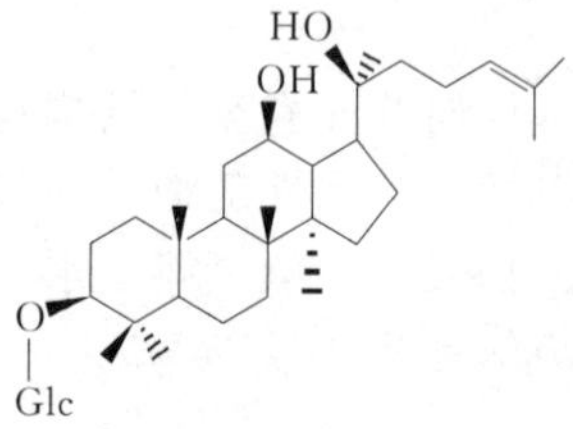　　人参皂苷 Rh_2 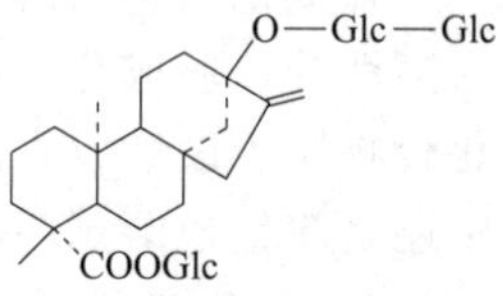　　甜菊苷

由于苷键 β 位吸电子基团能使苷元 α 位氢活化，有利于 OH^- 的进攻，故苷键的 β 位有吸电子取代的苷如蜀黍苷等在碱液中可与苷键发生消除反应而开裂苷键，称为 β-消除反应。

（3）酶催化水解反应　酶催化水解具有反应条件温和，专属性高，根据所用酶的特点可确定苷键构型，根据获得的次级苷、低聚糖可推测苷元与糖及糖与糖的连接关系，能够获得原苷元等特点。如存在于大豆中的大豆异黄酮糖苷用纤维素酶水解获得大豆异黄酮苷元。再如碳苷用其他的方法水解很难获得原苷元，而用人或动物体内某些微生物产生的酶水解则可获得原苷元。

常用于苷键水解的酶中，转化糖酶（invertase）只水解 β-果糖苷键，如对蔗糖、龙胆糖、棉籽糖、水苏糖等只脱掉一分子果糖，麦芽糖酶（maltase）只水解 α-D-葡萄糖苷键，纤维素酶（cellulase）只水解 β-D-葡萄糖苷键，杏仁苷酶（emulsin）只水解 β-六碳醛糖苷键，蜗牛酶只水解 β-苷键。如穿心莲中的穿心莲内酯苷（andrographolide-19-β-D-glucoside）用硫酸水解产生脱氧和末端双键移位，而用纤维素酶水解可得真正苷元。

大多数酶均为基团特异性酶，即同工酶，不论分子的结构、大小、形状如何，只要存在某种苷键，就可用某种酶酶解。但少数酶的立体选择性非常强，只能水解某个化合物的某个糖，如存在于毒毛旋花子中的 β-D-葡萄糖苷酶（β-D-glucosidase）和毒毛旋花子二糖酶（strophanthobiase），前者只能水解毒毛旋花子苷 K 中的末端葡萄糖，后者则只能水解该苷末端的葡萄糖二糖。实际上，由于酶的分离纯化很困难，目前使用的酶大多为未提纯的混合酶，随着进一步的分离纯化，酶的专一性会有很大的改变。如香草兰（*Vanilla planifolia* Andr）是一种原产于墨西哥的兰科植物，其豆荚经过发酵处理后，有浓郁的香味，用作食品香料，其中的香兰素（vanillin）为主要的生香物质，通过在香兰素葡萄糖苷（glucovanillin）溶液中加入黑曲霉发酵制取的 β-葡萄糖苷酶，可提高产品中香兰素的含量。

pH 是影响酶解的一个重要因素，某些酶的酶解产物会随 pH 的改变而改变。如甜菊苷（stevioside）有一定的后苦涩味，其水解产物甜菊二糖苷具有降血糖、抗结核等功效，用产自毕赤酵母的 β-半乳糖苷酶可以高选择性地水解甜菊苷制备甜菊二糖苷。该水解反应对 pH 较为敏感，当 pH 在 6.5～7.5，β-半乳糖苷酶水解甜菊苷的转化率均能够稳定在 60%以上，而当 pH 显弱碱性时，甜菊二糖苷的产率偏低，有更多的甜菊醇和甜菊单糖苷产生。

在植物中，不同的细胞内苷和能水解该苷的酶往往是共存的。由于它们不在同一位置，故无法将它们水解。只有当植物细胞被破坏后，酶和苷才能相遇，进而把苷水解。如幼高粱中蜀黍苷分布于表皮细胞的胞液中，而 β-葡萄糖苷酶则集中于叶内细胞，只有当组织被粉碎后该苷才能被酶水解。

（4）过碘酸裂解反应　过碘酸裂解法亦称 Smith 降解法，反应温和。通过反应产物可以推测糖的种类、糖与糖的连接方式以及氧环大小。根据消耗过碘酸的量，还可判断糖与糖之间的连接位置。该法特别适合于那些苷元不稳定的苷和碳苷的裂解，但对于那些苷元上有邻二醇羟基或易被氧化的基团的苷则不能应用，因为过碘酸在氧化糖的同时它们也将随之被氧化。

人参皂苷 Rb_1（ginsenoside Rb_1）用各种方法水解均未获得原苷元，只是采用 Smith 裂解法后才获得原苷元即 20（S）-原人参二醇［20（S）-protopanaxadiol］，这也是为什么原人参二醇上有三个羟基但却称原人参二醇的原因。因为最早用其他裂解方法所获得的苷元上只有两个醇羟基，故将其称为人参二醇，只是用 Smith 裂解法后才知道原来获得的苷元实际上是一个人工产物，为了与原产物区别才在名称前加了一个“原”字。

①IO_4^- ②BH_4^- ③H^+ → 20(S)-原人参二醇

CH_3COOH → 20(R)-次皂苷

①HCl ②t-BuO⁻ ③H^+ → 20(S) 20(R)-人参二醇

碳苷用 Smith 裂解获得的是连有一个醛基的苷元。

①IO_4^- ②BH_4^- ③H^+ → CH_2OH—CH_2OH—CH_2OH + R—CH_2OH—CH_2OH $\xrightarrow{IO_4^-}$ RCHO

此外，还包括乙酰解反应、糖醛酸苷的选择性水解反应、β 消除反应等。

2. 显色反应

与糖相同，在浓硫酸的作用下，苷类可发生 Molish 反应水解为单糖，并进一步失水形成糠醛类化合物，与 α-萘酚反应，形成紫色复合物。

第三节　糖和苷类的提取与分离

一、糖的提取

（一）经典提取方法

糖类化合物极性较大，亲水性强，一般能溶于水或稀醇。由于新鲜植物体内有水解酶存在，在提取植物糖类之前，需采用适当的方法破坏酶的活性，例如用沸水、石灰水、盐水等处理。植物中的糖有时还需要用有机试剂进行脱脂与脱色素处理。而在提取动物多糖时，由于动物中所含多糖多是酸性多糖且常与蛋白质牢固结合在一起，常用碱溶液提取或蛋白酶水解法。

根据糖类在水中和醇中溶解度的不同，一般分为以下几类。①易溶于水和醇类：单糖、二糖、多元醇类等。②易溶于水而不溶于醇类：果胶和树胶等多糖类物质。③难溶于水而可溶于稀碱类：酸性多糖、五碳聚糖、木聚糖、半乳聚糖等。④难溶于水而可溶于稀酸类：碱性多糖，如含有氨基的多糖。⑤以上溶剂均不溶：纤维素。

在提取多糖时，通常是先用甲醇或1∶1的乙醇、乙醚混合液脱脂，然后用水加热提取2～3次，每次4～6h，最后再用0.5mol/L NaOH水溶液提取2次，将多糖分为水溶和碱溶两部分。需要注意的是，用碱提取时，为了防止多糖的降解，最好通入氮气或加入硼氢化钠或硼氢化钾，提取结束后要迅速中和或透析除去碱。

（二）酶提取法

酶是生物催化剂，可降低化学反应的活化能从而加速反应进程，因而酶技术广泛应用到多糖有效成分提取中，降低提取条件，在比较温和的条件中分解植物组织，加速多糖的释放或提取。常用的酶有蛋白酶、纤维素酶、果胶酶等。常用的提取方法有单酶法和复合酶法。具体提取过程是将原材料与水按比例混合后，调节适宜的pH值（3.8～4.5），加入蛋白酶或者复合酶，置于适宜温度（38～50℃）下水浴酶解，之后进行过滤浓缩，得到多糖提取液。这种方法具有条件温和、易去除杂质、产物毒性小、回收率高和节约能耗的优点。因此，酶提取法在很大程度上提高了多糖的提取率，应用前景十分广阔。但由于酶的专一性和选择性特点，应用时多采用复合酶，需要注意不同酶之间的协同关系、底物、抑制剂等因素，还要考虑到酶的活性受温度、pH、反应时间的影响比较大，在工业化生产中，酶提取法需要综合考虑成本、产量等多方面的因素。

（三）超声波提取法

超声波在细胞液体内传播时，液体介质不断受到压缩和拉伸，使细胞壁瞬间破裂，释放细胞内的有效成分，大大提高了糖类在提取液中的溶解率和浸出率。与传统方法相比，超声萃取可以快速破坏细胞壁并从不溶于醇的植物残基中获得更多的水溶性多糖。但超声时间不宜过长，否则提取率反而下降，其原因可能是部分糖链发生断裂，可溶性多糖发生降解，并溶解在醇中。

（四）微波法

微波的辐射可迅速使细胞内的液体产生大量的热量，破坏细胞膜和细胞壁，形成裂纹和孔洞，细胞外溶剂能够进入，溶解并释放多糖。由于微波具有频率高、热效率高、穿透力强、应用范围广等优点，使用微波提取法能显著缩短萃取时间，与酶提取法相比，明显缩短提取时间，在工业生产应用中，操作简单，节能高效。

二、糖的分离

糖类的提取液中常含有一些非糖的水溶性杂质，可根据情况采用以下方法进行处理。

（一）蛋白质的去除

常采用Sevage法、酶解法、三氟三氯乙烷法、三氯乙酸法等去除其中的蛋白质。

（二）色素的去除

植物来源的多糖，因常含有酚类化合物等颜色较深且无法用活性炭吸附脱色。可采用弱碱性树脂DEAE纤维素吸附；若糖与色素结合，易被DEAE纤维素吸附，不能被水洗脱，可进行氧化脱色。

（三）低聚糖等小分子杂质的去除

通过逆向流水透析法除去低聚糖等小分子杂质，得到的是多糖的半精品。

（四）多糖类纯化

1. 分步沉淀法

向混合物的水溶液中分次加入乙醇，使含醇量逐步增高，逐级沉淀出分子量由大到小的多糖。

2. 沉淀法

主要有盐析法、金属络合法和季铵盐沉淀法。其中季铵盐沉淀法是一种经典方法，常用于分离酸性多糖及中性高分子量多糖。常用的季铵盐有十六烷基三甲胺的溴化物（CTAB）及其氢氧化物（CTA-OH）和十六烷基吡啶（CP-OH）。操作时首先向多糖溶液中加入CTAB等季铵盐沉淀剂，使其与酸性多糖形成沉淀析出，再通过调节pH使中性多糖与季铵盐形成沉淀。因此，加入季铵盐的同时调节pH值，可以使多糖分别在酸性、中性、弱碱性、强碱性的溶液中分步分离沉淀下来。

3. 柱色谱法

（1）*凝胶柱色谱法* 又称分子排阻凝胶色谱法。常用的有葡聚糖凝胶（Sephadex G）、琼脂糖凝胶（Sepharose Bio-gel A）、聚丙烯酰胺凝胶（Bio-gel P）等，常用的洗脱剂是各种浓度的盐溶液及缓冲液，但它们的离子强度最好不低于0.02。根据多糖分子的大小按分子筛的原理进行分离。但此方法不适宜黏多糖的分离。

（2）*离子交换树脂色谱法* 常用的阴离子交换树脂，如Amberlite IR-400经过NaOH处理后，可以选择性吸附还原糖，部分吸附蔗糖，对于糖醇和苷则完全不吸附，可采用10%的NaCl溶液进行洗脱。

（3）*纤维素和离子交换纤维素色谱法* 纤维素柱色谱中的载体是纤维素，对多糖的分离既有吸附色谱的性质，又具有分配色谱的性质，所用的洗脱剂是水和不同浓度的乙醇，梯度洗脱，先后顺序通常是水溶性大的先流出。离子交换和纤维素色谱结合起来制成一系列离子交换纤维素，用于多糖的分离效果良好。常用的阳离子交换纤维素有CM-cellulose、P-cellulose、SE-cellulose、SM-cellulose；阴离子交换纤维素有DEAE-cellulose、ECTEOLA-cellulose、PAB-cellulose和TEAE-cellulose等。

（4）*活性炭柱色谱法* 通常用等量的活性炭和硅藻土进行柱色谱分离。装柱之前对活性炭进行预处理，之后先用去离子水洗脱无机盐、单糖等，之后用5%～7%稀醇洗出二糖，最后使用10%的醇洗出多糖，即随着乙醇浓度的增加，得到聚合度递增的糖类。

（5）*SPE固相萃取柱法* SPE技术基于液-固相色谱理论，采用选择性吸附、选择性洗脱的方式对样品进行富集、分离、净化，是一种包括液相和固相的物理萃取过程；也可以将其近似地看作一种简单的色谱过程。SPE是利用选择性吸附与选择性洗脱的液相色谱法分离原理。一般以硅胶为基质（如RP-18、RP-8等）。有文献报道，使用离子修饰的微孔聚合物，用固相萃取法从苦丁茶中分离得到四种单糖。

4. 制备性区域电泳

分子大小、形状及所负电荷不同的多糖在电场的作用下迁移速率不同，故可用电泳的方法将不同的多糖分开。电泳常用的载体是玻璃粉，用水将玻璃粉拌成胶状，装柱，用电泳缓冲液（如0.05mol/L硼砂水溶液，pH 9.3）平衡3天，将多糖加于柱上端，接通电源，上端为正极（多糖的电泳方向是向负极的），下端为负极，其单位厘米的电压为1.2～2V，电流为30～35mA，电泳时间为5～12h。电泳完毕后将玻璃粉载体推出柱外，分割后分别洗脱、检测。该方法的分离效果较好，但只适合于实验室小规模使用，且电泳柱中必须有冷却夹层。

5. **超滤法**

超滤法作为一种膜分离技术，只允许一定分子量范围的多糖通过，其实质也是一种分子筛的选择作用。使用前应了解分离多糖的分子量大小，才能有效选择中空纤维超滤柱截留值的大小。此方法具有高效率、低成本、无污染等优点，适用于黏度大且不稳定的多糖的提取分离。

（五）生产实例

1. **芦根中低聚糖及单糖的提取分离**

芦根（*Rhizoma phragmitis*）是禾本植物芦苇（*Phragmites communis* Trin）的新鲜或干燥根茎。主要作用有治疗发热、支气管炎、尿路感染、动脉粥样硬化等病症。其中含有大量的葡萄糖、木糖和鼠李糖等。

提取工艺如下。

（1）干燥　取新鲜芦根原料放置在烘箱中进行干燥，然后粉碎过筛。

（2）脱脂提取　向粉末中加入石油醚脱脂后加 50g/L 碳酸钙，拌匀静置 30min，后加入 12 倍量乙醇，50℃水浴提取 3 次，每次 3h。

（3）提取浓缩　将醇提液合并，浓缩，浸膏减压干燥，放冷后即得芦根的低聚糖及单糖浸膏。

工艺注释：影响出膏率最主要的因素是提取次数，其次是溶剂量和提取时间。最终确定提取工艺为 12 倍量乙醇，提取 3 次，每次 3h。

2. **地黄中寡糖的分离**

地黄（*Rehmannia glutinosa*）是玄参科地黄属一味重要的滋阴补肾中药，据研究，鲜地黄中水溶性组分中含量最高的是寡糖成分，其中以水苏糖（stachyose）含量最高，达到 48.3%。地黄寡糖具有增强造血、促进免疫、降低血糖的作用，水苏糖具有清理肠道、提高免疫力的作用，对亚临床肝性脑病也具有治疗作用。

提取工艺如下。

（1）干燥　取新鲜地黄原料放置在烘箱中进行干燥。

（2）水提　向粉末中加入 15 倍体积水，加热至沸腾，提取 3 次，每次 1h。

（3）提取浓缩　合并水提液，浓缩，浸膏减压干燥，放冷后即得水提物浸膏。

（4）柱色谱　水提物先经过 732 型阳离子交换树脂柱，再经过 717 型阴离子交换树脂柱，进行离子交换处理。经蒸馏水洗脱，洗脱液加热浓缩，进行活性炭柱色谱，用 10%～15%乙醇洗脱。

工艺注释：影响出膏率最主要的因素是提取次数，提取时间和溶剂体积对地黄中水苏糖含量的影响不大。最终确定提取工艺为 15 倍量乙醇，提取 3 次，每次 3h。水苏糖含量可高达 60.51%。该方法简便易行，可用于地黄寡糖组分的粗纯化。

3. **怀山药多糖的提取**

怀山药（*Dioscorea opposite*）是一种主要生长在河南的具有健脾胃补肝肾作用的药食同源的珍贵药材。其中黏液质是山药中的重要组成部分，由多糖和蛋白质组成。怀山药多糖具有抗氧化、增强小鼠免疫力等作用。

提取工艺：山药原料→搅碎得匀浆上清液→水提→浓缩→加入三氯乙酸除蛋白→醇提→得多糖沉淀→烘干。

（1）水浸提法　取山药原料，切碎，组织搅碎匀浆，1∶30 加入水，加热至 100℃，提取 2h，再次浸提沉淀，收集所有上清液，浓缩。

（2）除蛋白质　将上清浓缩液 pH 调节至 7，加入浓缩液体积 7.5%的 3%三氯乙酸，离心得多糖沉淀。

(3) 向除去蛋白质后的浓缩液中缓缓加入 5 倍体积的无水乙醇，摇匀，静置 0.5h，离心得多糖沉淀，50℃烘干称重。

工艺注释：水浸提最佳工艺条件为浸提温度 100℃，1∶30 加水，浸提 2 次，每次 2h；加入浓缩液 7.5%体积的 3%三氯乙酸溶液除去蛋白质，后加入 5 倍体积的无水乙醇，分离沉淀怀山药多糖。其中，水提时温度和时间、温度和加水量交互作用对总糖提取率作用最显著。

三、苷的提取分离

(一) 苷的提取方法

苷的极性较大，一般可用水或甲醇、乙醇等有机溶剂提取。如需提取原生苷，首先要破坏酶的活性，以避免原生苷被酶水解。常用的方法是用醇或沸水提取，或在药材原料中拌入一定量的无机盐（如碳酸钙后）再提取，并在提取过程中注意避免接触酸、碱。

(二) 苷的分离方法

1. 溶剂-沉淀（萃取）法

用水提取后，提取液中混有糖与蛋白类杂质。可以浓缩后用醇沉法除去，或用水饱和正丁醇萃取苷类成分达到除杂的目的。用甲醇、乙醇等有机溶剂提取后，提取液中混有极性小的脂肪、色素、苷元等，可回收溶剂后用水沉法除去杂质，或可分散在水中并使用石油醚、乙醚等极性小的有机溶剂萃取脱脂后，再以水饱和正丁醇萃取。

2. 色谱法

(1) *大孔树脂法* 粗提物水溶液吸附于大孔树脂柱上，先用水洗去无机盐、糖和肽类等水溶性成分，再逐步增加洗脱液中醇的浓度，洗脱苷类成分。

(2) *硅胶-反相硅胶色谱法* 以硅胶作为固定相，常用三氯甲烷-甲醇作为移动相洗脱，可获得较纯的化合物。也可使用反相硅胶作为固定相，常用材料为 Rp-18，水-醇（乙腈）作为洗脱剂。

第四节 糖和苷类的结构研究

糖和苷类的结构研究应建立在确定纯度的基础上，对所含单糖（残基）种类、糖基数目、连接顺序、苷元与糖、糖与糖的连接位置进行确定（苷元结构的确定参见相应章节），具体方法如下。

一、物理常数的测定

熔点、比旋度是糖和苷类化合物重要的物理常数。

二、分子量和分子式的测定

质谱法可测定糖和苷类化合物的分子量，应用快原子轰击质谱（FAB-MS）、电喷雾质谱（ESI-MS）可获得分子量；元素分析可以测定分子中化学元素的组成比例，结合分子量测定结果，即可计算分子式。或采用高分辨快原子轰击质谱（HR-FAB-MS）不仅可以测定分子量，同时根据精确质量计算分子式。

三、单糖种类与数目的确定

(一) 单糖种类的确定

1. 水解-色谱法

用稀酸或酶对苷、低聚糖或多糖进行水解，使之生成单糖，然后再用 PC、TLC 与糖的对照品进行比对。将被测物全甲基化，然后水解所有的苷键，用气相色谱的方法对水解产物进行定性分析，也可确定单糖的类型。

2. NMR 法

糖的^{13}C NMR 中，端基碳在 δ 90～112，—CHOH 在 δ 68～80，—CH_2OH 在 δ 62，甲基碳的化学位移在 δ 18。不同种类糖的^{13}C NMR 信号有较明显的区别，可用于确定单糖的结构，相关数据见表 3.1。

表 3.1 常见单糖及其衍生物的碳谱数据

化合物	C1	C2	C3	C4	C5	C6	OCH_3
α-D-吡喃葡萄糖(α-D-glucopyranose)	92.9	72.5	73.8	70.6	72.3	61.6	
β-D-吡喃葡萄糖(β-D-glucopyranose)	96.7	75.1	76.7	70.6	76.8	61.7	
甲基-α-D-吡喃葡萄糖苷(methyl-α-D-glucopyranoside)	100.0	72.2	74.1	70.6	72.5	61.6	55.9
甲基-β-D-吡喃葡萄糖苷(methyl-β-D-glucopyranoside)	104.0	74.1	76.8	70.6	76.8	61.8	58.1
α-D-吡喃葡萄糖五乙酸酯(α-D-glucopyranose pentaacetate)	89.2	69.3	69.9	68.0	69.9	61.6	
β-D-吡喃葡萄糖五乙酸酯(β-D-glucopyranose pentaacetate)	91.8	70.5	72.8	68.1	72.8	61.7	
α-D-吡喃半乳糖(α-D-galactopyranose)	93.2	69.4	70.2	70.3	71.4	62.2	
β-D-吡喃半乳糖(β-D-galactopyranose)	97.3	72.9	73.8	69.7	76.0	62.0	
甲基-α-D-吡喃半乳糖苷(methyl-α-D-galatopyranoside)	100.1	69.2	70.5	70.2	71.6	62.2	56.0
甲基-β-D-吡喃半乳糖苷(methyl-β-D-galatopyranoside)	104.5	71.7	73.8	69.7	76.0	62.0	58.1
α-D-吡喃半乳糖五乙酸酯(α-D-galactopyranose pentaacetate)	89.5	67.2	67.2	66.2	68.5	61.0	
β-D-吡喃半乳糖五乙酸酯(β-D-galactopyranose pentaacetate)	91.8	67.8	70.6	66.8	71.5	61.0	
α-D-吡喃果糖(α-D-fructopyranose)	65.9	99.1	70.9	71.3	70.0	61.9	
β-D-吡喃果糖(β-D-fructopyranose)	64.7	99.1	68.4	70.5	70.0	64.1	
α-D-呋喃果糖(α-D-fructofuranose)	63.8	105.5	82.9	77.0	82.2	61.9	
β-D-呋喃果糖(β-D-fructofuranose)	63.6	102.6	76.4	75.4	81.6	63.2	
α-D-吡喃甘露糖(α-D-mannopyranose)	95.0	71.7	71.3	68.0	73.4	62.1	
β-D-吡喃甘露糖(β-D-mannopyranose)	94.6	72.3	74.1	67.8	77.2	62.1	
甲基-α-D-吡喃甘露糖苷(methyl-α-D-mannopyranoside)	101.9	71.2	71.8	68.0	73.7	62.1	55.9
甲基-β-D-吡喃甘露糖苷(methyl-β-D-mannopyranoside)	101.3	70.6	73.3	67.1	76.6	61.4	56.9
α-L-吡喃鼠李糖(α-L-rhamnopyranose)	95.1	71.9	71.1	73.3	69.4	17.9	
β-L-吡喃鼠李糖(β-L-rhamnopyranose)	94.6	72.5	73.9	72.9	73.2	17.9	
甲基-α-L-鼠李糖苷(methyl-α-L-rhamnoside)	102.6	72.1	72.7	73.8	69.5	18.6	
甲基-β-L-鼠李糖苷(methyl-β-L-rhamnoside)	102.6	72.1	75.3	73.7	73.4	18.5	
α-D-吡喃阿拉伯糖(α-D-arabinopyranose)	97.6	72.9	73.5	69.6	67.2		
β-D-吡喃阿拉伯糖(β-D-arabinopyranose)	93.4	69.5	69.5	69.5	63.4		
甲基-α-D-吡喃阿拉伯糖苷(methyl-α-D-arabinopyranoside)	105.1	71.8	73.4	69.4	67.3		58.1
甲基-β-D-吡喃阿拉伯糖苷(methyl-β-D-arabinopyranoside)	101.0	69.4	69.9	70.0	63.8		56.3
α-D-呋喃阿拉伯糖(α-D-arabinofuranose)	101.9	82.3	76.5	83.8	62.0		
β-D-呋喃阿拉伯糖(β-D-arabinofuranose)	96.0	77.1	75.1	82.2	62.0		
甲基-α-D-呋喃阿拉伯糖苷(methyl-α-D-arabinofuranoside)①	109.2	81.8	77.5	84.9	62.4		
甲基-β-D-呋喃阿拉伯糖苷(methyl-β-D-arabinofuranoside)①	103.1	77.4	75.7	82.9	62.4		
α-D-吡喃核糖(α-D-ribopyranose)	94.3	70.8	71.1	68.1	63.8		
β-D-吡喃核糖(β-D-ribopyranose)	94.7	71.8	69.7	68.2	63.8		
α-D-呋喃核糖(α-D-ribofuranose)	97.1	71.7	70.8	83.8	62.1		
β-D-呋喃核糖(β-D-ribofuranose)	101.7	76.0	71.2	83.3	63.3		
α-D-呋喃木糖(α-D-xylopyranose)	93.1	72.5	73.9	70.4	61.9		
β-D-呋喃木糖(β-D-xylopyranose)	97.5	75.1	76.8	70.2	66.1		
甲基-α-D-呋喃木糖苷(methyl-α-D-xylopyranoside)	100.6	72.3	74.3	70.4	62.0		56.0
甲基-β-D-呋喃木糖苷(methyl-β-D-xylopyranoside)	105.1	74.0	76.9	70.4	66.3		58.3

① D_2O 中测定。

利用二维 NMR，如 NOESY、HSQC-TOCSY 等也可对糖与苷中组成单糖种类的鉴定有较大的帮助。

3. 单糖绝对构型的确定

（1）GC 法　同一种单糖的 D 型和 L 型是一对对映体的关系，将单糖与手性试剂反应，制备成相应的衍生物，引入新的手性中心，通过 GC 比较被测单糖衍生物与标准单糖 D 型和 L 型单糖衍生物的保留时间，构型一致，保留时间相同。常用的手性试剂为 L-半胱氨酸甲酯盐酸盐。

（2）HPLC 法　HPLC 法测定单糖的绝对构型的原理与 GC 法相同，只是所采用的手性试剂不同，一般为(*S*)-(－)-1-苯基乙基胺[(*S*)-(－)-1-phenylethylamine]。该法样品用量少，不需要特殊的仪器，大部分实验室都适用，但灵敏度没有 GC 法高。

（3）手性柱色谱法　手性柱可以将一对对映体分开，但如果使用 GC 法分离，则需要柱前衍生化，而且还需要特殊的手性柱，故在一般实验室中不太适用。

（4）手性检测器法　对于同一种糖来讲，如果 D 型糖是右旋的，则 L 型糖就一定是左旋的，故用旋光检测器来测定样品的旋光方向进而确定其绝对构型是一种比较理想的方法。其操作方法一般为取一定量的样品，向其中加入 1mol/L 的 HCl 适量，在 80～85℃水浴中搅拌反应 3h。将反应液用等体积乙酸乙酯萃取 2 次，保留水层，浓缩至干。再加入 1mL 蒸馏水溶解制成样品溶液。

（5）旋光比较法　此法是将苷或糖类化合物全水解后，采用各种分离手段得到单糖，然后测定其旋光，通过旋光方向或比旋度确定单糖的绝对构型。但当同一种单糖的 D 和 L 构型都存在于同一个化合物中时，该方法就不能使用。当同一种单糖的 D 和 L 构型都存在于同一个化合物中时，即便是采用上述方法可以测定出单糖的绝对构型，也需要采用分步水解的方法才能确定其不同构型糖的确切位置。

（二）糖基数目的确定

水解后的溶液可以用薄层扫描的方法确定出各糖之间的分子比，进而推测糖基数目。或将被测物全甲基化，然后水解所有的苷键，用气相色谱的方法对水解产物进行定性定量分析，通过各甲基化物相互之间的比例，可推测出糖链重复单位中各种单糖的数目。

根据 FAB-MS 中碎片峰与分子离子峰的差值可以判断糖基数目。

糖类化合物的^{1}H NMR 信号中，端基质子信号在 δ 4.3～6.0 处的数量，结合 δ 3.0～4.0 处氢的积分面积，^{13}C NMR 端基碳信号在 δ 90～112 区间的数量，可以判断糖基数目。

四、糖和糖之间连接顺序的确定

早期解决糖链连接顺序的方法主要是部分水解法（包括稀酸水解、甲醇解、乙酰解、碱水解等方法），将糖链水解成较小的片段（各种低聚糖），然后根据水解所得的低聚糖推断整个糖链的结构（包括糖的连接位点、连接顺序、苷键构型、氧环的大小等）。

弛豫时间是^{13}C NMR 中的一个重要参数，不同化学环境的碳具有不同的弛豫时间，外侧糖的自旋晶格弛豫时间 T_1 比内侧糖大，但同一糖上各碳的 T_1 时间基本相同。根据这一性质，可以推测哪些糖是外侧糖哪些是内侧糖。

质谱分析是解决低聚糖及其苷中糖连接顺序的一个有力工具，在确定糖的种类后，可根据质谱中的裂解规律和该化合物的裂解碎片推测低聚糖及其苷中糖链的连接顺序。在用质谱解决糖的连接顺序时，低聚糖及其苷中如果是同一类糖如葡萄糖、甘露糖、半乳糖等，因其所丢失的质量相等，故无法推断糖的连接顺序。

现在测定糖链结构最常用的方法是 NMR 和 2D NMR 法。分别利用碳氢相关谱（C-H COSY 或 HMQC)、氢氢相关谱（^{1}H-^{1}H COSY)、HMBC、NOESY 或相关 NOE（PS-

NOE)、HOHAHA（在同一自旋系统中即同一糖中的质子具有相关峰）等谱确定连接顺序。

五、苷元与糖、糖与糖连接位置的确定

（一）化学方法

将被测物全甲基化，然后水解所有的苷键，用气相色谱的方法对水解产物进行定性，确定单糖之间的连接位点。通常具有游离羟基的部位即是糖的连接位点，全甲基化的单糖即是末端糖（含分支末端糖）。苷的甲基化方法主要有四种：Haworth 法，Purdie 法，Kuhn 改良法，Hakomori 法。甲基化法可以获得单糖的种类、数目以及连接位点，但此法无法获知糖的连接顺序，且在进行气相色谱分析时需要各种单糖对照品。对于全甲基化的多糖，通常是先用 90%甲酸全水解，然后用 0.05mol/L H_2SO_4或三氟乙酸水解。水解条件要尽可能温和，否则会发生去甲基化反应和降解反应。甲醇解和 Smith 裂解法目前较少应用。

（二）NMR 法

1. 利用 ^{13}C NMR 信号苷化位移确定连接位置

以游离苷元和甲基糖苷作为参考化合物，确定产生苷化位移的碳，后可利用苷化位移的规则推断各单糖的连接位置。但该法只适用于二糖及特殊的低聚糖或多糖（如均为 1,3、1,2、1,4 等连接的同种低聚糖或多糖），对于三糖以上的糖则需通过其他方法如分步分解等才能确定糖链的结构。

当苷元和糖的端基成苷后，双方直接相连的 C 原子的碳谱信号化学位移值均发生变化，其与未成苷前的相应位置碳的化学位移之差称为苷化位移（glycosidation shift，GS）。不同类型的糖苷类化合物，其苷化位移具有不同的规律。

（1）醇型苷　糖与醇成苷后，苷元 α-C 向低场位移，β-C 向高场位移，而糖的端基碳也向低场位移。糖上端基碳苷化位移和苷元醇羟基的种类有关，其中伯醇的苷化位移最大，仲醇次之，叔醇最小。苷元 α-C 的苷化位移和糖端基碳的构型也有关：当糖端基碳的构型为 α 构型时，其化学位移值的变化量小于 7，当糖端基碳的构型为 β 构型时，其化学位移值的变化量大于 7。如红景天苷，其苷元为对羟基苯乙醇，在成苷后，苷元上 α-C 的化学位移值由 δ 63.8 变为 72.5，而 β-C 的化学位移值则由 δ 38.8 变为 36.8。

（2）酚型苷　糖与酚类化合物成苷后，苷元上的 α-C 和间位 C 略向高场位移，邻、对位 C 向低场位移，其中对位碳的化学位移值高于邻位碳的化学位移值。而糖上端基碳向低场位移+4.4（101.1～96.1）。如槲皮素成苷形成芦丁后，苷元上 α-C 的化学位移值由 δ 135.7 变为 133.1，而邻位碳（C2）的化学位移值则由 δ 146.6 变为 156.3。

（3）酯苷　糖与酯类化合物成苷后，糖上端基碳和苷元上的羰基碳都向高场位移，和醇型苷相反。如人参中存在的人参皂苷 Ro，其苷元是齐墩果酸，在成苷后，其苷元上的羰基碳的化学位移值由 δ 180.5 变为 176.1。

2. 利用 HMBC 确定连接位置

末端糖端基质子与相连糖上碳信号之间的相关峰，可以确定两糖之间的连接位置，依此类推，可确定所有糖（多糖较复杂）的连接位置（包括顺序）。与苷元相连糖的端基质子在 HMBC 中与苷元碳上的相关峰可以确定糖在苷元上的连接位置。

六、苷键构型的确定

对于糖苷键的构型，可根据端基质子的偶合常数确定。对于优势构象为 C1 式且 C2 羟基在环的面下（Haworth 式）或右侧（Fischer 式）的吡喃型糖，当苷键为 β-D 型或 α-L 型时，其端基质子和 H2 均为竖键，两者的二面角为 180°，故偶合常数较大，为 6～8Hz；当

苷键为 α-D 型或 β-L 型时，其端基质子为平伏键，H2 为竖键，两者的二面角为 60°，故偶合常数较小，为 2～4Hz。

不过像甘露糖、阿卓糖、塔罗糖、来苏糖等的 H2 在平伏键上，鼠李糖的优势构象是 1C 式，其 H2 也在平伏键上，故无法用此方法确定它们的苷键构型。对于呋喃型糖，无论其端基质子和 H2 是处于反式还是顺式，其偶合常数的变化均不大（都在 0～5Hz），故无法用端基质子的偶合常数来判断它们的苷键构型。

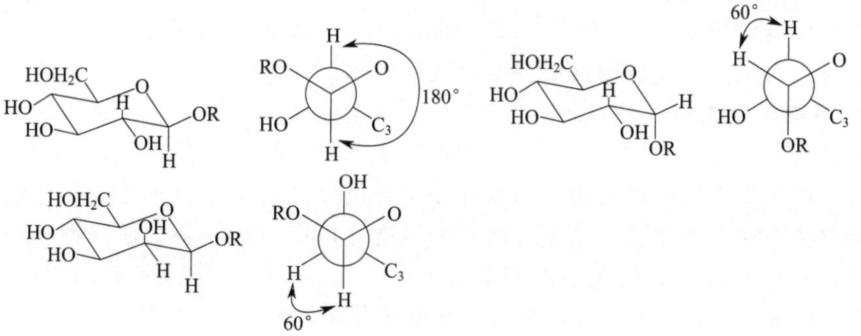

利用^{13}C NMR 端基碳信号的化学位移也可以推测苷键的构型。

七、多糖的结构研究

多糖是生物高分子化合物，具有一级、二级、三级、四级结构，多糖的生物活性与其一级结构，如分子量（通常中等的较好）、溶解度、黏度以及糖链的结构等有关，同时也与其二级结构和三级结构息息相关。单糖的种类和连接位置比氨基酸要多，同时，端基碳的构型也不同，故聚糖的糖链比蛋白质要复杂得多，如三个相同的氨基酸只能构成一种形式的三肽，而三个糖则能构成 176 个异构体，所以多糖的一级结构测定很复杂。

（一）纯度测定

通常所说的多糖纯品实质上是一定分子量范围的均一组分。它的纯度只代表相似链长的平均分布。目前多糖纯度常用的测定方法有以下几种。

1. 超离心法

微粒在离心力场中移动的速度与微粒的密度、大小和形状有关，如果某一种多糖在离心力场的作用下形成单一区带，则表明其分子的密度、大小和形状相似。具体的做法是将多糖样品溶于 0.1mol/L NaCl 或 0.1mol/L Tris 盐缓冲溶液中，使其成为 1%～5%的溶液，然后进行密度超离心，待转速达到恒定后（通常是 60000r/min），采用间隔照明的方法检测所得的峰是否对称，若对称，则证明该多糖为均一组分。

2. 高压电泳法

中性多糖由于导电性差、分子量大、在电场中的移动速度慢，故常将其制成硼酸络合物进行高压电泳。不同组成和分子量的多糖与硼酸形成不同的络合物，在电场作用下的相对迁移率就会不同。通常高压电泳所用的支持体是玻璃纤维纸、纯丝绸布、聚丙酰胺凝胶、纤维素醋酸酯薄膜等。缓冲液是 pH 9.3～12 的 0.03～0.1mol/L 的硼砂溶液，电压强度为 30～50V/cm，时间是 30～120min。由于电泳时会产生大量的热，所以要有冷却系统，将温度维持在 0℃左右，否则会烧掉支持体。电泳后常用的显色剂是对茴香胺（p-anisidine）硫酸溶液和过碘酸希夫试剂等。

3. 凝胶柱色谱法

其原理为不同形状和大小的多糖分子在一定孔径大小的凝胶色谱柱中移动的速度不同，

较大的分子流动较快，而较小的分子流动较慢。常用的凝胶为 Sephadex、Sepharose 和 Sephacryl，展开剂为 0.02～0.2mol/L NaCl 溶液或 0.04mol/L 吡啶与 0.02mol/L 乙酸 1∶1 的缓冲溶液，柱高与柱直径之比大于 40。此种方法装置简单但条件不易控制，误差较大。

4. 旋光测定法

不同的多糖具有不同的比旋度，在不同的低级醇（如乙醇）中溶解度也有差别。在一定浓度的低级醇中，分子量大的多糖比分子量小的多糖溶解度小，因此，若在不同浓度的低级醇中得到的多糖沉淀比旋度相同，则可以证明该多糖为均一组分。其方法一般为在多糖水溶液中加入乙醇使其浓度为 10%左右，离心得沉淀。上清液再加入乙醇使其浓度为 20%～25%，离心得二次沉淀，比较两次沉淀的比旋度。

5. 高效毛细管电泳法

高效毛细管电泳是 20 世纪 80 年代后期迅速发展起来的一种有效分离手段，是以高压电场为驱动力，以毛细管为分离通道，依据样品中各组分之间淌度和分配行为上的差异而实现分离分析的分离方法，在单糖、寡糖和糖苷的纯度分析中应用较多。通常将 0.1mol/L 的硼酸（pH = 10）加入稀氢氧化钠溶液调节 pH 为 7 后，将样品配成各自的溶液，于 254nm 下检测可得 CE 图谱，如成单一峰，则表明其电荷分布均一。

通常要确定一种多糖的均一性，至少要用两种以上的方法才能确定。

（二）分子量的测定

多糖的分子量可以从几万到几百万，虽经提纯，实际上仍为大小分子不同的混合物，所测得的分子量只是一种统计平均值。

单糖、低聚糖及其苷的分子量测定目前大都采用质谱法。早期应用时常将单糖、低聚糖及其苷制成衍生物，采用电子轰击质谱（EI-MS）进行测定。目前这类化合物分子量的测定已不用制成衍生物了，而是采用场解析质谱（FD-MS）、场致电离质谱（FI-MS）、快原子轰击质谱（FAB-MS）、液体二次离子质谱（LSI-MS）、电喷雾质谱（ESI-MS）等。特别是近年来发展起来的基质辅助激光解析电离质谱或基质辅助激光解析电离飞行时间质谱（MALDI-MS 或 MALDI-TOF-MS）能够用于蛋白质、多糖等高分子化合物的分子量测定，为这些高分子化合物分子量的测定带来了极大的方便。

八、结构研究实例

3.1 结构研究实例

复习思考题

1. 简述糖和苷类化合物的结构分类方法。
2. 苷键裂解方法分为哪几类？适用范围是什么？
3. 简述苷类化合物的提取方法，提取时应该注意的问题。
4. 简述苷化位移规律及在苷类化合物结构鉴定中的作用。

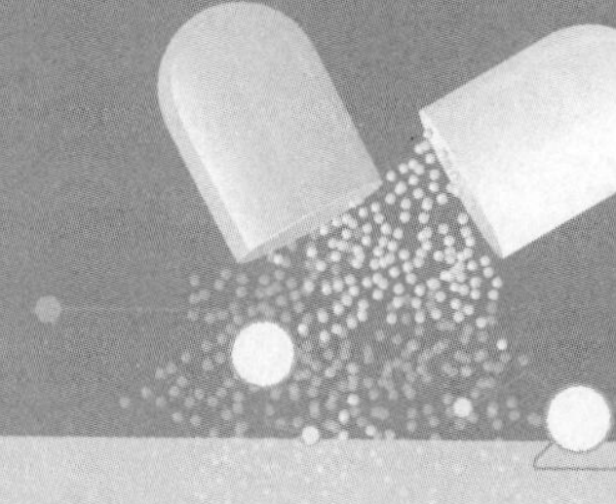

第四章 醌类化合物

第一节 概　　述

醌类化合物是指分子内具有不饱和环二酮结构（醌式结构）或容易转变成这种结构的一类天然有机化合物。

醌类化合物是天然产物中一类比较重要的活性成分，是许多中药如丹参、大黄、番泻叶、何首乌、芦荟、决明子、虎杖等的有效成分，主要分布于50多科100多属的高等植物中，在低等植物藻类、菌类、地衣的代谢产物中也有分布，动物及细菌中也偶有发现。

醌类化合物中的不饱和环二酮结构与二元酚类结构容易发生氧化还原反应而相互转变，因此，该类成分易于参加生物体内一些重要的氧化还原反应，在反应过程中起到传递电子的作用，从而促进或干扰某些生化反应，表现出抗菌、抗肿瘤、抗病毒、抗氧化、泻下、解痉、凝血等多种生物活性。

第二节 醌类化合物的结构分类

醌类根据其基本母核不同分为苯醌、萘醌、菲醌和蒽醌四种类型，其中以蒽醌及其衍生物最为重要。

一、苯醌类

苯醌类（benzoquinones）化合物分为邻苯醌和对苯醌两大类。因邻苯醌结构不稳定，天然存在的苯醌类化合物大多数为对苯醌的衍生物，在苯醌母核上常见的取代基有—OH、—OCH_3、—CH_3或其他烃基侧链。

对苯醌　　邻苯醌

天然苯醌类化合物分布在近30个科的高等植物中，在低等植物棕色海藻中也发现有对苯醌类成分。该类成分多为黄色或橙色的结晶体，如从民间用于癌症治疗的密脉鹅掌柴［*Schefflera venulosa*（Wight et Arn.）Harms.］中分离得到的化合物2,6-二甲氧基对苯醌，为黄色结晶，具有显著的抑制细胞增殖作用。

从中药朱砂根（*Ardisia crenata*）的根中分离得到化合物密花醌（rapanone），具有抗毛滴虫和抗痢疾阿米巴原虫活性。

从紫金牛科植物紫金牛（*Ardisia japonica*）、白花酸藤果（*Embelia ribes*）中分离得到的信筒子醌（embelin），为橙红色板状结晶，是驱绦虫的有效成分。

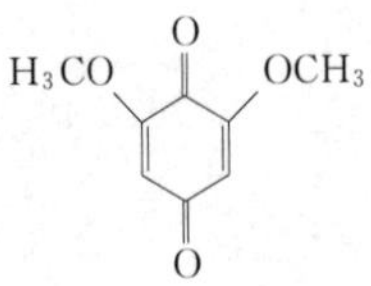

2,6-二甲氧基苯醌 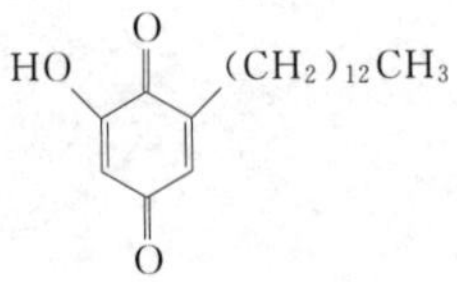　　密花醌 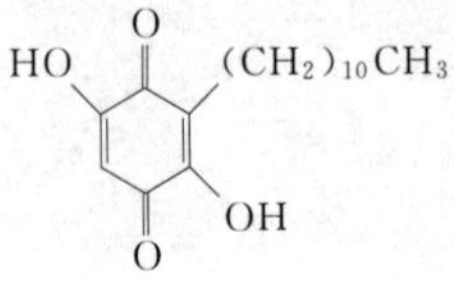　　信筒子醌

广泛存在于生物界的泛醌类（ubiquinones）能参与生物体内的氧化还原过程，是生物氧化反应的一类辅酶，称为辅酶 Q 类（coenzymes Q），其中辅酶 Q_{10}（$n=10$）已用于治疗心脏病、高血压及癌症。

amorphaquinone 是从紫穗槐属紫穗槐（*Amorpha fruticosa*）根中分离得到的化合物，为非晶型橙色固体，是一种类黄酮型苯醌，这类化合物在蝶形花亚科植物中含量较多。

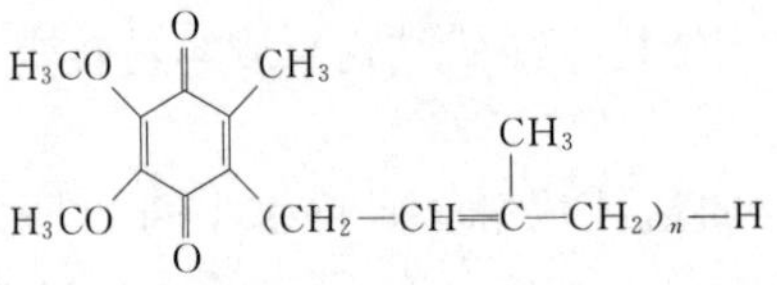

辅酶 Q_{10}（$n=10$） 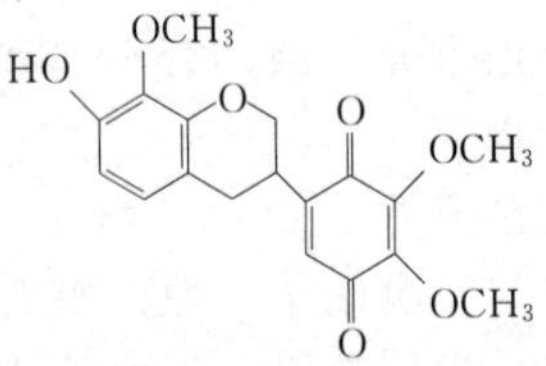　　amorphaquinone

从中药软紫草（*Arnebia euchroma*）根中分得的两个化合物 arnebinone 和 arnebifuranone 也属于对苯醌类化合物，对前列腺素 PGE_2 的生物合成具有抑制作用。

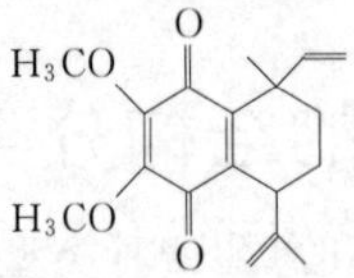

arnebinone 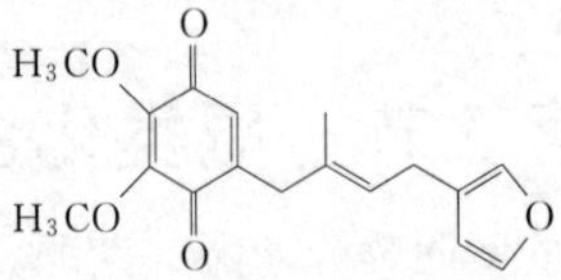　　arnebifuranone

在海洋生物中也发现了苯醌类化合物，如从澳大利亚一种海绵 *Spongia hispida* 中分离鉴定了一系列由对苯醌和倍半萜聚合而成的化合物，如 isospongiaquinone 和 ilimaquinone 等。

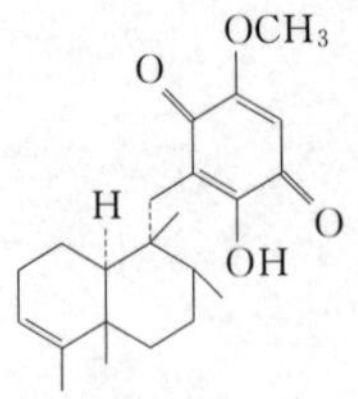

isospongiaquinone 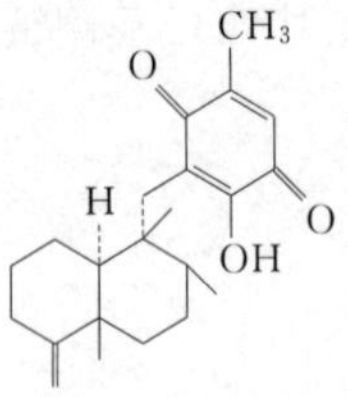　　ilimaquinone

目前从自然界中分离得到了苯醌类二聚体或多聚体，如从针齿铁仔（*Myrsine africana*）中分离得到的 methylvilangin 及其衍生物。

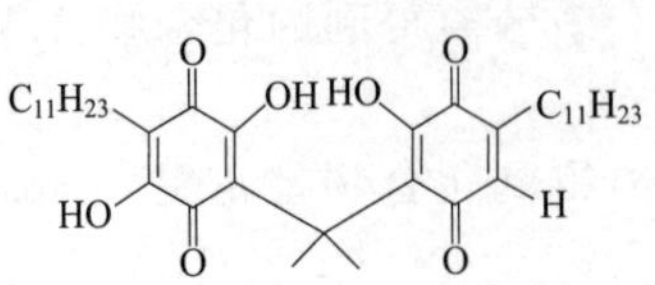

methylvilangin 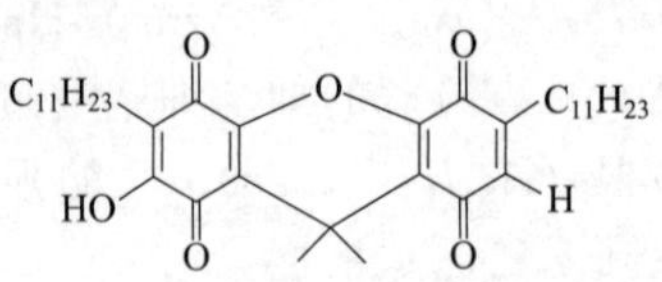　　methylanhydrovilangin

二、萘醌类

萘醌（naphthoquinone）化合物有 α-(1,4)、β-(1,2) 及 amphi-(2,6) 三种类型。目前从自然界得到的绝大多数为 α-萘醌类，其他类型较少。

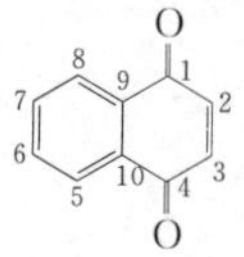

α-(1,4)萘醌 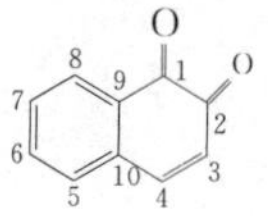　　β-(1,2)萘醌 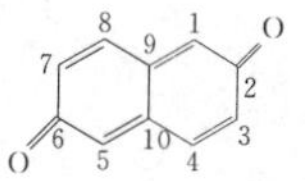　　amphi-(2,6)萘醌

萘醌大致分布在 20 个科的高等植物中，其中紫草科、柿科、蓝雪科、紫葳科含量较丰富。在低等植物地衣、藻类、菌类中也有分布。许多萘醌类化合物具有显著的生物活性。如拉帕醌（lapachone）存在于拉帕心材（Lapacho heartwood）中，具有抗癌作用；胡桃醌（juglon）存在于胡桃（*Juglans regia*）的叶及未成熟的果实中，具有抗菌、抗癌及中枢神经镇静作用。红根草邻醌（saprotho quinone）存在于唇形科植物红根草（*Salvia prionitis*）全草中，具有较明显的抗菌活性，且对 P-388 白血病细胞有细胞毒活性。

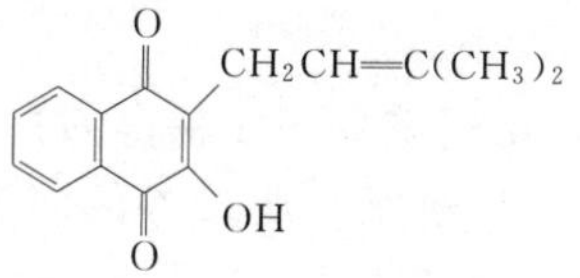

拉帕醌 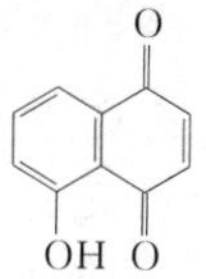　　胡桃醌 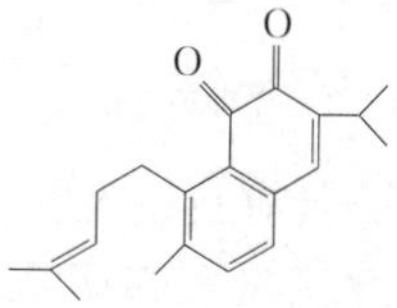　　红根草邻醌

结核黄素是从结核杆菌中分离获得的一种萘醌衍生物，为结核杆菌的代谢中间产物之一。蓝雪醌（plumbagin）有抗菌、止咳及祛痰作用，因其与结核黄素的结构相似，仅羟基位置不同，能干扰结核杆菌的正常代谢，从而达到抑制结核杆菌生长的目的。

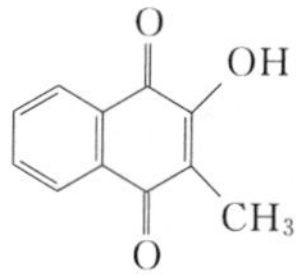

结核黄素 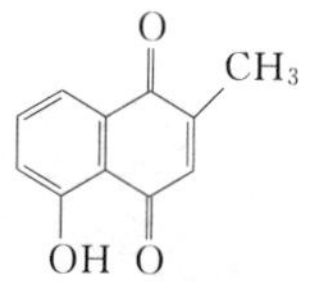　　蓝雪醌

紫草素（shikonin）及异紫草素（alkanin）为中药紫草的主要有效成分，具有止血、抗炎、抗菌、抗病毒及抗癌作用。维生素 K 类化合物，如维生素 K_1 及 K_2 也属于萘醌类化合物，具有促进血液凝固作用，可用于新生儿出血、肝硬化及闭塞性黄疸出血等症。

从锡兰肉桂（*Diospyros sylvatica*）中分离得到的 diospyrin 类化合物为萘醌二聚体。三色柿醌是从热带柿科中分离得到的邻醌类化合物。

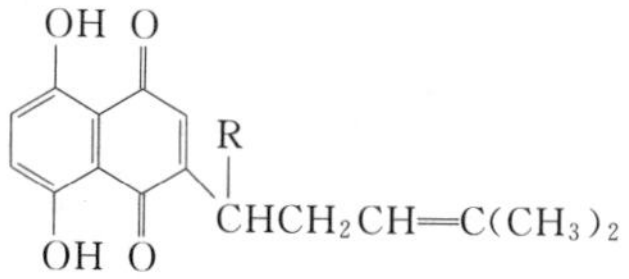

紫草素　R= ···OH
异紫草素　R= ◀OH

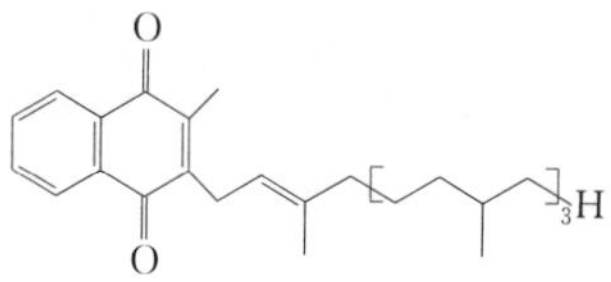

维生素 K_1

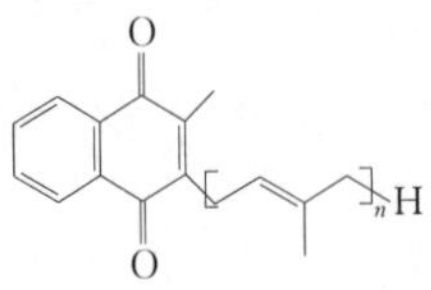

维生素 K_2 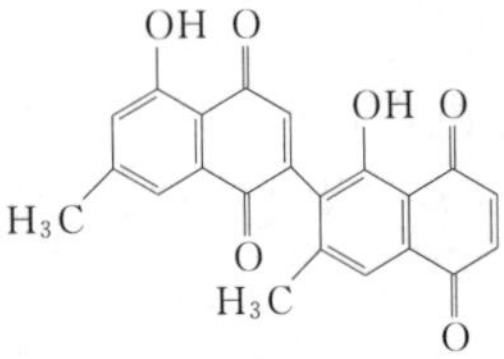　　　　diospyrin 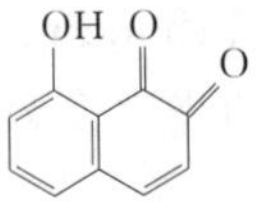　　　　三色柿醌

三、菲醌类

天然菲醌（phenanthraquinone）类化合物包括邻菲醌及对菲醌两种类型，该类成分主要分布在唇形科、兰科、豆科、番荔枝科、使君子科、廖科、杉科等高等植物中，在地衣中也有分布。例如从中药丹参（*Salvia miltiorrhiza* Bge.）根中提取得到的多种菲醌衍生物，均属于邻菲醌类和对菲醌类化合物。

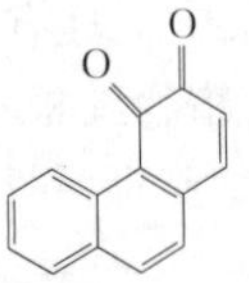

邻菲醌（Ⅰ） 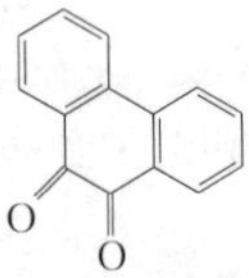　　　　邻菲醌（Ⅱ） 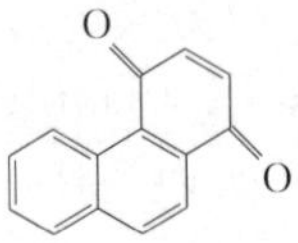　　　　对菲醌

丹参醌类成分具有抗菌及扩张冠状动脉的作用，由丹参醌Ⅱ$_A$制得的丹参醌Ⅱ$_A$磺酸钠注射液可增加冠脉流量，临床上用于治疗冠心病、心肌梗死。从丹参的同属植物裂尾鼠草（*Salvia hians* Rogle）根中也分离得到一系列邻菲醌类化合物。

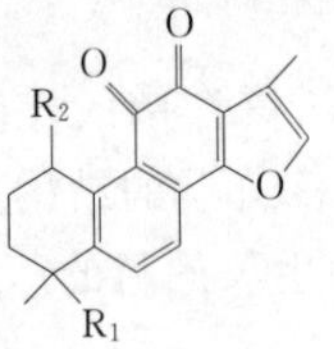

丹参醌Ⅱ$_A$	$R_1=CH_3$	$R_2=H$
丹参醌Ⅱ$_B$	$R_1=CH_2OH$	$R_2=H$
羟基丹参醌Ⅱ$_A$	$R_1=CH_3$	$R_2=OH$
丹参酸甲酯	$R_1=COOCH_3$	$R_2=H$

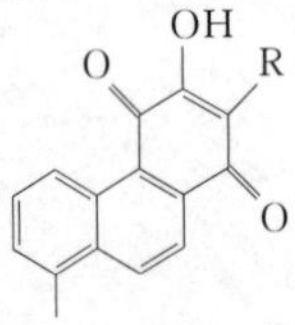

丹参新醌甲	$R=CH(CH_3)CH_2OH$
丹参新醌乙	$R=CH(CH_3)_2$
丹参新醌丙	$R=CH_3$

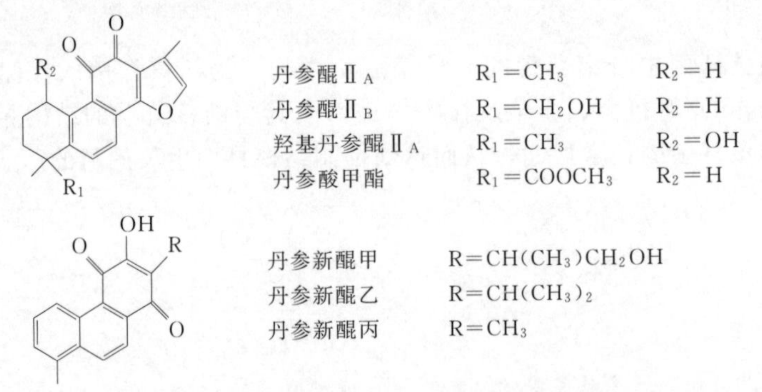

从链霉球菌（*Streptomyces pilosus*）的发酵液中分离得到的化合物毛醌素（piloquinone）是肝炎C病毒（HCV）蛋白酶抑制剂。从球花石斛（*Dendrobium thyrsiflorum*）中分离所得到的化合物 denthyrsinone 对 Hela 细胞及 MCF-7 乳腺癌细胞表现出明显的细胞毒活性。

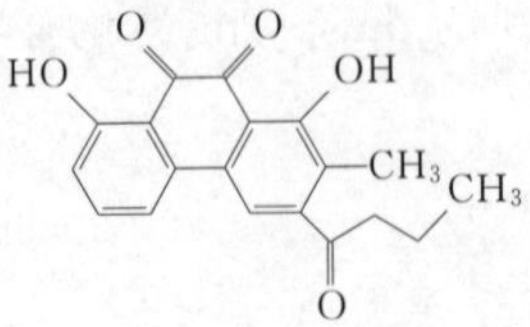

毛醌素 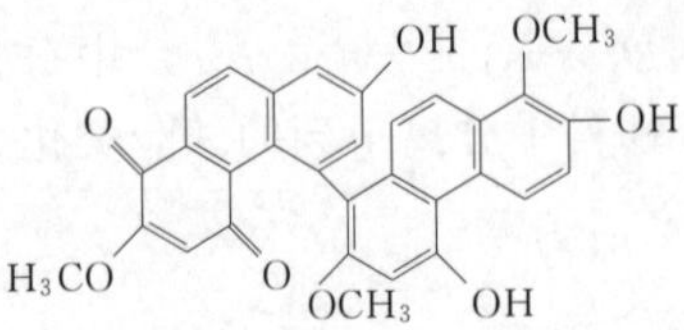　　　　denthyrsinone

四、蒽醌类

蒽醌（anthraquinones）类化合物包括蒽醌衍生物及其不同程度的还原产物，如氧化蒽

酚、蒽酚、蒽酮及蒽酮的二聚体等。蒽醌类化合物分布在廖科、茜草科、鼠李科、豆科、玄参科、百合科等 30 余科的高等植物中。霉菌中以曲霉属（*Aspergillus*）及青霉属（*Penicillium*）中蒽醌较多。常见中药何首乌、虎杖、大黄、决明子、番泻叶、茜草、鼠李皮、芦荟等均含有该类化合物。

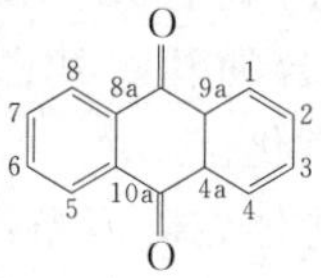

1,4,5,8 位为 α 位
2,3,6,7 位为 β 位
9,10 位为 *meso* 位，又叫中位

（一）蒽醌衍生物

天然存在的蒽醌类成分在蒽醌母核上常有—OH、—OCH_3、—CH_2OH、—COOH 取代，个别蒽醌化合物还有两个碳原子以上的侧链取代，以游离形式以及与糖结合生成苷两种形式存在于植物体内。

根据羟基在母核上的分布情况，可将羟基蒽醌衍生物分为两类。

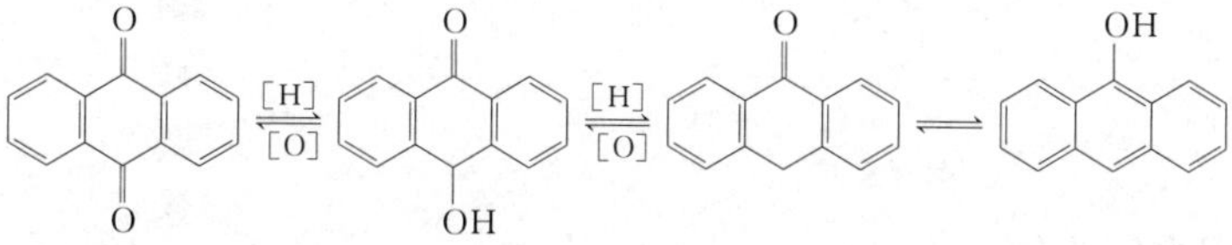

蒽醌　　氧化蒽酚　　蒽酮　　蒽酚

（1）大黄素型　羟基分布在两侧的苯环上，多数化合物呈棕黄色。例如常用中药大黄、决明子中含有的主要蒽醌成分多属于这个类型。

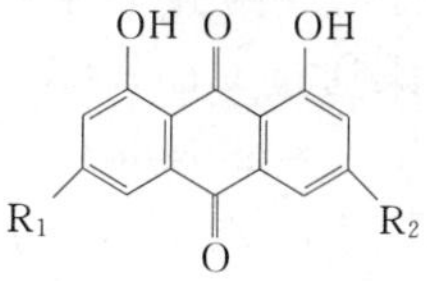

大黄酚	$R_1=CH_3$	$R_2=H$
大黄素	$R_1=CH_3$	$R^2=OH$
大黄素甲醚	$R_1=CH_3$	$R_2=OCH_3$
芦荟大黄素	$R_1=H$	$R_2=CH_2OH$
大黄酸	$R_1=H$	$R_2=COOH$

大黄中的羟基蒽醌衍生物多与葡萄糖结合成苷类，一般有单糖苷和二糖苷两种。

从中药巴戟天（*Morinda officinalis*）中分离得到的 1,6-二羟基-2,4-二甲氧基蒽醌和 1,6-二羟基-2-甲氧基蒽醌及从虎刺（*Damnacanthus indicus*）中分离得到的 1,5-二羟基-2-甲氧基蒽醌和 1,3,5-三羟基-2-羧乙基蒽醌也属于大黄素型。

（2）茜草素型　羟基分布在一侧苯环上，化合物的颜色较深，多为橙黄-橙红色。例如中药茜草（*Rubia cordifolia*）中的茜草素等化合物即属此型。

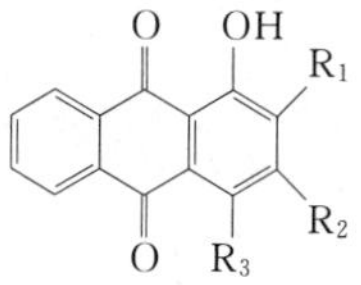

茜草素	$R_1=OH$	$R_2=H$	$R_3=H$
羟基茜草素	$R_1=OH$	$R_2=H$	$R_3=OH$
伪羟基茜草素	$R_1=OH$	$R_2=COOH$	$R_3=OH$

茜草中除含有游离蒽醌苷元外，还含有木糖和葡萄糖的蒽醌苷类化合物，已分离得到的有单糖苷和二糖苷。

（二）蒽酚（或蒽酮）衍生物

蒽醌在酸性条件下被还原，生成蒽酚及其互变异构体蒽酮。

蒽酚（或蒽酮）的羟基衍生物一般存在于新鲜植物中，该类成分可以慢慢被氧化成蒽醌类成分。如在新鲜大黄中含有的蒽酚类成分，经过储存两年以上就检查不出这些蒽酚类成分。蒽醌类化合物和蒽酮之间的含量之比可随季节而变化，一般来讲，所有蒽衍生物在夏天多以蒽醌（氧化型）存在，而在冬季则以蒽酮（还原型）存在，其转化时间为三周左右。

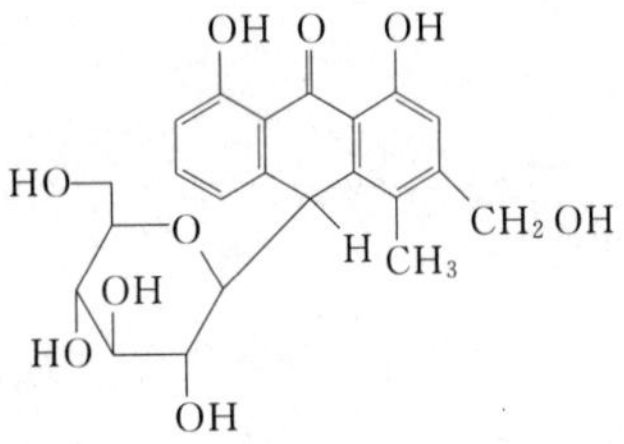

芦荟苷

蒽酚类衍生物也以游离苷元和结合成苷两种形式存在。*meso* 位上的羟基与糖结合的苷，其性质比较稳定，只有经过水解除去糖以后才易被氧化。

蒽醌类衍生物在植物体内除以游离苷元和与糖结合成氧苷两种形式存在外，还能结合成碳苷类，其端基碳与蒽环上的碳直接通过 C—C 相连。例如芦荟致泻的主要有效成分芦荟苷（barbaloin）就属碳苷类化合物。

羟基蒽酚类对霉菌有较强的杀灭作用，是治疗皮肤病的有效外用药，如柯桠素（chrysarobin）治疗疥癣等症，效果较好。

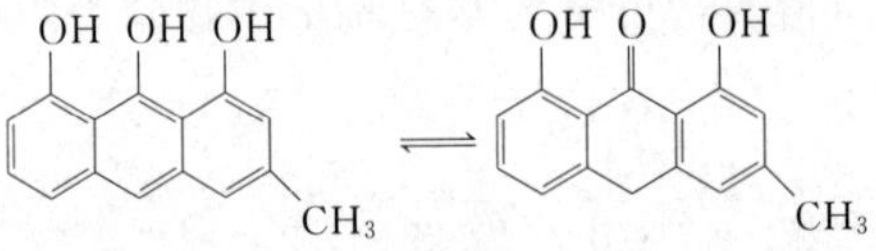

柯桠素

（三）二蒽酮类衍生物

二蒽酮类成分可以看成是两分子的蒽酮脱去一分子氢相互结合而成的化合物，由于两者结合的位置和结合程度及构型不同，可形成多种类型的化合物。例如大黄及番泻叶中具有致泻作用的主要有效成分番泻苷 A、B、C、D 等皆为二蒽酮衍生物。

番泻苷 A（sennoside A）是黄色片状结晶，被酸水解后生成两分子葡萄糖和一分子番泻苷元 A（sennidin A）。番泻苷元 A 是两分子的大黄酸蒽酮通过 C10—C10′相互结合而形成的二蒽酮类衍生物。其 C10—C10′为反式连接。番泻苷 B（sennoside B）水解后生成番泻苷元 B（sennidin B），其 C10—C10′为顺式连接，是番泻苷 A 的异构体。番泻苷 C（sennoside C）是一分子大黄酸蒽酮与一分子芦荟大黄素蒽酮通过 C10—C10′反式连接而形成的二蒽酮二葡萄糖苷。番泻苷 D（sennoside D）为番泻苷 C 的异构体，其 C10—C10′为顺式连接。

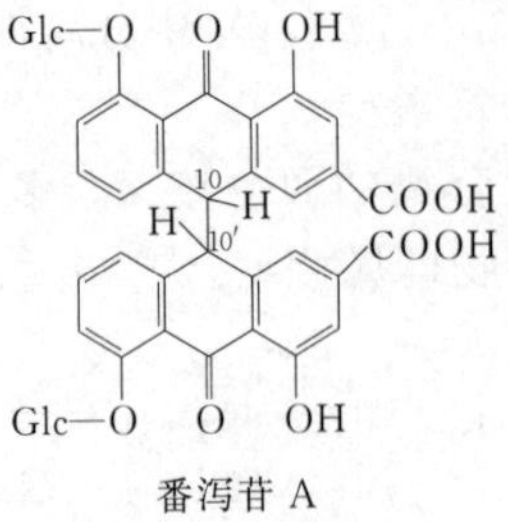

番泻苷 A

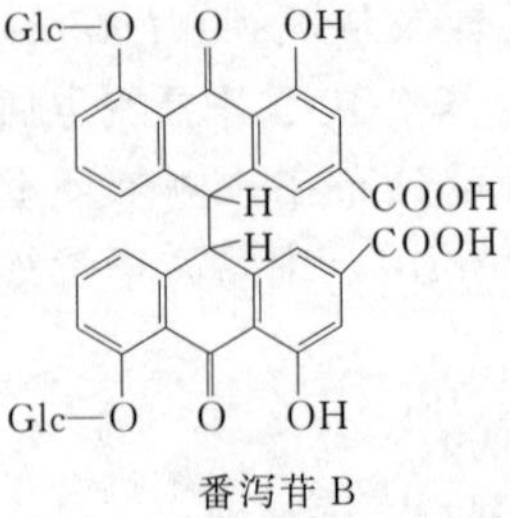

番泻苷 B

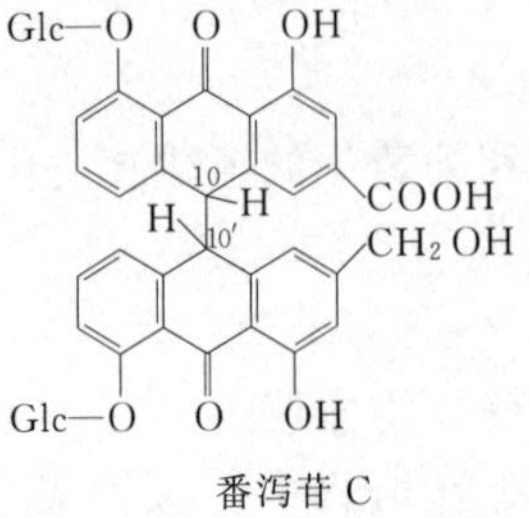

番泻苷 C

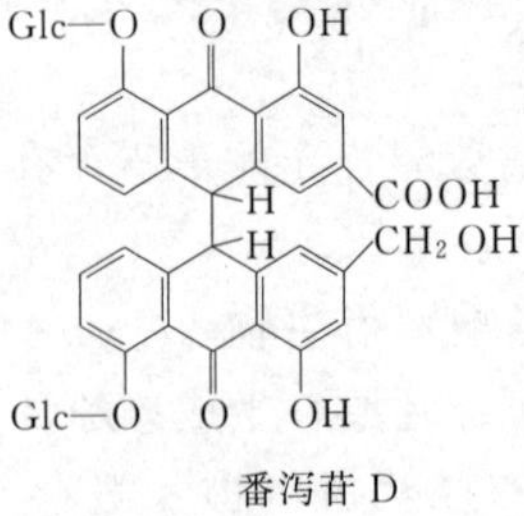

番泻苷 D

二蒽酮类化合物的 C10—C10′键与通常的 C—C 键不同，易于断裂，生成稳定的蒽酮类化合物。如大黄及番泻叶中含有的番泻苷 A 的致泻作用是因其在大肠内变为大黄酸蒽酮所致。

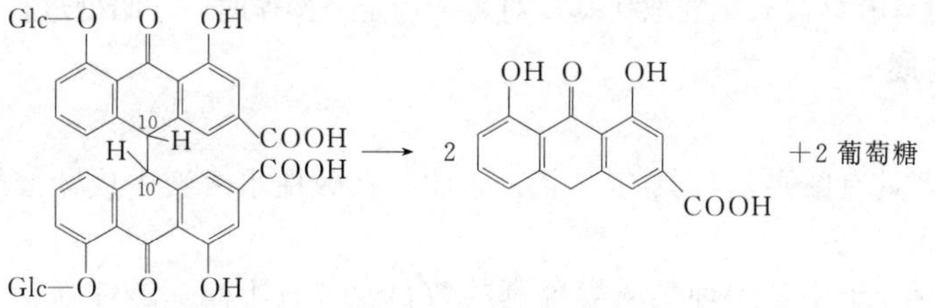

番泻苷 A　→　2 大黄酸蒽酮 +2 葡萄糖

番泻苷 A　　大黄酸蒽酮

二蒽酮衍生物除 C10—C10′的结合方式外，尚有其他形式。如金丝桃素（hypericin）为萘并二蒽酮衍生物，存在于金丝桃属的某些植物中，具有抑制中枢神经及抗病毒的作用。橙色霉菌素（penicilliopsin）是由霉菌（*Penicilliopsis clavariaeformis*）菌丝中分离得到的一种橙色素。

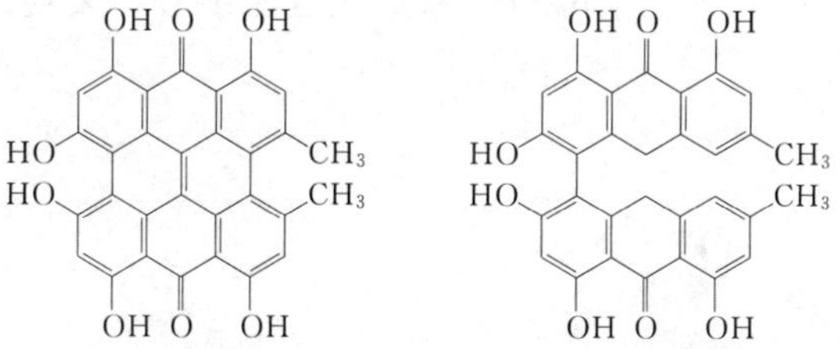

金丝桃素　　橙色霉菌素

天然蒽醌类化合物多具有致泻作用，其作用强度与结构有下述关系：①蒽醌苷的致泻作用强于苷元，苷元中蒽酚的作用强于相应的蒽醌类。若蒽醌类的酚羟基被酯化，则泻下作用消失。②含羧基的蒽苷的致泻作用强于相应的不含羧基的蒽苷。含羧基的蒽苷中，二蒽酮苷（如番泻苷）的活性强于蒽醌苷。

某些蒽醌类化合物（如大黄酸、大黄素、芦荟大黄素等）有抑菌作用，且苷元的作用强于苷类；某些蒽酚类成分（如柯桠素）具有较强的抗霉菌作用。

第三节　醌类化合物的理化性质

一、物理性质

（一）性状

醌类化合物如果母核上没有酚羟基取代，基本上无色。但随着酚羟基等助色团的引入则表现有一定的颜色。取代的助色团越多，颜色也就越深，有黄、橙、棕红色以至紫红色等。天然存在的醌类成分因分子中多有取代常为有色晶体。苯醌和萘醌多以游离态存在，而蒽醌一般结合成苷存在于植物体中，因极性较大难以得到结晶。

（二）升华性

游离的醌类化合物一般具有升华性。如大黄酚与大黄素甲醚的升华温度在 124℃左右，芦荟大黄素在 185℃左右，大黄素在 206℃左右，大黄酸在 210℃左右。一般升华温度随酸性的增强而升高。小分子的苯醌类及萘醌类还具有挥发性，能随水蒸气蒸馏。此特性可用于分离。

（三）溶解度

游离醌类的极性较小，一般溶于乙醇、乙醚、苯、三氯甲烷等有机溶剂，在碱性有机溶剂如吡啶、N-二甲基甲酰胺中溶解度较大，基本上不溶于水。结合成苷后极性显著增大，易溶于甲醇、乙醇中，在热水中也可溶解，但在冷水中的溶解度大大降低，几乎不溶于苯、乙醚、三氯甲烷等极性较小的有机溶剂中。

有些醌类成分含有易被氧化的取代基，对光不稳定，操作时应在暗处进行，并须避光储存。

二、化学性质

（一）酸性

醌类化合物多具有酚羟基，具有一定的酸性。在碱性水溶液中成盐溶解，加酸酸化后被游离又可重新沉淀析出。

醌类化合物因分子中基团种类或酚羟基的数目及位置不同，酸性强弱表现出显著差异。

① 带有羧基的醌类化合物的酸性强于不带羧基者，一般蒽核上羧基的酸性与芳香酸相同，能溶于碳酸氢钠水溶液。

② 具有 β-位羟基的醌类化合物的酸性强于具有 α-位羟基的醌类化合物。例如 2-羟基苯醌或在萘醌的醌核上有羟基时，实际上为插烯酸的结构，故表现出与羧基相似的酸性，可溶于 $NaHCO_3$ 水溶液中。萘醌及蒽醌苯环上的 β-位羟基的酸性则次之，可溶于碱性稍强的 Na_2CO_3 水溶液中，而 α-位上的羟基因与羰基形成氢键缔合，表现出更弱的酸性，只能用 NaOH 水溶液才能溶解。

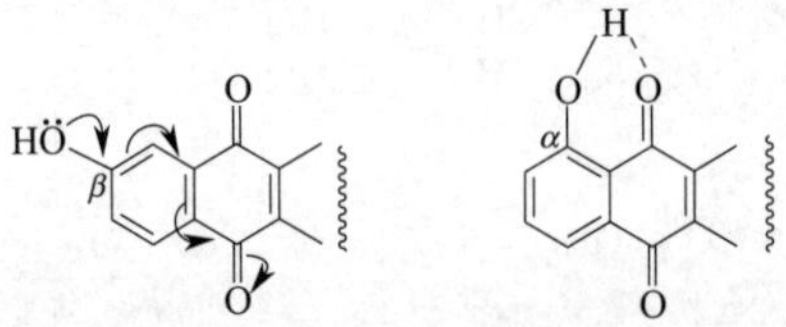

HO β O O H O α O O

③ 羟基数目增多时，酸性也增加。游离蒽醌类衍生物的酸性强弱按下列顺序排列：含—COOH＞含两个或两个以上 β-OH＞含一个 β-OH＞含两个或两个以上 α-OH＞含一个 α-OH。根据醌类酸性强弱的差别，可采用 pH 梯度萃取法分离。如可从溶于有机溶剂的多种游离蒽醌中依次用 5％$NaHCO_3$、5％Na_2CO_3、1％NaOH 及 5％NaOH 水溶液进行梯度萃取，达到分离的目的。

（二）显色反应

醌类的颜色反应主要取决于其氧化还原性质以及分子中的酚羟基性质。

（1）Feigl 反应　醌类化合物在碱性条件下，经加热能迅速与醛类及邻二硝基苯反应，生成紫色化合物。其反应机理如下：

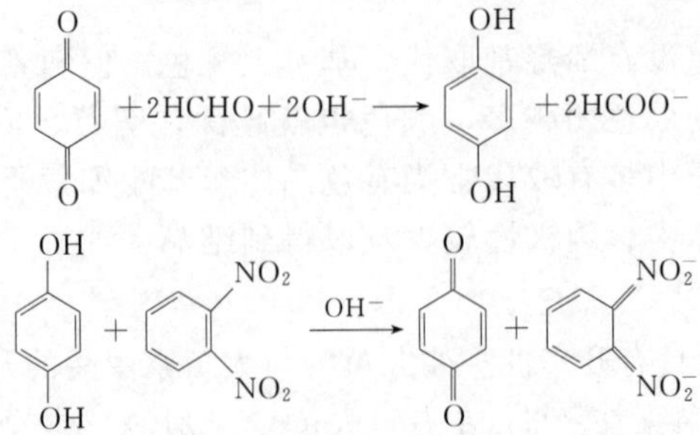

O O +2HCHO+2OH⁻ ⟶ OH OH +2HCOO⁻

OH OH + NO_2 NO_2 $\xrightarrow{OH^-}$ O O + NO_2^- NO_2^-

实际上，醌类在反应前后无变化，只是起到传递电子的媒介作用，醌类成分含量越高，反应速度也就越快。试验时可取醌类化合物的水或苯溶液 1 滴，加入 25％ Na_2CO_3 水溶液、4％HCHO 及 5％邻二硝基苯的苯溶液各 1 滴，混合后置水浴上加热，在 1～4min 内产生显著的紫色。

(2) 无色亚甲蓝显色试验　无色亚甲蓝（leucomethylene blue）溶液可用于 PC 和 TLC 作为喷雾剂，是苯醌类及萘醌类的专用显色剂。样品在白色背景上作为蓝色斑点出现，与蒽醌类化合物区别明显。

无色亚甲蓝溶液配制方法：取 100mg 亚甲蓝溶于 100mL 乙醇中。加入 1mL 冰醋酸及 1g 锌粉，缓缓振摇直至蓝色消失，即可备用。样品最低检出限约为 $1\mu g/cm^2$。

(3) Bornträger 反应　羟基醌类在碱性溶液中发生颜色改变，会使颜色加深。多呈橙、红、紫红色及蓝色。此法广泛用于羟基蒽醌类的检识，其机理如下：

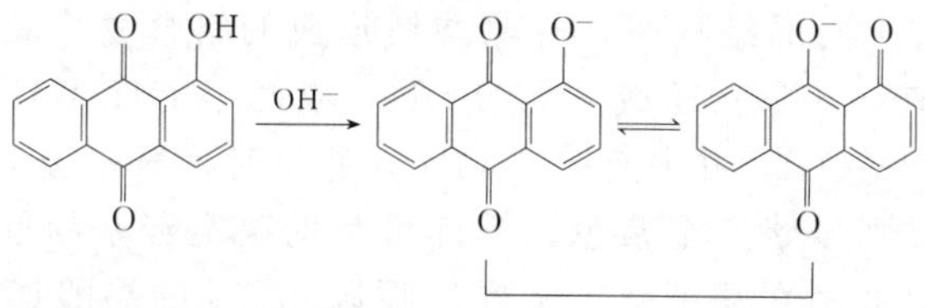

OH^-

α-羟基蒽醌　（红色）

OH^-

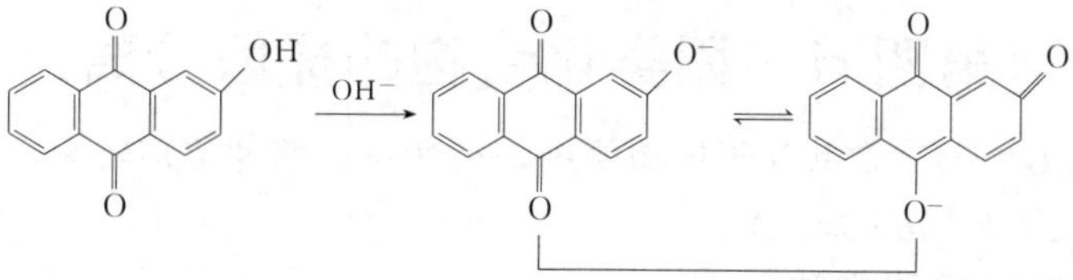

β-羟基蒽醌　（红色）

显色反应与形成共轭体系的酚羟基和羰基有关。因此，羟基蒽醌以及具有游离酚羟基的蒽醌苷均可呈色，但蒽酚、蒽酮、二蒽酮类化合物则需氧化形成羟基蒽醌类化合物后才能呈色。

用本反应检查天然药物中是否含有蒽醌类成分时，可取草药粉末约 0.1g，加 10%硫酸水溶液 5mL，置水浴上加热 2～10min，冷却后加 2mL 乙醚振摇，静置后分取醚层溶液，加入 1mL 5%氢氧化钠水溶液，振摇。如有羟基蒽醌存在，醚层则由黄色褪为无色，而水层显红色。

(4) 与活性次甲基试剂的反应（Kesting-Craven 法）　苯醌及萘醌类化合物当其醌环上有未被取代的位置时，可在氨碱性条件下与一些含有活性次甲基试剂（如乙酰醋酸酯、丙二酸酯、丙二腈等）的醇溶液反应，形成蓝绿色或蓝紫色。以萘醌与丙二酸酯的反应为例，反应先生成产物（1），再进一步变为（2）而显色。

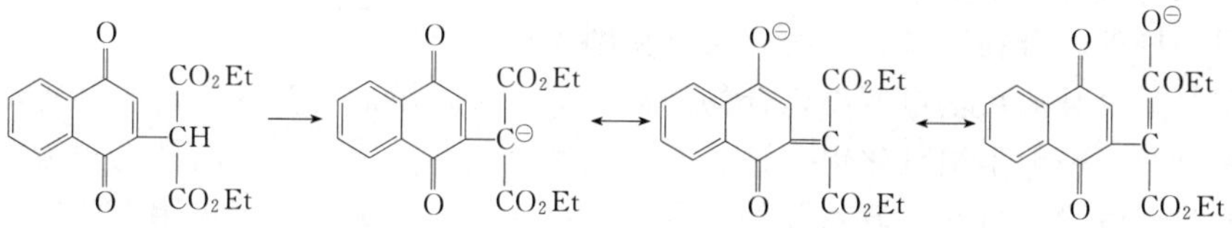

CO_2Et CH CO_2Et → CO_2Et $C^{\ominus}$ CO_2Et ⟷ $O^{\ominus}$ CO_2Et C CO_2Et ⟷ $O^{\ominus}$ COEt C CO_2Et

(1)　(2)

但苯醌、萘醌分子中如有羟基，此反应会受到抑制。一般在 5 位或 8 位上有羟基的萘醌衍生物反应较慢，2 位或 3 位上有羟基时则不发生反应。蒽醌类化合物因醌环两侧有苯环，不能发生该反应，可用于鉴别。

(5) 与金属离子的反应　在蒽醌类化合物中，如果有 α-酚羟基或邻位二酚羟基结构时，则可与 Pb^{2+}、Mg^{2+} 等金属离子形成络合物。以醋酸镁为例，生成产物可能具有下列结构。与 Pb^{2+} 形成的络合物在一定 pH 值下还能沉淀析出，除鉴别外还可用于精制。

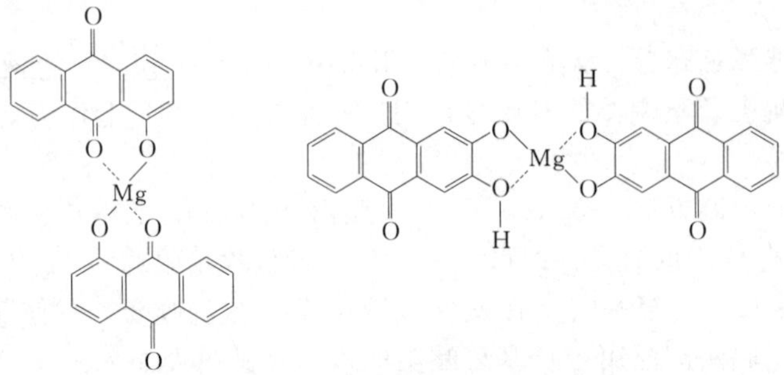

当蒽醌化合物具有不同的结构时，与醋酸镁形成的络合物也具有不同的颜色，可用于鉴别。如果母核上有一个 α-OH 或一个 β-OH，或两个 OH 不在同一个苯环时，显橙黄至橙色；如已有一个 α-OH，并另有一个 OH 在邻位时，显蓝至蓝紫色，若在间位时显橙红至红色，在对位时则显紫红至紫色。据此可帮助决定羟基的取代位置。试验时可将羟基蒽醌衍生物的醇溶液滴在滤纸上，干燥后喷以 0.5%的醋酸镁甲醇溶液，于 90℃加热 5min 即可显色。

第四节　醌类化合物的提取分离

醌类化合物的苷元与苷常共存于植物体中，极性及溶解度差别较大，提取时如需兼顾，一般采用甲醇、乙醇作为溶剂。

一、游离醌类的提取方法

(1) *有机溶剂提取法*　一般游离醌类的极性较小，可用极性较小的有机溶剂如三氯甲烷、苯等进行提取，提取液再进行浓缩，有时在浓缩过程中即可析出结晶。

(2) *碱提取-酸沉淀法*　用于提取羟基醌类化合物。酚羟基与碱成盐而溶于碱水溶液中，酸化后酚羟基被游离而沉淀析出。

(3) *水蒸气蒸馏法*　适用于分子量小的苯醌及萘醌类化合物。例如白雪花中蓝雪醌的提取，将白雪花粗粉加水浸泡，然后进行水蒸气蒸馏，馏出液放置后即有结晶析出，抽滤，用甲醇重结晶即得蓝雪醌，能升华。

(4) *其他方法*　近年来超临界流体萃取法和超声波提取法在醌类成分提取中也有应用，既提高了产率，又避免了醌类成分的分解。

二、游离羟基蒽醌的分离

蒽醌是醌类化合物中最主要的结构类型，可采用 pH 梯度萃取法，对羟基蒽醌中酚羟基位置和数目不同的化合物进行分离的方法，见图 4.1。

色谱法是系统分离羟基蒽醌类化合物的最有效手段，游离羟基蒽醌衍生物色谱常用的吸附剂主要是硅胶，一般不用氧化铝，尤其不用碱性氧化铝，以避免与酸性的蒽醌类成分发生化学吸附而难以洗脱。另外，游离羟基蒽醌衍生物含有酚羟基，也可采用聚酰胺作为吸附剂使用。

从日本决明子（*Cassia obtusifolia*）中主要用硅胶色谱法分离 13 种羟基蒽醌衍生物及类似物。方法如下：粉碎的种子 5kg，70%甲醇提取两次，过滤后滤液减压浓缩至糖浆状，用苯进行提取，苯提取液减压浓缩，进行硅胶柱色谱，苯-乙酸乙酯（19∶1）洗脱，分离得到大黄酚（chrysophanol，1）、大黄素甲醚（physcion，2）、inotoralactone（3）、rubrofusarin（4）、钝叶素（obtusifolin，5）、钝叶决明素（obtusin，6）及两个化合物（7 和 8）的混合物。然后用苯-乙酸乙酯（4∶1）洗脱，分离得到甲基钝叶决明素

(chrysoobtusin，9）及橙钝叶决明素（aurantioobtusin，10）与化合物（11）的混合物，还有 questin（12）与苯甲酸（13）的混合物。7 和 8 的混合物再进行聚酰胺柱色谱分离，洗脱剂为 80%甲醇，10 和 11 的混合物也进行聚酰胺柱色谱分离，洗脱剂为 70%甲醇，可得到 7、8、10 和 11 四种单体化合物。而 12 和 13 的混合物可通过重结晶加以分离。

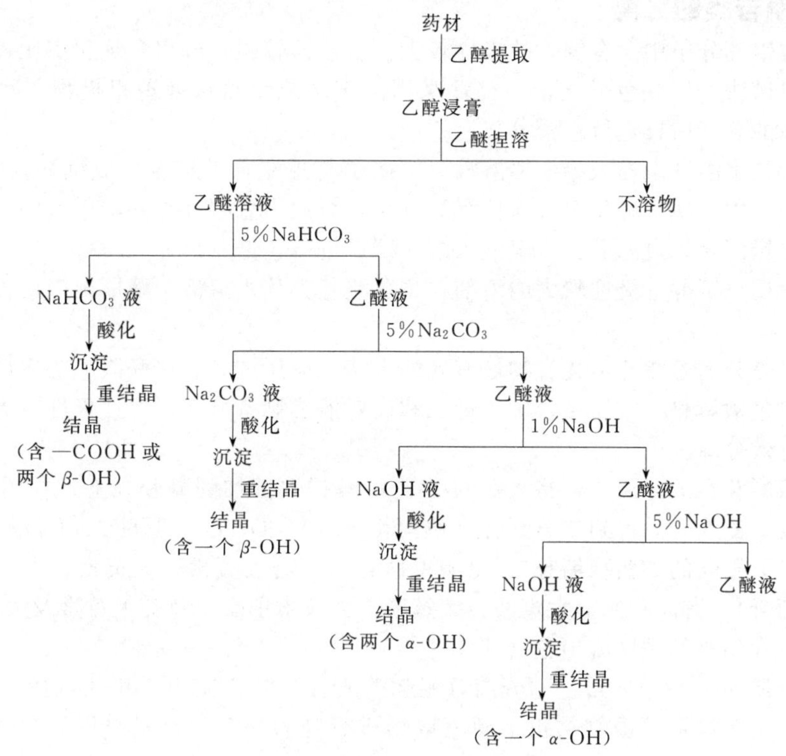

图 4.1　游离羟基蒽醌类化合物的 pH 梯度萃取分离

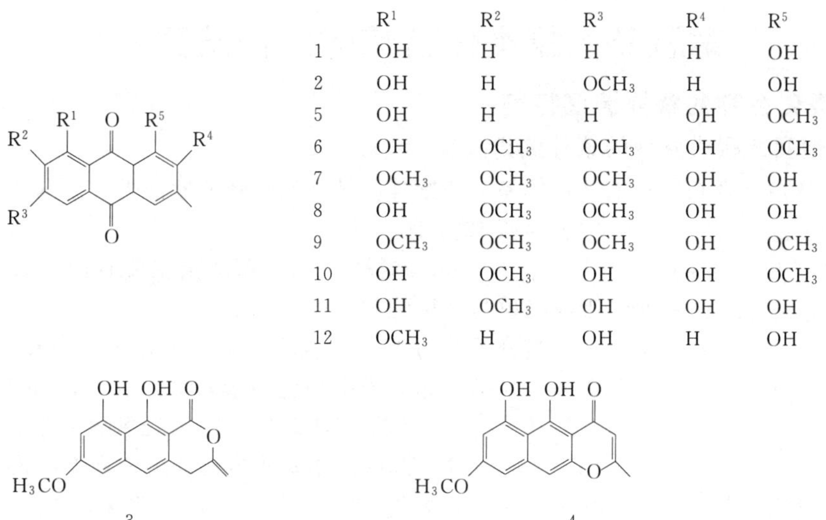

	R^1	R^2	R^3	R^4	R^5
1	OH	H	H	H	OH
2	OH	H	OCH_3	H	OH
5	OH	H	H	OH	OCH_3
6	OH	OCH_3	OCH_3	OH	OCH_3
7	OCH_3	OCH_3	OCH_3	OH	OH
8	OH	OCH_3	OCH_3	OH	OH
9	OCH_3	OCH_3	OCH_3	OH	OCH_3
10	OH	OCH_3	OH	OH	OCH_3
11	OH	OCH_3	OH	OH	OH
12	OCH_3	H	OH	H	OH

三、蒽醌苷与蒽醌苷元的分离

蒽醌苷类与蒽醌衍生物苷元的极性差别较大，在有机溶剂中的溶解度不同。如苷类在三氯甲烷中不溶，而苷元则溶于三氯甲烷。可据此进行分离。应当注意一般羟基蒽醌类衍生物及其相应的苷类在植物体内多通过酚羟基或羧基结合成镁盐、钾盐、钠盐、钙盐形式存在，为充分提取出蒽醌类衍生物，必须预先加酸酸化，使之全部游离后再进行提取。同理，用三氯甲烷等极性较小的有机溶剂从水溶液中萃取蒽醌衍生物苷元时，也必须使之处于游离状态，才能达到分离苷和苷元的目的。

四、蒽醌苷类的分离

蒽醌苷类因其分子中含有糖，故极性较大，水溶性较强，分离和纯化都比较困难，一般都主要应用色谱法。但在色谱之前，往往采用溶剂法或铅盐法处理粗提物，除去大部分杂质，制得较纯的总苷后再进行色谱分离。

铅盐法：在水溶液中加入醋酸铅溶液，铅离子与蒽醌苷类结合生成沉淀。滤过洗净后，将沉淀悬浮于水中，通入硫化氢气体使沉淀分解，释放出蒽醌苷类并溶于水中，铅离子与硫结合形成硫化铅沉淀，过滤后，水溶液浓缩，即可进行色谱分离。

溶剂法：用正丁醇等极性较大的溶剂，将蒽醌苷类从水溶液中萃取出来，再用色谱法做进一步分离。

色谱法：是分离蒽醌苷类化合物最有效的方法。应用硅胶、聚酰胺、葡聚糖凝胶柱和反相硅胶柱等柱色谱填料，常压结合中、低压和高效液相制备分离，可使极性较大的蒽醌苷类化合物得到有效分离。

在大黄蒽醌苷类的分离中，将大黄的70%甲醇提取液加到凝胶柱上，并用70%甲醇洗脱，分段收集，依次先后得到二蒽酮苷（番泻苷B、A、D、C）、蒽醌二葡萄糖苷（大黄酸、芦荟大黄素，大黄酚的二葡萄糖苷）、蒽醌单糖苷（芦荟大黄素、大黄素、大黄素甲醚及大黄酚的葡萄糖苷）、游离苷元（大黄酸、大黄酚、大黄素甲醚、芦荟大黄素及大黄素）。化合物以分子量由大到小的顺序流出色谱柱。

从茜草（*Rubia cordifolia*）中分离蒽醌苷类成分，结合应用了正相硅胶柱色谱和反相硅胶柱色谱。将茜草根醇提物的正丁醇萃取物进行硅胶柱色谱，三氯甲烷-甲醇梯度洗脱，粗流分再进一步经反相硅胶 RP-8 柱分离，再经重结晶和制备硅胶薄层色谱纯化，得到三种蒽醌衍生物的二糖苷单体化合物。

第五节 醌类化合物的结构研究

一、醌类化合物的紫外波谱特征

（一）苯醌和萘醌类成分的紫外波谱特征

醌类化合物由于存在较长的共轭体系，在紫外区域出现较强的紫外吸收。苯醌类化合物的主要吸收峰有三个：240nm（强峰，s）、285nm（中强峰）、≥400nm（弱峰，w）。萘醌类主要有四个吸收峰，其吸收峰位与结构的关系如图 4.2 所示。

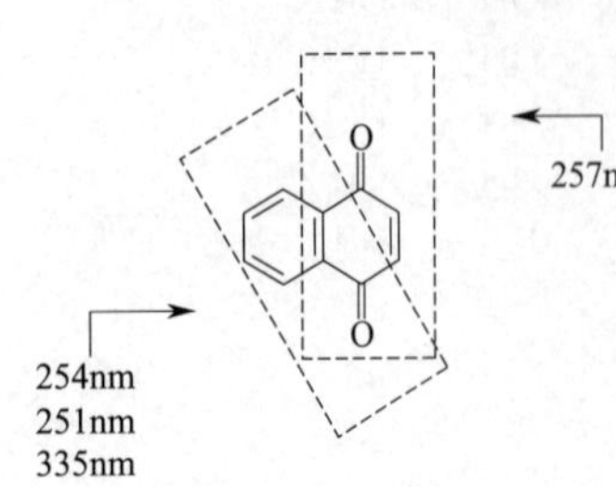

图 4.2 萘醌类吸收峰位与结构关系

当分子结构中引入含氧基团（—OH、—OCH_3）等助色团后，可引起分子中相应的吸收峰红移。例如 1,4-萘醌，当醌环上引入＋I 或＋M 取代基时，只影响 257nm 峰红移，而不影响苯环引起的三个吸收带。如果苯环上引入上述基团如 α-OH 时，将使 335nm 的吸收峰红移到 429nm 处，增加约 100nm。通过紫外吸收变化这一规律，对结构的推断有一定的指导意义。

(二) 蒽醌类成分的紫外波谱特征

蒽醌母核有四个吸收峰，分别由苯样结构（a）及醌样结构（b）引起，如下图所示：

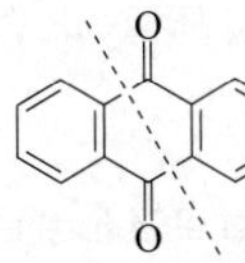

252nm 325nm

(a)

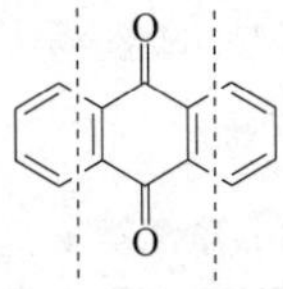

272nm 405nm

(b)

羟基蒽醌衍生物的紫外吸收与蒽醌母核大致相同，多数在230nm附近还有一个强的吸收峰，因此，羟基蒽醌成分有第Ⅰ、Ⅱ、Ⅲ、Ⅳ、Ⅴ五个峰。

第Ⅰ峰：230nm左右，此吸收峰的变化与羟基数目、取代位置有关，酚羟基的数目越多，吸收峰的波长越长。第Ⅰ峰的最大吸收波长（λ_{max}）与羟基数目、取代位置的关系见表4.1。

表4.1　羟基蒽醌衍生物的紫外吸收光谱（第Ⅰ峰）

OH数	OH位置	λ_{max}/nm
1	1-; 2-	222.5
2	1, 2-; 1, 4-; 1, 5-	225
3	1, 2, 8-; 1, 4, 8-;1, 2, 6-; 1, 2, 7-	230 ±2.5
4	1, 4, 5, 8-; 1, 2, 5, 8-	236

第Ⅱ峰：240～260nm（由苯样结构引起）。

第Ⅲ峰：262～295nm（由醌样结构引起），主要受β-酚羟基的影响，β-酚羟基的存在可使该带红移，且吸收强度增加。

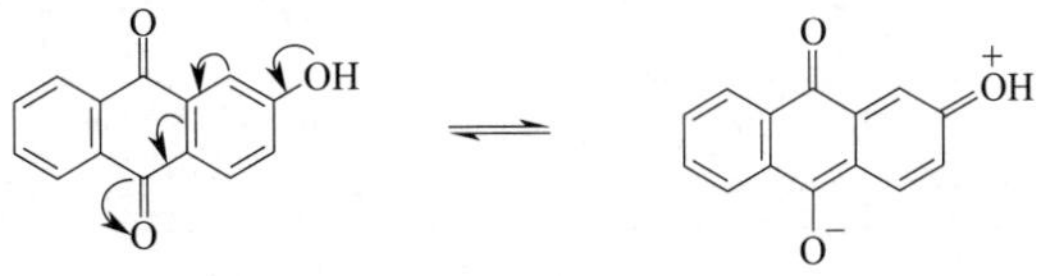

第Ⅳ峰：305～389nm（由苯样结构引起），受供电子基的影响，规律为：当α位上有$—CH_3$、—OH、$—OCH_3$时，峰位红移，但吸收强度降低；当取代基处于β位时，则吸收强度增大。

第Ⅴ峰：主要受α-OH的影响，α-OH数目越多，峰带红移值越大。见表4.2。

表4.2　羟基（α-OH）蒽醌衍生物的紫外吸收影响（第Ⅴ峰）

α-OH数		λ_{max}(lgε)/nm
无		356～362.5(3.30～3.88)
1		400～420
2	1,5-二羟基	418～440
	1,8-二羟基	430～450
	1,4-二羟基	470～500(近500nm处有一肩峰)
3		485～530(2个至多个吸收)
4		540～560(多个重峰)

二、醌类化合物的红外光谱特征

醌类化合物红外光谱的主要特征是羰基、双键和苯环的吸收峰。羟基蒽醌类化合物中羰基的伸缩振动吸收峰位与分子中 α-酚羟基的数目及位置关系有较强的规律性，对推测结构中 α-酚羟基的取代情况有重要的参考价值。9,10-蒽醌类化合物 α-羟基的数目及位置对 $\nu_{C=O}$ 吸收的影响如表 4.3 所示。

表 4.3 蒽醌类 $\nu_{C=O}$ 与 α-OH 的数目及位置的关系

α-OH 的数目	$\nu_{C=O}$ /cm^{-1}	α-OH 的数目	$\nu_{C=O}$ /cm^{-1}
无	1678～1653	2(1,8-)	1678～1661、1626～1616
1	1675～1647、1637～1621	3	1616～1592
2(1,4-和 1,5-)	1645～1608	4	1592～1572

三、醌类化合物的^{1}H NMR 谱特征

（一）醌环上的质子

醌类化合物中，当苯醌和萘醌的醌环上无取代基时，醌环上的质子的化学位移（δ）值分别为 6.72（s）及 6.95（s）。醌环上的质子因取代基的影响而引起化学位移的变化基本上与顺式乙烯的情况类似。对苯醌或 1，4-萘醌当醌环上有一个供电基团取代时（$-OCH_3$，$-OH$，$-OCOCH_3$，$-CH_3$），位移变化如表 4.4 所示。

表 4.4 某些 1,4-萘醌的^{1}H NMR 谱（60MHz）δ 值

1,4-萘醌	H2	H3	H5	H6	H7	H8	其他
母体	6.95	6.95	8.06(m)	7.73(m)	7.76（m）	8.07（m）	
2-甲基-	—	6.79	—	—	—	—	CH_3，2.13（d）
2-羟基-	—	6.37	—	—	—	—	
2-甲氧基-	—	6.17	—	—	—	—	OCH_3，3.89
2-乙酰氧基-	—	6.76	—	—	—	—	
2-乙酰基-	—	7.06	—	—	—	—	
5-羟基-	6.97	6.97	—	7.25（m）	7.60（m）	7.70（m）	OH，11.07
5-羟基-7-甲基-	6.91	6.91	—	7.08（d）	—	7.41（d）	OH，11.17；
5-羟基-3,7-二甲氧基-	6.98	—	—	6.60（d）	—	7.18（d）	CH_3，2.42 CH_3，2.42 OH，11.03
5,8-二羟基-	7.13	7.13		7.13	7.13		OH，12.57
5,8-二羟基-2-甲氧基-	—	6.17	—	7.23	7.23		OH，12.37，12.83
5,8-二羟基-2-乙基-	—	6.84	—	7.20	7.20		OH，12.55，12.40
5,8-二羟基-2,7-二甲氧基-	—	6.40	—	6.40	—		OH，13.88，12.30

（二）芳环上的质子

在醌类化合物中，具有芳氢的只有萘醌（最多四个）及蒽醌（最多八个），可分为 α-H 及 β-H 两类。其中 α-H 因处于 C═O 的负屏蔽区，受影响较大，共振信号出现在低场，化学位移值较大；β-H 受 C═O 的影响较小，共振信号出现在较高场，化学位移值较小。1,4-萘醌的共振信号分别出现在 8.06（α-H）及 7.73（β-H），9,10-蒽醌的芳氢信号出现在 8.07（α-H）及 7.67（β-H）。当有取代基时，峰的数目及峰位都会改变。

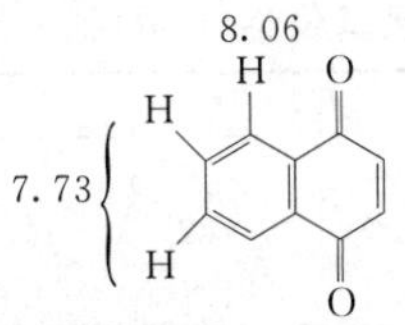

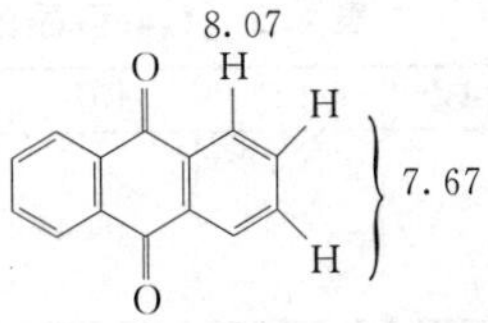

(三) 取代基质子

在醌类化合物中，特别是蒽醌类化合物中常见的各类取代基质子的化学位移 δ 值有如下规律。

(1) 甲氧基 一般在 δ 3.8～4.2，呈现单峰。

(2) 芳香甲基 一般在 δ 2.1～2.5，α-甲基可出现在 δ 2.7～2.8，均为单峰。若甲基邻位有芳香质子，则因烯丙偶合而出现宽单峰。

(3) 羟甲基（$—CH_2OH$） CH_2 的化学位移一般在 δ 4.4～4.7，呈单峰，但有时因为与羟基质子偶合而出现双峰。羟基吸收一般在 δ 4.0～6.0。

(4) 乙氧甲基（$—CH_2—O—CH_2—CH_3$） 与芳环相连的 CH_2 的化学位移一般在 δ 4.4～5.0，为单峰。乙基中 CH_2 则在 δ 3.6～3.8，为四重峰；CH_3 在 δ 1.3～1.4，为三重峰。

(5) 酚羟基 α-羟基与羰基能形成氢键，其氢键信号出现在最低场。当分子中只有一个 α-羟基时，其化学位移值大于 δ 12.25。当两个羟基位于同一羰基的 α-位时，分子内氢键减弱，其信号在 δ 11.6～12.1。β-羟基的化学位移在较高场，邻位无取代的 β-羟基在 δ 11.1～11.4，而邻位有取代的 β-羟基，化学位移值小于 10.9。

四、醌类化合物的 ^{13}C NMR 谱特征

常见的 ^{13}C NMR 谱以碳信号的化学位移为主要参数，这里主要介绍 1,4-萘醌及 9,10-蒽醌类的 ^{13}C NMR 特征。

(一) 1，4-萘醌类化合物的 ^{13}C NMR 谱

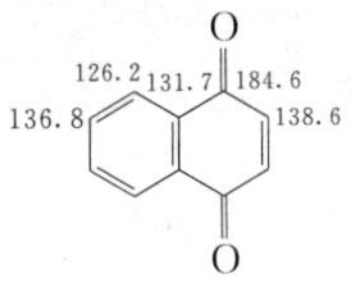

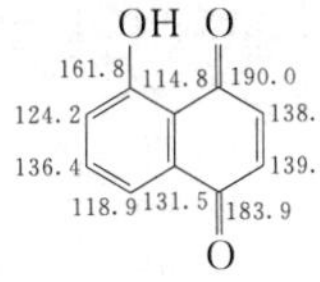

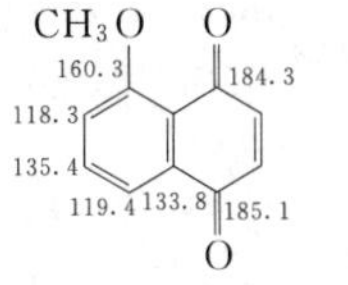

1. 醌环上取代基的影响

取代基对醌环碳信号化学位移的影响与简单烯烃的情况相似。例如，C3 位有—OH 或—OR 取代时，引起 C3 向低场位移约 20，并使相邻的 C2 向高场位移约 30。如果 C2 位有烃基（R）取代时，可使 C2 向低场位移约 10，C3 向高场位移约 8，且 C2 向低场位移的幅度随烃基 R 的增大而增加，但 C3 则不受影响。但 C2 及 C3 的取代对 C1 及 C4 的化学位移没有明显影响。

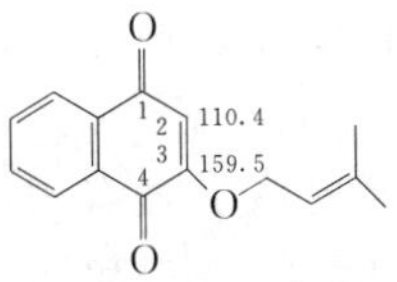

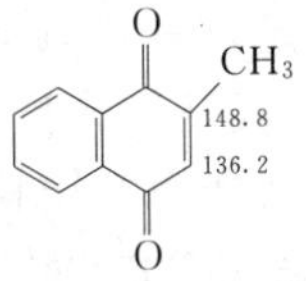

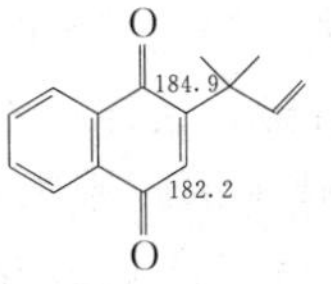

2. 苯环上取代基的影响

在 1,4-萘醌中，当 C8 位有—OH、$—OCH_3$ 或 $—OCOCH_3$ 时，因取代基引起的化学位移变化如表 4.5 所示。当取代基增多时，可借助 DEPT 技术或 2D NMR 技术对 ^{13}C NMR 信号进行归属。

表 4.5 1,4-萘醌的取代基位移（Δδ）

取代基	1-C	2-C	3-C	4-C	5-C	6-C	7-C	8-C	9-C	10-C
δ-OH	+5.4	−0.1	+0.8	−0.7	−7.3	+2.8	−9.4	+35.0	−16.9	−0.2
δ-OCH_3	−0.6	−2.3	+2.4	+0.4	−7.9	+1.2	−14.3	+33.7	−11.4	+2.7
δ-$OCOCH_3$	−0.6	−1.3	+1.2	−1.1	−1.3	+1.1	−4.0	+23.0	−8.4	+1.7

注：+表示向低场位移；−表示向高场位移。

（二）9,10-蒽醌类化合物的^{13}C NMR 谱

蒽醌母核及 α-位有一个—OH 或—OCH_3时，其^{13}C NMR 的化学位移如下所示：

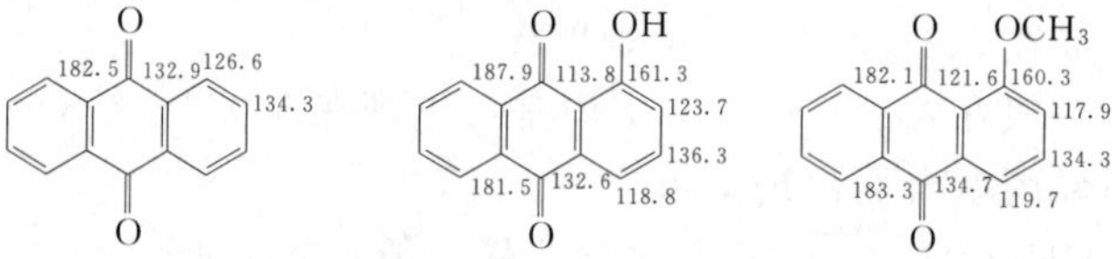

当蒽醌母核每一个苯环上只有一个取代基时，母核各碳信号化学位移值呈现规律性的变化。按照表 4.6 取代基位移值进行推算所得的计算值与实验值很接近，误差一般在 0.5 以内。可是当两个取代基在同环时则产生较大偏差，须在上述位移的基础上做进一步修正。

表 4.6 蒽醌^{13}C NMR 的取代基位移值（Δδ）

C	C1—OH	C2—OH	C1—OCH_3	C2— OCH_3	C1—CH_3	C2—CH_3	C1—$OCOCH_3$	C2—$OCOCH_3$
1-C	+34.73	−14.37	+33.15	−17.13	+14.0	−0.1	+23.59	−6.53
2-C	−10.63	+28.76	−16.12	+30.34	+4.1	+10.1	−4.84	+20.55
3-C	+2.53	−12.84	+0.84	−12.94	−1.0	−1.5	+0.26	−6.92
4-C	−7.80	+3.18	−7.44	+2.47	−0.6	−0.1	−1.11	+1.82
5-C	−0.01	−0.07	−0.71	−0.13	+0.5	−0.3	+0.26	+0.46
6-C	+0.46	+0.02	−0.91	−0.59	−0.3	−1.2	+0.68	−0.32
7-C	−0.06	−0.49	+0.10	−0.10	+0.2	−0.3	−0.25	−0.48
8-C	−0.26	−0.07	0.00	−0.13	0.0	−0.1	+0.42	+0.61
9-C	+5.36	+0.00	−0.68	+0.04	+2.0	−0.7	+0.86	−0.77
10-C	−1.04	−1.50	+0.26	−1.30	0.0	−0.3	−0.37	−1.13
10a-C	−0.03	+0.02	−1.07	+0.30	0.0	−0.1	−0.27	−0.25
8a-C	+0.09	+0.16	+2.21	+0.19	0.0	−0.1	+2.03	+0.50
9a-C	−17.09	+2.17	−11.96	+2.14	+2.0	−0.2	−7.89	+5.37
4a-C	−0.33	−7.84	+1.36	−6.24	−2.0	−2.3	+1.63	−1.58

当蒽醌母核上仅有一个苯环有取代基，另一苯环无取代基时，被取代的碳原子的化学位移均向低场位移，因取代基的性质不同，取代位置不同，化学位移值有所差别，但被取代的邻位碳原子多数向高场位移。

五、醌类化合物的 2D NMR 谱特征

应用^{13}C NMR 谱分析醌类化合物的结构，虽然提高了分辨率，但由于常规的^{13}C NMR 谱主要应用化学位移（δ）这个单一信息，一般只能按有关经验规律加以计算，并和已知相似化合物比较确定结构。这样得不到取代基取代位置的直接证据。

现代 2D NMR 技术的应用为醌类化合物的结构测定提供了强有力的手段。因为蒽醌类化合物中季碳较多，^{13}C-^{1}H 远程相关谱（COLOC 或 HMBC 谱）和 NOESY 谱对确定蒽醌类化合物中取代基的取代位置具有重要作用。

六、醌类化合物的 MS 谱特征

所有游离醌类化合物 MS 的共同特征是分子离子峰通常为基峰，在裂解过程中出现丢失 1～2 个分子 CO 的碎片离子峰。

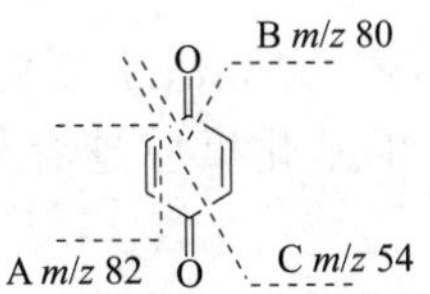

苯醌和萘醌还从醌环上脱去 1 个 CH≡CH 碎片，如果在醌环上有羟基取代，则断裂的同时还伴随有特征的 H 重排。

（一）对苯醌的 MS 特征

① 无取代的苯醌因 A、B、C 三种开裂方式，分别得到 m/z 82、m/z 80 及 m/z 54 三种碎片离子。苯醌母核的主要开裂过程如左图所示。

② 连续脱去 2 个分子的 CO，无取代的苯醌将得到重要的 m/z 52 碎片离子（环丁烯离子）。

−CO　−CO

m/z108　m/z80　m/z52

（二）1,4-萘醌类化合物的 MS 特征

苯环上无取代时，将出现 m/z 104 的特征碎片离子、其分解产物 m/z 76 及 m/z 50 的离子。但苯环上有取代时，上述各峰将相应移至较高 m/z 处。下图为 2,3-二甲基萘醌的开裂方式。

−CO, $-CH_3$　−CO　−CH≡CH　m/z 50

m/z 186　m/z 104　m/z 76

此外，羟基萘醌化合物在裂解中还将经历一个特殊的氢重排过程。醌环上无取代基的 5,8-二羟基-1,4-萘醌会出现 M−54（m/z 136）及 M−56（m/z 134）的双峰等特征峰。

（三）9,10-蒽醌类化合物的 MS 特征

游离蒽醌依次脱去 2 分子 CO，得到 m/z 80（M−CO）和 152（M−2CO），以及它们的双电荷离子峰 m/z 90 和 m/z 76。蒽醌衍生物也经过同样的开裂方式，得到与之相应的碎片离子峰。

−CO　−CO

m/z208　m/z180　m/z152

蒽醌苷类化合物运用电子轰击质谱（EI-MS）常得不到分子离子峰，其基峰一般为苷元离子，需用快原子轰击质谱（FAB-MS）或电喷雾质谱（ESI-MS）才能出现准分子离子峰，以获得分子量的信息。

七、醌类化合物衍生物的制备

醌类化合物结构研究，现在主要是通过对上述各种光谱数据的分析，但有时也须结合必要的衍生物制备等化学方法。在实际工作中主要制备醌类化合物的甲基化或乙酰化的衍生物，对于推测分子中羟基的数目和位置很有意义。

（一）甲基化反应

甲基化反应的难易及作用位置主要取决于醌类化合物苯环上羟基的类型与化学环境以及

甲基化试剂的种类及反应条件。

结构类型及化学环境不同的羟基，甲基化反应按难易顺序依次为：醇羟基，α-酚羟基，β-酚羟基，羧基等。即取代基的酸性越强，基团上质子的解离度越大，甲基化反应越容易进行。

常用甲基化试剂的反应能力强弱及其与反应官能团的大致关系如表 4.7 所示。

表 4.7 甲基化试剂与反应官能团的关系

甲基化试剂的组成	反应官能团
CH_2N_2/Et_2O	—COOH，β-酚羟基，—CHO
$CH_2N_2/Et_2O+MeOH$	—COOH，β-酚羟基，两个 α-酚羟基之一，—CHO
$(CH_3)_2SO_4+K_2CO_3$+丙酮	β-酚羟基，α-酚羟基
$CH_3I+Ag_2O+CHCl_3$	—COOH，所有的酚羟基，醇羟基，—CHO

从表 4.7 可以看出，甲基化试剂 $CH_3I+Ag_2O+CHCl_3$ 的甲基化能力最强，CH_2N_2/Et_2O 液的甲基化能力最弱。据此，采用不同的甲基化试剂，严格控制反应条件可进行选择性甲基化，能得到甲基化程度不同的衍生物，再通过光谱分析和元素分析等手段的运用，很容易确定各个衍生物中甲氧基的数目，对推断原来分子中羟基的数目和位置很有帮助。

（二）乙酰化反应

常用的乙酰化试剂按乙酰化能力强弱顺序排列为：$CH_3COCl>(CH_3CO)_2O>CH_3COOR>CH_3COOH$。

试剂和反应条件不同，影响乙酰化的作用位置，如表 4.8 所示。

表 4.8 乙酰化试剂和反应条件及作用位置

试剂组成	反应条件	作用位置
冰醋酸(加少量乙酰氯)	冷置	醇羟基
醋酐	加热 短时间	醇羟基，β-酚羟基
	长时间	醇羟基，β-酚羟基，两个 α-酚羟基之一
醋酐+硼酸	冷置	醇羟基，β-酚羟基
醋酐+浓硫酸	室温放置过夜	醇羟基，β-酚羟基，α-酚羟基
醋酐+吡啶	室温放置过夜	醇羟基，β-酚羟基，烯醇式羟基

从表 4.8 可以看出，羟基的乙酰化难易程度，以醇羟基最易乙酰化，α-酚羟基则相对较难。乙酰化试剂中醋酐-吡啶的乙酰化能力最强，而冰醋酸最弱。醋酐-吡啶可使环上所有酚羟基乙酰化。如果控制反应时间不同，作用位置也会有些差别，但一般很难掌握。

有时为了保护 α-酚羟基不被乙酰化，可采用醋酐-硼酸作为酰化剂。因为硼酸能和羟基蒽醌中的 α-羟基形成硼酸酯，使 α-羟基不参与乙酰化反应，仅使 β-酚羟基乙酰化。反应产物再用冷水处理，使缔合的 α-硼酸酯水解，游离 α-酚羟基，这样就可以得到 β-羟基的乙酰化产物。

$\xrightarrow{H_3BO_3+Ac_2O}$

AcO　OAc　B　O　O　CH_3　$\xrightarrow{Ac_2O}$　O　OAc　$\xrightarrow{H_2O}$　O　OH　CH_3　O　OAc

八、结构研究实例

4.1　大黄素的结构鉴定

复习思考题

1. 醌类化合物的母核结构特征及其分类有哪些？
2. 常见蒽的结构类型有哪些？写出大黄酚、大黄素、茜草素的结构。
3. 蒽醌类化合物的颜色反应有哪些？其在蒽醌的检识与结构研究中具有什么意义？
4. 蒽醌类化合物的 UV、IR 特征是什么？

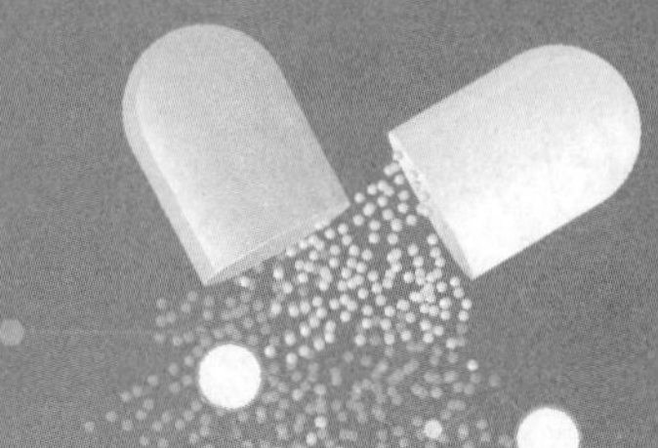

第五章 苯丙素类化合物

第一节 概　　述

苯丙素类（phenylpropanoids）化合物是由一个或多个基本母核为苯环和一个三碳链相连（C_6-C_3）的结构单元衍生而来的天然有机化合物。广泛存在于中药及天然药物中，具有多方面的生物及药理活性。结构类型包括简单苯丙素（simple phenylpropanoids，如苯丙烯、苯丙醇、苯丙醛、苯丙酸及其缩酯等）、香豆素（coumarins）、木脂素（lignans）和木质素（lignins）等。

在生物合成中，苯丙素类化合物均由桂皮酸途径（cinnamic acid pathway）合成而来。糖类经莽草酸途径（shikimic acid pathway）合成芳香氨基酸，包括苯丙氨酸（phenylalanine）和酪氨酸（tyrosine），芳香氨基酸在苯丙氨酸脱氨酶（phenylalanine deaminase，PAL）或酪氨酸脱氨酶（tyrosine deaminase，TAL）的作用下，脱去氨基形成桂皮酸（cinnamic acid）衍生物，并进一步衍生出多种不同的结构类型（图 5.1）。

图 5.1　苯丙素类化合物的生物合成途径

桂皮酸衍生物经羟基化、氧化、还原、醚酯化等反应，生成苯丙烯、苯丙醇、苯丙醛、苯丙酸及其缩酯等简单苯丙素类化合物。在此基础上，经异构化、环合反应生成香豆素类化合物；经缩合反应生成木脂素类化合物。此外，桂皮酸衍生物还可通过氧化、脱羧等反应生成 C_6-C_2、C_6-C_1 和 C_6 等结构单元。

苯丙素类化合物生物合成的关键前体是对羟基桂皮酸（*p*-hydroxy cinnamic acid），单从结构上分析，对羟基桂皮酸可以由苯丙氨酸经脱氨、羟化形成，也可由酪氨酸经脱氨形成。但有研究报道，苯丙氨酸脱氨酶在高等植物中广泛分布，而酪氨酸脱氨酶仅分布在禾本科植物中，且高等植物中几乎不存在使苯丙氨酸氧化成酪氨酸的酶。所以，苯丙素类化合物在生物合成上均来源于苯丙氨酸。本章重点介绍其中的香豆素类和木脂素类化合物。

第二节　香豆素类

香豆素类（coumarins）成分是一类具有苯并 α-吡喃酮母核的天然有机化合物的总称，化学结构上可看成是顺式邻羟基桂皮酸脱水而形成的内酯类化合物。1812 年，Vauquelin 从植物 *Daphne alpina* 中首次得到香豆素类化合物瑞香苷（daphnin），但直到 1930 年才确定化学结构为 8-羟基-7-*O*-*β*-D-葡萄糖基香豆素。1820 年，Vogel 从零陵香属植物 *Coumarouna odorata* 的种子（香豆）中得到具有新鲜干草香气的化合物香豆素，Fittig 等人在 1868 年最终确定了其苯并 α-吡喃酮的化学结构，目前，已经发现的天然香豆素类化合物超过 2000 个，是中药化学成分的一个重要类群。

香豆素类化合物在生物合成上起源于对羟基桂皮酸，在 7-位有含氧官能团取代。已知天然香豆素成分中，只有 40 余个化合物未连接 7-位含氧官能团。因此，无论是从生源途径，还是从化学结构分类上看，7-羟基香豆素（umbelliferone，伞形花内酯）都可以认为是香豆素类化合物的基本母核。

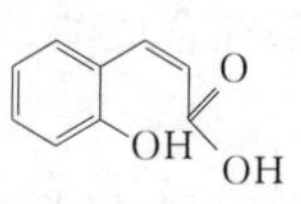

顺式邻羟基桂皮酸 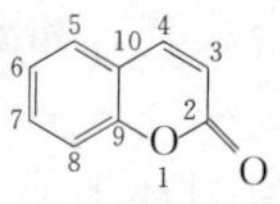　　香豆素 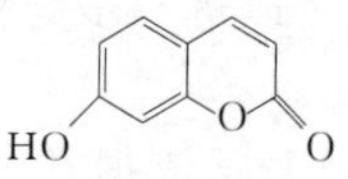　　7-羟基香豆素 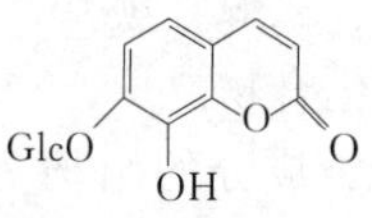　　瑞香苷

香豆素类成分广泛分布于高等植物中，亦有少数来自微生物（如黄曲霉菌、假蜜环菌等）及动物。高等植物以伞形科、芸香科、菊科、豆科、茄科、瑞香科、兰科、木樨科、五加科、藤黄科等植物为代表，富含香豆素类成分。如常用中药独活、白芷、前胡、蛇床子、九里香、茵陈、补骨脂、秦皮、续随子等均含有香豆素类成分。在植物体内，香豆素类成分可分布于花、叶、茎、皮、果实（种子）、根等各个部位，通常以根、果实（种子）、皮、幼嫩的枝叶中含量较高。同科、属植物中的香豆素类成分常具有类似的结构特征，往往是单一类型、多类型或混源香豆素衍生物共存于同一植物中。

香豆素类成分具有多方面的生物活性。秦皮中的秦皮甲素（esculin）和秦皮乙素（esculetin）是治疗痢疾的有效成分。茵陈中的滨蒿内酯（scoparone）以及假蜜环菌中的亮菌甲素（armillarisin A）均具有解痉、利胆作用。蛇床子中的蛇床子素（osthol）可用于杀虫止痒。补骨脂中的呋喃香豆素类成分具有光敏活性，用于治疗白斑病。前胡中的香豆素具有血管扩张作用。胡桐（*Calophyllum lanigerum*）中的香豆素化合物（＋）-calanolide A 是活性很强的 HIV-1 逆转录酶抑制剂。

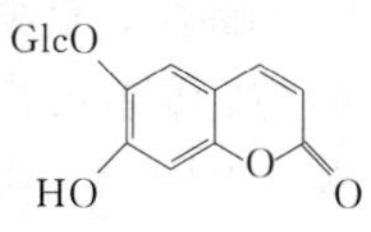

秦皮甲素 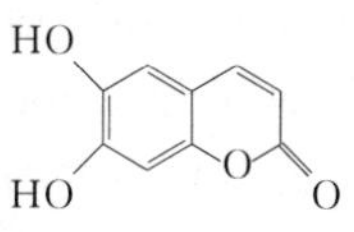　　秦皮乙素 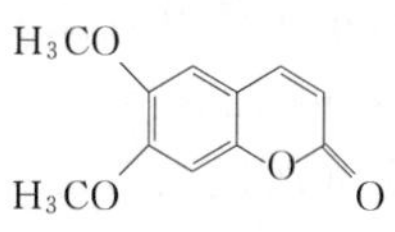　　滨蒿内酯 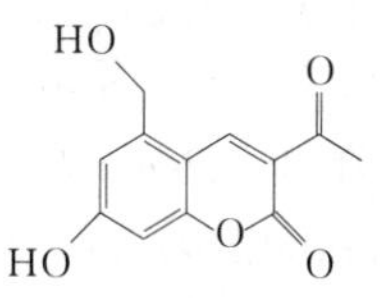　　亮菌甲素

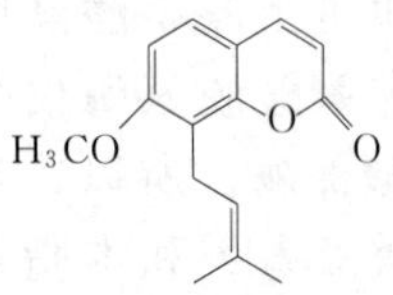

蛇床子素 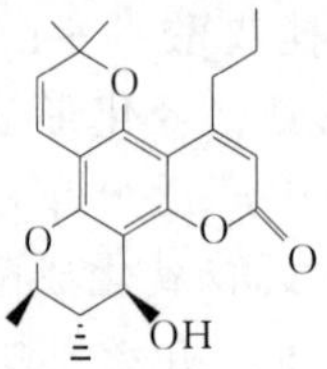　(+)-calanolide A 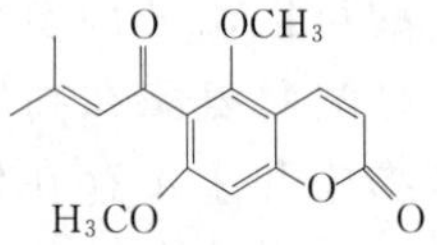　当归内酯 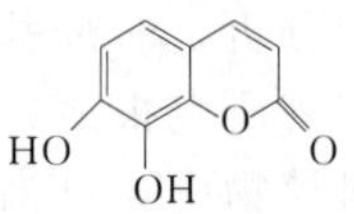　瑞香内酯

一、香豆素类的结构与分类

香豆素类化合物的基本母核为苯并 α-吡喃酮，大多数香豆素类成分只在苯环一侧有取代，也有部分香豆素类成分在 α-吡喃酮环上有取代。在苯环一侧各个位置（5、6、7、8）均可能有含氧官能团取代，常见的含氧官能团为羟基、甲氧基、糖基、异戊烯氧基及其衍生物等；因为 C6、C8 的电负性较高，易于烷基化，故在 6-位、8-位也常见异戊烯基及其衍生物取代，并可进一步与 7-位氧原子环合形成呋喃环或吡喃环。在 α-吡喃酮环一侧，3-位、4-位均可能有取代，常见的取代基团是小分子烷基、苯基、羟基、甲氧基等。

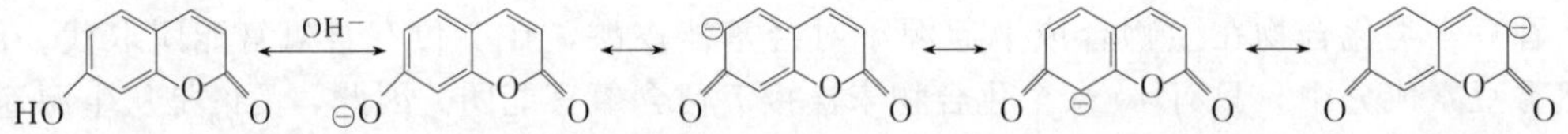

侧链异戊烯基片段的结构衍生与变化是香豆素类化合物结构多样化、复杂化的主要途径。侧链可以由一个、二个、三个或四个异戊烯基以不同的方式相连，其上的双键可以转化为环氧、醇、二醇、羰基，醇又可以进一步与糖缩合成苷，和酰氧基综合成酯，衍生出丰富的香豆素类化合物。

香豆素类成分的结构分类，主要依据在 α-吡喃酮环上有无取代，7-位羟基是否和 6-位、8-位取代异戊烯基缩合形成呋喃环、吡喃环来进行，通常将香豆素类化合物大致分为四类。

（一）简单香豆素类（simple coumarins）

简单香豆素类是指在苯环一侧有取代，且 7-位羟基未与 6-(或 8-) 位取代基形成呋喃环或吡喃环的香豆素类。广泛存在于伞形科植物中的伞形花内酯，秦皮中的秦皮甲素和秦皮乙素，茵陈中的滨蒿内酯，蛇床子中的蛇床子素，独活中的当归内酯（angelicon），瑞香中的瑞香内酯（daphnetin）等均属简单香豆素类。

（二）呋喃香豆素类（furanocoumarins）

香豆素母核上，7-位羟基若与 6-(或 8-) 位取代的异戊烯基缩合成呋喃环，称为呋喃香豆素类。根据呋喃环的相对位置，呋喃环是否饱和等信息可进一步分成不同的亚类。如 6-位异戊烯基与 7-位羟基形成呋喃环，则呋喃环与苯环、α-吡喃酮环处在一条直线上，称为线形（linear）呋喃香豆素；8-位异戊烯基与 7-位羟基形成呋喃环，则呋喃环与苯环、α-吡喃酮环处在一条折线上，称为角形（angular）呋喃香豆素；呋喃环外侧双键被氢化还原，则为二氢呋喃香豆素。

存在于补骨脂中的补骨脂素（psoralen）、牛尾独活（*Heracleum hemsleyanum*）中的佛手柑内酯（bergapten）、白芷中的欧芹素乙（imperatorin）均属线形呋喃香豆素类。存在于紫花前胡（*Peucedanum decursivum*）中的紫花前胡苷（nodakenin）及其苷元紫花前胡内酯（nodakenetin），云前胡（*Peucedanum rubricaule*）中的石防风素（deltoin）均属线形二氢呋喃香豆素类。

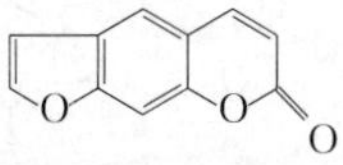

补骨脂素 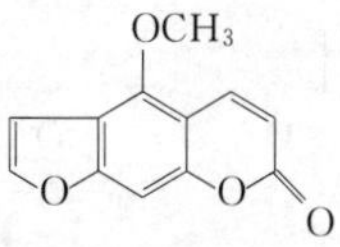　　佛手柑内酯 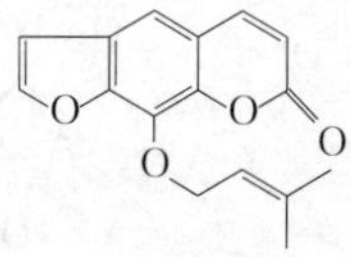　　欧芹素乙

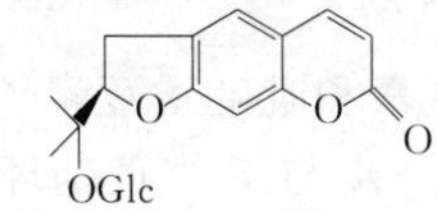

紫花前胡苷 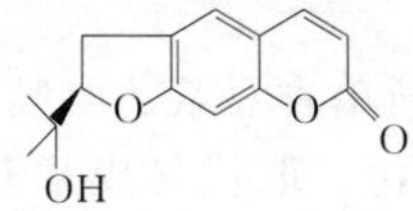　　紫花前胡内酯 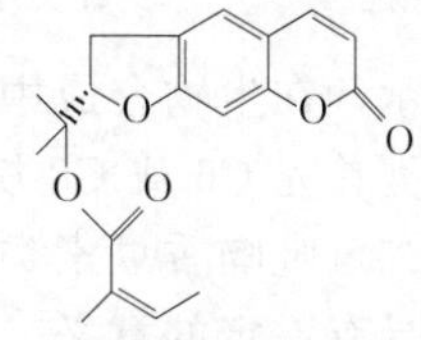　　石防风素

存在于当归中的当归素（angelin），牛尾独活中的虎耳草素（pimpinellin）、异佛手柑内酯（isobergapten）均属角形呋喃香豆素类。独活中的哥伦比亚内酯（columbianadin），旱前胡（*Ligusticum daucoides*）中的旱前胡甲素（daucoidin A）、旱前胡乙素（daucoidin B）均属角形二氢呋喃香豆素类。

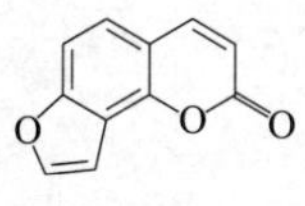

当归素 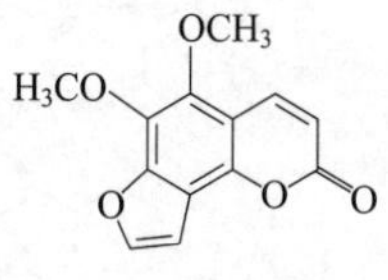　　虎耳草素 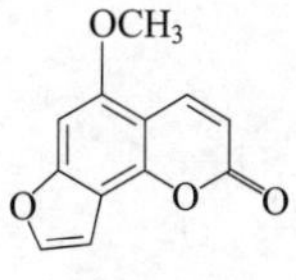　　异佛手柑内酯

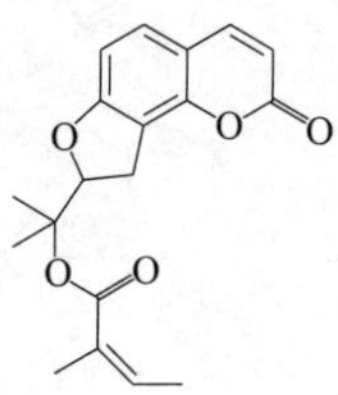

哥伦比亚内酯 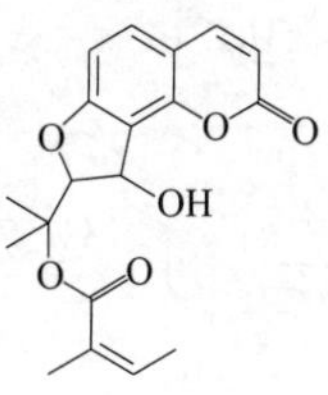　　旱前胡甲素 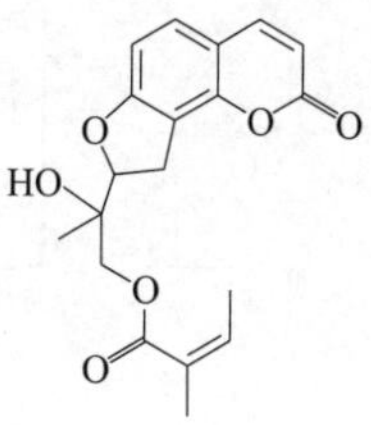　　旱前胡乙素

（三）吡喃香豆素类（pyranocoumarins）

与呋喃香豆素类相似，7-位羟基若与6-（或8-）位取代的异戊烯基缩合成吡喃环，即形成吡喃香豆素类。6-位异戊烯基与7-位羟基形成吡喃环者，称为线形吡喃香豆素；8-位异戊烯基与7-位羟基形成吡喃环者，称为角形吡喃香豆素；吡喃环被氢化，称二氢吡喃香豆素。

从紫花前胡中得到一系列具有抗血小板聚集活性的线形吡喃香豆素，如紫花前胡素（decursidin）、紫花前胡醇［（－）-decursidinol］、紫花前胡香豆素Ⅰ（pd-c-Ⅰ）。白花前胡（*Peucedanum pareruptorum*）中的角形二氢吡喃香豆素成分多为凯尔内酯（khellactone），衍生物亦具有抗血小板聚集、扩张冠状动脉等活性，如北美芹素（pteryxin）、白花前胡丙素［（＋）-praeruptorin C］、白花前胡苷Ⅱ（praeroside Ⅱ）。

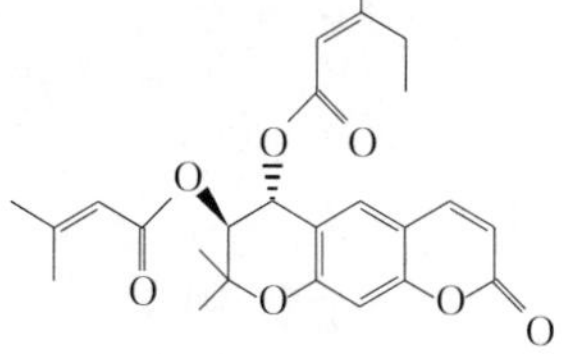

紫花前胡素 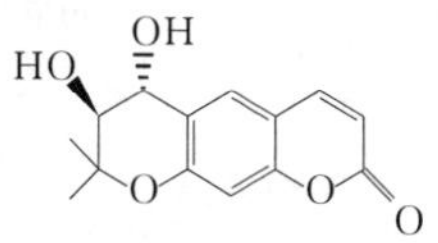　　紫花前胡醇 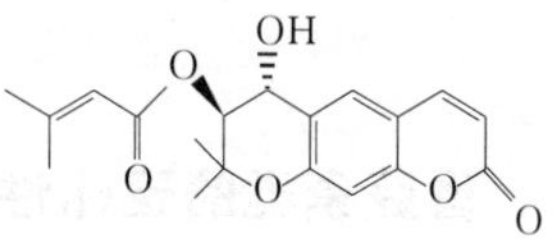　　紫花前胡香豆素Ⅰ

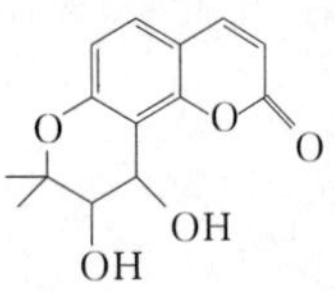

凯尔内酯 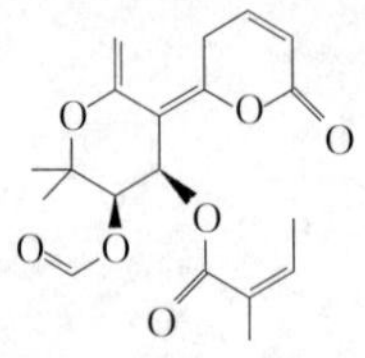　　北美芹素 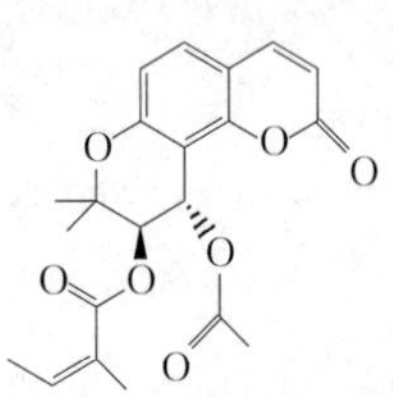　　白花前胡丙素 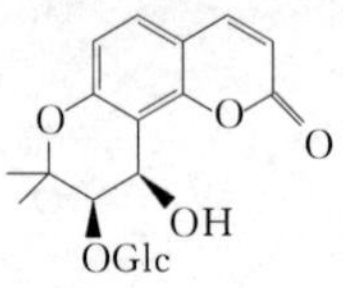　　白花前胡苷Ⅱ

如图 5.2 所示，在生物合成中，简单香豆素、呋喃香豆素和吡喃香豆素类结构的转化过程是简单香豆素类首先 C6 或 C8 烷基化，取代异戊烯基进一步与 7-位羟基环合转化为二氢呋喃香豆素类或二氢吡喃香豆素类，再进一步可以形成呋喃香豆素类或吡喃香豆素类，在植物化学分类学中具有一定的意义。

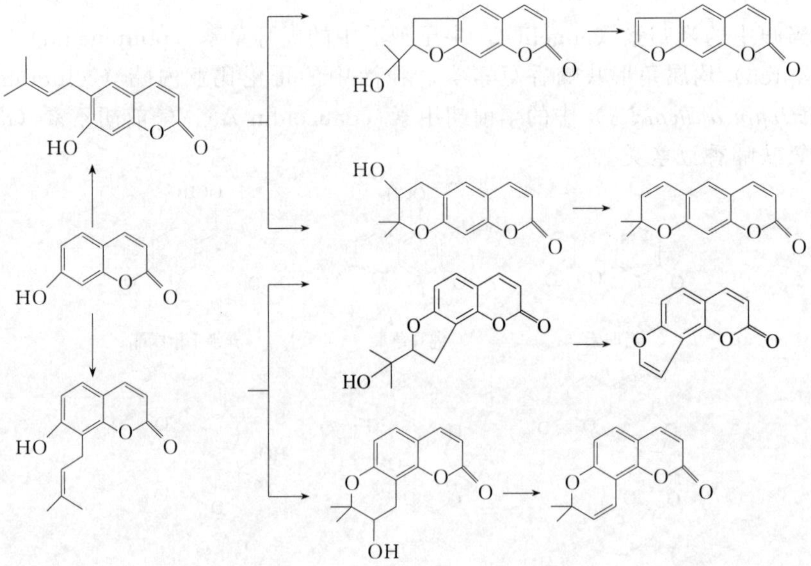

图 5.2　简单香豆素、呋喃香豆素和吡喃香豆素类的生源转化途径

(四) 其他香豆素类

有些天然香豆素类成分不能归属于上述三个类型，包括在 α-吡喃酮环上有取代的香豆素类，如从胡桐中得到的（＋）-calanolide A 的 4-位是烷基取代，具有显著的抗 HIV-1 逆转录酶作用（EC_{50} 0.1μmol/L，IC_{50} 20μmol/L）；香豆素二聚体、三聚体类，如从续随子中得到的双七叶内酯（bisaesculetin）是香豆素二聚体；异香豆素类，如从茵陈中得到的茵陈内酯（capillarin）是异香豆素类成分。

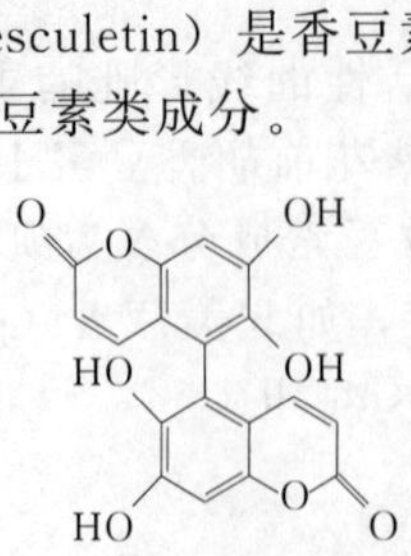

双七叶内酯 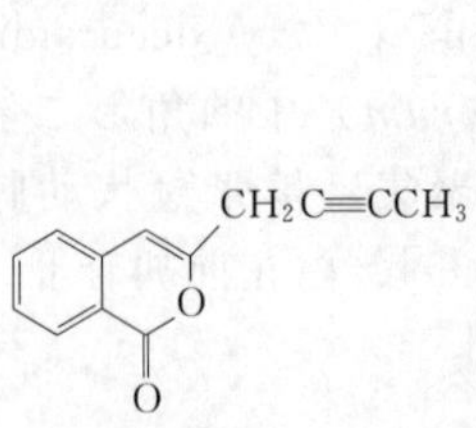　　茵陈内酯

二、香豆素类的理化性质

(一) 性状

游离香豆素类成分多为结晶性物质，但有少数呈玻璃态或液态。分子量小的游离香豆素

类多具有芳香气味与挥发性，能随水蒸气蒸馏，且具升华性。香豆素苷类一般呈粉末或晶体状，不具挥发性，也不能升华。在紫外线照射下，香豆素类成分多显现蓝色或紫色荧光。

（二）溶解性

游离香豆素类成分易溶于乙醚、三氯甲烷、丙酮、乙醇、甲醇等有机溶剂，也能部分溶于沸水，但不溶于冷水。香豆素苷类成分易溶于甲醇、乙醇，可溶于水，难溶于乙醚、三氯甲烷等低极性有机溶剂。

（三）内酯的碱水解

香豆素类分子中具 α,β-不饱和内酯环结构，在碱性条件下可水解开环，生成顺式邻羟基桂皮酸盐。顺式邻羟基桂皮酸盐的溶液经酸化至中性或酸性即闭环恢复成内酯结构。但如果与碱液长时间加热，开环产物顺式邻羟基桂皮酸盐则发生双键构型的异构化，转变为反式邻羟基桂皮酸盐，此时酸化也不能闭环恢复形成内酯结构。

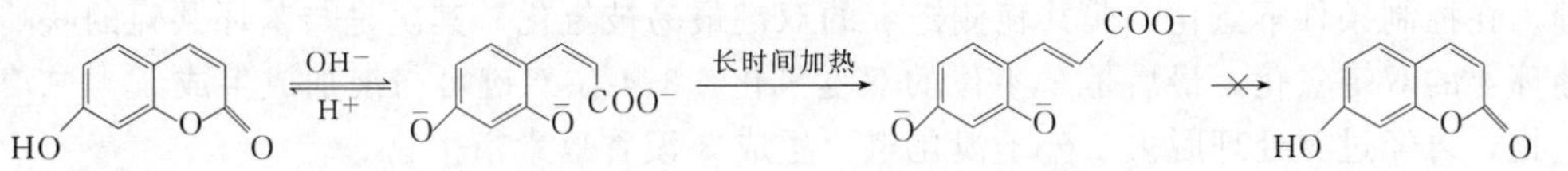

由于香豆素类化合物的结构中往往还含有其他的酯基，因此，在内酯环发生碱水解的同时，其他酯基也会水解，尤其是处在苄基碳上的酯基则极易水解。

（四）与酸的反应

香豆素类化合物分子中若在酚羟基的邻位有不饱和侧链存在，在酸性条件下能环合形成含氧的杂环结构呋喃环或吡喃环；如分子中存在醚键，酸性条件下能水解，尤其是烯醇醚和烯丙醚；具有邻二醇结构的香豆素类成分在酸性条件下还会发生结构重排。

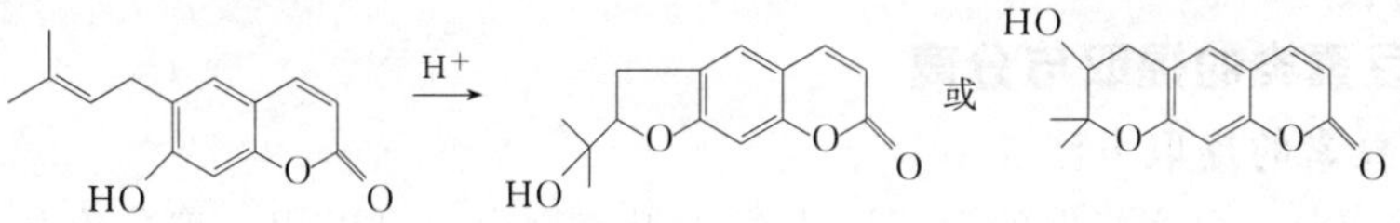

（五）显色反应

(1) *异羟肟酸铁反应* 香豆素类成分具有的内酯结构，在碱性条件下开环，与盐酸羟胺缩合生成异羟肟酸，在酸性条件下再与 Fe^{3+} 络合而显红色。

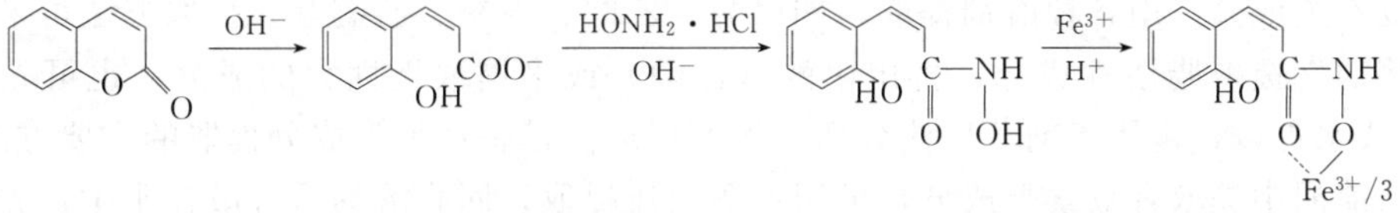

(2) *酚羟基反应* 香豆素类成分常有酚羟基取代，可与三氯化铁溶液反应产生绿色至墨绿色沉淀。

(3) *Gibb's 反应* 香豆素类成分在碱性条件（pH 9～10）下内酯环水解生成酚羟基，如果其对位（6-位）无取代基，则能与2,6-二氯（溴）苯醌氯亚胺（Gibb's 试剂）反应而显蓝色。利用此反应可判断香豆素分子中6-位是否有取代基存在。

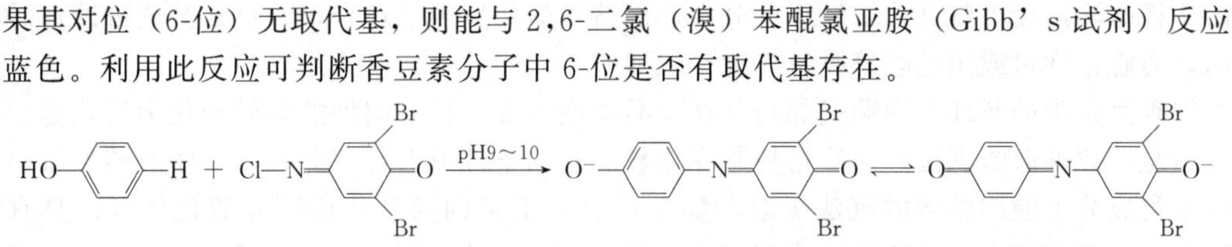

（蓝色）

（4）Emerson 反应　与 Gibb's 反应类似，香豆素类成分如在 6-位无取代基，内酯环在碱性条件下开环后与 Emerson 试剂（4-氨基安替比林和铁氰化钾）反应生成红色。此反应也可用于判断 6-位有无取代基存在。

HO—⟨苯环⟩—H ＋ （4-氨基安替比林，H_2N） $\xrightarrow[K_3Fe(CN)_6]{[O]}$ （产物，O=⟨环⟩=N—）

（红色）

（六）双键的加成反应

香豆素类成分除 3,4-位双键外，还可能有呋喃环或吡喃环上的双键、侧链取代基上的双键。在控制条件下氢化，非共轭侧链上的双键最易被氢化，其次是与苯环共轭的呋喃环或吡喃环上的双键氢化，最后是 3,4-位的双键氢化。3,4-位双键可与溴加成生成 3,4-二溴加成衍生物，再经过碱处理脱去 1 分子溴化氢，生成 3-溴香豆素衍生物。

（七）氧化反应

香豆素类成分也能发生氧化反应，常用的氧化剂有高锰酸钾、铬酸、臭氧等。由于这些氧化剂的氧化能力不同，香豆素发生氧化反应生成的产物也不同，可用于香豆素类化合物的结构确证。如高锰酸钾能使香豆素类 3,4-位双键发生氧化断裂而生成水杨酸的衍生物；铬酸一般只氧化侧链，也能氧化苯环为醌式结构，但不破坏 α-吡喃酮环。臭氧氧化首先发生在侧链双键，然后是呋喃环或吡喃环上的双键，最后才是 3,4-位双键。但是，目前这些反应已基本不再被应用。

三、香豆素类的提取与分离

（一）香豆素的提取方法

香豆素类成分多以亲脂性的游离形式存在于植物中，可以用一般的有机溶剂，如乙醚、三氯甲烷、丙酮等提取，而香豆素苷类因极性增大而具亲水性，可选亲水性溶剂，如甲醇、乙醇或水提取。此外，香豆素类成分具有内酯结构，亦可用碱溶酸沉法提取；部分小分子香豆素类成分具有挥发性，可用水蒸气蒸馏法提取。

1. 溶剂提取法

香豆素类成分可用各种溶剂提取，如甲醇、乙醇、丙酮、乙醚等。提取方法可采用乙醚等有机溶剂先提取脂溶性成分，再用甲醇（乙醇）或水提取极性大的成分。也可先用甲醇（乙醇）或水提取，再用溶剂萃取法分离。溶剂提取法是香豆素类成分提取的主要方法。

如从前胡中提取香豆素类成分，可用乙醇回流提取，回收溶剂后分散在水中，先以乙酸乙酯萃取得到游离香豆素等脂溶性部分，再以正丁醇萃取得到香豆素苷类。

2. 碱溶酸沉法

用溶剂法提取香豆素类成分，常有大量中性杂质存在，可利用香豆素类具有内酯结构，能溶于稀碱溶液而可与其他中性成分分离，碱溶液酸化后内酯环合，香豆素类成分即可游离析出，离心、滤过或用乙醚等有机溶剂萃取即得。

因香豆素类的开环产物顺式邻羟基桂皮酸盐在碱液中长时间加热会异构化为反式邻羟基桂皮酸盐，故碱溶酸沉法必须严格控制在比较温和的条件下进行。此外，一些对酸碱敏感的香豆素类成分不能用碱溶酸沉法提取，如 8-位具有酰基则碱开环后不能酸化闭环；具有侧链酯基的会碱水解；具有烯丙醚或邻二醇结构的会在酸的作用下发生水解或结构重排。

3. 水蒸气蒸馏法

小分子的香豆素类成分可利用其挥发性，采用水蒸气蒸馏法提取。

（二）香豆素的分离方法

天然香豆素类成分往往是结构类似、极性相近的一个或几个亚类型的香豆素类化合物共存，除溶剂法外，常采用色谱法进行分离纯化。常用的色谱分离方法有柱色谱、制备薄层色谱和高效液相色谱。

柱色谱分离一般采用硅胶为吸附剂，洗脱剂可先用薄层色谱试验筛选，游离香豆素常用的洗脱溶剂系统有环己烷（石油醚）-乙酸乙酯、环己烷（石油醚）-丙酮、三氯甲烷-丙酮等。香豆素苷类的分离可用反相硅胶（RP-18、RP-8 等）柱色谱，常用的洗脱溶剂系统有水-甲醇、甲醇-三氯甲烷等。此外，葡聚糖凝胶 Sephadex LH-20 柱色谱等也可用于香豆素类成分的分离。氧化铝一般不用于香豆素类成分的柱色谱分离。

近年来，高效液相色谱用于分离香豆素类成分已经较为普遍，尤其是对极性很小的多酯基香豆素类、极性较强的香豆素苷类的分离效果好。游离香豆素类，一般用正相色谱（Si-60 等）或反相色谱，香豆素苷类一般用反相色谱（RP-18、RP-8 等）。如独活中用常规柱色谱难以分离的独活醇 C（angelol C）、独活醇 L（angelol L）、独活醇 J（angelol J）等化合物，可用正相色谱［Shim-pack PREP-SIL，三氯甲烷-甲醇（50：1）洗脱］，结合反相色谱［RP-18，甲醇-水（6：4）洗脱］分离。

香豆素类成分在薄层色谱上很容易以荧光定位斑点，制备薄层色谱也可用于香豆素类成分的分离，游离香豆素类可用环己烷（石油醚）-乙酸乙酯系统，香豆素苷类可用三氯甲烷-甲醇-水系统。

（三）香豆素的检识

1. 理化检识

（1）荧光　香豆素类化合物在紫外线（365nm）照射下一般显蓝色或紫色的荧光，可用于检识。7-羟基香豆素类往往有较强的蓝色荧光，加碱后其荧光增强，颜色变为绿色；羟基香豆素醚化，或导入非羟基取代基往往使荧光强度减弱、色调变紫；多烷氧基取代的呋喃香豆素类一般呈黄绿色或褐色荧光。

（2）显色反应　香豆素类物质分子中常具有内酯、酚羟基等结构，通过这些基团的显色反应，能为检识与鉴别香豆素类成分提供参考。常用异羟肟酸铁反应检识香豆素内酯环的存在与否，三氯化铁溶液的反应判断酚羟基的有无，Gibb’s 反应和 Emerson 反应可用来检查 6-位是否有取代基。

2. 色谱检识

香豆素类成分一般用薄层色谱检识，常用硅胶作为吸附剂，游离香豆素类可用环己烷（石油醚）-乙酸乙酯（5：1～1：1）、三氯甲烷-丙酮（9：1～5：1）等溶剂系统展开。香豆素苷类可依极性选用不同比例的三氯甲烷-甲醇作展开剂。在紫外线（365nm）下观察，香豆素类成分在色谱上多显蓝色、紫色荧光斑点，或用异羟肟酸铁试剂喷雾显色。此外，纸色谱、聚酰胺色谱也可用于香豆素类化合物的检识。

四、香豆素类的结构研究

香豆素类化合物主要利用各种波谱方法进行结构测定，现将常用的结构测定方法介绍如下。

（一）红外光谱（IR）

在红外光谱中，香豆素类化合物的内酯结构在 1750～1700cm^{-1} 显示一个强的吸收，这个吸收峰一般是其红外光谱的最强峰。同时，内酯也在1270～1220cm^{-1}、1100～1000cm^{-1}出现强的吸收。芳环一般在1660～1600cm^{-1}之间出现三个较强的吸收。根据这些特征可以确定香豆素类母核结构，并区别于黄酮类、色原酮类、木脂素类。如果是呋喃香豆素类，其呋喃环C—H在3175～3025cm^{-1}有弱小但非常尖锐的双吸收峰。这些区域的吸收是香豆素类化合物红外光谱上具有鉴别特征的重要信号。

(二) 紫外光谱（UV）

香豆素类成分的紫外光谱主要有苯环和α-吡喃酮结构的吸收。未取代的香豆素在274nm（lgε=4.03）和311nm（lgε=3.72）处有最大吸收，分别为苯环、α-吡喃酮产生的吸收峰。当香豆素母核上引入取代基时，常引起吸收峰位置的变化。烷基取代对其影响不大，但含氧官能团取代会使主要吸收峰红移。如7-位引入含氧取代基（7-羟基、7-甲氧基或7-*O*-糖基等），则在217nm及315～325nm处出现强吸收峰（lgε约为4）。含有酚羟基的香豆素类成分，在碱性溶液中的吸收峰有显著的红移现象，且吸收有所增强。

(三) 核磁共振谱（NMR）

在^{1}H NMR谱中，母核3、4-位无取代的香豆素类成分的H3、H4构成AB偶合系统，为一组dd峰，具有较大的偶合常数（9.0～9.5Hz），由于受内酯环羰基的吸电子共轭效应的影响，H4向低场移动，出现在δ7.50～8.20，H3出现在δ6.10～6.50。天然香豆素类化合物绝大多数在3、4-位无取代，因此，这一组dd峰是香豆素类化合物^{1}H NMR上最具鉴别特征的典型信号。

苯环上的5-位、6-位、8-位质子的信号和一般芳环的质子信号特征类似。如为7-位取代香豆素类，H5因和H6邻位偶合，呈现为d峰（*J*约为8.0Hz），且受内酯环羰基的影响，出现在低场；H6与H5、H8分别偶合，呈现为dd峰（*J*约为8.0Hz、2.0Hz）；H8因和H6间位偶合，呈现为d峰（*J*约为2.0Hz）。如为5-位、7-位取代香豆素类，就只有H6和H8两个呈间位偶合的质子信号。如为6-位、7-位取代香豆素，则H5和H8分别呈现为单峰信号，线形呋喃或吡喃香豆素类也属此类取代模式。如为7-位、8-位取代，则只有H5和H6两个呈邻位偶合的质子信号，角形呋喃或吡喃香豆素类亦属此类取代模式。

香豆素类母核H8和H4在高分辨谱上能观察到远程偶合，偶合常数为0.6～1.0Hz。呋喃香豆素类成分呋喃环上两个质子是AB系统，其吸收各以d峰分别出现在δ 7.50～7.70和δ6.70～7.20处，具有特征的偶合常数（2.0～2.5Hz）。芳环上如有甲氧基取代，一般以单峰出现在δ3.8～4.0处。此外，香豆素类分子结构中常见的结构片段，如异戊烯基、乙酰氧基、当归酰氧基、千里光酰氧基等，也有相应的^{1}H NMR特征。伞形花内酯等5个化合物（结构式见前文）的^{1}H NMR数据见表5.1。

表5.1 示例香豆素类化合物的^{1}H NMR数据

位号	Ⅰ	Ⅱ	Ⅲ	Ⅳ	Ⅴ
	δ①	δ①	δ②	δ①	δ②
3	6.27(d,9.6)	6.21(d,9.5)	6.28(d,9.9)	6.18(d,9.5)	6.20(d,9.5)
4	7.63(d,9.6)	7.88(d,9.5)	8.15(d,9.9)	7.89(d,9.5)	7.64(d,9.5)
5	7.35(d,8.2)	7.07(s)		7.47(s)	7.40(d,8.5)
6	6.80(dd,8.2,2.5)				6.82(d,8.5)
8	6.69(d,2.5)	6.65(s)	7.13(s)	6.79(s)	

续表

位号	Ⅰ	Ⅱ	Ⅲ	Ⅳ	Ⅴ
	δ①	δ①	δ②	δ①	δ②
2′			7.64(d,2.5)	4.71(t,7.6)	
3′			7.04(d,2.5)	3.22(d,7.6)	5.34(d,5.6)
4′					6.62(d,5.6)
偕二甲基				1.16,1.29(s)	1.451.48(s)

① 在 DMSO-d_6中测试。

② 在 $CDCl_3$中测试。

注：Ⅰ. 伞形花内酯，Ⅱ. 秦皮乙素，Ⅲ. 佛手柑内酯［甲氧基信号为δ 4.37（s）］，Ⅳ. 紫花前胡苷元，Ⅴ. 北美芹素［3′-乙酰氧基信号为δ 2.11（s），4′-当归酰氧基信号为 δ 6.05（br. q，J = 7.0Hz）、2.01（br. d，J=7.0Hz）、1.90（br. s）］。

^{13}C NMR 谱在香豆素类成分的结构测定上有重要作用，尤其是对香豆素苷类结构研究中糖的连接位置和连接顺序均可提供重要的信息。香豆素类成分母核骨架 9 个碳原子中，C7 如连接羟基或其他含氧基团，信号向低场移动，与 C2 的酯羰基碳均出现在 δ 160.0 左右。母核上的 C3、C4 因无取代，且受苯环的影响较小，其化学位移的范围亦较有规律，如一般 C3 出现在 δ 110.0～113.0，C4 出现在 δ 143.0～145.0 的区域内。此外，母核上的 2 个季碳常出现的区域为：C9 在 δ 149.0～154.0，C10 在 δ 110.0～113.0。这些信号是香豆素类母核的特征之一。伞形花内酯等 5 个化合物（结构式见前文）的^{13}C NMR 数据见表 5.2。

表 5.2 示例香豆素类化合物的^{13}C NMR 数据

位号	Ⅰ	Ⅱ	Ⅲ	Ⅳ	Ⅴ
	δ①	δ①	δ②	δ①	δ②
2	161.3	161.4	160.8	160.6	159.7
3	111.5	112.1	112.9	112.2	113.3
4	144.6	144.3	139.4	144.7	143.2
5	130.0	113.1	149.9	124.0	129.3
6	113.2	143.2	113.0	125.6	114.4
7	160.5	151.2	158.7	163.4	157.1
8	102.3	103.0	93.7	96.8	107.4
9	155.7	149.7	153.3	155.2	154.3
10	111.4	111.4	106.6	111.2	112.6
2′			145.5	90.0	77.3
3′			105.7	29.8	70.6
4′				71.6	60.2
偕二甲基				25.8；24.7	25.4；22.2

① 在 DMSO-d_6中测试。

② 在 $CDCl_3$中测试。

注：Ⅰ. 伞形花内酯，Ⅱ. 秦皮乙素，Ⅲ. 佛手柑内酯（甲氧基信号为 δ 60.1），Ⅳ. 紫花前胡苷元，Ⅴ. 北美芹素（3′-乙酰氧基信号为 δ 171.2、21.3，4′-当归酰氧基信号为 δ 168.1、128.9、137.2、21.1、15.6）。

（四）质谱（MS）

香豆素类化合物在 EI-MS 中大多具有强的分子离子峰，简单香豆素和呋喃香豆素类的分子离子峰经常是基峰。由于香豆素类分子中一般具有多个和芳环连接的氧原子、羟基、甲氧基，故其质谱经常出现一系列连续失去—CO、—OH 或 H_2O、甲基或甲氧基的碎片离子峰。

此外，香豆素类成分经常具有异戊烯基、乙酰氧基、五碳不饱和酰氧基等常见官能团，在裂解过程中也会出现一系列特征碎片离子峰（图 5.3）。这些离子峰信号均是香豆素类化合物质谱的主要特征。

图 5.3　香豆素类化合物的质谱裂解规律

（五）结构研究实例

5.1　结构研究实例

第三节　木　脂　素

木脂素（lignans）是由两分子（少数为三分子或四分子）苯丙素衍生物聚合而成的一类天然产物，主要存在于植物的木质部和树脂中，多数呈游离状态，少数与糖结合成苷。木脂素类在自然界中分布较广。从二十余种五味子属植物分离、鉴定出 150 多种木脂素；从胡椒属植物中分离出近 30 种木脂素。木脂素类化合物具有多方面的生物活性，如五味子科木脂素成分五味子酯甲、乙、丙和丁（schisantherins A，B，C，D）能保护肝脏和降低血清 GPT 水平；从愈创木树脂中分得的二氢愈创木脂酸（dihydroguaiaretic acid，DGA）是一个具有广泛生物活性的化合物，尤其是对合成白三烯的脂肪氧化酶和环氧化酶具有抑制作用；小檗科鬼臼属八角莲所含的鬼臼毒素类木脂素则具有很强的抑制癌细胞增殖作用。

一、木脂素的结构与分类

组成木脂素的单体主要有四种：桂皮酸（cinnamic acid），桂皮醇（cinnamic alcohol），丙烯苯（propenyl benzene）和烯丙苯（allyl benzene），偶有桂皮醛（cinnamaldehyde）。

前两种单体的侧链 γ-碳原子是氧化型的，而后两种单体的 γ-碳原子是非氧化型的。

组成木脂素的 C_6-C_3 单体的结合位置不同，形成了不同类型的木脂素。最早 Haworth 把 C_6-C_3 单元侧链通过 β-碳聚合而成的化合物称为木脂素类，后来 Gottlich 把新发现的由其他位置连接生成的化合物称为新木脂素（neolignans）类。近年来出现的另一种分类法是将由 γ-氧化型苯丙素生成的木脂素称为木脂素类，而由 γ-非氧化型苯丙素生成的木脂素称为新木脂素类。按这一分类方法，原定义中有些化合物如奥托肉豆蔻脂素（otobain）应归属于新木脂素类。

本章按化学结构分类法，将木脂素分成下列几类。

（一）简单木脂素（simple lignans）

简单木脂素由两分子苯丙素仅通过 β-位碳原子（C8、C8′）连接而成。此类化合物也是其他一些类型木脂素的生源前体。

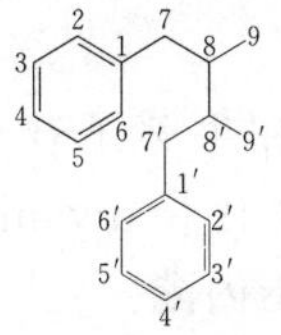

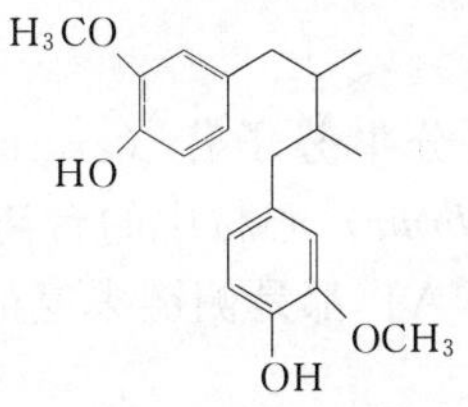

二氢愈创木脂酸 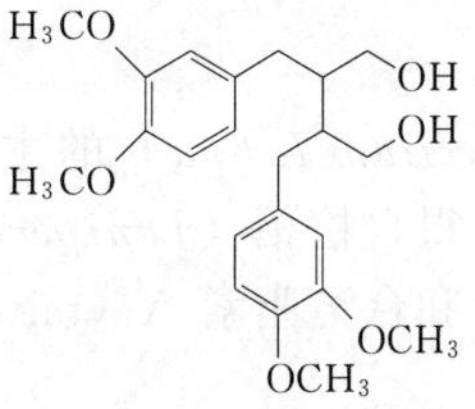　　叶下珠脂素

二氢愈创木脂酸、叶下珠脂素（phyllanthin）是分别从愈创木树脂及珠子草（*Phyllanthus niruri*）中分得的简单木脂素类化合物。

（二）单环氧木脂素（monoepoxylignans）

单环氧木脂素的结构特征是在简单木脂素的基础上，还存在 7-*O*-7′或 9-*O*-9′或 7-*O*-9′等四氢呋喃结构。

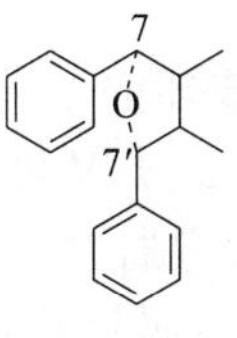

7-*O*-7′-环合 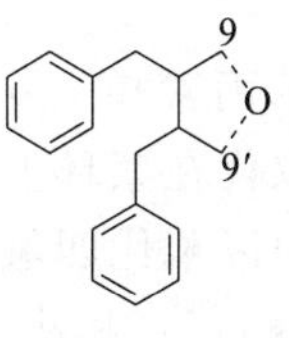　　9-*O*-9′-环合 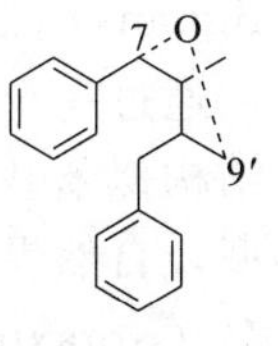　　7-*O*-9′-环合

如恩施脂素（enshizhisu）是从翼梗五味子（*Schisandra henryi*）中分离得到的 7-位、7′-位单环氧木脂素。荜澄茄脂素（cubebin）是从荜澄茄（*Piper cubeba*）果实中分得的 9-位、9′-位单环氧木脂素。而从中药祖师麻的原植物之一陕甘瑞香（*Daphne tangatica*）中分得的落叶松脂素（lariciresinol）则是 7-位、9′-位环氧的单环氧木脂素。愈创木树脂中的愈创木脂酸（guaiaconic acid）也是一种有呋喃环结构的单环氧木脂素。

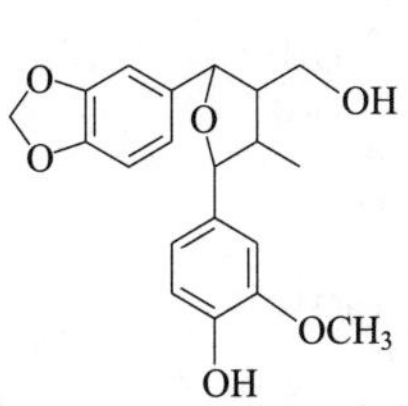

恩施脂素 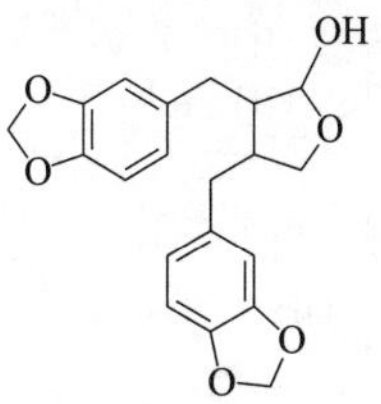　　毕澄茄脂素

(−)-落叶松脂素　　　愈创木脂酸

（三）木脂内酯（lignanolides）

木脂内酯的结构特征是在简单木脂素的基础上，9-位、9′-位环氧，C9 位为 C═O 基，形成一个内酯环。木脂内酯常与其单去氢或双去氢衍生物共存于同一植物中。

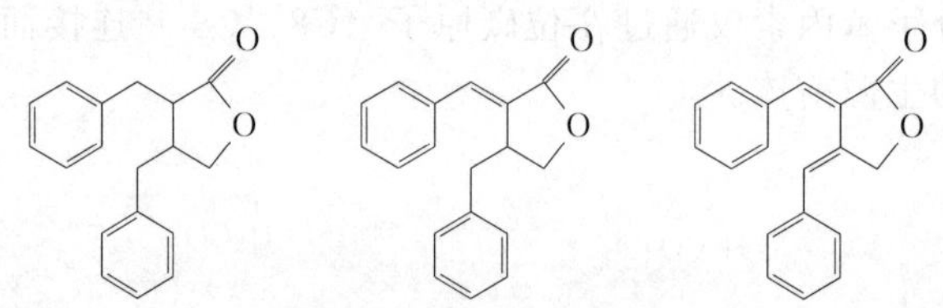

牛蒡子（*Arctium lappa*）的主要成分牛蒡子苷（arctiin）和牛蒡子苷元（arctigenin）属于木脂内酯。得自桧柏（*Juniperus sabina*）心材中的台湾脂素 B［taiwanin B，又称桧脂素（savinin）］和台湾脂素 A（taiwanin A）都是侧链去氢的木脂内酯。

牛蒡子苷元　R＝H　　台湾脂素 B　　台湾脂素 A

牛蒡子苷　R＝Glc

（四）环木脂素（cyclolignans）

在简单木脂素的基础上，通过一个苯丙素单元中苯环的 6-位与另一个苯丙素单元的 7′-位环合而形成环木脂素类，结构似苯基取代在萘环上。此类又可进一步分成苯代四氢萘、苯代二氢萘及苯代萘等结构类型，自然界中以苯代四氢萘型居多。如从中国紫杉（*Taxus cuspidata*）中分得的异紫杉脂素（isotaxiresinol）和从鬼臼属植物中分得的去氧鬼臼毒脂素葡萄糖酯苷都具有苯代四氢萘的结构，来自奥托肉豆蔻（*Myristica otoba*）果实中的奥托肉豆蔻烯脂素（otobain）具有苯代二氢萘的基本结构。

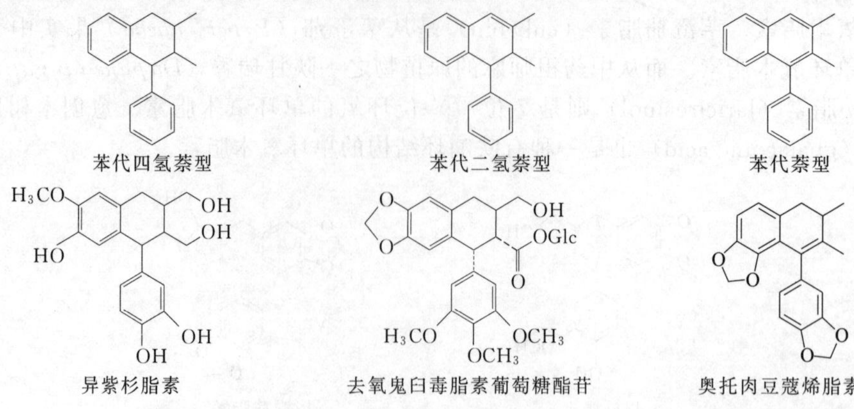

苯代四氢萘型　　苯代二氢萘型　　苯代萘型

异紫杉脂素　　去氧鬼臼毒脂素葡萄糖酯苷　　奥托肉豆蔻烯脂素

（五）环木脂内酯（cyclolignolides）

环木脂内酯的结构特征是在环木脂素的基础上，其 C9、C9′间环合形成五元内酯环。按其内酯环上羰基的取向可分为上向和下向两种类型，对于苯代萘内酯型环木脂内酯，上向的称为 4-苯代-2,3-萘内酯，下向的称为 1-苯代-2,3-萘内酯。如（－）-鬼臼毒脂素［(－)-podophyllotoxin］及其葡萄糖苷为 1-苯代-2,3-萘内酯，赛菊芋脂素（helioxanthin）为 4-苯代-2,3-萘内酯。

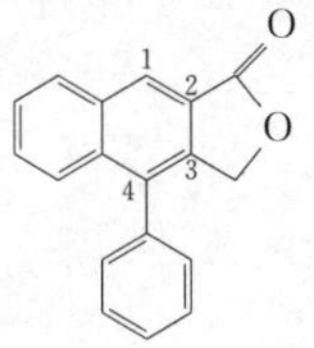

4-苯代-2,3-萘内酯 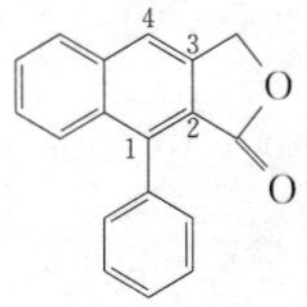　1-苯代-2,3-萘内酯 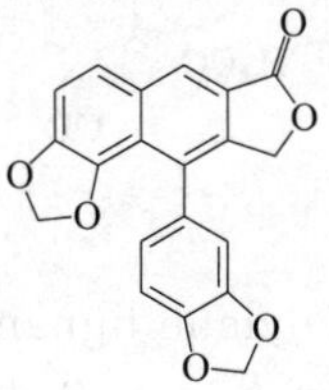　赛菊芋脂素 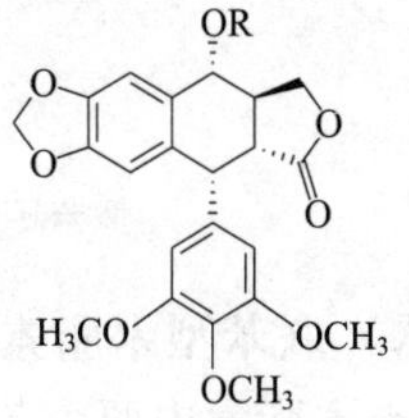　(－)-鬼臼毒脂素　R＝H

(－)-鬼臼毒脂素-β-O-葡萄糖苷　R＝Glc

（六）双环氧木脂素（bisepoxylignans）

这是由两分子苯丙素侧链相互连接形成两个环氧（即具有双骈四氢呋喃环）结构的一类木脂素，存在许多光学异构体。常见的有 4 种光学异构体。

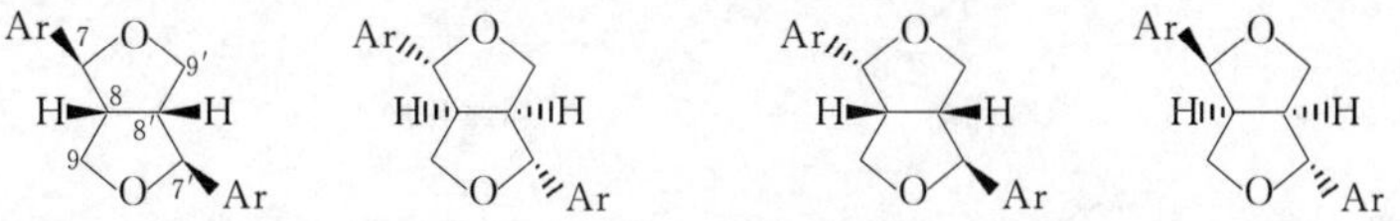

对映体　对映体

Ar 为芳香基

从连翘中分得的连翘脂素（phillygenol）及连翘苷（phillyrin），刺五加中的丁香脂素（syringaresinol），细辛中的（－）-细辛脂素［(－)-asarinin］都是双环氧木脂素。

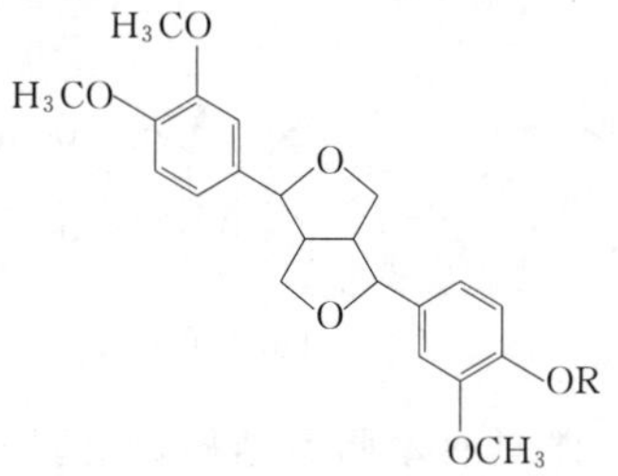

连翘脂素　R = H

连翘苷　R = Glc

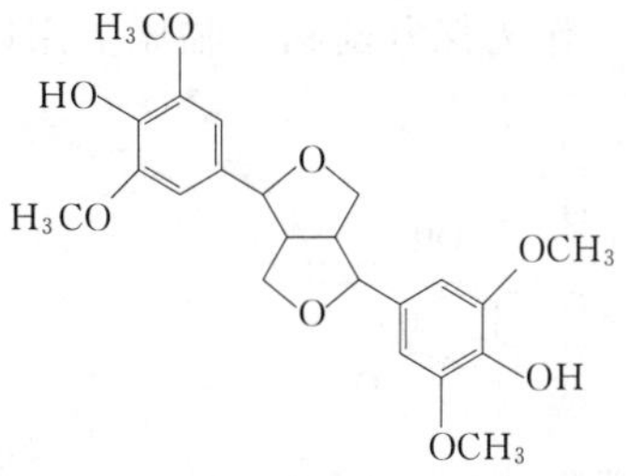

丁香脂素 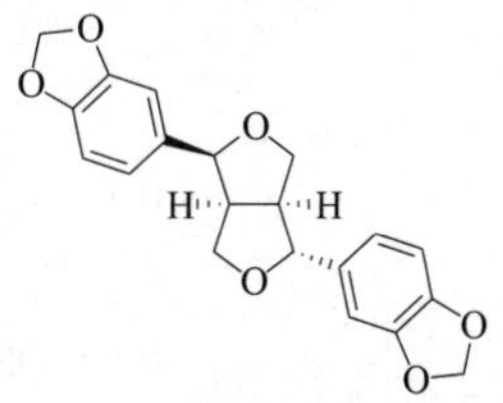　(－)-细辛脂素

（七）联苯环辛烯型木脂素（dibenzocyclooctene lignans）

这类木脂素的结构中既有联苯（2-位、2′-位连接）的结构，又有联苯与侧链环合成的八元环状结构。至今已发现 60 多个化合物，其主要来源是五味子属植物。如五味子醇（schizandrol)、五味子素（schizandrin）等。研究表明，五味子的降转氨酶作用与其中所含有的联苯环辛烯型木脂素有关，且其含量与降转氨酶作用成正比。

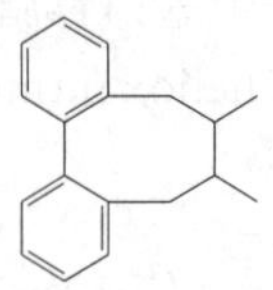

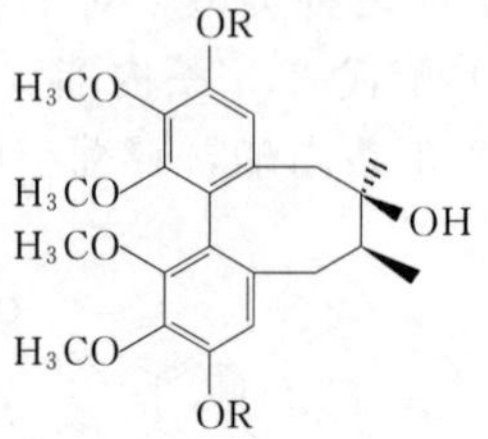

五味子醇 R = H

五味子素 R = CH_3

联苯环辛烯型

（八）联苯型木脂素（biphenylene lignans）

这类木脂素中两个苯环通过 3-位、3′-位直接相连而成，其侧链为未氧化型。从中药厚朴树皮中分到的厚朴酚（magnolol）及日本厚朴树皮中的和厚朴酚（honokiol）是典型的联苯型木脂素。

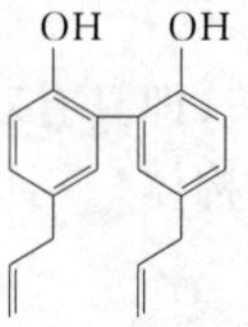

厚朴酚 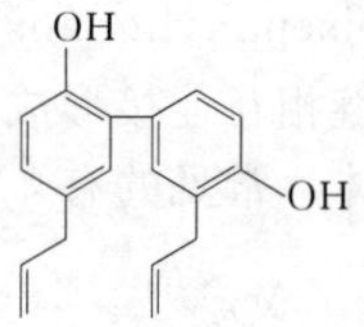　　和厚朴酚

（九）其他类

近年来，从中药及天然药物中分离得到一些化学结构不属于以上八种类型结构的木脂素。如得自澳大利亚植物 *Eupomatia laurica* 树皮中的 eupomatene 是苯环与侧链连接后形成呋喃氧环的一类木脂素。樟科植物中分得的 burchellin 与 eupomatenoids 相似，只是呋喃环的形成位置不同。

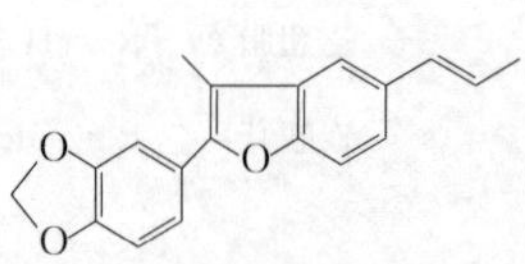

eupomatene 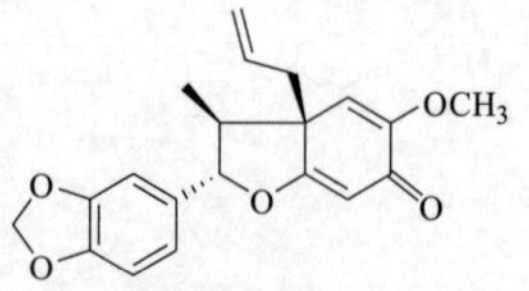　　burchellin

具有保肝作用的水飞蓟素（silymarin）既具有木脂素结构，又具有二氢黄酮醇结构，有文献称其为二氢黄酮醇木脂素，或混源木脂素。作为保肝药物，临床上用以治疗急性、慢性肝炎和肝硬化。

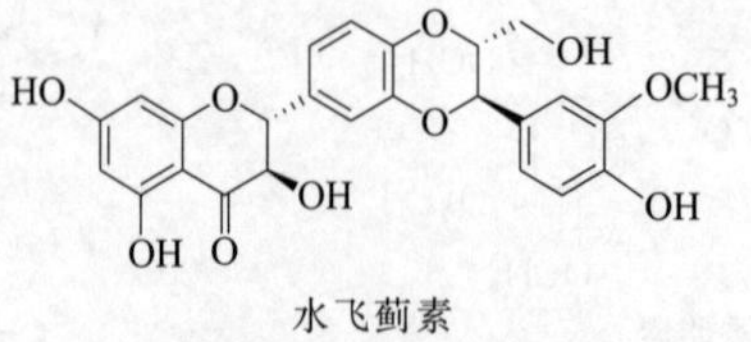

水飞蓟素

近年，从中药或天然药物中相继发现了一些具有由 3 分子 C_6-C_3 单体以及由 4 分子 C_6-C_3 单体缩合而成的木脂素类化合物。有人建议将这种三聚体的木脂素称为倍半木脂素（sesquilignans），四聚体的木脂素称为二倍木脂素（dilignans）。

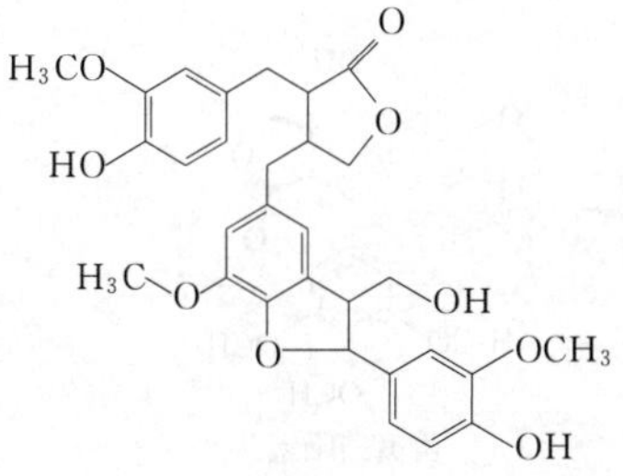

拉帕酚 A 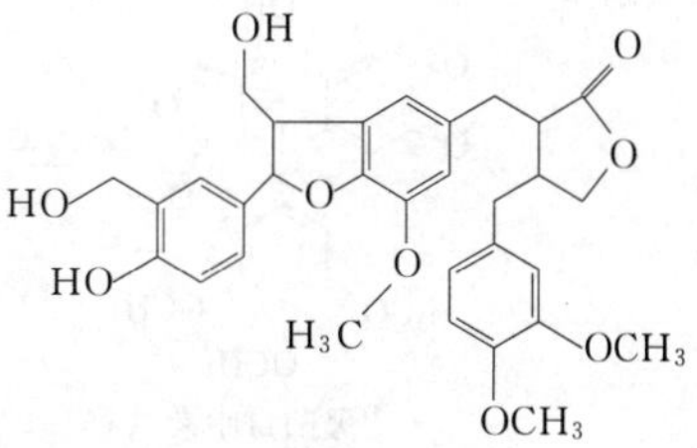　　拉帕酚 B

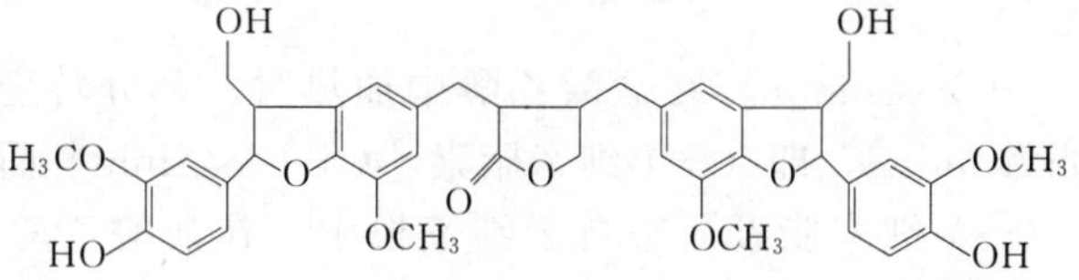

牛蒡子酚 F

牛蒡根中的拉帕酚 A（lappaol A）、拉帕酚 B（lappaol B）都是由 3 分子 C_6-C_3 单体缩合而成的，牛蒡子酚 F 由 4 分子 C_6-C_3 单体缩合而成的。三白草属植物 *Saururus cerunns* 的毒性成分 saucerneol、manassantin A 和 manassantin B 则属于四氢呋喃型的三聚和四聚木脂素。

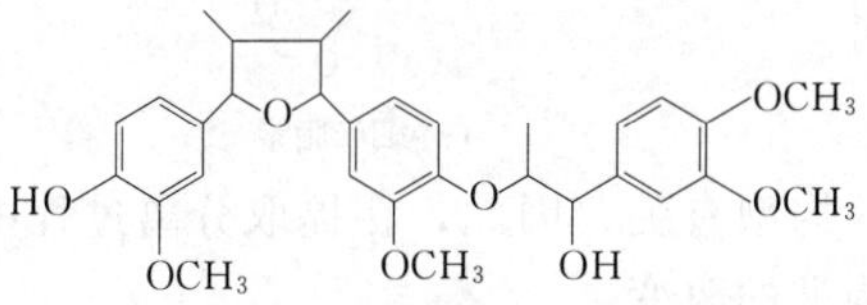

saucerneol 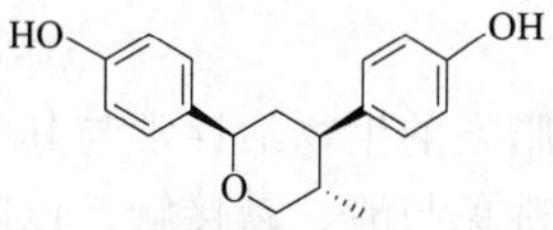　　红杉素 A

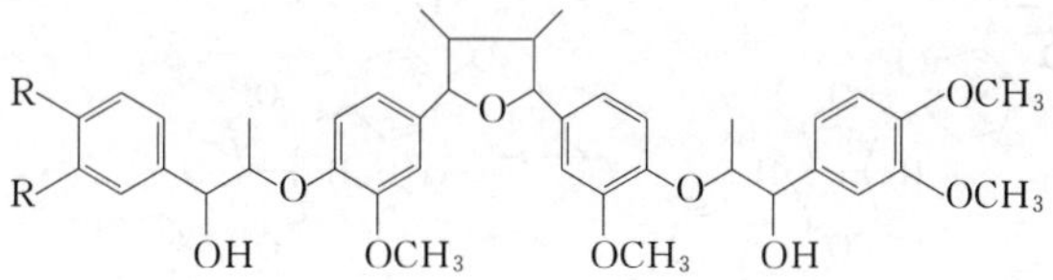

manassantin A　R＝OCH_3　　manassantin B　R＝OCH_2O

南方贝壳杉 *Agathis autralis* 中含有红杉素 A（sesquirin A），结构中苯丙素与苯乙素相连构成少一个碳的木脂素，有学者将其称为降木脂素。

二、木脂素的理化性质

（一）性状及溶解度

多数木脂素化合物是无色结晶，一般无挥发性，少数具升华性，如二氢愈创木脂酸。游离木脂素多具有亲脂性，一般难溶于水，易溶于苯、乙醚、三氯甲烷及乙醇等有机溶剂，具有酚羟基的木脂素类可溶于碱性水溶液中。木脂素苷类的水溶性增大。

（二）光学活性与异构化作用

木脂素常有多个手性碳原子或手性中心，大部分具有光学活性，遇酸易异构化。

天然鬼臼毒脂素具有苯代四氢萘环和 2α、3β 的反式构型的内酯环结构，其抗癌活性与分子中 C1、C2 顺式或 C2、C3 反式的构型有关，在光学活性上为左旋性 $[\alpha]_D^{20}=-133°$。如在碱溶液中其内酯环很容易转变为 2β、3β 的顺式结构，所得异构体苦鬼臼脂素（picropodophyllin）的旋光性为右旋性 $[\alpha]_D^{20}=+9°$，无抗癌活性，见图 5.7。

此外，双环氧木脂素类常具有对称结构，在酸的作用下，呋喃环上的氧原子与苄基碳原子之间的键易于断裂，在重新闭环时构型即发生了变化。例如从麻油的非皂化物中提得的右

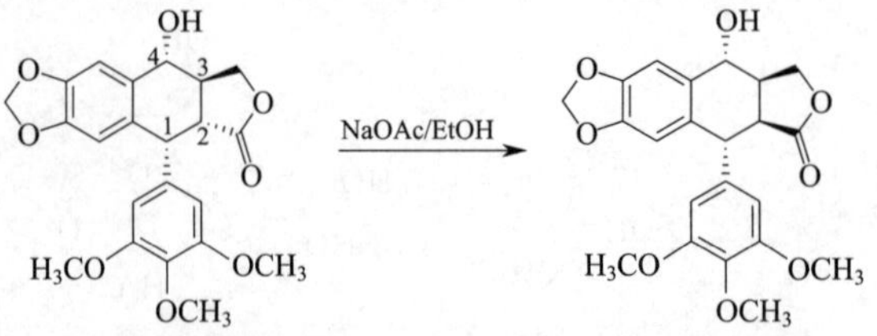

鬼臼毒脂素　　　　苦鬼臼脂素

图 5.7　鬼臼毒脂素在碱性条件下的构型转变

旋的（＋）-芝麻脂素［（＋）-sesamin］在盐酸乙醇中加热时，部分转变为立体异构体（＋）-表芝麻脂素［（＋）-episesamin］，即（＋）-细辛脂素［（＋）-asarinin］而达平衡。又如左旋的（－）-表芝麻脂素［或（－）-细辛脂素］来自于细辛根中，在盐酸乙醇中加热，即部分转变为立体异构体左旋的（－）-芝麻脂素而达到平衡。

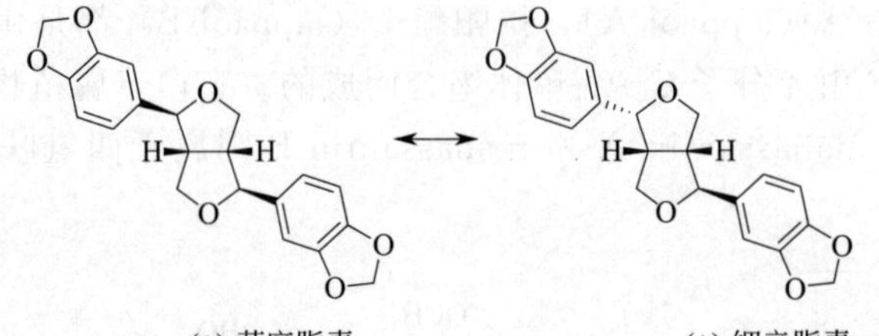

(+)-芝麻脂素　　　　(+)-细辛脂素

由于木脂素的生物活性常与其手性碳的构型有关，因此，在提取分离过程中应注意操作条件，尽量避免与酸、碱接触，以防止其构型的改变。

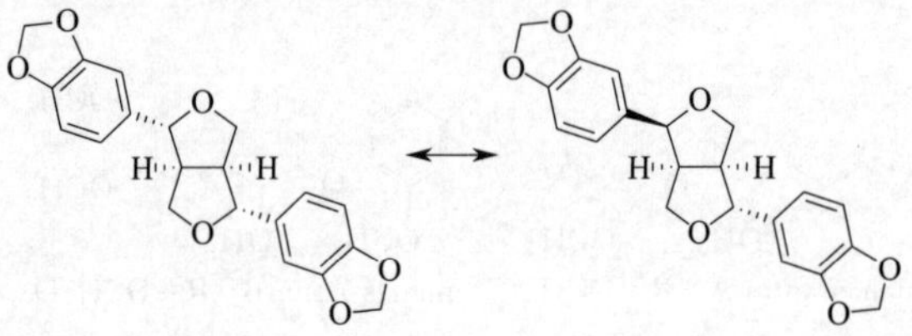

(−)-芝麻脂素　　　　(−)-细辛脂素

三、木脂素的提取与分离

（一）木脂素的提取与分离方法

1. 溶剂法

游离的木脂素亲脂性较强，能溶于乙醚等低极性溶剂，在石油醚和苯中溶解度比较小。木脂素苷类极性较大，可按苷类的提取方法提取，如用甲醇或乙醇提取。一般常将药材先用乙醇或丙酮提取，提取液浓缩成浸膏后，用石油醚、乙醚、乙酸乙酯等依次萃取，可得到极性大小不同的部位。木脂素在植物体内常与大量的树脂状物共存，在用溶剂处理过程中容易树脂化，提取分离过程中需要注意解决。

2. 碱溶酸沉法

某些具有酚羟基或内酯环结构的木脂素可用碱水溶解，碱水液加酸酸化后，木脂素游离又沉淀析出，从而达到与其他组分分离的目的。但应注意避免产生异构化而使木脂素类化合物失去生物活性。

3. 色谱法

木脂素的进一步分离还需要依靠色谱分离法。常用的吸附剂为硅胶和中性氧化铝，洗脱剂可根据被分离物质的极性，选用石油醚-乙醚、三氯甲烷-甲醇等溶剂洗脱。也可以运用反相高效液相色谱法进行分离。

随着新技术的发展，最近也有用超临界 CO_2 萃取法提取分离五味子中的木脂素成分的研究报道，超临界 CO_2 萃取法与传统的提取分离法相比，没有有机溶剂残留，而且大大简化了工艺。

（二）木脂素的检识

1. 理化检识

木脂素缺乏特征性的理化检识反应，分子中常有一些官能基团如酚羟基、亚甲二氧基及内酯结构等，可利用这些官能团的性质和反应进行木脂素的检识，如用三氯化铁反应检查酚羟基的有无。如下所述，因木脂素类化合物常含有亚甲二氧基，故也可用 Labat 反应来检查亚甲二氧基的存在与否等。

Labat 反应：具有亚甲二氧基的木脂素加浓硫酸后，再加没食子酸，可产生蓝绿色。

Ecgrine 反应：如以变色酸代替没食子酸，并保持温度在 70～80℃ 20min，可产生蓝紫色，反应机理与 Labat 反应相同。

2. 色谱检识

木脂素类成分一般具有较强的亲脂性，常用硅胶薄层色谱，展开剂一般用亲脂性的溶剂，如苯、三氯甲烷、三氯甲烷-甲醇（9∶1）、三氯甲烷-二氯甲烷（1∶1）、三氯甲烷-乙酸乙酯（9∶1）和乙酸乙酯-甲醇（95∶5）等。

常用的显色剂有：①1%茴香醛浓硫酸试剂，110℃加热 5min；②5%和 10%磷钼酸乙醇溶液，120℃加热至斑点明显出现；③10%硫酸乙醇溶液，110℃加热 5min；④三氯化锑试剂，100℃加热 10min，在紫外线下观察；⑤碘蒸气，熏后观察应呈黄棕色或置紫外线灯下观察荧光。

四、木脂素的结构研究

（一）化学方法

氧化反应对木脂素进行化学降解，可以获得保持原取代模式的降解产物，然后通过波谱测定分析这些降解产物的结构，有助于木脂素结构的确定，但本法消耗样品较多，现已少用。本书着重讨论波谱分析法。

（二）波谱法

1. 紫外光谱（UV）

木脂素的两个取代芳环是两个孤立的发色团，其紫外吸收峰位置相似，吸收强度也具有加和性。一般在 220～240nm（$\lg\varepsilon>4.0$）和 280～290nm（$\lg\varepsilon=3.5\sim4.0$）出现两个吸收峰。木脂素的立体构型对紫外光谱一般无影响，但在某些类型的木脂素中，紫外光谱亦可提供重要的结构信息。4-苯基萘类化合物在 260nm 显示最强峰（$\lg\varepsilon>4.5$），并在 225nm、290nm、310nm 和 355nm 处显示强吸收峰，是此类化合物的典型特征。根据这一特点，可将苯代四氢萘类化合物经化学脱氢后变成苯代萘类，再根据后者的紫外吸收确定其骨架类型。

2. 红外光谱（IR）

木脂素结构中常有羟基、甲氧基、亚甲二氧基、芳环及内酯环等基团，在 IR 光谱中均可呈现其特征吸收峰。例如扁柏脂素（hinokinin）除具有苯环的特征吸收（$1600cm^{-1}$、$1585cm^{-1}$ 和 $1500cm^{-1}$）外，还含有亚甲二氧基的特征吸收峰 $936cm^{-1}$ 及饱和五元内酯环的吸收峰 $1760\sim1780cm^{-1}$。环木脂内酯型木脂素中，多数有不饱和内酯环结构，在 $1760cm^{-1}$ 显示特征吸收。

3. 核磁共振谱（NMR）

木脂素的结构类型较多，其 NMR 光谱特征常因结构而异。下面仅就木脂素中几个类型化合物的^{1}H NMR 和^{13}C NMR 光谱规律做一简单介绍。

(1)^{1}H NMR 谱

① 单环氧木脂素：加尔巴新（galbacin）属于具有对称结构的单环氧木脂素，其结构和^{1}H NMR（100MHz，$CDCl_3$）谱部分数据及归属如下。

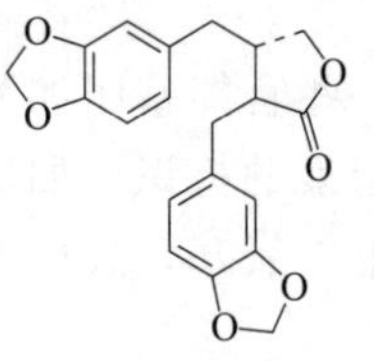

扁柏脂素 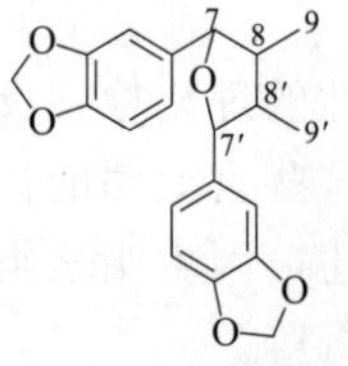　　　　加尔巴新

表 5.4　加尔巴新部分^{1}H NMR 数据及归属

δ_H	归属	δ_H	归属
1.05(6H,d)	H9 和 H9′	5.96(4H,s)	亚甲二氧基质子
1.78(2H,m)	H8 和 H8′	6.82～6.93	芳环质子
4.61(2H,m)	H7 和 H7′		

从表 5.4 的数据可以看出，加尔巴新是具有对称结构的。这种情况在木脂素中并不罕见，因此，在解析其 NMR 谱时应予注意。

② 环木脂内酯：^{1}H NMR 谱可以区别上向和下向两种类型的环木脂内酯。内酯环上向者，其 H1 的 δ 值约为 8.25；而下向者，其 H4 的 δ 值为 7.60～7.70。此外，内酯环中亚甲基质子的 δ 值与环的方向也有关，内酯环下向者 δ 值为 5.32～5.52，而上向者其 δ 值为 5.08～5.23。

这是因为 C（苯）环平面与 A、B（萘）环平面是垂直的，内酯环上向时，环中亚甲基处在 C 环面上，受苯环各向异性屏蔽效应的影响，故位于较高磁场。

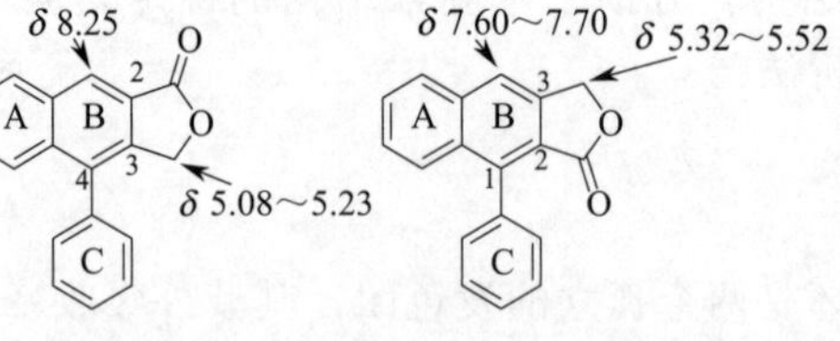

③ 双环氧木脂素：在双环氧木脂素的异构体中，根据^{1}H NMR 谱中 H7 和 H7′的 J 值，可以判断两个芳香基是位于同侧还是位于异侧。如果位于同侧，则 H7 与 H8 及 H7′与 H8′均为反式构型，其 J 值相同，为 4.0～5.0Hz；如两个芳香基位于异侧，则 H7′与 H8′为反式构型，J 值为 4.0～5.0Hz，而 H7 与 H8 则为顺式构型，J 值约为 7.0Hz。

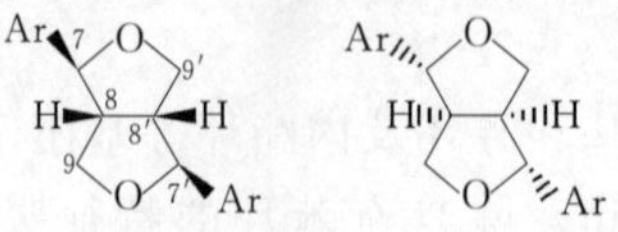

同侧 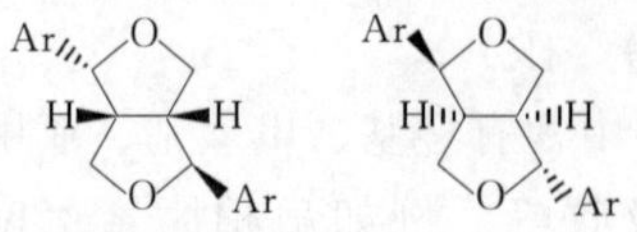　　　　异侧

(2)^{13}C NMR 谱　化合物Ⅰ、Ⅱ、Ⅲ分别属简单木脂素、木脂内酯和环木脂素，其^{13}C NMR信号如表 5.5 所示。

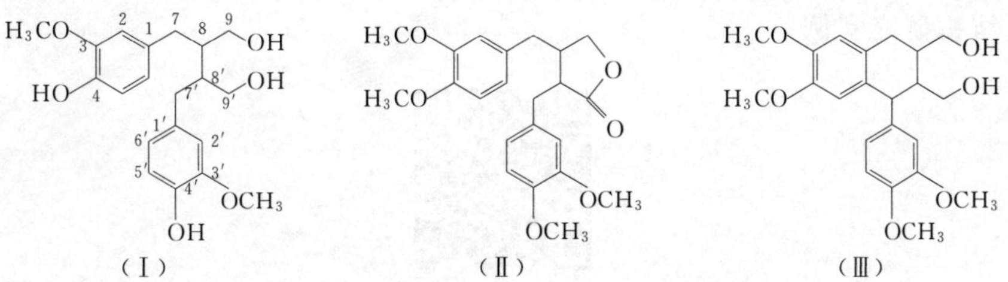

（Ⅰ） （Ⅱ） （Ⅲ）

表 5.5 三种木脂素的^{13}C NMR 数据（δ_C）

位号	Ⅰ	Ⅱ	Ⅲ	位号	Ⅰ	Ⅱ	Ⅲ
1	132.4	129.4	131.7	1′	132.4	129.5	128.1
2	111.7	110.8	112.8	2′	111.7	111.3	110.7
3	146.6	146.4	148.9	3′	146.6	146.5	147.3
4	143.7	144.2	146.9	4′	143.7	144.3	147.0
5	114.3	113.9	110.8	5′	114.3	114.3	111.9
6	121.5	121.2	121.7	6′	121.5	121.9	137.6
7	35.8	38.3	48.0	7′	35.8	34.5	33.2
8	43.7	40.9	48.2	8′	43.7	46.5	39.9
9	60.5	71.3	62.6	9′	60.5	178.6	66.2
				—OCH_3	55.7	55.7	55.7

从表 5.5 可以看出以下规律：①化合物Ⅰ中 C1、C9 的 δ 值和与之相对应的 C1′、C9′的 δ 值分别相同，其他碳的化学位移也完全相同，这是由于它所连接的两个芳香基是对称的；②化合物Ⅰ、Ⅱ和Ⅲ的 3-位、4-位和 3′-位、4′-位的 δ 值均高于芳香环上其他位置上碳的 δ 值，因为它们都连有含氧基团（羟基或甲氧基）；③化合物Ⅱ的 9′-位碳的 δ 值为 178.6（一般情况下，酯中羰基碳的 δ 值范围为 165～180），位于最低场，因其是内酯环羰基；④化合物Ⅰ和Ⅲ的 9-位、9′-位碳上连有醇羟基，而化合物Ⅱ的 9-位碳上连有氧，因此，其 δ 值均高于 7-位、8-位、7′-位和 8′-位碳的 δ 值。

4. **质谱**（MS）

游离木脂素可用 EI-MS 谱测定，多数木脂素可出现分子离子峰。木脂素因有苄基基团，还可发生苄基裂解。

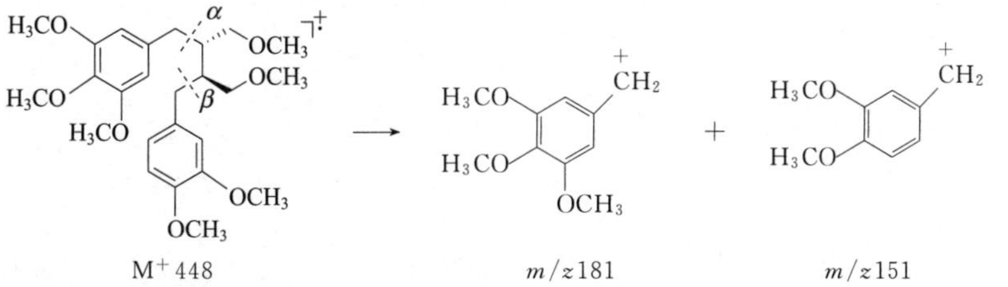

M^+ 448 m/z 181 m/z 151

通常用 FAB 法测定木脂素苷类的质谱，如 phyllanthostatin A 用 FAB-MS 法在出现分子离子峰的同时，进一步失去糖基，产生 M^+-162 离子峰。

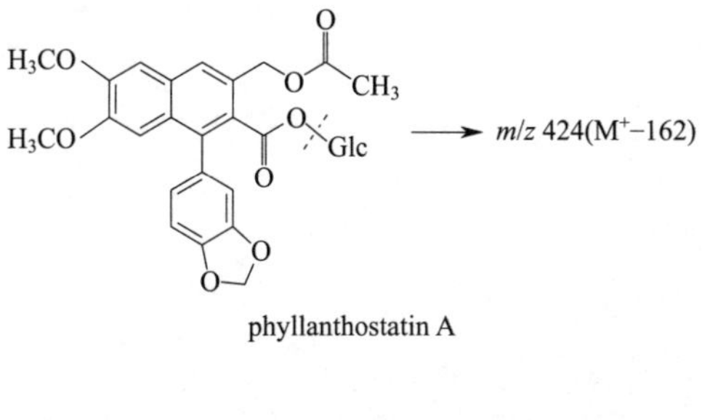

→ m/z 424(M^+−162)

phyllanthostatin A

（三）结构研究实例

5.2 落叶松脂醇葡萄糖苷的结构鉴定

复习思考题

1. 简述香豆素碱水解反应的原理。
2. 简述香豆素类化合物的^{1}H NMR 特征。
3. 香豆素类成分的 MS 特征有哪些？
4. 木脂素主要分为哪几类？举例说明。

第六章

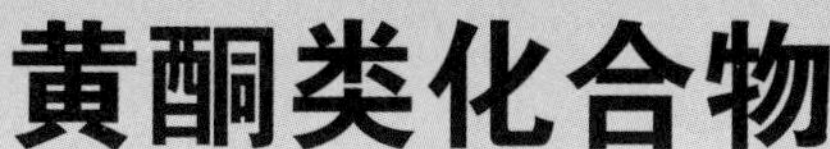

黄酮类化合物

第一节 概 述

黄酮类化合物（flavonoids）是存在于自然界中的一类重要且具有广泛生物活性的天然有机化合物。这类含有氧杂环结构的化合物多存在于高等植物及羊齿类植物中，而在菌类、藻类、地衣类等低等植物中较少存在。由于这类化合物大多呈黄色或淡黄色，分子中多含有酮式羰基，且第一位上的氧原子为碱性，能与强酸成盐，故也曾称之为黄碱素类化合物。

黄酮类化合物的经典概念主要是指基本母核为2-苯基色原酮（2-phenylchromone）的一类化合物。随着对黄酮类化合物研究的不断深入，目前所说的黄酮类化合物已远远超出2-苯基色原酮的定义范围。现在是泛指两个苯环（A环与B环）通过三个碳原子相互连接而成的一系列化合物，其基本骨架为C_6-C_3-C_6的形式。

色原酮　　2-苯基色原酮　　C_6-C_3-C_6

许多研究证明，黄酮类化合物在植物体内的生物合成途径是复合型的，是由莽草酸途径和乙酸-丙二酸途径生物合成而来的，黄酮的基本骨架是由三个丙二酰辅酶A（malonyl CoA）和一个香豆酰辅酶A（coumaroyl CoA）生物合成而产生的。其中，三个丙二酰辅酶A来源于乙酸-丙二酸途径并通过环化作用生成黄酮类化合物骨架A环，B环则由香豆酰辅酶A经莽草酸途径合成而来。三个丙二酰辅酶A和一个香豆酰辅酶A在查耳酮合成酶（CHS）的作用下生成查耳酮，再经过查耳酮异构酶（CHI）的作用合成二氢黄酮，二氢黄酮在各种酶的作用下，经过转化而得到其他类型的黄酮类化合物，图6.1为黄酮类化合物中主要的生物合成关系。

黄酮类化合物在植物体内通常以与糖结合成苷的形式存在，小部分以游离态（苷元）形式存在，即在植物的花、叶、果实等组织中，多为苷类，而在木质部坚硬组织中，则多为游离的苷元。黄酮类化合物在植物的生长、发育、开花、结果以及抗菌防病等方面起着重要的作用。

黄酮类化合物是中药中一类重要的有效成分，具有多方面的生物活性。主要包括：①对心血管系统的作用。如大豆苷元（daidzein）、葛根素（puerarin）等具有扩张冠状血管、降低心肌耗氧量的作用，临床上可用于治疗冠心病；沙棘总黄酮、苦参总黄酮、甘草素（liquiritigenin）等具有抗心律失常作用。橙皮苷（hesperidin）、*d*-儿茶素（*d*-catechin）、香叶木苷（diosmin）等具有维生素P样作用，能降低毛细血管脆性和异常通透性，可用于毛细血管性出血以及高血压、动脉硬化的辅助治疗。②抗菌及抗病毒作用。如黄芩苷（baicalin）、黄芩素（baicalein）等

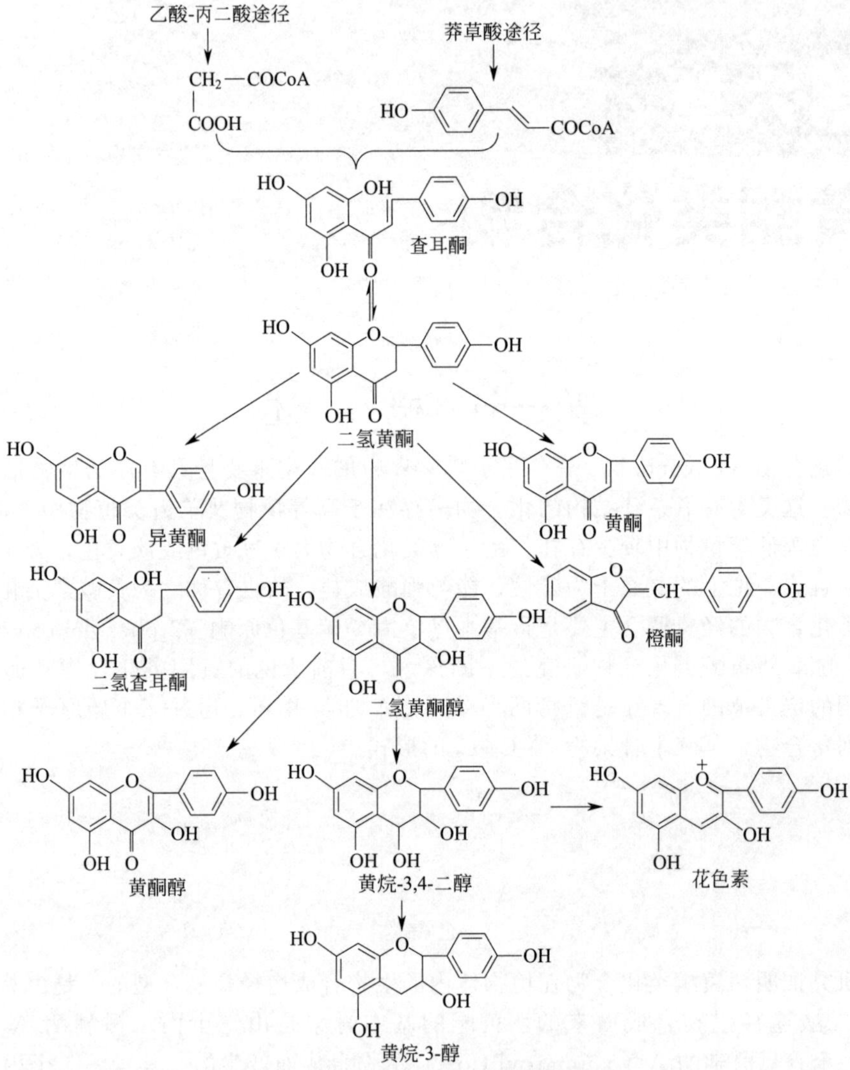

乙酸-丙二酸途径
莽草酸途径
查耳酮
二氢黄酮
异黄酮
黄酮
二氢查耳酮
二氢黄酮醇
橙酮
黄酮醇
黄烷-3,4-二醇
花色素
黄烷-3-醇

图 6.1 黄酮类化合物的生物合成途径

均有一定的抗菌作用；桑色素（morin）、山柰酚（kaempferol）等具有抗病毒作用。③抗氧化作用。如银杏总黄酮、甘草总黄酮、沙棘总黄酮、木犀草素（luteolin）、芦丁（rutin）、槲皮素（quercetin）等能明显清除自由基，显示出较强的抗氧化作用。④抗炎作用。如金荞麦中的双聚原矢车菊苷元具有抗炎、解热的作用，临床多用于肺脓肿及其他感染性疾病的治疗。⑤保肝作用。如水飞蓟素（silymarin）、异水飞蓟素（silydianin）及次水飞蓟素（silychristin）等具有保肝作用，临床上对于急慢性肝炎、肝硬化及多种中毒性肝损伤等有良好的治疗作用。⑥解痉作用。如异甘草素（isoliquiritigenin）及大豆素（daidzein）等具有类似罂粟碱（papaverine）解除平滑肌痉挛的作用；大豆苷、葛根黄素等可以缓解高血压患者的头痛等症状。⑦抗肿瘤作用。如芹菜总黄酮、鱼藤素（deguelin）、牡荆素（vitexin）、d-儿茶素等具有抗肿瘤作用。⑧雌激素样作用。如染料木素（genistein）、金雀花异黄素（genistein）、鹰嘴豆芽素 A（biochanin A）等异黄酮类化合物均具有雌性激素样作用，这可能是与己烯雌酚结构相似的缘故。此外，有研究表明，黄酮化合物对糖尿病及其并发症均有一定的预防及治疗效果；某些黄酮类化合物具有泻下作用，如营实苷 A（multiflorin A）。部分黄酮类化合物有良好的中枢神经保护、抗辐射、抗衰老、止咳祛痰作用等。

第二节 黄酮类化合物的结构与分类

黄酮类化合物的结构类型根据其A环与B环之间的三碳链的氧化程度、B环（苯基）连接位置（2-位或3-位）以及三碳链是否构成环状等特点分为下列类型，如表6.1所示。

表6.1 黄酮类化合物的主要结构类型

类型	基本结构	类型	基本结构
黄酮（flavone）	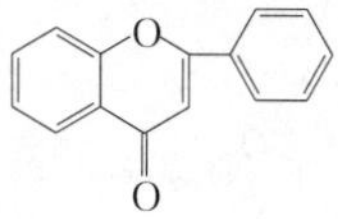	黄酮醇（flavonol）	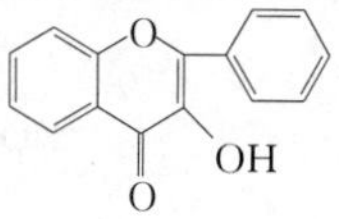 OH O
二氢黄酮（flavanone）	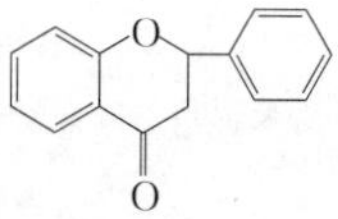	二氢黄酮醇（flavanonol）	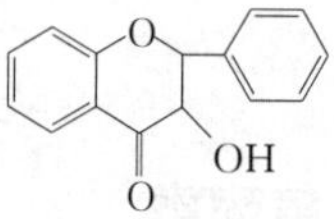 OH O
异黄酮（isoflavone）	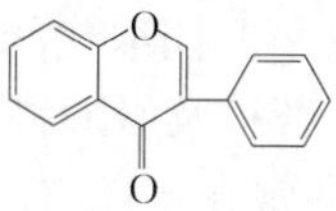	二氢异黄酮（isoflavanone）	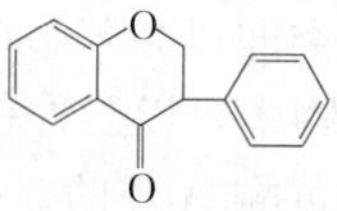
查耳酮（chalcone）	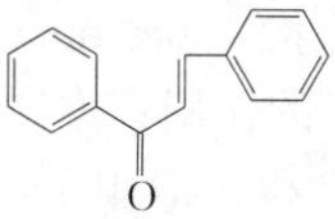	二氢查耳酮（dihydrochalcone）	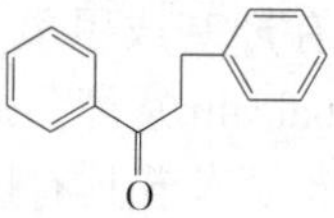
橙酮（噢哢）（aurone）	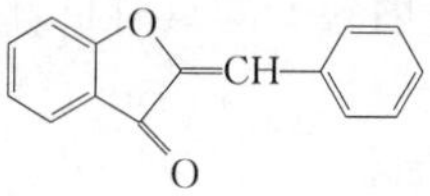 CH	花色素（anthocyanidin）	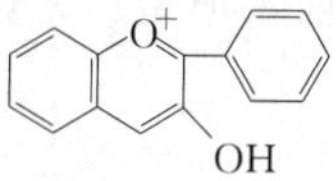 O^+ OH
黄烷-3-醇（flavan-3-ol）	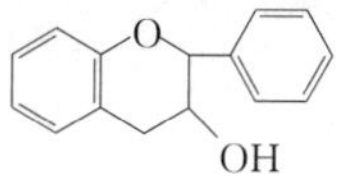 OH	黄烷-3,4-二醇（flavan-3,4-diol）	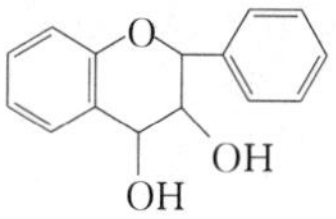 OH OH
双黄酮（biflavonoid）	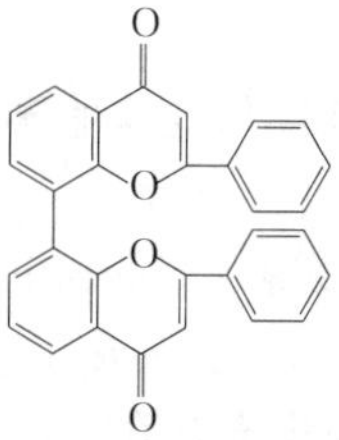	呫酮（xanthone）	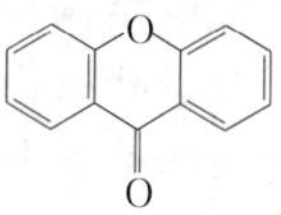

黄酮类化合物在天然药物中大多以苷类形式存在，由于糖的种类、数目、连接位置、连接方式的不同，形成了数目众多、结构各异的黄酮苷类化合物。组成黄酮苷的糖类主要有以下几种。

单糖类：D-葡萄糖（D-glucose）、D-半乳糖（D-galactose）、D-木糖（D-xylose）、L-鼠李糖（L-rhamnose）、L-阿拉伯糖（L-arabinose）及D-葡萄糖醛酸（D-glucuronic acid）等。

二糖类：槐糖（Glcβ1→2Glc）（sophorose）、龙胆二糖（Glcβ1→6Glc）（gentiobiose）、芸香糖（Rhaα1→6Glc）（rutinose）、新橙皮糖（Rhaα1→2Glc）（neohesperidose）、刺槐二糖（Rhaα1→6Gal）（robinobiose）等。

三糖类：龙胆三糖（Glcβ1→6Glcβ1→2Fru）（gentianose）、槐三糖（Glcβ1→2Glcβ1→2Glc） (sophorotriose) 等。

酰化糖类：2-乙酰基葡萄糖（2-acetylglucose）、咖啡酰基葡萄糖（caffeoylglucose）等。

在黄酮类的氧苷中，糖的连接位置与苷元的结构类型有关。例如：黄酮苷、二氢黄酮苷和异黄酮苷类，多在7-OH上形成单糖链苷。黄酮醇苷和二氢黄酮醇苷类，多在3-OH、7-OH、3′-OH、4′-OH上形成单糖链苷或在3,7-二羟基、3′,4′-二羟基及7,4′-二羟基上形成二糖链苷。在花色苷类中，多在3-OH上连接一个糖或形成3,5-二葡萄糖苷。

在黄酮苷类化合物中除常见的*O*-苷外，亦有*C*-苷。在*C*-苷中糖多连接在6-位或8-位或6-位、8-位都连接，如牡荆素、葛根素等。

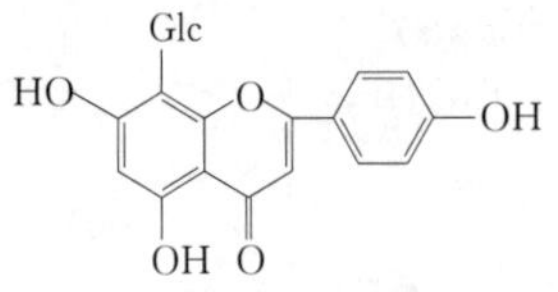

牡荆素 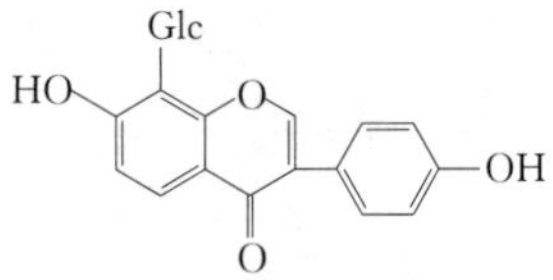　　葛根素

一、黄酮类

黄酮类即以2-苯基色原酮为基本母核，且3-位上无含氧基团取代的一类化合物。广泛分布于被子植物中，以芸香科、菊科、玄参科、伞形科、苦苣苔科及唇形科等植物中存在较多。

天然黄酮A环的5-位、7-位大多同时有羟基，而B环常在4′-位有羟基或甲氧基，3′-位有时也会连有羟基或甲氧基。常见的黄酮及其苷类有芹菜素（apigenin）、木犀草素（luteolin）、黄芩苷（baicalin）等。芹菜素具有抗乳腺及生殖系统癌症的作用；木犀草素具有抗氧化和抗肿瘤的作用；黄芩苷具有抗菌抗炎以及利胆、抗过敏、解热和解毒作用，用于治疗传染性肝炎，对降低急性黄疸型、无黄疸型及慢性肝炎活动期中的谷丙转氨酶具有良好的效果。

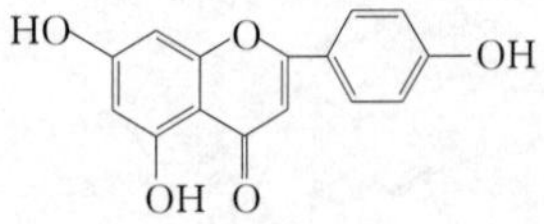

芹菜素 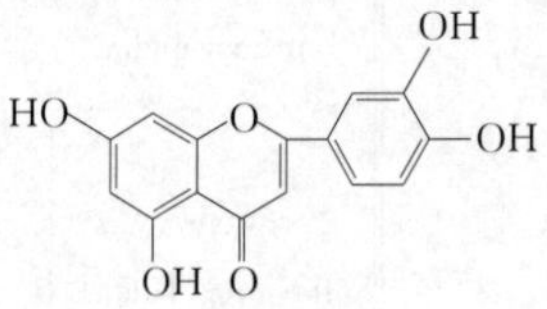　　木犀草素 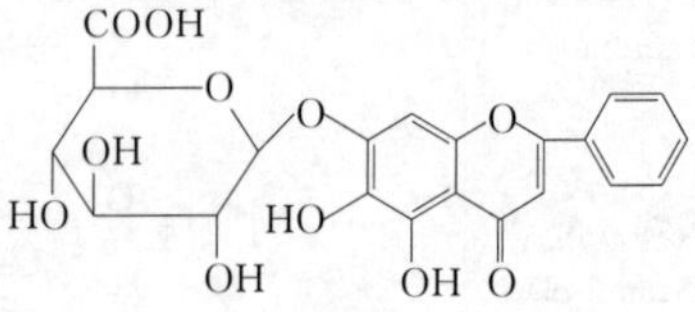　　黄芩苷

二、黄酮醇类

黄酮醇类的结构特点是在黄酮基本母核的3位上连有羟基或其他含氧基团。黄酮醇类较广泛地分布于双子叶植物，特别是一些木本植物的花和叶中。

常见的黄酮醇及其苷类有山柰酚（kaempferol）、槲皮素（quercetin）、杨梅素（myricetin）及芦丁（rutin）等。山柰酚主要来源于姜科植物山柰（*Kaempferia galanga* L.）的根茎，具有抗肿瘤、抗炎、抗氧化、抗菌、抗病毒等多种作用；槲皮素存在于100多种草药中，具有抗氧化及清除自由基的作用；杨梅素广泛存在于多种天然植物中，现代药理学研究表明，杨梅素具有抗炎、镇痛、抗肿瘤、降血糖和保肝等多种功效，尤其是在防治心血管疾病方面作用明显。槐米中的主要有效成分芦丁，可用于治疗毛细血管脆性引起的出血症以及用作高血压辅助治疗剂。

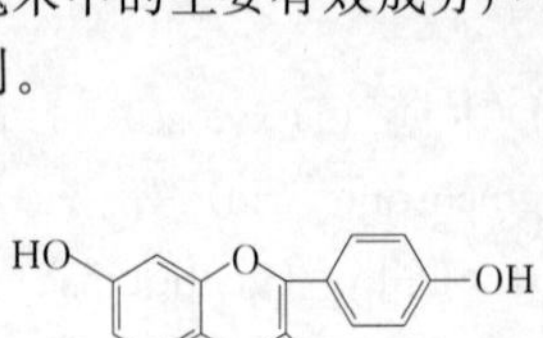

山柰酚 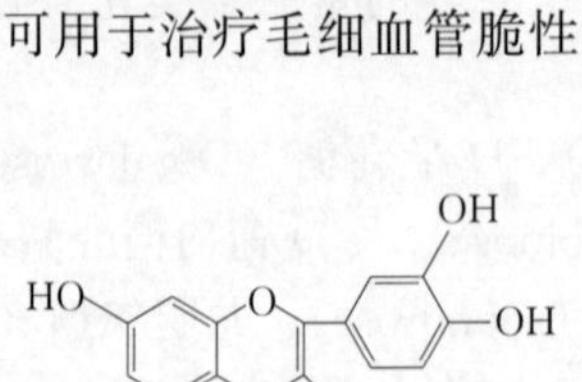　　槲皮素 R=H　芦丁 R=芸香糖基　　杨梅素

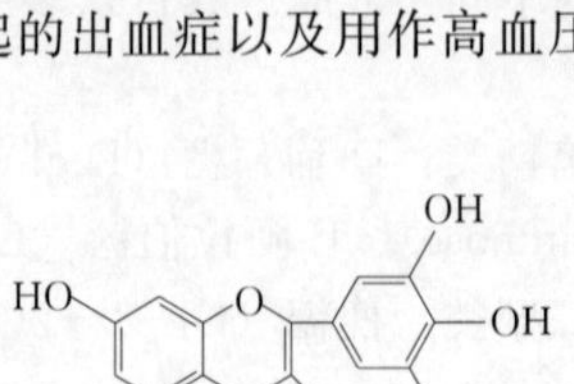

三、二氢黄酮类

二氢黄酮类结构可视为黄酮基本母核的2-位、3-位双键被氢化而成。二氢黄酮类分布较普遍，尤其以被子植物中的蔷薇科、芸香科、姜科、菊科、杜鹃花科和豆科中分布较多，如橙皮（*Citrus aurantiun*）中的橙皮素（hesperitin）和橙皮苷（hesperidin）；甘草（*Glycyrrhiza uralensis*）中的甘草素（liquiritigenin）和甘草苷（liquiritin）。橙皮苷和橙皮素具有维持血管正常渗透压、降低血管的脆性、缩短流血时间的作用，临床上常作为治疗高血压的辅助药和止血药，而甘草素和甘草苷则对消化性溃疡有抑制作用。

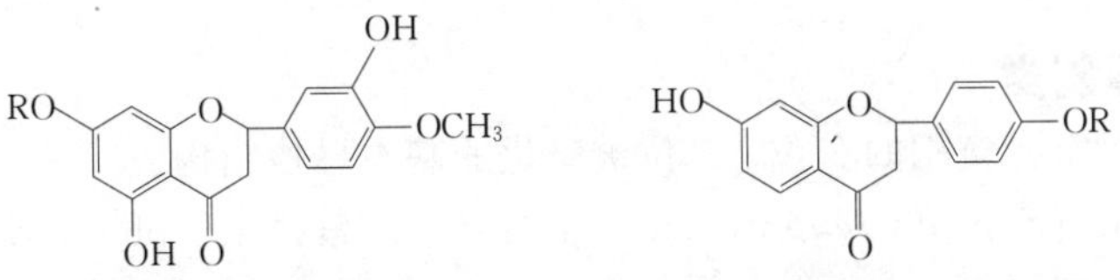

橙皮素 R=H
橙皮苷 R=芸香糖基

甘草素 R=H
甘草苷 R=Glc

四、二氢黄酮醇类

二氢黄酮醇类具有黄酮醇的2、3位被氢化的基本母核结构，且常与黄酮醇共存于同一植物体中，如满山红（*Rhododendron dauricum*）叶中的二氢槲皮素（dihydroquercetin）和槲皮素共存，桑枝中的二氢桑色素（dihydromorin）和桑色素（morin）共存。二氢黄酮醇类普遍存在于双子叶植物中，常分布在豆科及蔷薇科植物中，在裸子植物、单子叶植物姜科的少数植物中亦被发现。

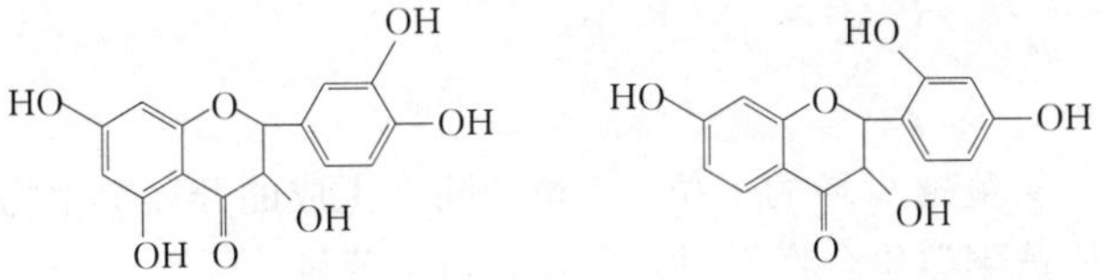

二氢槲皮素

二氢桑色素

常见的黄柏（*Phellodendron chinense*）中的黄柏素-7-*O*-葡萄糖苷（phellamurin）和胡桃科黄杞（*Engelhardtia roxburghiana*）根皮中的落新妇苷（astilbin）均属于二氢黄酮醇类。其中黄柏素-7-*O*-葡萄糖苷具有一定的抗肿瘤活性，而落新妇苷则表现出多种显著的生物活性，如抑制辅酶A还原酶、抑制醛糖还原酶、保护肝脏、镇痛、抗水肿等作用。另外，落新妇苷还具有显著的选择性免疫抑制作用。

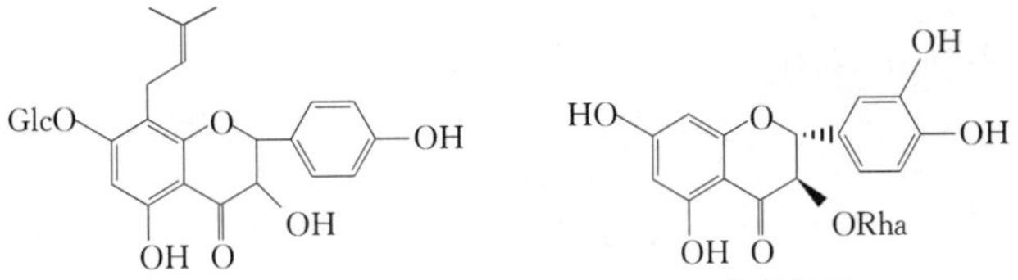

黄柏素-7-*O*-葡萄糖苷

落新妇苷

五、异黄酮类

异黄酮类具有基本母核为3-苯基色原酮的结构，即B环连在C环的3-位上。主要分布在被子植物中，豆科中占到70%左右，其余主要分布在桑科、鸢尾科中。

常见的刺芒柄花素（formononetin）、大豆素（daidzein）、大豆苷（daidzin）、大豆素-7,4′-二葡萄糖苷（daidzein-7,4′-diglucoside）、葛根素（puerarin）和葛根素木糖苷（puerarinxyloside）等均属于异黄酮类化合物。其中葛根总黄酮具有增加冠状动脉血流量及降低心肌耗氧量的作用，大豆素具有类似罂粟碱的解痉作用，大豆苷及大豆素均能缓解高血压患者的头痛等症状。

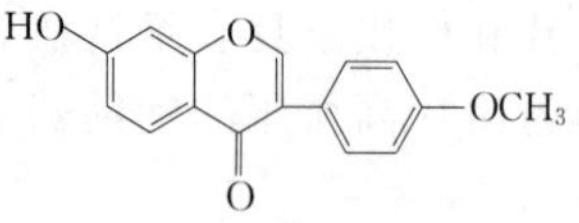

刺芒柄花素

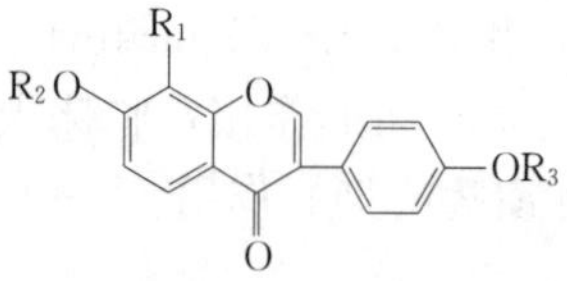

大豆素 $R_1=R_2=R_3=H$
大豆苷 $R_1=R_3=H$ $R_2=Glc$
葛根素 $R_2=R_3=H$ $R_1=Glc$
大豆素-7,4′-二葡萄糖苷 $R_1=H$ $R_2=R_3=Glc$

六、二氢异黄酮类

二氢异黄酮类具有异黄酮的2-位、3-位被氢化的基本母核结构。

常用中药广豆根（*Sophora subprostrata*）中所含有的紫檀素（pterocarpin）、三叶豆紫檀苷（trifolirhizin）和高丽槐素（maackiain）及毛鱼藤（*Derris elliptica*）所含的鱼藤酮（rotenone）均属于二氢异黄酮的衍生物。

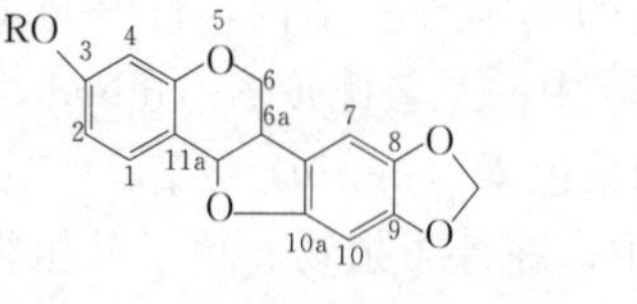

紫檀素 $R=CH_3$
三叶豆紫檀苷 $R=Glc$
高丽槐素 $R=H$

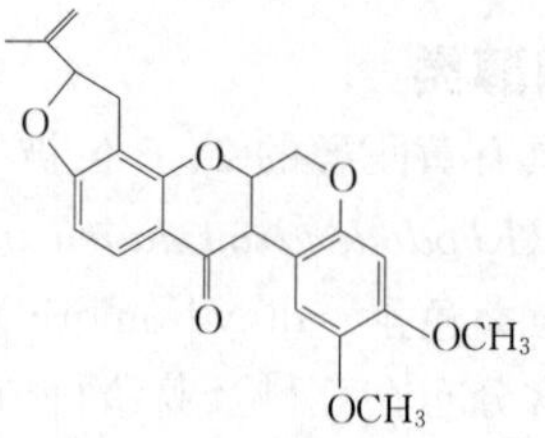

鱼藤酮

七、查耳酮类

查耳酮类具有由二氢黄酮C环的1-位、2-位键断裂生成的开环衍生物的基本母核结构，其母核碳原子编号与其他黄酮类化合物不同。主要分布于菊科、豆科、苦苣苔科植物中，在玄参科及败酱科植物中亦有发现。其2′-羟基衍生物为二氢黄酮的异构体，在酸、碱或酶的催化作用下可相互转化，故在植物界查耳酮往往与相应的二氢黄酮共存。

中药红花（*Carthamus tinctorius*）中含有红花苷（carthamin）、新红花苷（neocarthamin）和醌式红花苷（carthamone）。在开花初期，花中主要含有无色的新红花苷及微量的红花苷，花冠呈淡黄色，开花中期由于花中主要含有红花苷，花冠呈深黄色，开花后期则因氧化变成红色的醌式红花苷，花冠呈红色。

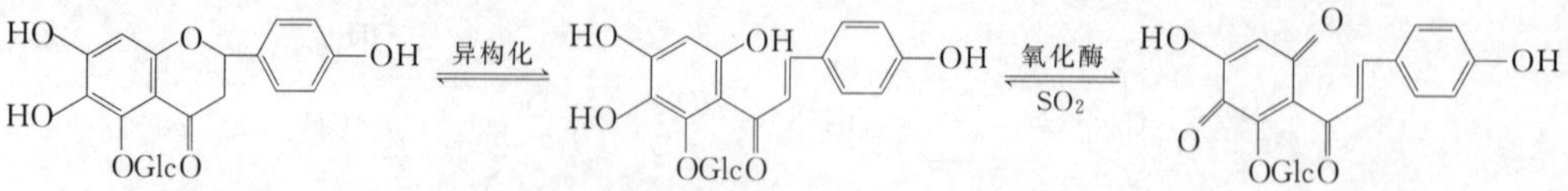

新红花苷 ⇌（异构化） 红花苷（黄色） ⇌（氧化酶 / SO_2） 醌式红花苷（红色）

八、二氢查耳酮类

二氢查耳酮类为查耳酮的α-位、β-位双键氢化而成。此类化合物在植物界分布极少，在菊科、蔷薇科、杜鹃花科、山矾科等植物中可见。如蔷薇科梨属植物根皮和苹果种仁中含有的抗糖尿病活性成分根皮苷（phlorizin）、苦参中的次苦参醇素（kuraridinol）等。

九、橙酮类

橙酮类又称噢哢类，是黄酮的同分异构体，其结构特点是C环为含氧五元环。此类化合物数量很少，在玄参科、菊科、苦苣苔科及单子叶植物莎草科中可见。如黄花波斯菊中含有的硫磺菊素（sulphuretin）属于此类结构。

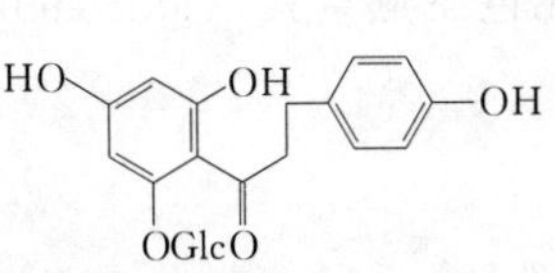

根皮苷

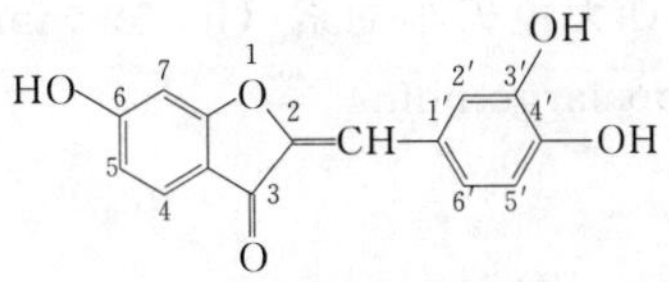

硫磺菊素

十、花色素类

花色素类又称花青素，其结构特点是基本母核的C环无羰基，1位氧原子以锌盐的形式存在，主要存在于植物的花、果实、叶、茎等部位，是植物呈现蓝、紫、红色的原因。在中药中常以苷的形式存在，故又称花色苷，广泛地分布于被子植物中。

花色素类以矢车菊素（cyanidin）、飞燕草素（delphinidin）和天竺葵素（pelargonidin）及其组成的苷类较为常见。

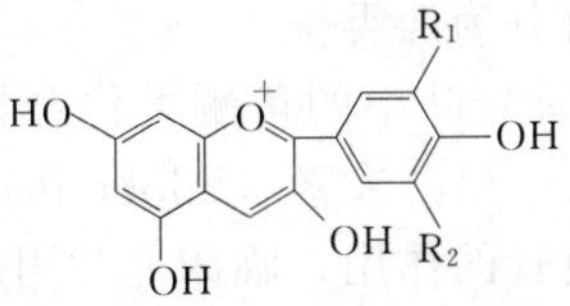

矢车菊素 $R_1=OH \quad R_2=H$
飞燕草素 $R_1=R_2=OH$
天竺葵素 $R_1=R_2=H$

十一、黄烷醇类

黄烷醇类可根据其C环的3-位、4-位所连羟基的情况分为两类：黄烷-3-醇（flavan-3-ol）和黄烷-3,4-二醇（flavan-3,4-diol）。此类化合物在植物体内可作为鞣质的前体，常以分子聚合的形式生成鞣质。

（1）黄烷-3-醇类　又称为儿茶素类，在植物中分布较广，主要存在于含鞣质的木本植物中，大多是缩合鞣质的前体。儿茶素为中药儿茶（*Acacia catechu*）的主要成分，在植物中主要异构体有2个，即（+）-儿茶素［(+)-catechin］和（−）-表儿茶素［(−)-epicatechin］，具有很强的抗氧化活性和一定的抗肿瘤活性。金荞麦（*Fagopyrum dibotrys*）中的双聚原矢车菊苷元以及麻黄根中的麻黄宁A（mahuannin A）和麻黄宁B（mahuannin B）为黄烷-3-醇的双聚物。现代药理学研究表明，双聚原矢车菊苷元具有抗炎、解热、祛痰、抑制血小板聚集等作用，同时表现出一定的抗肿瘤活性，临床主要用于治疗肺脓肿及其他感染性疾病。

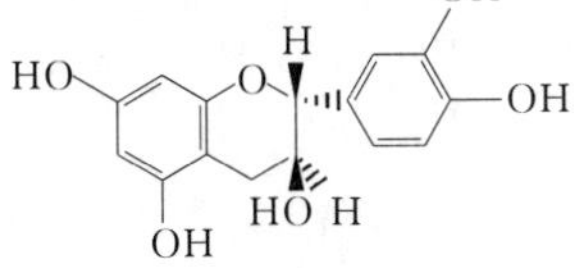

（+）-儿茶素 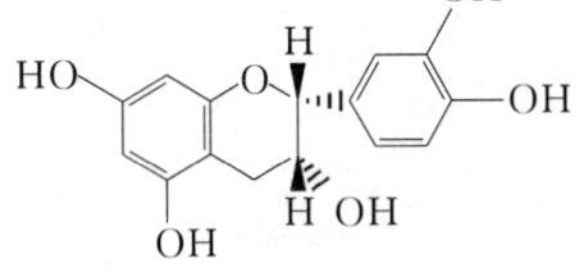　　（−）-表儿茶素

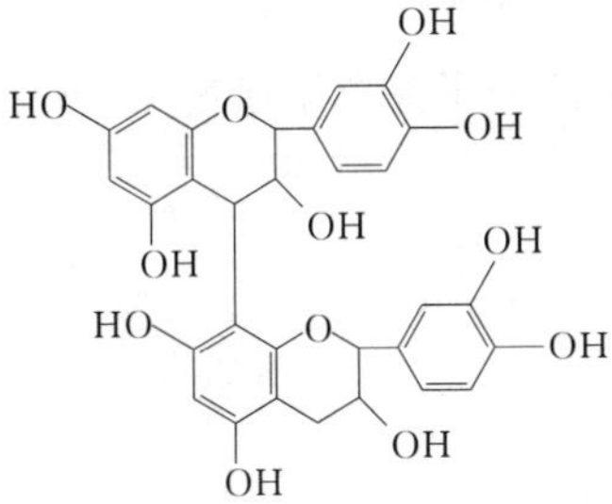

双聚原矢车菊苷元 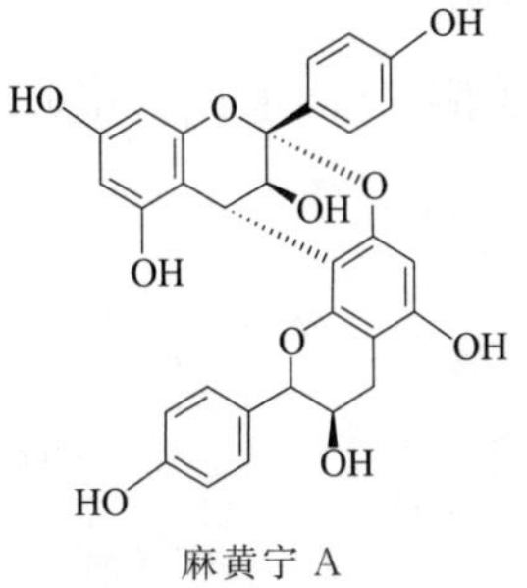　　麻黄宁A 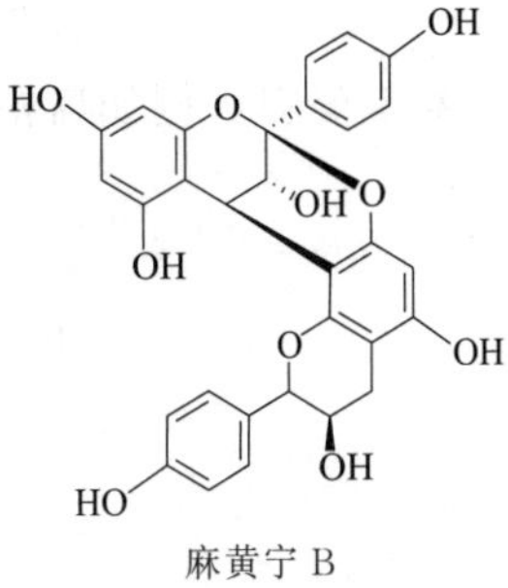　　麻黄宁B

（2）黄烷-3,4-二醇类　又称为无色花色素类，本身无色，在氢氧化钠水溶液中显黄色。这类成分在植物界分布很广，尤以含鞣质的木本植物和蕨类植物中较为多见，常可聚合而具有鞣质的性质。如无色矢车菊素（leucocyanidin）、无色飞燕草素（leucodelphindin）和无色天竺葵素（leucopelargonidin）等。

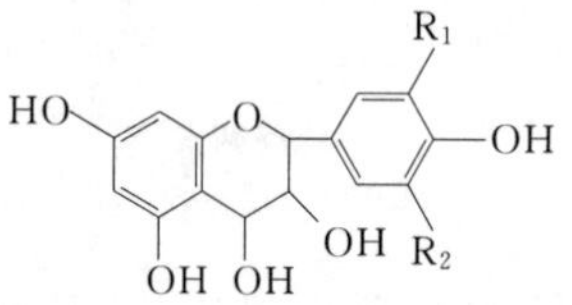

无色矢车菊素　$R_1=OH$　$R_2=H$
无色飞燕草素　$R_1=R_2=OH$
无色天竺葵素　$R_1=R_2=H$

十二、双黄酮类

双黄酮类是由两分子黄酮，或两分子二氢黄酮，或一分子黄酮及一分子二氢黄酮通过C—C键或C—O—C键聚合而成的二聚物。主要存在于除松科以外的裸子植物中，尤以银杏纲为普遍，在蕨类植物的卷柏属和双子叶植物中亦有分布。常见的天然双黄酮由两分子芹菜素或其甲醚衍生物构成，根据它的结合方式可分为四类。

（1）3′,8″-双芹菜素型　银杏（*Ginkgo biloba*）叶中的黄酮类化合物含量较高，分离出的银杏素（ginkgetin）、异银杏素（isoginkgetin）和白果素（bilobetin）等即为双黄酮类化合物。银杏双黄酮具有解痉、降压和扩张冠状血管的作用，临床上常用于治疗冠心病。

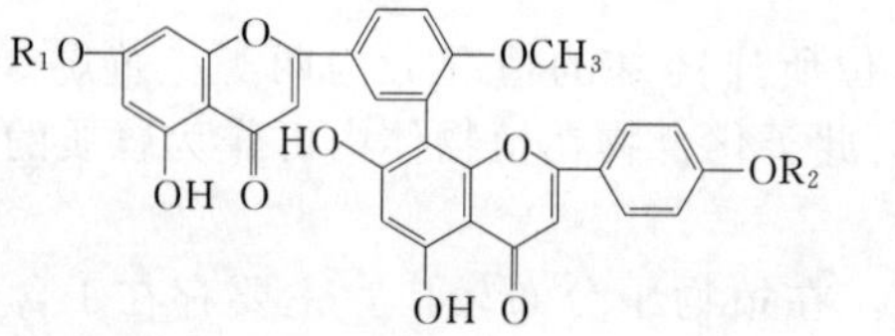

银杏素　$R_1=CH_3$　$R_2=H$
异银杏素　$R_1=H$　$R_2=CH_3$
白果素　$R_1=H$　$R_2=H$

（2）6,8″-双芹菜素型　例如野漆（*Rhus succedanea*）核果中的贝壳杉黄酮（agathisflavone）。

（3）8,8″-双芹菜素型　例如柏黄酮（cupresuflavone）。

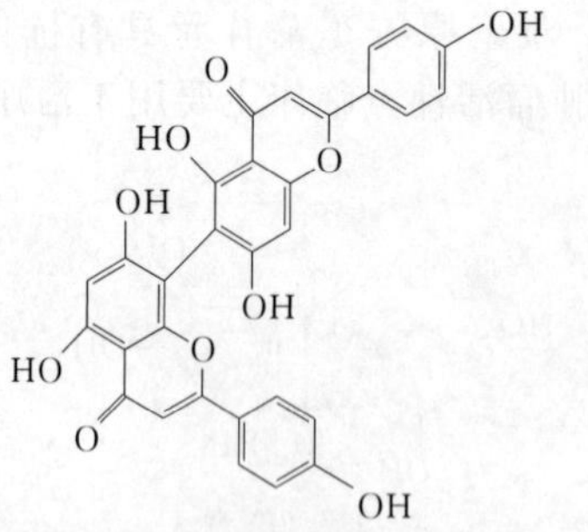

贝壳杉黄酮 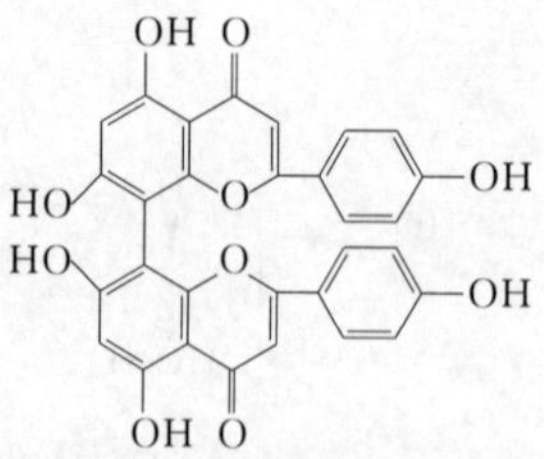　　柏黄酮

（4）双苯醚型　例如扁柏黄酮（hinokiflavone），是由两分子芹菜素通过C4′-O-C6″醚键连接而成的。

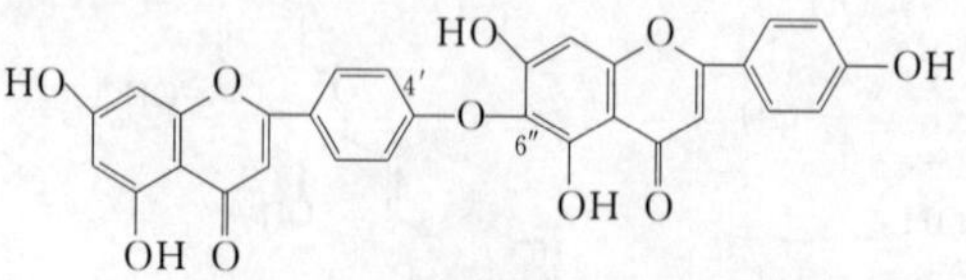

扁柏黄酮

十三、其他黄酮类

除上述类型的黄酮类化合物外，自然界中还存在许多其他特殊结构类型的黄酮类化合物，如屾酮类、高异黄酮类及呋喃色原酮类等。

屾酮类（xanthones）又称苯并色原酮或双苯吡酮，是较为特殊的黄酮类化合物，其基本母核由苯环与色原酮的 2、3 位拼合而成，常存在于龙胆科、藤黄科、百合科植物中，如在芒果、石韦（*Pyrrosia lingua*）和知母（*Anemarrhena asphodeloides*）等中药叶中含有的异芒果素（isomangiferin）。

高异黄酮类（homoisoflavones）的基本结构为苯基色原酮，与黄酮类比较，C 环与 B 环间多了一个亚甲基。如麦冬中的甲基麦冬黄烷酮 A（methylophiopogonanone A），对 HeLa-S3 细胞具有较强的细胞毒性活性。

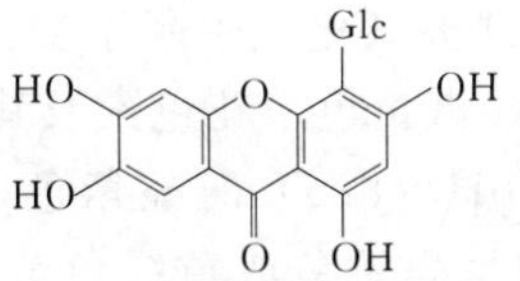

异芒果素 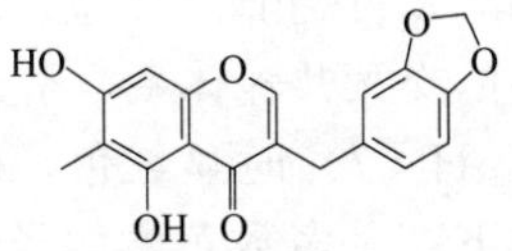　　甲基麦冬黄烷酮 A

另有少数黄酮类化合物的结构较为复杂，例如水飞蓟素（silymarin）为黄酮木脂素类化合物，由二氢黄酮醇类与苯丙素衍生物缩合而成；而榕碱（ficine）及异榕碱（isoficine）则为生物碱型黄酮。

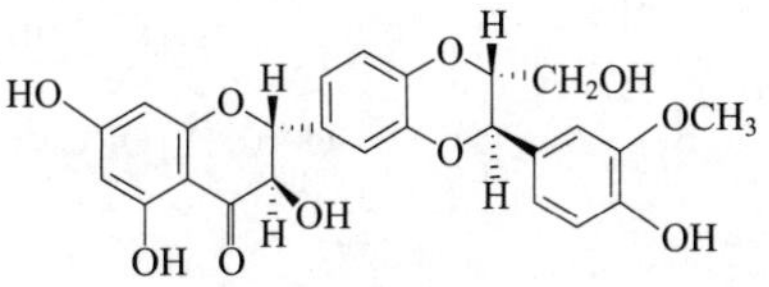

水飞蓟素

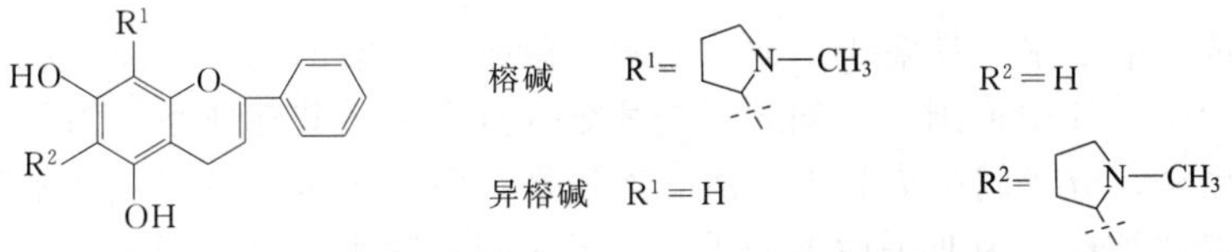

榕碱 $R^1=$ N-甲基吡咯烷基　$R^2=H$

异榕碱 $R^1=H$　$R^2=$ N-甲基吡咯烷基

第三节 黄酮类化合物的理化性质

一、性状

（一）形态

黄酮类化合物多为结晶性固体，少数苷类为无定形粉末（如黄酮苷类）。

（二）颜色

多数黄酮类化合物具有交叉共轭体系，能通过电子转移和重排使共轭键延长，一般呈黄色。所呈颜色主要受分子中是否存在交叉共轭体系及含有的助色团（—OH、—OCH_3等）的类型、数目以及取代位置的影响。以黄酮为例，其色原酮部分原本无色，但在 2-位上引入苯环后，即形成交叉共轭体系，并通过电子转移、重排，使共轭链延长，因而显现出颜色。

助色团（如—OH 或—OCH_3）若连接在黄酮、黄酮醇分子中的 7-位或 4′-位，因其形成 p-π 共轭，促进电子移位、重排，共轭系统延长，从而使化合物的颜色加深。但若在其他

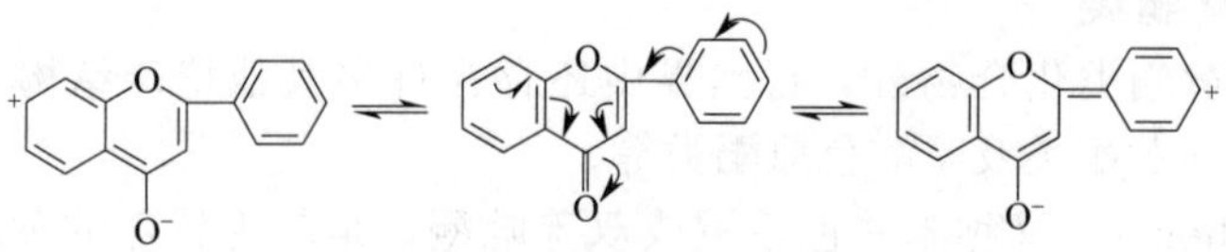

位置引入—OH 或—OCH_3等助色团，则对其颜色的影响较小。

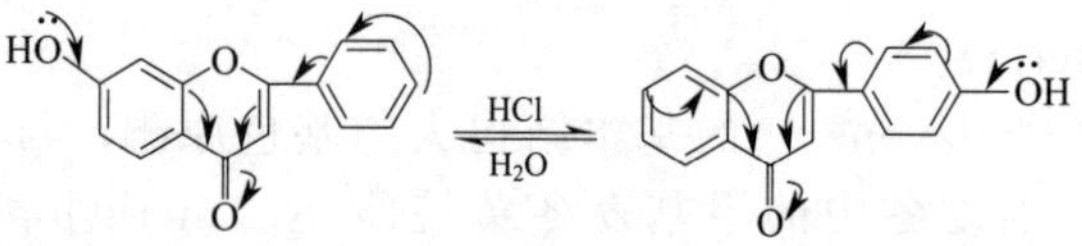

HCl / H_2O

一般在可见光下，黄酮、黄酮醇及其苷类多显灰黄色至黄色，查耳酮为黄色至橙黄色，二氢黄酮、二氢黄酮醇及黄烷醇因 2-位、3-位双键被氢化，中断了交叉共轭体系故不显色，异黄酮类因缺少完整的交叉共轭体系，呈无色或显微黄色。花色素及其苷的颜色随 pH 不同而改变，一般酸性（pH＜7）时显红色，碱性（pH＝8.5）时显紫色，强碱性（pH＞8.5）时显蓝色。在紫外线下，大多数黄酮醇类化合物呈亮黄色或黄绿色荧光，当 3-位羟基被甲基化或糖苷化后，仅显暗淡的棕色。异黄酮类呈紫色荧光，花色苷类呈棕色荧光。查耳酮和橙酮类显亮黄色或深黄棕色荧光，经氨气熏后转变为橙红色荧光。二氢黄酮类、二氢黄酮醇类和黄烷醇类及其苷类均不显荧光。

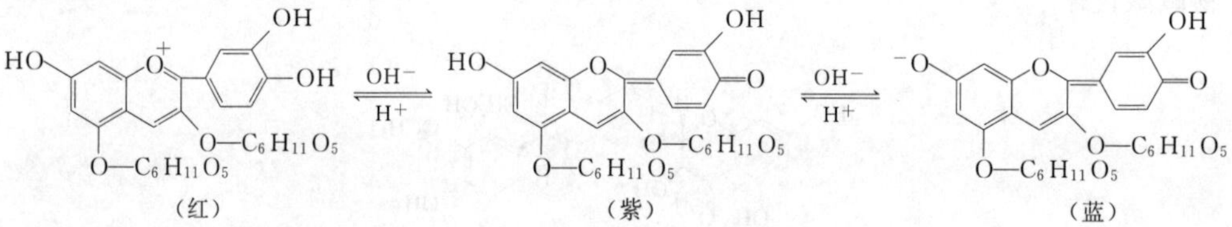

（红） $\underset{H^+}{\overset{OH^-}{\rightleftharpoons}}$ （紫） $\underset{H^+}{\overset{OH^-}{\rightleftharpoons}}$ （蓝）

二、溶解性

黄酮类化合物因其结构类型及存在状态（如苷或苷元）不同，故溶解性不同。

（一）游离黄酮类化合物

一般难溶或不溶于水，易溶于甲醇、乙醇、丙酮、乙酸乙酯、三氯甲烷、乙醚等有机溶剂及稀碱水溶液中。其中黄酮、黄酮醇、查耳酮等具有交叉共轭体系，为平面型分子，分子与分子间排列紧密，分子间引力较大，故难溶于水；而二氢黄酮及二氢黄酮醇等分子中因 C 环呈近似于半椅式结构，为非平面型分子，分子排列不紧密，分子间引力降低，有利于水分子进入，故在水中的溶解度稍大；异黄酮类 B 环由于受吡喃环羰基的立体阻碍，分子的平面性较低，故在水中的溶解度比平面型分子大；花色素以离子形式存在，虽为平面型结构，但具有盐的通性，故水溶性较大。

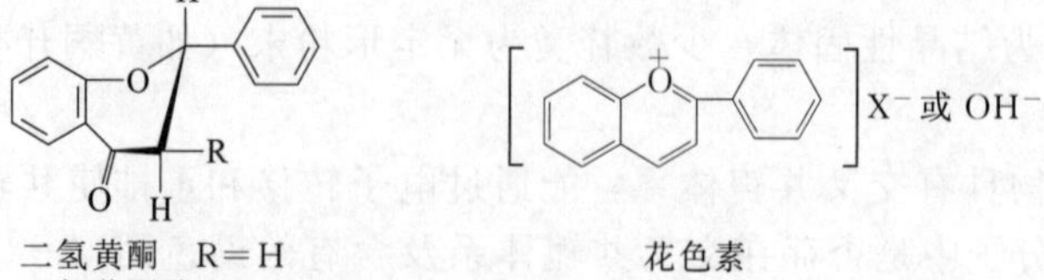

二氢黄酮 R＝H
二氢黄酮醇 R＝OH

X^- 或 OH^-

花色素

若在黄酮类化合物分子中引入羟基，在水中的溶解度将增加；而羟基经甲基化后，则在有机溶剂中的溶解度增加。如多羟基黄酮类化合物一般不溶于石油醚，故可与脂溶性杂质分开。

（二）黄酮苷类化合物

黄酮类化合物的羟基苷化后，水溶性增加，脂溶性降低。黄酮苷一般易溶于水、甲醇、乙醇等强极性溶剂中，但难溶或不溶于苯、石油醚、三氯甲烷、乙醚等有机溶剂中。黄酮苷分子中糖基数目的多少和结合的位置，对溶解度有一定的影响。一般多糖苷比单糖苷水溶性大，3-羟基苷比相应的7-羟基苷水溶性大。例如槲皮素-3-*O*-葡萄糖苷的水溶性比槲皮素-7-*O*-葡萄糖苷大，主要是由于3-位糖基与4-位羰基的立体阻碍使分子的平面性减弱而水溶性增大。

三、旋光性

游离黄酮类化合物，如二氢黄酮、二氢黄酮醇、二氢异黄酮、黄烷醇等类型，因分子中含有不对称碳原子，均具有旋光性，其余类型的游离黄酮类化合物（如花色素和异黄酮）则无旋光性；黄酮苷类化合物因结构中连有糖基，故均有旋光性，且多为左旋。

四、酸性与碱性

（一）酸性

绝大多数黄酮类化合物因分子中具有酚羟基，故显酸性，可溶于碱性水溶液以及吡啶、甲酰胺、二甲基甲酰胺等碱性有机溶剂。该类化合物的酚羟基数目和位置不同，酸性强弱亦不同。以黄酮为例，其酚羟基酸性由强到弱的顺序依次为：7,4′-二羟基＞7-羟基或4′-羟基＞一般酚羟基＞5-羟基。

二氢黄酮类或异黄酮类结构上7-位和4′-位有酚羟基者，其酸性强弱不符合上述规律。7-位和4′-位有酚羟基者，在p-π共轭效应的影响下，使酸性增强而可溶于碳酸氢钠水溶液中；7-位或4′-位上有酚羟基者，能溶于碳酸钠水溶液，而不溶于碳酸氢钠水溶液；具有一般酚羟基者，只溶于氢氧化钠水溶液；仅有5-酚羟基者，因5-羟基可与4-羰基形成分子内氢键，故酸性最弱。此性质可用于黄酮类化合物的提取、分离及鉴定工作。

（二）碱性

黄酮类化合物由于分子中的γ-吡喃环上的1-位氧原子具有未共用电子对，因此表现出微弱的碱性，可与强无机酸如浓硫酸、浓盐酸等生成镁盐，该镁盐极不稳定，加水后即分解。

$$\text{flavone} \underset{H_2O}{\overset{HCl}{\rightleftharpoons}} \text{flavylium}^{+}(4\text{-}OH)\ Cl^-$$

此外，黄酮类化合物溶于浓硫酸时，所生成的镁盐常表现出特殊的颜色，可用于黄酮类化合物结构类型的初步鉴别。例如，黄酮、黄酮醇类显黄色至橙色，并有荧光；二氢黄酮类显橙色（冷时）至紫红色（加热时）；查耳酮类显橙红色至洋红色；异黄酮、二氢异黄酮类显黄色；橙酮类显红色至洋红色。

五、显色反应

黄酮类化合物的显色反应主要是利用分子中的酚羟基和γ-吡喃酮环的性质。

（一）还原反应

1. 盐酸-镁粉反应

该反应为鉴别黄酮类化合物最常用的颜色反应。方法是将样品溶于甲醇或乙醇中，加入少许镁粉振摇，再滴加几滴浓盐酸，1～2min内即可显出颜色（必要时微热）。多数黄酮、黄酮醇、二氢黄酮和二氢黄酮醇显橙红色至紫红色，少数显绿色或蓝色。尤其是分子中B

环有—OH 或—OCH_3取代时颜色随之加深。而异黄酮（少数例外）、查耳酮、橙酮、儿茶素类则为阴性反应。由于花色素及部分查耳酮、橙酮等单纯在浓盐酸条件下形成𬭩盐也能产生颜色变化，出现假阳性。因此，必要时须预先做空白对照实验，即在供试液中不加镁粉，而仅加入浓盐酸进行观察，若产生红色，则表明供试液中含有花色素、某些查耳酮或某些橙酮等。另外，为避免在该反应中提取液本身颜色较深的干扰，可注意观察加入镁粉后升起的泡沫颜色，如泡沫为红色，即示阳性。盐酸-镁粉反应的机理过去解释为生成了花色苷元所致，现在一般认为是生成阳碳离子而显色的缘故。

2. 四氢硼钠反应

四氢硼钠（$NaBH_4$）是对二氢黄酮类化合物专属性较高的一种还原剂。二氢黄酮类化合物可被四氢硼钠还原产生红色至紫红色。其他黄酮类化合物均不显色，故可用于区别鉴定。此反应可在试管中或滤纸上进行，方法是在试管中加入适量的样品甲醇液，加入等量的2%$NaBH_4$的甲醇液，1min 后，再加入浓盐酸或浓硫酸数滴，显紫色至紫红色；或将样品的甲醇液点在滤纸上，喷上 2%$NaBH_4$的甲醇液，1min 后熏浓盐酸蒸气，若被还原显色，则为二氢黄酮类或二氢黄酮醇类化合物。

3. 钠汞齐还原反应

在黄酮类化合物的乙醇溶液中加入钠汞齐，放置数分钟至数小时或加热，过滤，滤液用盐酸酸化，黄酮、二氢黄酮、异黄酮、二氢异黄酮类显红色，黄酮醇类显黄色至淡红色，二氢黄酮醇类显棕黄色。

（二）与金属盐类试剂的络合反应

黄酮类化合物的分子结构中，多具有 3-羟基、4-羰基，或 5-羟基、4-羰基，或邻二酚羟基，故可与许多金属盐类试剂如铝盐、锆盐、镁盐、锶盐和铅盐等反应，生成有色的络合物或有色沉淀，有的还产生荧光。

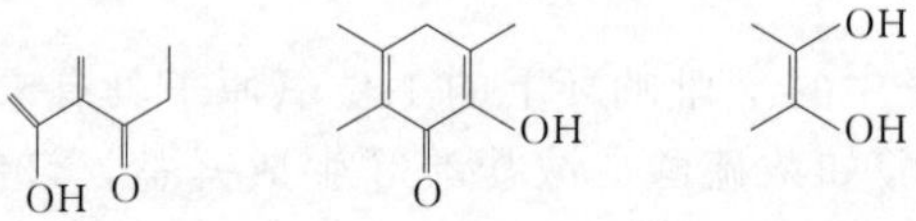

OH O　　OH O　　OH OH

1. 三氯化铝反应

含上述取代基的黄酮类化合物均可显色，其化合物的乙醇溶液和 1%三氯化铝乙醇溶液反应后，多数生成黄色络合物，并在紫外线灯下显鲜黄色荧光，但 4′-羟基黄酮醇或 7,4′-二羟基黄酮醇类显天蓝色荧光。此反应可在试管中、滤纸或薄层上进行，用于定性及定量分析。

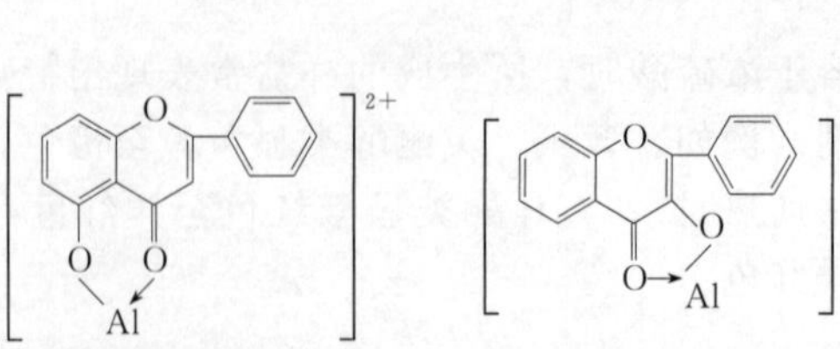

O O O Al $^{2+}$　　O O O Al $^{2+}$

5-羟基黄酮铝盐络合物　　黄酮醇铝盐络合物

2. 锆盐-枸橼酸反应

该反应可以用来鉴别黄酮类化合物分子中 3-羟基或 5-羟基的存在。黄酮类化合物分子中有游离的 3-羟基或 5-羟基时，均可与 2%二氯氧锆（$ZrOCl_2$）甲醇溶液反应生成黄色的锆盐络合物。但 3-羟基、4-羰基与锆盐生成的络合物的稳定性比 5-羟基、4-羰基络合物强，5-羟基、4-羰基络合物容易被弱酸分解，故当反应液中继续加入 2%枸橼酸甲醇溶液后，仅含有 5-羟基黄酮的黄色溶液显著褪色（为阴性反应），而含有 3-羟基或 3,5-二羟基的黄酮溶液仍呈鲜黄色（为阳性反应）。

锆盐显色反应也可在滤纸上进行，得到的锆盐络合物斑点多呈黄绿色并有荧光。

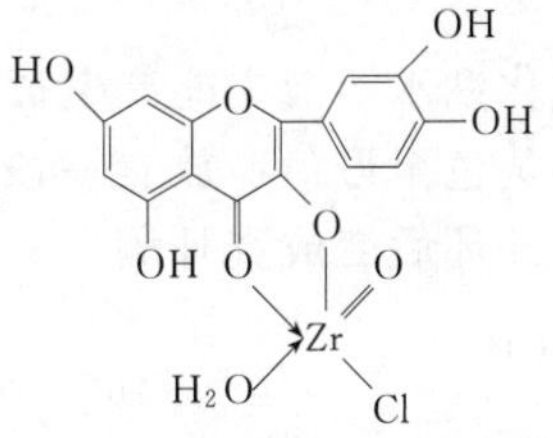

锆盐络合物

3. 氨性氯化锶反应

具有邻二酚羟基的黄酮类化合物，可与氨性氯化锶试剂反应。方法是取少许样品于小试管中，加入 1mL 甲醇溶解（必要时可在水浴上加热）后，再加入 0.01mol/L 氯化锶（$SrCl_2$）的甲醇溶液 3 滴和被氨气饱和的甲醇溶液 3 滴，如出现绿色至棕色乃至黑色沉淀，则示有邻二酚羟基。

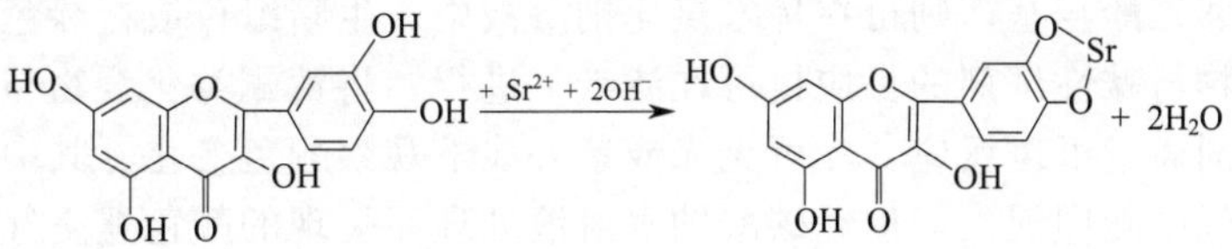

$$\xrightarrow{+\ Sr^{2+}\ +\ 2OH^-} \quad +\ 2H_2O$$

4. 醋酸镁反应

具有 C3、C5 或邻二酚羟基的黄酮均可与 Mg^{2+} 螯合，本反应可用于纸色谱显色。方法是将样品液滴于滤纸上，喷醋酸镁甲醇溶液，加热干燥后在紫外线灯下观察，二氢黄酮、二氢黄酮醇类显天蓝色荧光，黄酮、黄酮醇、异黄酮类等显黄至橙黄至褐色荧光。

5. 醋酸铅反应

黄酮类化合物可与 1%醋酸铅或碱式醋酸铅水溶液反应生成黄色或红色沉淀。色泽因化合物分子中羟基数目和位置不同而异。其中醋酸铅只能与分子中具有邻二酚羟基或兼有 3-羟基、4-羰基或 5-羟基、4-羰基结构的化合物作用，但碱式醋酸铅的沉淀范围要大得多，只要分子中具有酚羟基，均可与之生成沉淀。

6. 三氯化铁反应

多数含有酚羟基的黄酮类化合物可与三氯化铁水溶液或醇溶液产生显色反应，但一般仅在含有氢键缔合的酚羟基时，才呈现明显的颜色，根据分子中所含的酚羟基数目及位置不同，可呈现绿、蓝、紫等不同颜色。

（三）硼酸显色反应

黄酮类化合物分子中含有下列基本结构时，在无机酸或有机酸存在的条件下，可与硼酸反应产生亮黄色，如在草酸条件下一般显黄色并具有绿色荧光，但在枸橼酸丙酮条件下显黄色而无荧光。5-羟基黄酮和 6′-羟基查耳酮符合此结构要求，故呈阳性反应，据此可与其他类型的黄酮类化合物相区别。

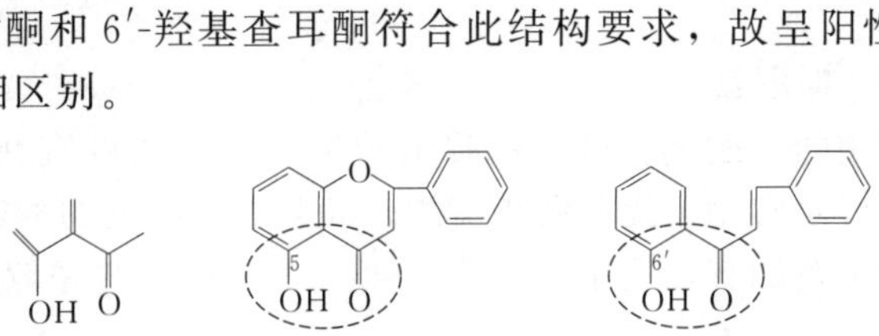

基本结构　　5-羟基黄酮　　6′-羟基查耳酮

（四）碱性试剂反应

黄酮类化合物与碱性溶液反应可显示黄色、橙色或红色等，其显色情况与化合物类型有关，因此，该反应对于鉴别黄酮类化合物的类型有一定的意义，此外，还可用于鉴别分子中某些结构特征。

（1）黄酮类　在冷或热的氢氧化钠水溶液中能产生黄色至橙红色。

（2）二氢黄酮类　在冷碱中呈黄色至橙色，放置一段时间或加热则呈深红色至紫红色，这是由于二氢黄酮类在碱性条件下开环后变成查耳酮。

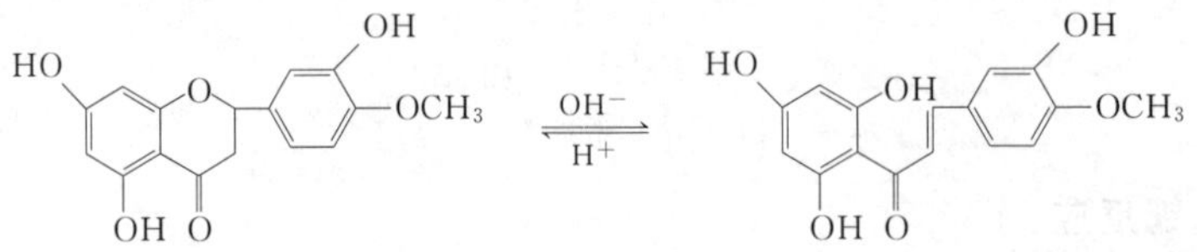

（3）黄酮醇类　在碱液中先呈黄色，当溶液中通入空气后，因 3-羟基易氧化，溶液即转变为棕色。

（4）查耳酮类或橙酮类　在碱液中能很快产生红色或紫红色。

（5）具有邻二酚羟基结构的黄酮　在碱液中不稳定，易氧化产生黄色至深红色至绿棕色絮状沉淀；若为邻三酚羟基，则可在稀氢氧化钠溶液中产生暗绿色或蓝绿色纤维状沉淀。

黄酮类化合物与碱性试剂的反应也可在滤纸上进行，将黄酮类化合物与碳酸钠水溶液或氨蒸气等碱性试剂通过纸斑反应，在可见光或紫外线下观察颜色变化，其中用氨蒸气处理后呈现的颜色置空气中随即褪去，但经碳酸钠水溶液处理而呈现的颜色置空气中却不褪色。

（五）与五氯化锑反应

取样品 5～10mg 溶于 5mL 无水四氯化碳中，加入 1mL 2％五氯化锑的四氯化碳溶液，查耳酮类生成红色或紫红色沉淀，而黄酮、二氢黄酮及黄酮醇类显黄色至橙色，此反应可用于区别查耳酮与其他黄酮类化合物。由于反应的颜色产物在湿空气及含水溶液中不稳定，所以反应时所用溶剂必须无水。

第四节　黄酮类化合物的提取与分离

一、黄酮类化合物的提取

溶剂法是黄酮类化合物提取的常用方法。常用的溶剂提取法包括冷浸法、煎煮法、渗漉法、回流法等，主要根据被提取物的性质、共存的杂质及药用部位选择合适的提取溶剂。由于黄酮类化合物种类繁多，且其存在不同的结构和状态使其溶解性存在很大的差异。苷类和极性较大的苷元（如羟基黄酮、双黄酮、橙酮、查耳酮等），一般用乙酸乙酯、丙酮、乙醇、甲醇、水或某些极性较大的混合溶剂进行提取，如甲醇（乙醇）-水（1∶1）进行提取；一些多糖苷可选用沸水提取；为了避免黄酮苷类化合物在提取过程中发生水解，通常事先要破坏或抑制酶的活性。大多数苷元宜用极性较小的溶剂，如乙醚、三氯甲烷、乙酸乙酯等提取；提取花青素类化合物时可加入少量酸（如 0.1％盐酸），但此法不宜用于一般黄酮苷类的提取，以免发生水解。

（一）乙醇（甲醇）提取法

乙醇或甲醇是最常用的黄酮类化合物的提取溶剂，醇的浓度宜在 60％～95％之间，其中高浓度醇（90％～95％）常用于提取游离黄酮，60％左右浓度的醇适于提取黄酮苷类，如银杏叶，内含游离黄酮和黄酮苷，适于用 70％乙醇回流提取，收率较高。

（二）碱水液或碱性稀醇提取法

黄酮类化合物大多具有酚羟基，显酸性，易溶于碱水液（如碳酸钠、氢氧化钠、氢氧化钙等水溶液）或碱性稀醇溶液（如50%乙醇）。稀氢氧化钠水溶液的浸出能力较强，但浸出的杂质较多。如将其浸出液酸化后迅速滤去，先析出的沉淀大多为杂质，滤液中再析出的沉淀物可能是较纯的黄酮类化合物。当药材中含有多羟基的鞣质，或含羧基的果胶、黏液质等杂质时，宜用石灰水（氢氧化钙水溶液）提取，可使上述水溶性杂质生成钙盐沉淀，不被溶出，便于黄酮类化合物的分离纯化。如所提取成分结构中含有邻二酚羟基时，可加入适量硼酸进行保护。

用此法提取操作时，应当注意所用的碱液浓度不宜过高，以免在强碱性条件下，尤其是在加热时破坏黄酮母核。加酸酸化时酸性也不宜过强，以免析出的黄酮类化合物遇强酸形成𬭩盐而溶解，降低产品的得率。

（三）其他提取法

除溶剂提取法外，还可采用超声波提取法、微波提取法、超临界萃取法等。提取效率高，药材利用率大，提取时间少，如用95%乙醇超声提取银杏叶总黄酮比回流法提取率高；采用石灰水微波协同提取芦丁比传统水提法表现出产率高、时间短等优点。超临界萃取法具有提取效率高、无溶剂残留、热不稳定成分及活性成分不易被分解破坏等优点，特别适用于提取和精制热敏性和易氧化的物质。如用超临界 CO_2 提取银杏叶中的银杏黄酮和银杏内酯，提取率高，质量好。

二、黄酮类化合物的分离

黄酮类化合物的分离主要依据其极性、酸性和分子量的差异以及有无特殊结构等选用合适的方法。目前常用的分离方法有以下几种。

（一）溶剂萃取法

利用黄酮类化合物与混入的杂质极性不同，选用不同的溶剂进行萃取可达到精制纯化的目的。将水或不同浓度醇的提取物，尽量蒸去溶剂，使成浓缩液，然后用不同极性的溶剂进行萃取，可达到分离游离黄酮与黄酮苷或是极性较小与极性较大的黄酮的目的。另外，利用粗提取物中黄酮类化合物与杂质的极性差异，选用极性不同的溶剂萃取进行精制纯化。例如茎叶类的醇提取液，可用石油醚处理，以除去叶绿素、胡萝卜素等脂溶性色素；某些水提液中加入多倍量浓醇，可沉淀除去蛋白质、多糖类等水溶性杂质。有时溶剂萃取过程也可以用逆流分配法连续进行。常用的溶剂系统有：水-乙酸乙酯、正丁醇-石油醚等。萃取得到的组分，可进一步用重结晶法分离，有时能得到单体化合物。

（二）pH 梯度萃取法

根据黄酮类化合物酚羟基的数目及位置不同其酸性强弱也不同的性质，可用该法将酸性强弱不同的游离黄酮类化合物分离。方法是：将混合物先溶于有机溶剂（如乙醚），继而依次用5%碳酸氢钠（萃取出7,4′-二羟基黄酮）、5%碳酸钠（萃取出7-羟基黄酮或4′-羟基黄酮）、0.2%氢氧化钠（萃取出一般酚羟基黄酮）、4%氢氧化钠（萃取出5-羟基黄酮）萃取以达到分离的目的。但二氢黄酮和异黄酮因缺乏交叉共轭体系，4′-位酚羟基为普通酚羟基的酸性，在 pH 梯度萃取时，应当注意。

（三）色谱法

分离黄酮类化合物所用的柱填充剂有聚酰胺、硅胶、硅藻土、纤维素粉、氧化铝、大孔吸附树脂等，其中以硅胶、聚酰胺最为常用。

1. 硅胶柱色谱

此法是目前分离黄酮类化合物应用范围最广的一种方法，主要用于分离黄酮、二氢黄

酮、二氢黄酮醇及高度甲基化或乙酰化的黄酮及黄酮醇类。加水去活化后也可用于分离极性较大的化合物，如多羟基黄酮苷元及其苷类。常采用混合溶剂梯度洗脱，如用三氯甲烷-甲醇洗脱黄酮苷元；用含水的溶剂系统如乙酸乙酯-丙酮-水（25∶5∶1）、三氯甲烷-甲醇-水（65∶20∶2 或 80∶20∶1）等洗脱黄酮苷类。因硅胶中常混有微量金属离子，可用浓盐酸预先处理除去，以免影响分离效果。

2. **聚酰胺柱色谱**

聚酰胺是分离黄酮类化合物较为理想的吸附剂，一般认为聚酰胺色谱的分离原理为“氢键吸附”，其吸附强度主要取决于黄酮类化合物分子中羟基的数目与位置以及溶剂与聚酰胺、溶剂与黄酮类化合物之间形成氢键缔合能力的大小。聚酰胺柱色谱可用于分离各种类型的黄酮类化合物。黄酮类化合物与聚酰胺吸附能力强弱的规律主要有以下几条。

① 母核上酚羟基数目增多，吸附力增强，洗脱速度即相应减缓。比如芹菜素的吸附力就大于白杨素。

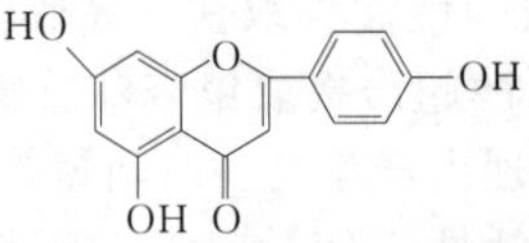

芹菜素 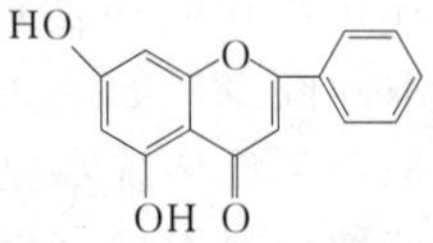 > 白杨素

② 分子结构中酚羟基数目相同，但位置不同也会影响吸附。聚酰胺对处于易形成分子内氢键位置的羟基的吸附力小于其他位置的羟基，易被洗脱。故一般洗脱的先后顺序为：具邻位羟基黄酮类化合物、具对位或间位羟基黄酮类化合物。如果黄酮类分子中的酚羟基能与其他基团形成分子内氢键，则聚酰胺对它的吸附力也会降低，例如：7,4′-二羟基黄酮的吸附力大于白杨素。

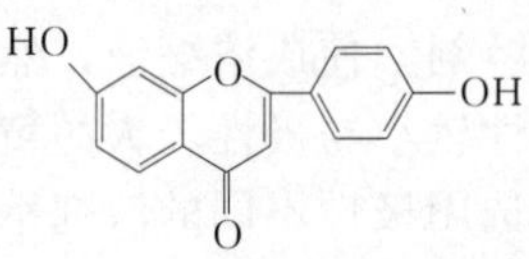

7,4′-二羟基黄酮 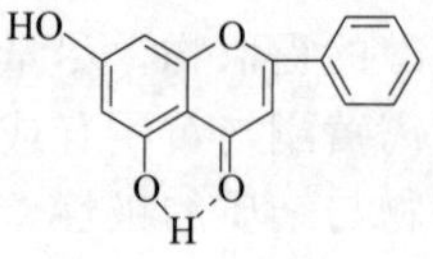 > 白杨素

③ 化合物分子中芳香化程度高、共轭双键多者则吸附力强，所以查耳酮往往比相应的二氢黄酮难洗脱。例如橙皮查耳酮的吸附力大于橙皮素。

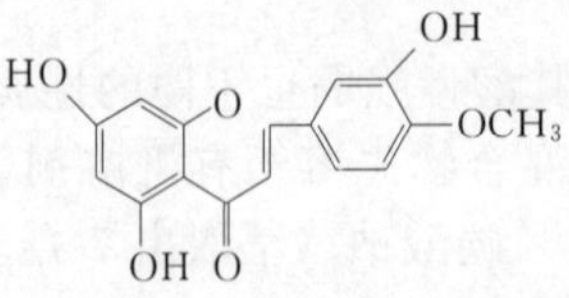

橙皮查耳酮 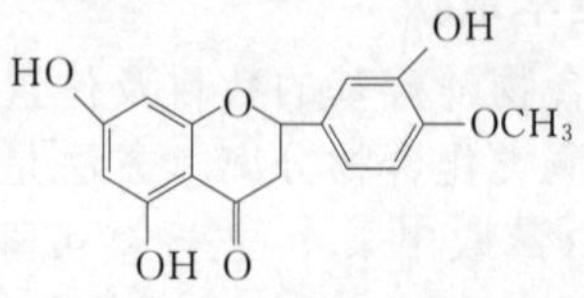 > 橙皮素

④ 不同类型的黄酮类化合物洗脱的先后顺序一般为：异黄酮＞二氢黄酮醇＞黄酮＞黄酮醇。

⑤ 洗脱溶剂的影响：聚酰胺与黄酮类化合物在水中形成氢键的能力最强，在有机溶剂中较弱，在碱性溶剂中最弱。因此，各种溶剂在聚酰胺柱上的洗脱能力由弱至强的顺序为：水＜甲醇或乙醇（浓度由低到高）＜丙酮＜稀氢氧化钠水溶液或氨水＜甲酰胺＜二甲基甲酰胺＜尿素水溶液。

聚酰胺分离黄酮苷与黄酮苷元时，若以不含水的流动相（如三氯甲烷-甲醇）洗脱，聚酰胺作为极性固定相，类似正相分配色谱，苷元比苷易洗脱；若以含水流动相（如甲醇-水）洗脱，聚酰胺的分离规律为：①苷与苷的分离，苷元相同而糖不同时，按照反相色谱原理进行分离；苷元不同但糖相同时，则按照氢键吸附色谱原理进行分离。②苷与苷元的分离，苷元相同时，聚酰胺作为非极性固定相，类似反相分配色谱，苷比相应的苷元易洗脱。故一般出柱的先后顺序为：三糖苷＞二糖苷＞单糖苷＞苷元；苷元如果不同，按照反相分配色谱原理，依据化合物极性由大到小的顺序依次洗脱。

3. 葡聚糖凝胶（Sephadex gel）**柱色谱**

黄酮类化合物分离时，主要采用两种型号的凝胶：Sephadex G 型及 Sephadex LH-20 型。

因存在形式不同，葡聚糖凝胶分离黄酮类化合物的机制也不同。分离游离黄酮时，主要靠氢键吸附作用，凝胶对黄酮类化合物的吸附程度取决于游离酚羟基的数目。数目越多，与凝胶的吸附强度越大，越难洗脱。分离黄酮苷时，则主要依靠分子筛原理，在洗脱时，黄酮苷类大致按分子量由大到小的顺序依次流出柱体。黄酮类化合物在 Sephadex LH-20（甲醇）上的 V_e/V_o 见表 6.2。

表 6.2 黄酮类化合物在 Sephadex LH-20（甲醇）上的 V_e/V_o

黄酮类化合物①	取代基	V_e/V_o
芹菜素	5,7,4′-三羟基	5.3
木犀草素	5,7,3′,4′-四羟基	6.3
槲皮素	3,5,7,3′,4′-五羟基	8.3
杨梅素	3,5,7,3′,4′,5′-六羟基	9.2
山柰酚-3-*O*-半乳糖鼠李糖-7-*O*-鼠李糖苷	三糖苷	3.3
槲皮素-3-*O*-芸香糖苷	二糖苷	4.0
槲皮素-3-*O*-鼠李糖苷	单糖苷	4.9

① 样品：2.5mg/0.5mL，流速 3～5mL/min。

葡聚糖凝胶柱色谱中常用的洗脱剂包括：①碱性水溶液（如 0.1mol/L NH_4OH），含盐水溶液（0.5mol/L NaCl）等；②醇及含水醇，如甲醇、乙醇、不同比例的甲醇-水、叔丁醇-甲醇（3∶1）等；③其他溶剂，如含水丙酮、三氯甲烷-甲醇等。

4. 氧化铝柱色谱

多数黄酮类化合物结构中有 C3、C5 位羟基或邻二酚羟基，易与铝离子形成螯合物，吸附牢固，难以洗脱，故很少应用。但当黄酮类化合物分子中没有上述结构，或上述结构的羟基已被苷化或甲基化，则可用氧化铝柱进行分离。

5. 大孔吸附树脂法

该法目前较多用于黄酮类化合物的分离富集。大孔吸附树脂具有物理化学稳定性高、吸附选择性独特、再生方便、解吸条件温和、使用周期长、节省费用等优点。该法提取效率高、成本低，适用于工业化生产。如将 AB-8 型大孔吸附树脂用于葛根总黄酮的分离纯化。

（四）根据分子中某些特定官能团进行分离

在分离含有邻二酚羟基成分与无此结构成分的黄酮类混合物时，可利用邻二酚羟基能与醋酸铅生成沉淀或与硼酸络合的性质进行分离。碱式醋酸铅沉淀的能力强于醋酸铅，醋酸铅只能沉淀含有邻二酚羟基的成分，而碱式醋酸铅对含有酚羟基的成分均可沉淀。据此可将两类成分分离。

与黄酮类成分混存的其他杂质，如分子中有羧基（如树胶、黏液、果胶、有机酸、蛋白质、氨基酸等）或邻二酚羟基（如鞣质等）时，也可用醋酸铅沉淀达到去杂的目的。将黄酮类化合物与铅盐生成的沉淀滤集后按常法悬浮在乙醇中，通入 H_2S 进行复分解，滤除硫化铅沉淀，滤液中可得到黄酮类化合物。但初生态的 PbS 沉淀具有较高的吸附性，会影响产率，因此，现在常不主张用 H_2S 脱铅，而用硫酸盐或磷酸盐，或用阳离子交换树脂脱铅。有邻二酚羟基的黄酮可与硼酸络合，生成物易溶于水，借此也可与不具上述结构的黄酮类化合物相互分离。

在实际工作中，常将色谱法与各种经典方法相互配合应用，从而达到较好的分离效果。

(五) 高效液相色谱法（HPLC）

近年来，高效液相色谱法已成功分离了大量的黄酮类化合物，且该法随着新技术的加入，不断被完善并得到广泛的应用。大多数黄酮类化合物具有多个羟基，黄酮苷含有糖基，花色素类为离子型化合物，因此常采用反相高效液相色谱进行分离，如 RP-18 柱、RP-8 柱。常用的洗脱剂为含有一定比例的甲酸或乙酸的甲醇-水或乙腈-水溶剂系统。对于多甲氧基黄酮或黄酮类化合物的乙酰物可用正相色谱，流动相常采用乙烷或异辛烷等体系，以极性较大的乙醇、乙腈等有机溶剂调节。如用庚烷-异丙醇（60∶40）为流动相，在 Lichrosorb Si60 柱上分离出红橘和橘皮粗提取物中的红橘素、四甲氧基黄芩素、川陈皮素等多种甲氧基黄酮类。

(六) 超临界流体色谱法（SFC）

超临界流体色谱（supercritical fluid chromatography，SFC）综合了高效液相色谱和气相色谱（GC）的优点，多采用 CO_2 为流动相，但仅适用于非极性化合物的分离。对于中等极性化合物的分离则需要添加极性携带剂（如甲醇、异丙醇等）以增强其溶解能力；对于强极性化合物，除需加入极性携带剂外，还需添加另一种极性更强的化合物。另外，分离效果的影响因素还包括固定相、流动相的组成、压力及温度等。如采用超临界色谱从银杏叶提取物中分离黄酮类化合物。

第五节 黄酮类化合物的色谱检识

黄酮类化合物的检识包括物理检识、化学检识和色谱检识，物理检识主要根据黄酮类化合物的形态、颜色等；化学检识主要利用各种显色反应（详见本章第二节）。黄酮类化合物的检识现多依赖于谱学的综合解析，色谱检识为最常用的检识方法。

一、纸色谱

纸色谱（PC）适用于检识各种黄酮类化合物及其苷类，其混合物的检识常采用双向纸色谱。黄酮苷元一般用极性相对较小的“醇性”展开系统，如正丁醇-冰醋酸-水（4∶1∶5，上层，BAW）、叔丁醇-乙酸-水（3∶1∶1，TBA）或水饱和的正丁醇等展开，分离主要根据正向分配原理，极性小则 R_f 值大；检识黄酮苷类宜用极性相对较大的“水性”展开剂，如水、2%～6%乙酸、3%氯化钠以及乙酸-浓盐酸-水（30∶3∶10）等，分离主要根据反相分配原理，极性大则 R_f 值大。对于黄酮苷和苷元混合物的分离与检识，通常第一向用“醇性”展开剂展开，第二向选用极性大的“水性”展开剂展开。

不同的黄酮苷元用“水性”展开剂如 3%～5%乙酸等展开时，黄酮、黄酮醇、查耳酮等平面性分子几乎停留在原点不动（$R_f<0.02$），而二氢黄酮、二氢黄酮醇、二氢查耳酮等非平面性分子，因亲水性较强，R_f 值较大（0.10～0.30）。黄酮苷与其苷元比较，因其极性增大，故在醇性展开剂中 R_f 值相应降低，通常 R_f 值大小依次为：苷元>单糖苷>二糖苷。不同类型的黄酮类化合物在双向纸色谱展开时往往会出现在特定区域，据此可推断其结构类型及是否成苷。

黄酮类化合物多数具有颜色，同时，在紫外线下显现有色斑点或不同荧光，用氨蒸气处理后常出现明显的颜色变化。此外，还可喷以 2% $AlCl_3$ 甲醇液、10% Na_2CO_3 水溶液或 1%

$FeCl_3$-1%$K_3Fe(CN)_6$（1∶1）等为显色剂，喷雾后进行观察。此法同样也适用于黄酮类化合物的薄层色谱。

二、薄层色谱

薄层色谱广泛用于黄酮类化合物的检识，而且以吸附薄层色谱最为常用。吸附剂常选用硅胶和聚酰胺，其次为纤维素分配薄层。

（一）硅胶薄层色谱

此法为用于分离检识弱极性黄酮类化合物的常用方法。甲苯-甲酸甲酯-甲酸（5∶4∶1）为分离鉴别黄酮苷元常用的展开剂，实际鉴别时可根据待分离检识成分的极性大小，适当地调整甲苯和甲酸的比例。另外，可选用苯-甲醇（95∶5）、三氯甲烷-甲醇（8.5∶1.5；7∶0.5）、苯-甲醇-乙酸（35∶5∶5）等。对于分离检识游离二氢黄酮选用苯-乙酸（45∶4）或二氯甲烷-乙酸-水（2∶1∶1）较好。

（二）聚酰胺薄层色谱

此方法的使用范围较广，特别适于分离检识含游离酚羟基的黄酮类化合物。因聚酰胺对黄酮类化合物的吸附能力较强，故所用展开剂需要较强的极性。大多数展开剂含有醇、酸或水，或兼有两者。检识黄酮苷元常用的展开剂有三氯甲烷-甲醇（94∶6；96∶4）、三氯甲烷-甲醇-丁醇（12∶2∶1）、三氯甲烷-甲醇-丁酮（12∶2∶1）、苯-甲醇-丁酮（90∶6∶4；84∶8∶8；60∶20∶20）等。检识黄酮苷类需要极性更强的展开剂，常用含水有机溶剂为展开剂，如甲醇-水（1∶1）、丙酮-水（1∶1）、丙酮-95%乙醇-水（2∶1∶2）、异丙醇-水（3∶2）和水-正丁醇-丙酮-乙酸（16∶2∶2∶1）、甲醇-乙酸-水（90∶5∶5）等。

（三）纤维素薄层色谱

此方法属分配色谱，其色谱行为可参考纸色谱。常用的展开剂溶剂系统有苯-乙酸-水（125∶72∶3）、三氯甲烷-乙酸-水（10∶9∶1）、5%～40%乙酸、正丁醇-乙酸-水（4∶1∶5，上层）等。

第六节　黄酮类化合物的结构研究

一、紫外及可见光谱

紫外及可见吸收光谱在鉴定黄酮类化合物的结构中发挥着重要作用。实际工作中，为了获得更多、更准确的结构信息，除了测定样品在甲醇溶液中的紫外光谱，还常常测定加入一些试剂后的紫外光谱，并进行谱图的对比分析。这些试剂能使黄酮的酚羟基离解或形成络合物等，导致光谱发生变化。据此变化可以判断各类化合物的结构，这些试剂对结构具有诊断意义，被称为诊断试剂。常用的诊断试剂有甲醇钠（$NaOCH_3$）、乙酸钠（NaOAc）、乙酸钠-硼酸（NaOAc-H_3BO_3）、三氯化铝（$AlCl_3$）及三氯化铝-盐酸（$AlCl_3$-HCl）等。

因多数黄酮类化合物结构中存在苯甲酰基与桂皮酰基构成的交叉共轭体系，故其甲醇溶液在 200～400 nm 的区域内有两个主要的紫外吸收带，出现在 300～400nm 之间的吸收带称为带Ⅰ（由桂皮酰基系统电子跃迁产生）；出现在 240～280 nm 之间的吸收带称为带Ⅱ（由苯甲酰基系统电子跃迁产生）。

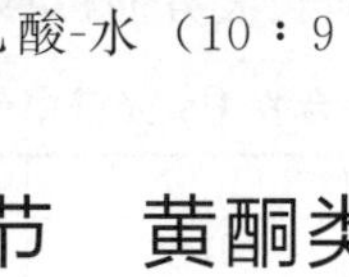

黄酮　R=H
黄酮醇 R=OH

不同类型的黄酮类化合物的带和带的峰位、峰型和吸收强度不同（表 6.3、图 6.2）。因此，从紫外光谱可以推测黄酮类化合物的结构类型。

表 6.3 黄酮类化合物 UV 吸收范围

黄酮类型	带Ⅱ/nm	带Ⅰ/nm
黄酮	250～280	304～350
黄酮醇(3-OH 取代)	250～280	328～357
黄酮醇(3-OH 游离)	250～280	358～385
异黄酮	245～270	310～330(肩峰)
二氢黄酮、二氢黄酮醇	270～295	300～330(肩峰)
查耳酮	220～270(低强度)	340～390
橙酮	230～270(低强度)	370～430
花青素及其苷	270～280	465～560

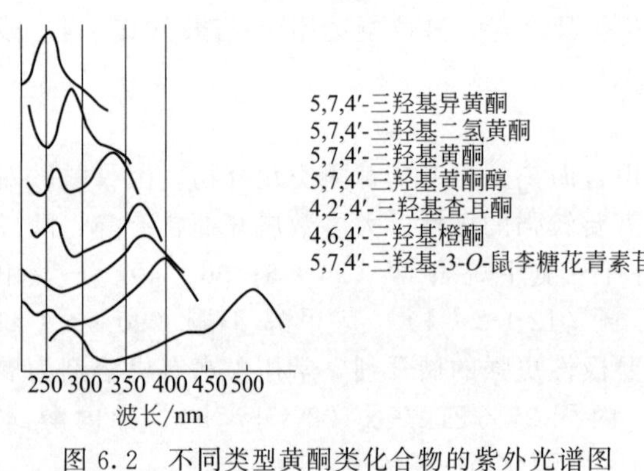

图 6.2 不同类型黄酮类化合物的紫外光谱图

(一) 黄酮及黄酮醇类

两类化合物的 UV 光谱谱形相似，但带Ⅰ的位置不同，黄酮类带Ⅰ位于 304～350nm，黄酮醇类带Ⅰ位于 358～385nm，可据此进行区分（表 6.3）。在黄酮及黄酮醇母核上，如 C7 及 C4′、C3 或 C5 引入羟基、甲氧基等供电基，可引起相应吸收带向红位移。前者使带Ⅰ红移，后者因能与 4-位 C═O 形成氢键缔合，使带Ⅰ、带Ⅱ均红移。B 环上的含氧取代基增加时，带Ⅰ红移值（nm）也逐渐增加，但不影响带Ⅱ。A 环上的含氧取代基增加时，使带Ⅱ红移，而对带Ⅰ的影响甚微（5-羟基除外）。通常情况下，整个母核上氧取代程度越高，则相应吸收带向长波方向位移越多（表 6.4、表 6.5）。

表 6.4 B 环上引入羟基对黄酮类化合物 UV 光谱中带Ⅰ的影响

化合物	羟基位置		带Ⅰ/nm	
	A 环或 C 环	B 环		
3,5,7-三羟基黄酮(高良姜素)	3,5,7	—	359	红移
3,5,7,4′-四羟基黄酮(山柰酚)	3,5,7	4′	367	
3,5,7,3′,4′-五羟基黄酮(槲皮素)	3,5,7	3′,4′	370	
3,5,7,3′,4′,5′-六羟基黄酮(杨梅素)	3,5,7	3′,4′,5′	374	

表 6.5 A 环上引入羟基对黄酮类化合物 UV 光谱中带Ⅱ的影响

化 合 物	A 环上羟基位置	带Ⅱ/nm
黄酮	—	250
5-羟基黄酮	5	268
7-羟基黄酮	7	252
5,7-二羟基黄酮	5,7	268
5,6,7-三羟基黄酮(黄芩素)	5,6,7	274
5,7,8-三羟基黄酮(去甲汉黄芩素)	5,7,8	281

黄酮或黄酮醇的 3-羟基、5-羟基或 4′-羟基被甲基化或苷化后，可使带Ⅰ紫移，其他位置上的羟基取代对甲醇中的紫外光谱几乎没有影响。当酚羟基被乙酰化后，原来的酚羟基对紫外光谱的影响将几乎消除。

(二) 异黄酮、二氢黄酮及二氢黄酮醇类

此三类化合物都仅有苯甲酰系统而无桂皮酰系统，故它们的紫外光谱的共同特征是带Ⅱ吸收峰为主峰，因 B 环不与吡喃酮环上的羰基共轭，故带Ⅰ常以带Ⅱ的肩峰出现。异黄酮的带Ⅱ通常出现在245～270nm，二氢黄酮和二氢黄酮醇的带Ⅱ都出现在270～295nm，根据主峰的位置，很容易与其他黄酮类区别。

（三）查耳酮及橙酮类

此两类化合物的UV光谱的共同特征是带Ⅰ为主峰且强度很高，而带Ⅱ较弱，为次强峰（图6.2）。这一特征常用来与其他几类黄酮化合物区分。查耳酮类的带Ⅰ通常出现在340～390nm，而橙酮类的带Ⅰ一般出现在370～430nm（表6.3）。同样来讲，当B环引入含氧取代基时，也会使相应的带Ⅰ产生红移。

二、黄酮类化合物的磁共振谱

（一）核磁共振氢谱

目前已成为黄酮类化合物结构研究的一种重要方法。所用溶剂有氘代三氯甲烷、氘代二甲基亚砜（DMSO-d_6）、氘代吡啶等，具体使用时因样品的溶解度而定。没有制成衍生物的黄酮类化合物常以无水DMSO-d_6为溶剂，它不仅溶解范围广，而且DMSO-d_6溶剂信号（δ 2.50）很少与黄酮类化合物信号重叠且对各质子信号的分辨率高，有利于鉴别黄酮类母核上的酚羟基，是一种十分理想的溶剂，如大部分黄酮苷及游离黄酮均易溶于DMSO-d_6中，可直接测定其NMR而不需要制备衍生物。DMSO-d_6最大的缺点是沸点太高，测定后回收样品时溶剂一般经冷冻干燥法才能去除。

早期也可将黄酮类化合物制成相应的三甲基硅醚衍生物，以四氯化碳为溶剂进行测定。游离黄酮类^{1}H NMR的质子信号大多集中在低场芳香质子信号区，各环质子信号各成自旋体系，容易区分开来。下面就黄酮类化合物的^{1}H NMR规律做一简要介绍。

1. A环质子

（1）*5,7-二羟基黄酮类化合物*　H6及H8分别以二重峰（J=2.5Hz）出现在δ 5.70～6.90，而且H6信号位于较高的磁场区。当7-OH苷化后，H6及H8信号均向低场方向位移（表6.6）。

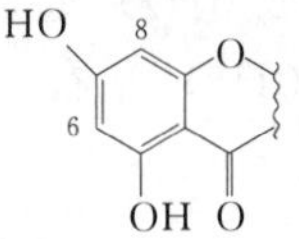

HO 8 O 6 OH O

表6.6　5,7-二羟基黄酮类化合物中H6和H8的化学位移

化　合　物	H6	H8
黄酮、黄酮醇、异黄酮类	6.00～6.20(d)	6.30～6.50(d)
上述化合物的7-*O*-葡萄糖苷	6.20～6.40(d)	6.50～6.90(d)
二氢黄酮、二氢黄酮醇类	5.75～5.95(d)	5.90～6.10(d)
上述化合物的7-*O*-葡萄糖苷	5.90～6.10(d)	6.10～6.40(d)

（2）*7-羟基黄酮类化合物*　受到4位羰基强烈的负屏蔽效应的影响以及H6的邻偶作用，H5以二重峰（J=9.0Hz）出现在δ8.0左右，位于比其他芳香质子较低的磁场。因有H5邻偶（J=9.0Hz）及H8间偶（J=2.5Hz）的双重作用，H6表现为一个双二重峰。H8因受到H6的间位偶合作用，故表现为一裂距较小的二重峰（J=2.5Hz）。与5,7-二羟基黄酮类化合物比较，在7-羟基黄酮类化合物中H6及H8均将出现在较低的磁场内，化学位移值大小的顺序可能颠倒（表6.7）。

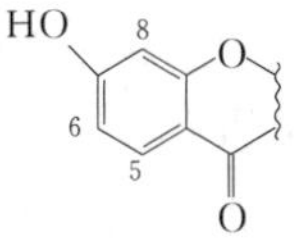

HO 8 O 6 5 O

表 6.7 7-羟基黄酮类化合物中 H5、H6 和 H8 的化学位移

化合物	H5	H6	H8
黄酮、黄酮醇、异黄酮类	7.90～8.20(d)	6.70～7.10(q)	6.70～7.00(d)
二氢黄酮、二氢黄酮醇类	7.70～7.90(d)	6.40～6.50(q)	6.30～6.40(d)

2. B 环质子

(1) 4′-氧取代黄酮类化合物　4′-氧取代黄酮类化合物 B 环的四个质子可以分成 H2′、H6′和 H3′、H5′两组，每组质子均表现为双重峰（2H，J=8.0Hz），化学位移位于 6.50～7.90，比 A 环质子处于稍低的磁场，且 H2′、H6′总是比 H3′、H5′位于稍低磁场，这是因为 C 环对 H2′、H6′的去屏蔽效应及 4′-OR 的屏蔽作用。H2′、H6′的具体峰位与 C 环的氧化水平有关（表 6.8）。

2′ 3′ 4′ —OR 6′ 5′

表 6.8 4′-氧取代黄酮类化合物中 H2′、H6′和 H3′、H5′的化学位移

化合物	H2′、H6′	H3′、H5′
二氢黄酮类	7.10～7.30(d)	6.50～7.10(d)
二氢黄酮醇类	7.20～7.40(d)	6.50～7.10(d)
异黄酮类	7.20～7.50(d)	6.50～7.10(d)
查耳酮(H2、H6 和 H3、H5)类	7.40～7.60(d)	6.50～7.10(d)
橙酮类	7.60～7.80(d)	6.50～7.10(d)
黄酮类	7.70～7.90(d)	6.50～7.10(d)
黄酮醇类	7.90～8.10(d)	6.50～7.10(d)

(2) 3′,4′-二氧取代黄酮类化合物　3′,4′-二氧取代黄酮和黄酮醇中 B 环 H5′因与 H6′的邻位偶合以双重峰的形式出现在 δ 6.70～7.10（d，J=8.0Hz）。H2′因与 H6′的间偶，亦以双重峰的形式出现在约 7.20（d，J=2.0Hz）处。因分别与 H2′和 H5′偶合，H6′以双二重峰出现在 7.90（dd，J=2.0Hz 和 8.0Hz）左右。有时 H2′和 H6′峰重叠或部分重叠，需认真辨认（表 6.9）。

OR^1 2′ 3′ 4′ —OR^2 6′ 5′

表 6.9 3′,4′-二氧取代黄酮类化合物中 H2′、H6′和 H5′的化学位移

化合物	H2′	H6′	H5′
黄酮(3′,4′-OH 及 3′-OH,4′-OCH_3)	7.20～7.30(d)	7.30～7.50(dd)	6.70～7.10(d)
黄酮醇(3′,4′-OH 及 3′-OH,4′-OCH_3)	7.50～7.70(d)	7.60～7.90(dd)	
黄酮醇(3′-OCH_3,4′-OH)	7.60～7.80(d)	7.40～7.60(dd)	
黄酮醇(3′,4′-OH,3-*O*-糖)	7.20～7.50(d)	7.30～7.70(dd)	

从 H2′和 H6′的化学位移分析，可以区别黄酮和黄酮醇 B 环氧取代的是 3′-OH，4′-OCH_3还是 3′-OCH_3，4′-OH。在 4′-OCH_3，3′-OH 黄酮和黄酮醇中，H-2′通常比 H-6′出现在高场区，而在 3′-OCH_3，4′-OH 黄酮和黄酮醇中，H2′和 H6′的位置则相反。

3′,4′-二氧取代异黄酮、二氢黄酮及二氢黄酮醇中，H2′、H5′及 H6′常以复杂多重峰（常常组成两组峰）出现在 δ 6.70～7.10。C 环对这些质子的影响极小，每个质子的化学位移主要取决于它们相对于含氧取代基的位置。

(3) 3′，4′，5′-三氧取代黄酮类化合物　若 3′-、4′-、5′-均为羟基，则 H2′和 H6′以一

个相当于两个质子的单峰出现在 δ 6.50～7.50；而当 3′-OH 或 5′-OH 被甲基化或苷化后，H2′和 H6′因相互偶合而分别表现为一个双重峰（J＝2.0Hz）。

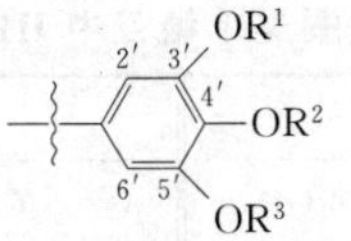

3. C 环质子

各类黄酮化合物结构上的主要区别在于 C 环的不同，C 环质子在^{1}H NMR 谱中也表现出各自的特征，故可用其来确定不同黄酮类化合物的结构类型。

（1）黄酮类　黄酮类 H3 常以一个尖锐的单峰出现在 δ 6.30 处。它容易与 5,6,7-或 5,7,8-三氧取代黄酮类中的 H8 或 H6 信号混淆，应加以区别。

（2）异黄酮类　因受到 1-位氧原子和 4-位羰基的影响，H2 以一个尖锐的单峰出现在 δ 7.60～7.80，较一般芳香质子位于较低场。如以 DMSO-d_6 作溶剂测定时，该质子信号可向低场位移至 8.50～8.70。

（3）二氢黄酮类　H2 因受两个磁不等同的 H3 偶合（$J_{反}$＝11.0Hz，$J_{顺}$＝5.0Hz），被分裂成一个双二重峰，中心约在 δ 5.2。两个 3-H 因偕偶（J＝17.0Hz）以及与 H2 的邻偶也被分裂成一个双二重峰（$J_{反}$＝11.0Hz，$J_{顺}$＝5.0Hz），中心位于 2.80 处（表 6.10）。

（4）二氢黄酮醇类　H2 和 H3 多为反式二直立键，故分别以二重峰出现（J_{aa}＝11.0Hz），H2 位于 δ 4.80～5.00 处，H3 位于 δ 4.10～4.30 处。当 3-OH 苷化后，则使 H2 和 H3 信号均向低场位移，H2 在 δ 5.0～5.60，H3 在 δ 4.30～4.60（表 6.10），据此有助于判断糖的结合位置。

表 6.10　二氢黄酮和二氢黄酮醇中 H2 和 H3 的化学位移

化合物	H2	H3
二氢黄酮	5.00～5.50(dd)	接近 2.80(dd)
二氢黄酮醇	4.80～5.00(d)	4.10～4.30(d)
二氢黄酮醇-3-O-糖苷	5.00～5.60(d)	4.30～4.60(d)

（5）查耳酮类　H-α 和 H-β 均表现为二重峰（J ＝ 17.0Hz），其化学位移依次为 6.70～7.40 和 7.30～7.70。

（6）橙酮类　环外苄基质子常以单峰出现在 δ 6.50～6.70，其具体峰位取决于 A 环和 B 环上羟基取代情况。

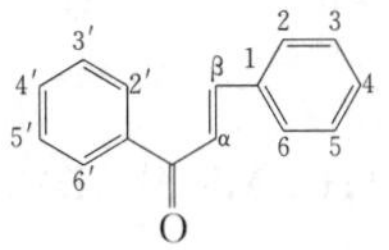

查耳酮类 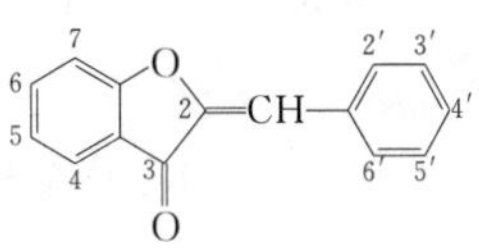　　橙酮类

4. 糖基上的质子

（1）单糖苷类　糖的端基质子（以 H1″表示）与糖上其他质子相比，位于较低磁场。其具体的峰位与成苷的位置及糖的种类等有关（表 6.11）。

就不同类型的葡萄糖苷来讲，连接在 C3 羟基上的葡萄糖端基质子与连接在 C4′或 C5 或 C7 羟基上的化学位移明显不同，前者出现在 δ 5.80 左右，后三者出现在约 δ 5.00；对于黄酮醇-3-O-葡萄糖苷和黄酮醇-3-O-鼠李糖苷来说，它们的端基质子的化学位移值也有较大的区别；但二氢黄酮醇-3-*O*-葡萄糖苷和二氢黄酮醇-3-*O*-鼠李糖苷的端基质子的化学位移值则区别很小。

表 6.11 黄酮类单糖苷中 H1″的化学位移

化合物	H1″	化合物	H1″
黄酮醇-3-*O*-葡萄糖苷	5.70～6.00(d)	黄酮醇-3-*O*-鼠李糖苷	5.00～5.10(d)
黄酮类-7-*O*-葡萄糖苷	4.80～5.20(d)	黄酮醇-7-*O*-鼠李糖苷	5.10～5.30(d)
黄酮类-4′-*O*-葡萄糖苷	4.80～5.20(d)	二氢黄酮醇-3-*O*-葡萄糖苷	4.10～4.30(d)
黄酮类-5-*O*-葡萄糖苷	4.80～5.20(d)	二氢黄酮醇-3-*O*-鼠李糖苷	4.00～4.20(d)
黄酮类-6-及 8-*C*-糖苷	4.80～5.20(d)		

另外，黄酮苷类化合物中的端基质子信号的偶合常数，一般可被用来判断其苷键的构型。单鼠李糖苷中，鼠李糖基上的甲基以一个二重峰（$J=6.5$Hz）或多重峰出现在 δ 0.80～1.20，易于识别。当黄酮苷类直接在 DMSO-d_6 中测定时，糖的端基质子（H1″）有时与糖上的羟基质子信号混淆，但当加入 D_2O 后，羟基质子信号则消失，糖的端基质子（H1″）可以清楚地显示出来，如木犀草素-7-*O*-*β*-D-葡萄糖苷，其 H1″位于 δ 5.10 处（图 6.3 和图 6.4）。

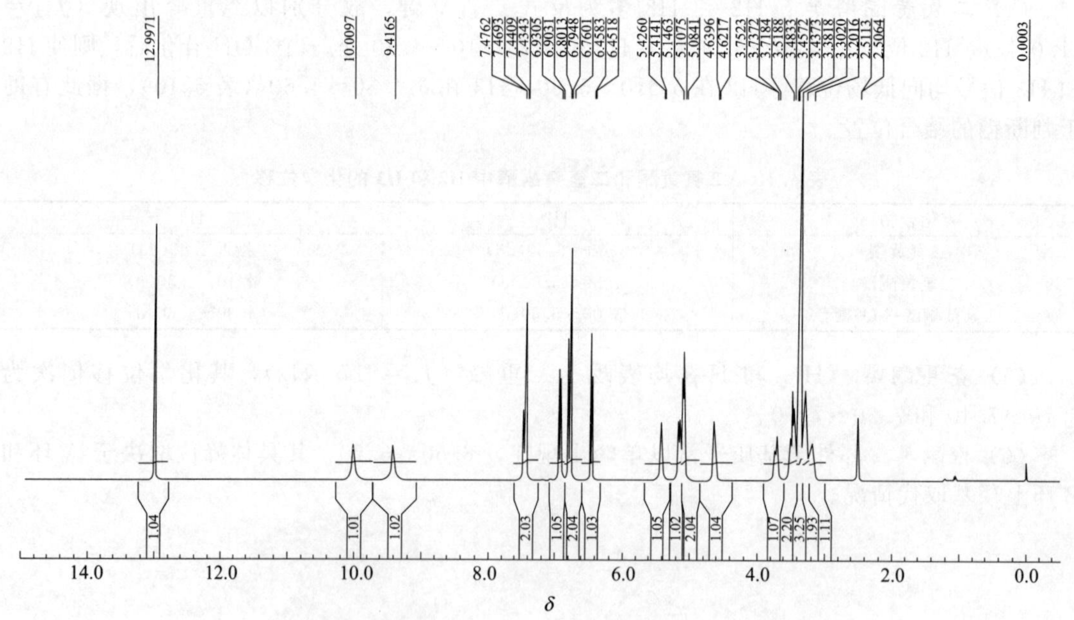

图 6.3 木犀草素-7-*O*-*β*-D-葡萄糖苷的[1]H NMR 图（DMSO-d_6）

（2）二糖苷类 末端糖的端基质子（以 H1‴表示）因离黄酮母核较远，受其负屏蔽的影响较小，它的信号比 H1″位于较高磁场，并且其向高场位移的程度因末端糖的连接位置不同而异。例如由葡萄糖和鼠李糖构成的黄酮-3-或 7-*O*-二糖苷中，常见两类型，苷元-芸香糖基［即苷元-*O*-*β*-D-葡萄糖（6→1）-*α*-L-鼠李糖］和苷元-新橙皮糖基［即苷元-*O*-*β*-D-葡萄糖（2→1）-*α*-L-鼠李糖］。两种连接方式可依靠第三章所述的方法进行确定，有时也可通过比较鼠李糖上端基质子或 C—CH_3 质子（H6‴）的化学位移来区别（表 6.12）。

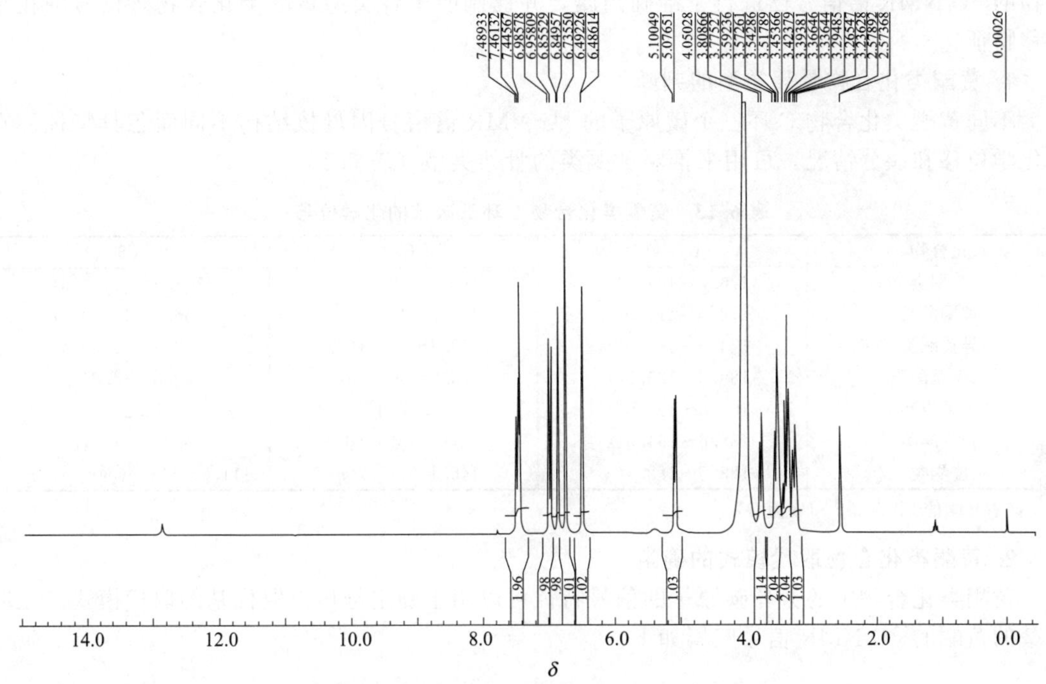

图 6.4　木犀草素-7-*O*-*β*-D-葡萄糖苷的[1]H NMR 图（DMSO-d_6-D_2O）

表 6.12　鼠李糖的 H1‴和 H6‴的化学位移

化合物	H1‴	H6‴
芸香糖基	4.20～4.40(d,J = 2.0Hz)	0.70～1.00(d)
新橙皮糖苷	4.90～5.00(d,J = 2.0Hz)	1.10～1.30(d)

在二糖苷中，末端鼠李糖上的质子以一个二重峰或多重峰出现在 δ 0.70～1.30。

5. 其他质子

(1) *酚羟基质子*　测定酚羟基质子时，可将黄酮类化合物直接溶于 DMSO-d_6测定。例如，在木犀草素-7-*O*-*β*-D-葡萄糖苷的[1]H NMR 谱中，酚羟基质子信号分别出现在 δ 12.99 (5-OH)、10.01 (4′-OH) 和 9.42 (3′-OH) 处。向被测定的样品溶液中加入 D_2O 则信号消失。

(2) *C6 和 C8—CH_3质子*　其中前者比后者出现在稍高磁场处（$\Delta\delta$ 0.2）。以异黄酮为例，前者出现在 δ 2.04～2.27. 后者出现在 δ 2.14～2.45。

(3) *甲氧基质子*　除少数例外，甲氧基质子一般以单峰出现在 δ 3.50～4.10 处。其具体位置可用 NOE 磁共振或 2D NMR 技术如 HMBC 谱等确定。

(4) *乙酰氧基上的质子*　制成乙酰化衍生物后进行结构测定。通常糖基上的乙酰氧基质子信号出现在 δ 1.65～2.10 (s) 处，而苷元上酚羟基形成的乙酰氧基质子信号则出现在 δ 2.30～2.50 (s) 处，二者易于区分。根据乙酰氧基上的质子数目，还可以帮助判断黄酮苷中结合糖的数目和苷元上的酚羟基数目。

（二）黄酮类化合物的磁共振碳谱

^{13}C NMR 谱已广泛应用于黄酮类化合物的结构研究中。目前，或通过与简单的模型化合物如苯乙酮、桂皮酸及其衍生物碳谱作比较，或结合经验性的简单芳香化合物的取代基位移加和规律计算，或与已知的黄酮类化合物的碳谱进行比对等方法，对各种类型的黄酮类化

合物的^{13}C NMR 谱信号已进行了准确归属，并已阐明了各类型黄酮类化合物碳信号的化学位移特征。

1. 黄酮类化合物骨架类型的判断

不同黄酮类化合物 C 环三个碳原子的^{13}C NMR 谱信号因母核结构不同而各具特征。它的化学位移和裂分情况，可用来推断黄酮类的骨架类型（表 6.13）。

表 6.13　黄酮类化合物 C 环三碳核的化学位移

化合物	C═O	C2	C3
黄酮类	176.3～184.0(s)	160.0～165.0(s)	103.0～111.8(d)
黄酮醇类	172.0～177.0(s)	145.0～150.0(s)	136.0～139.0(s)
异黄酮类	174.5～181.0(s)	149.8～155.4(d)	122.3～125.9(s)
二氢黄酮类	189.5～195.5(s)	75.0～80.3(d)	42.8～44.6(t)
二氢黄酮醇类	188.0～197.0(s)	82.7(d)	71.2(d)
查耳酮类	188.6～194.6(s)	136.9～145.4(d)①	116.6～128.1(d)①
橙酮类	182.5～182.7(s)	146.1～147.7(s)	111.6～111.9(d)(═CH—)

① 查耳酮的 C2 为 C-β，C3 为 C-α。

2. 黄酮类化合物取代模式的确定

黄酮类化合物中的芳环碳原子的信号特征可以用于确定母核上取代基的取代模式。无取代基的黄酮的^{13}C NMR 信号归属如下。

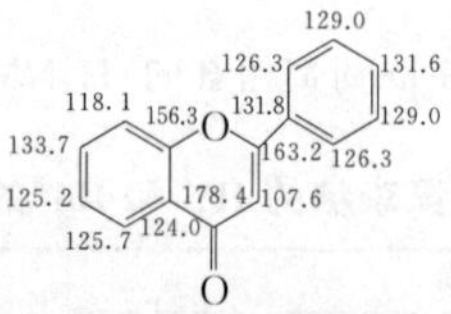

(1) 取代基的影响　黄酮类化合物 B 环上引入取代基（X）时，引起的位移效应与简单苯衍生物基本一致（表 6.14）。

表 6.14　黄酮类化合物 B 环上的取代基位移效应

X	Zi	Zo	Zm	Zp
OH	+26.0	−12.8	+1.6	−7.1
OCH_3	+31.4	−14.4	+1.0	−7.8

由上表可以看出，羟基及甲氧基的引入可使同碳原子（α-碳）信号大幅度移向低场，邻位碳（β-碳）及对位碳信号则向高场位移，间位碳信号虽然向低场位移，但幅度较小。

当 A 环或 B 环上引入取代基时，位移影响通常只限于引入取代基对应环，而且一个环上如果同时引入几个取代基，则其位移变化具有加和性。但当黄酮类母核上引入 5-OH 时，不但会影响 A 环，而且由于 5-OH 与羰基形成氢键缔合，减少 C4、C2 位的电子密度，使 C4 和 C2 信号分别向低场位移+4.5 和+0.87，而 C3 信号则向高场位移−1.99。如果 5-OH 被甲基化或苷化，则氢键缔合被破坏，上述信号会分别向相反方向位移。

(2) 5,7-二羟基黄酮中的 C6 及 C8 信号特征　多数 5,7-二羟基黄酮类化合物，C6 及 C8 信号一般出现在 δ 90～100，且与 C8 信号相比，C6 信号总是出现在较低磁场，$\Delta\delta$ 约为 0.9；而在黄酮及黄酮醇中，二者的 $\Delta\delta$ 约为 4.8。

C6 或 C8 有无烃基或芳香基取代可通过观察^{13}C NMR 谱中 C6 及 C8 信号是否发生位移而判定。例如被甲基取代的碳原子信号将向低场位移 6.0～10.0，而未被取代的碳原子其化学位移则无多大改变。同理，6-C 糖苷或 8-C 糖苷或 6,8-二碳糖苷也可以据此进行鉴定。

(3) 黄酮类化合物苷中糖的连接位置 通常黄酮类化合物苷化后，直接与糖基相连的碳原子向高场位移，其邻位及对位碳原子则向低场位移，且对位碳原子的位移幅度最大。苷化位置及糖的种类不同，苷化位移的幅度也不相同，因此，利用苷元的苷化位移规律可判断黄酮类化合物氧苷中糖的连接位置。

酚苷中，糖的端基碳信号因苷化向低场位移 4.0～6.0，其位移的具体数值取决于酚羟基周围的环境。3-OH 苷化后，对 C2 引起的苷化位移比一般的邻位效应要大得多，这说明 2,3-位碳碳双键与一般的芳香系统不同，其具有更多的烯烃特征。当 7-OH 或 3-OH 与鼠李糖成苷时，C7 或 C3 信号的苷化位移比一般的糖苷要大些，据此可与一般的糖苷相区别。当 5-OH 苷化后，因其与 4-位 C═O 的氢键缔合被破坏，故对 C 环碳原子也将产生较大的影响，使 C2、C4 信号明显移向高场，而 C3 信号则移向低场。

三、质谱

极性较小的化合物在电子轰击质谱（EI-MS）中可出现较强的分子离子峰 $[M]^+$，且常为基峰，所以常被选用做极性较小的黄酮类化合物苷元质谱分析。但测定极性大、难以气化及对热不稳定的黄酮苷类时，在 EI-MS 中常常得不到分子离子峰，需预先制成甲基化、乙酰化或三甲基硅烷化等衍生物。场解吸质谱（FD-MS）、快原子轰击质谱（FAB-MS）及电喷雾质谱（ESI-MS）等软电离质谱技术测定时可以直接进行测定，获得较强的分子离子峰 $[M]^+$ 或准分子离子峰，同时也能获得有关苷元及糖基部分的重要结构信息。这些技术对黄酮苷类化合物的结构确定至关重要。

（一）游离黄酮类化合物的 EI-MS

游离黄酮类化合物的 EI-MS 中，除分子离子 $[M]^+$ 外，常可见 $[M-H]^+$、$[M-CO]^+$ 等碎片离子峰出现。含有完整 A 环和 B 环的碎片离子对鉴定黄酮类化合物最有用。这些离子分别用 A_1^+、A_2^+……和 B_1^+、B_2^+……表示，而且碎片 A_1^+ 与相应的碎片 B_1^+ 的质荷比之和等于分子离子 $[M]^+$ 的质荷比，因此，这两个碎片离子对黄酮类化合物苷元的结构鉴定有重要意义。

黄酮类化合物基本的裂解方式主要有两种。

方式Ⅰ（RDA 裂解）：

$M^{+\cdot}$ → $A_1^{+\cdot}$ + $B_1^{+\cdot}$（HC≡C—B）

方式Ⅱ：

$M^{+\cdot}$ → (A环苯炔) + H—Ċ═C═O + $\overset{+}{O}$≡C—B（B_2^+）

两种方式在裂解时相互竞争、相互制约，B_2^+、$[B_2-CO]^+$ 离子强度几乎与 A_1^+、B_1^+ 以及由 A_1^+、B_1^+ 进一步裂解产生的一系列离子（如 $[A_1-CO]^+$）总强度成反比。

1. 黄酮类基本裂解方式（图 6.5）

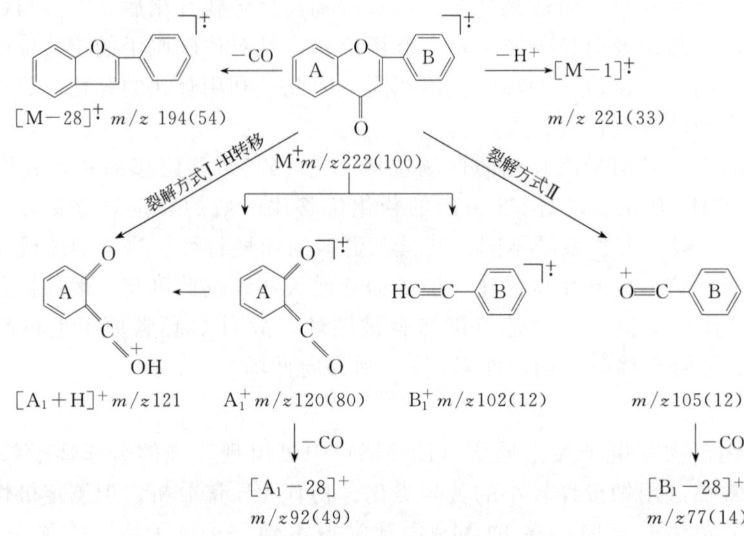

图 6.5 黄酮类化合物的基本裂解途径

多数黄酮苷元的分子离子峰 $[M]^+$ 为基峰，其他较重要的峰有 $[M-H]^+$、$[M-CO]^+$ 和由裂解方式Ⅰ产生的碎片 A_1^+、$[A_1-CO]^+$ 和 B_1^+ 峰。

A 环上的取代情况可根据 A_1^+ 碎片的质荷比（m/z）来确定。例如，5,7-二羟基黄酮的质谱中有与黄酮相同的 B_1^+ 碎片（m/z 102），但它的 A_1^+ 比后者高 32 个质量单位，由此证明 A 环上应有两个羟基取代。同样，B 环上的取代情况可根据 B_1^+ 碎片确定。例如，芹菜素（5,7,4′-三羟基黄酮）和刺槐素（5,7-二羟基-4′-甲氧基黄酮）有相同的 A_1^+（m/z 152），但是刺槐素的 B_1^+（m/z 132）比芹菜素的 B_1^+（m/z 118）高 14 个质量单位，说明刺槐素在 B 环上有一个甲氧基。

有 4 个或 4 个以上含氧取代基的黄酮类常常在方式Ⅰ中产生中等强度的 A_1^+ 和 B_1^+ 碎片，这些碎片离子具有诊断价值。而有 4 个或 4 个以上含氧取代基的黄酮醇类只能产生微弱的 A_1^+ 和 B_1^+ 碎片离子。

C3、C6 及 C8 有异戊烯基取代的黄酮类化合物，除了具有两种基本的裂解方式外，侧链还将产生一些新碎片离子。例如，EI-MS 时化合物Ⅰ在裂解过程中通过重排产生稳定的 m/z 357 草鎓离子（苯甲离子，Ⅱ），可证明 γ,γ-二甲烯丙基连接在 A 环上（图 6.6）。

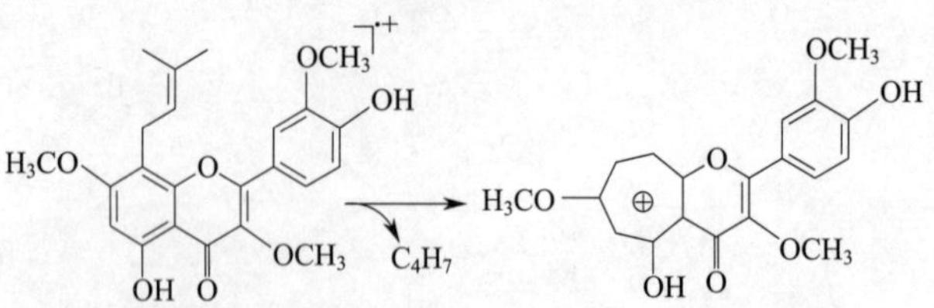

图 6.6 A 环具有异戊烷烯基的黄酮类化合物质谱裂解方式

在 C6、C8 含有甲氧基的黄酮类，在裂解当中可失去甲基，产生一个强的 $[M-CH_3]^+$ 离子峰，继之再失去 CO，产生 $[M-43]^+$ 碎片离子。

2. 黄酮醇类基本裂解方式（图 6.7）

多数游离黄酮醇类的分子离子峰是基峰，裂解时主要按方式Ⅱ进行，得到的 B_2^+ 及其失去 CO 而形成的 $[B_2-28]^+$ 具有重要的诊断价值。

由于B_2^+和$[B_2-28]^+$的总强度几乎与A_1^+、B_1^+及由A_1^+和B_1^+衍生的一系列离子的总强度互成反比，因此，如果在一个黄酮或黄酮醇质谱中看不到由裂解方式Ⅰ得到的碎片离子时，则应当检查B_2^+。

游离黄酮醇类的质谱上除了$[M]^+$、B_2^+、A_1^+、$[A_1+H]^+$等离子外，还可看到$[M-1]^+$（M－H）、$[M-15]^+$（$M-CH_3$）、$[M-43]^+$（$M-CH_3-CO$）等碎片离子，都可为结构分析提供重要的信息。

具有2′-羟基或2′-甲氧基的黄酮类化合物有其特有的裂解方式，即容易失去该羟基或甲氧基形成新的稳定的五元杂环（图6.8）。

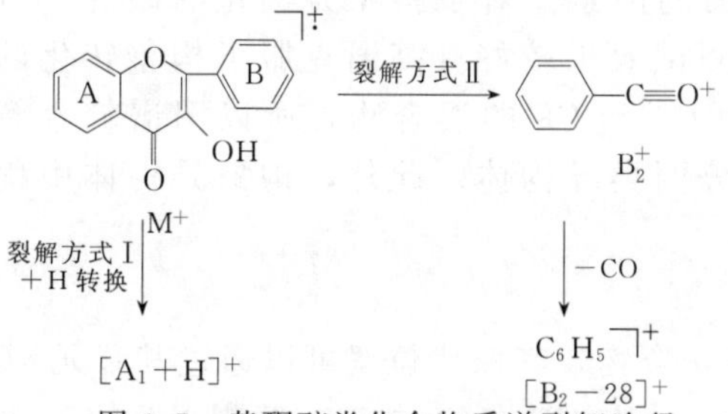

图6.7 黄酮醇类化合物质谱裂解途径

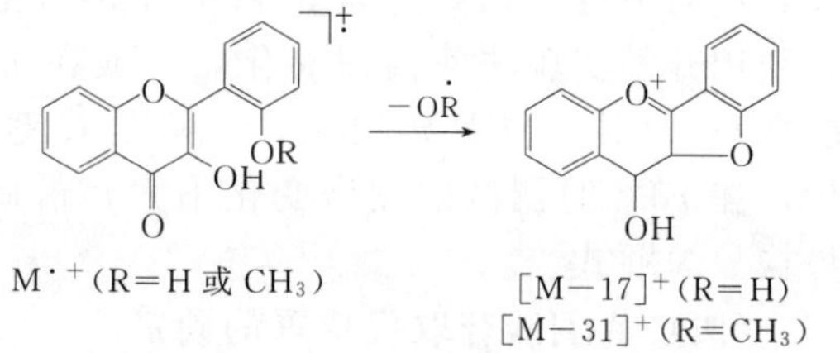

图6.8 具有2′-羟基或2′-甲氧基的黄酮醇类MS裂解方式

（二）黄酮苷类化合物的MS

黄酮苷类化合物可直接用FD-MS、FAB-MS和ESI-MS（电喷雾电离质谱）进行分析。FD-MS可形成强的分子离子峰$[M]^+$及$[M+H]^+$峰，直接测得分子量；还可通过调节发射丝电流强度，得到碎片离子峰，为黄酮苷类的结构研究提供更多的信息。

FAB-MS主要形成很强的准分子离子峰，如$[M+1]^+$、$[M+Na]^+$、$[M+K]^+$等，容易测到分子量，通过高分辨质谱（HR FAB-MS），还可以测到精确的分子量，由此推断分子式。

ESI-MS可提供$[M+H]^+$或$[M-H]^+$，从而获得样品的分子量，常用于分子量的黄酮苷类结构分析。

四、黄酮类化合物结构研究中应注意的问题

（一）立体化学

二氢黄酮和二氢黄酮醇的C2和C3均为手性碳原子，所连接取代基的相对构型可根据^1H NMR谱中H2和H3的偶合确定；但其绝对构型的确定较为复杂，可通过化学降解法、X射线单晶衍射法、磁共振法和圆二色谱等方法测定，其最为常用的是圆二色谱法。X射线单晶衍射法要求待测化合物为晶体，有时还需引入重原子，且操作方法及数据处理比较复杂，所以应用受限。

（二）黄酮碳苷和氧苷的区分

近几年来，由于分离技术的进步，从中药中分离鉴定出的黄酮碳苷化合物的数量猛增，目前已知植物来源的黄酮碳苷有300多种。黄酮碳苷化合物主要以黄酮或黄酮醇为母核，其中以芹菜素和木犀草素分布最广，多数苷键原子多为C6或C8。成苷的糖除葡萄糖外，还有半乳糖、鼠李糖、木糖和阿拉伯糖等。由于糖直接通过C—C键与芳环相连，黄酮碳苷在常规酸水解条件下发生Wessely-Moser重排，C6或C8黄酮苷互变生成C6和C8黄酮苷的混合物，无法使C—C键断裂到完整的单糖，因此，不能用水解后与糖的对照品比较R_f值的方法来确定糖的类型和种类，而必须借助MS谱才能解决。

绝大多数黄酮碳苷类化合物的C7有含氧取代基，如—OH、—OCH_3或与糖形成氧苷。

与黄酮氧苷化合物相比，黄酮碳苷化合物中直接与苷元相连的糖端基质子出现在较高场（δ 4.6～5.0），可与黄酮氧苷类化合物区别开（δ 5.0～5.6），偶合常数与糖的构型有关，β-糖 $J=6\sim10$Hz，α-糖 $J=1\sim2$Hz。若是二糖苷，末端糖的端基质子比与苷元直接相连的端基质子处于较高场，如木糖端基质子出现在δ 4.0左右（因离黄酮母核较远，受其影响较小），可因末端糖的连接位置不同而异。同样，黄酮碳苷化合物中直接与苷元相连糖的端基碳信号出现在高场（δ 71～78），与黄酮氧苷化合物（δ 100～109）有明显区别。

（三）黄酮碳苷的异构化

黄酮碳苷类化合物的磁共振谱比较复杂，往往会出现成对的谱峰，解析构造难度较大。成因主要有构象异构化和位置异构化两方面的因素。对于构象异构化的碳苷，可以利用升温实验法使谱图简化，一般在70℃时测试效果较好（高温克服了构象转化的能垒）；而对于位置异构化，一般是苷键原子为C6和C8的混合物，所以图谱较难解析，在70℃时测试的图谱变化不大，借此可区分两类异构体。此外，构象异构体中优势构象为顺式。

（四）黄酮碳苷取代位置的确定

C6或C8与糖直接以C—C键相连的黄酮碳苷化合物，其取代位置可以通过其苷元^{13}C NMR谱中C6或C8的化学位移值来判断。因与糖直接在C6或C8相连，黄酮碳苷的A环碳信号特征明显。以黄酮葡萄糖碳苷为例，6-*C*-糖苷的C6(δ 107～112）和C8(δ 93～96)；8-*C*-糖苷中，C6(δ 104～110）和C8(δ 97～99)；6,8-二-*C*-糖苷中，C6(δ 107～112）和C8(δ 104～110)。

五、结构研究实例

6.1 结构研究实例

复习思考题

1. 写出5种主要成分为黄酮的中药，并描述其功效。
2. 简述黄酮类化合物的分类原则，并画出8种二级母核。
3. 简述黄酮类化合物的颜色规律。
4. 简述黄酮类化合物溶解性与结构的关系。
5. 不同类型的黄酮类化合物的UV特征有何不同？
6. 不同类型的黄酮类化合物C环质子的^{1}H NMR特征有何不同？

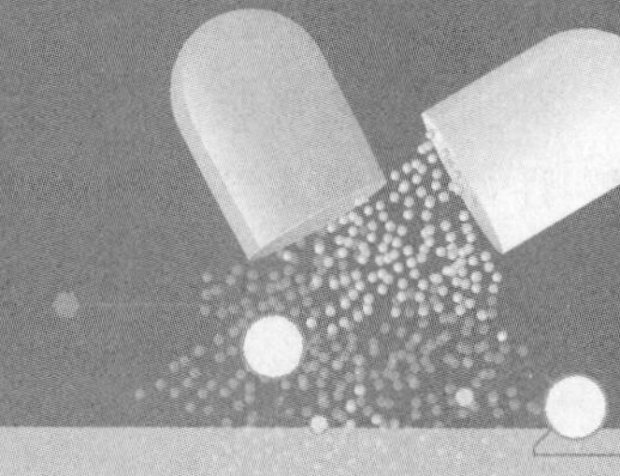

第七章

萜类和挥发油

第一节　萜　　类

一、概述

萜类化合物（terpenoids）是一类由甲戊二羟酸（mevalonic acid，MVA）衍生而成，基本碳架多具有2个或2个以上异戊二烯（C_5）单位的结构特征的化合物。

萜类化合物骨架多样、数量众多，广泛存在于自然界。其存在于许多植物的分泌物、代谢物如香精、树脂、乳汁、色素中；一些昆虫、海洋生物中也含有萜类化合物。

生源异戊二烯法则认为，乙酰辅酶A（acetyl CoA）作为基本前体，生成甲戊二羟酸，进而转化为焦磷酸异戊烯酯（isopentenyl pyrophosphate，IPP），在异构酶的作用下转化为焦磷酸γ,γ-二甲基烯丙酯（γ,γ-dimethyl allyl pyrophosphate，DMAPP），DMAPP与IPP的结合使碳链延长，进而衍生成为各种类型的天然萜类化合物（图7.1）。

萜类化合物具有多方面的生物活性，一些萜类是中药的有效成分，代表化合物有：具有抗血小板聚集、扩张心脑血管、增加心脑血管血流量以及调整心率、降血压、调节血脂等作用的芍药苷（paeoniflorin）、银杏内酯（ginkgolides）、关附甲素（guan-fubase A）；具有保肝降酶、利胆健胃、抗胃溃疡等作用的齐墩果酸（oleanolic acid）、甘草次酸（glycyrrhetinic acid）及环烯醚萜（iridoids）；具有平喘、祛痰、镇咳作用的辣薄荷酮（piperitone）；具有镇静、镇痛、局部麻醉、兴奋中枢、治疗精神分裂作用的缬草环氧三酯（valepotriate）、高乌头碱（lappaconitine）及龙脑（borneol）；具有抗上呼吸道感染作用、抗菌、抵制钩端螺旋体作用的穿心莲内酯（andrographolide）；具有抑菌活性的臭蚁内酯（iridomyrmecin）；具有抗疟活性的青蒿素（qinghaosu）；具有杀血吸虫作用的川楝素（chuanliansu）；具有抗结核杆菌活性的鸡蛋花苷（plumieride）；对乳腺癌、卵巢癌有良好疗效的紫杉醇（taxol）；具有雄性抗生育作用的16-羟基雷公藤内酯醇（16-hydroxytriptolide）及棉酚（gossypol）；具有引产作用的芫花酯甲、芫花酯乙（yuanhuacin，yuanhuadin）；可作甜味剂的甜菊苷（stevioside）等。

二、结构与分类

通常萜类化合物结构中可见两个或多个异戊二烯单位，分子式中可见碳原子数为5的倍数。依据Wallach异戊二烯法则，萜类通常被分为单萜、倍半萜、二萜、二倍半萜、三萜等，见表7.1。本章主要介绍其中的前四种（三萜类化合物见本书第八章）。

（一）单萜（monoterpenoids）

单萜类的基本碳架由10个碳原子、2个异戊二烯单位构成，广泛存在于高等植物的腺体、油室及树脂道等分泌组织内。多数具有挥发性，是挥发油中沸点较低部分的主要组成成分。多具有较强的生物活性和香气，是医药、食品及化妆品工业的原料。其苷不具有挥发性，不能随水蒸气蒸馏。

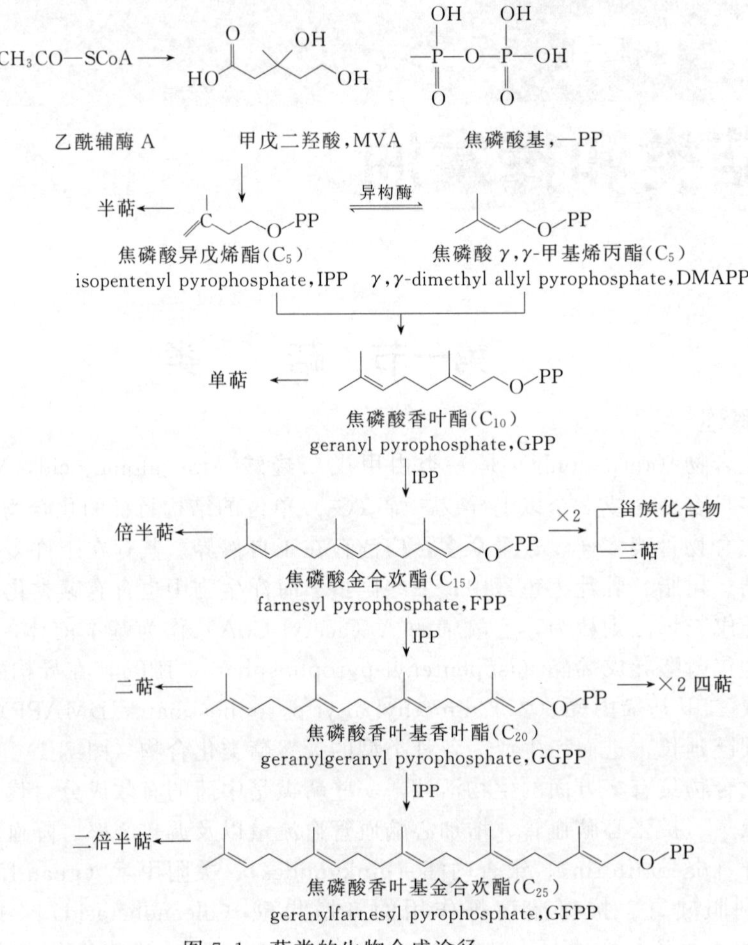

图 7.1 萜类的生物合成途径

表 7.1 萜类的分类及存在形式

名称	碳原子数	通式 $(C_5H_8)_n$	存在
单萜	10	$n=2$	挥发油
倍半萜	15	$n=3$	挥发油、苦味素、树脂
二萜	20	$n=4$	苦味素、树脂、叶绿素
二倍半萜	25	$n=5$	海绵、植物病菌、昆虫代谢物
三萜	30	$n=6$	皂苷、树脂、植物乳脂、木栓质、角质
四萜	40	$n=8$	植物胡萝卜素类
多萜	7500～30000	$n>8$	橡胶、巴拉达树脂、古塔胶

根据结构中碳环的有无和多少，单萜类化合物结构可分为无环（链状）、单环、双环及三环等结构类型。

1. 无环单萜（acyclic monoterpenoids）

结构类型较少，又可进一步分为萜烯类、萜醇类、萜醛类、萜酮类。代表化合物有存在于肉桂、蛇麻、马鞭草等植物挥发油中的月桂烯（myrcene）；存在于罗勒油、薰衣草油中的罗勒烯（ocimene）；存在于香茅中同时也是玫瑰系香料必含的香叶醇（geraniol）；存在于香橙油中的橙花醇（nerol）；香茅油和橘子油中存在的重要香料柠檬醛（citral）；存在于黄花蒿（*Artemisia annua* Linn.）挥发油中的青蒿酮（artemisia ketone）等。

CH_2OH CH_2OH CHO H O

月桂烯 罗勒烯 香叶醇 橙花醇 柠檬醛 青蒿酮

2. **单环单萜**（monocyclic monoterpenoids）

单环单萜是由无环单萜环合作用衍变而来的，由于环合方式不同，产生不同的结构类型。常见的结构类型有对薄荷烷型（*p*-menthane）、环香叶烷型（cyclogeraniane）和革酚酮（troponoides）。

薄荷醇（menthol），左旋体习称薄荷脑，是薄荷油中的主要组成成分。薄荷醇外用具有一定的止痛、清凉、止痒作用；内服可用于头痛及鼻炎、咽炎、喉炎等症。

胡椒酮（piperitone），习称辣薄荷酮、洋薄荷酮。存在于芸香草（含量超过35%）的挥发油中，有松弛平滑肌作用，是治疗支气管哮喘的有效成分。

桉油精（eucalyptol），来源于姜花油、樟油、桉叶油等。有与樟脑相似的气味，可用作药皂香精。具有解热、消炎、抗菌、防腐、平喘及镇痛作用，也可作防腐剂。

紫罗兰酮（ionone），为混合物，浅黄色黏稠液体。*α*-型具有甜花香，可作香料；*β*-型可用作合成维生素A的原料。

革酚酮类化合物（troponoides）是一类变形的单萜，碳架不符合异戊二烯法则。结构中都有一个七元芳环，具有芳香化合物的性质。环上的羟基具有酚的通性，显酸性；酚羟基有邻位羰基的如*α*-崖柏素（*α*-thujaplicin）和扁柏酚（hinokitiol），酸性接近羧酸。能与多种金属形成络合物的结晶体，并显示不同的颜色，可用于鉴别。如铜络合物为绿色结晶，铁络合物为红色结晶。革酚酮类化合物多具有抗癌活性，但同时有一定的毒性。

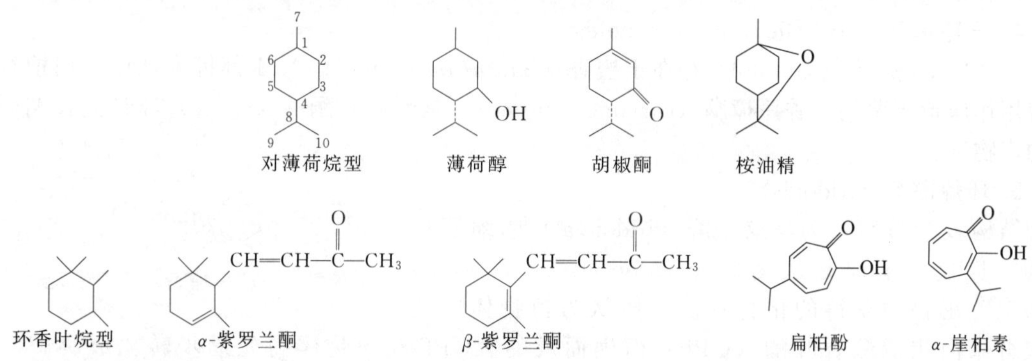

对薄荷烷型 薄荷醇 胡椒酮 桉油精

环香叶烷型 *α*-紫罗兰酮 *β*-紫罗兰酮 扁柏酚 *α*-崖柏素

3. **双环单萜**（bicyclic monoterpenoids）

双环单萜的结构可以看成薄荷烷分子中两个不相邻的碳桥接后与原六元环形成了两个环。根据连接的位置不同分为蒈烷型（carane）、蒎烷型（pinane）、莰烷型（camphane）、苧烷型（thujane）、异莰烷型（isocamphane）和葑烷型（fenchane）等。

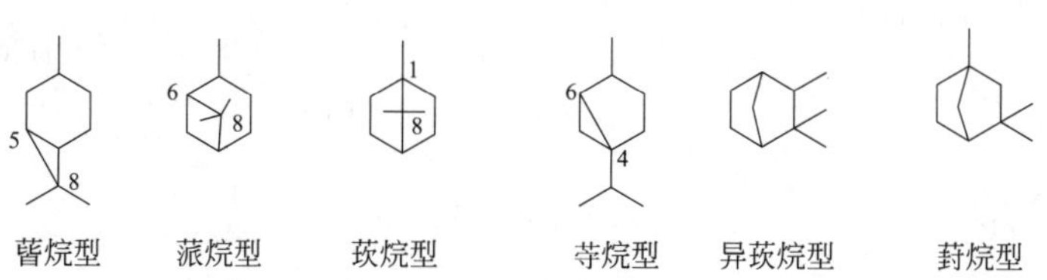
蒈烷型 蒎烷型 莰烷型 苧烷型 异莰烷型 葑烷型

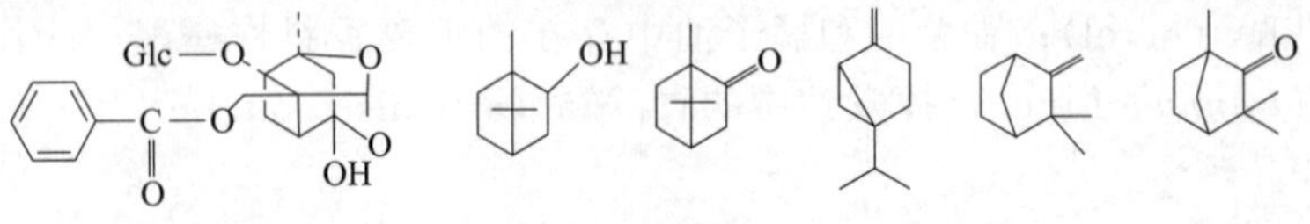

芍药苷　　龙脑　　樟脑　　刺柏烯　　莰烯　　茴香酮

芍药苷（paeoniflorin）是芍药（*Paeonia lactiflora* Pall.）根中的蒎烷型单萜苷类化合物，是中药白芍、赤芍的重要活性成分。同样具有活性的类似物还有羟基芍药苷（hydroxy-paeoniflorin）、芍药花苷（paeonin）、芍药内酯苷（albiflorin）、苯甲酰芍药苷（benzoylpaeoniflorin）、没食子酰芍药苷（galloylpaeoniflorin）等，多具有扩张血管、镇静、镇痛、抗炎、解痉、解热和免疫调节等活性。

龙脑（borneol）即中药冰片，具升华性，有清凉气味，具有发汗、解痉、镇痛及抗氧化的药理作用，具有发汗、止痛等作用，同时具有促进药物透皮吸收和透过血脑屏障的作用，从而可提高其他药物的血药浓度和生物利用度，因此在临床上的应用极为广泛，是复方丹参滴丸、双料喉风散、冠心苏合丸、速效救心丸、麝香保心丸、复方丹参片、心血宁片等60多种名优中成药的主要成分。目前合成的龙脑为消旋体，被用作药用冰片，从樟科植物龙脑樟［*Cinnamomum camphora*（L）presl］的新鲜枝叶经水蒸气蒸馏及重结晶加工制成的右旋龙脑又称为天然冰片，从龙脑香科植物龙脑香（*Dipterocarpus tubinatus*）的树干中获得的右旋龙脑也被称为梅片，从菊科植物艾纳香［*Blumea balsamifera*（L.）DC.］获得的左旋龙脑被称为艾片。

樟脑（camphor）的右旋体在樟脑油中占50%，左旋樟脑在蒿油中存在，合成品为消旋体。樟脑可用于神经痛、炎症、跌打损伤。此外，还具有局部刺激和防腐作用。

刺柏烯（sabinene）又称冬青油烯，存在于刺柏（*Juniperus sabina*）挥发油中。

莰烯（camphene），右旋体存在于樟木、樟叶挥发油中，左旋体存在于缬草油、香茅油中。

茴香酮（fenchone）在小茴香（*Foeniculum vulgare*）果实挥发油中较多。

4. 三环单萜（tricyclic monoterpenoids）

三环白檀醇（teresantalol）存在于檀香（*Santalum album* L.）木部挥发油中。白檀香油曾用作尿道灭菌剂。香芹樟脑（carvone camphor）是藏茴香酮（carvone）经日光长期照射的产物。

5. 环烯醚萜（iridoids）

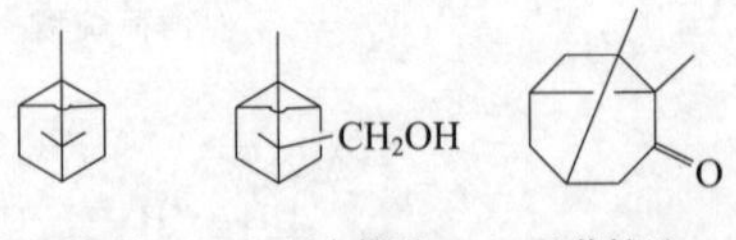

三环烷型　　三环白檀醇　　香芹樟脑

结构较为特殊，为臭蚁二醛（iridoidial）的缩醛衍生物。臭蚁二醛原是从臭蚁（*Iridomyrmex detectus*）的防卫分泌物中获得的化合物。一般认为植物体内此类成分系由焦磷酸香叶酯（GPP）衍生而成的。GPP在植物体内先逐步转化成臭蚁二醛，再衍生成环烯醚萜。如其C4-甲基经氧化脱羧，则形成4-去甲基环烯醚萜。如C7—C8键断裂开环，则形成裂环环烯醚萜。此类化合物多以苷的形式存在。其生物合成途径见图7.2。

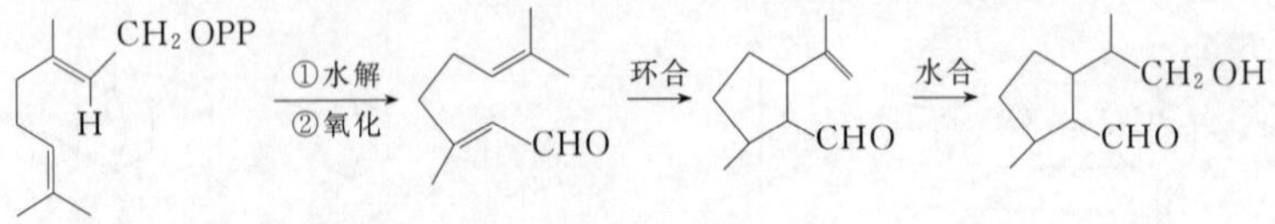

GPP　①水解 ②氧化　柠檬醛　环合　水合

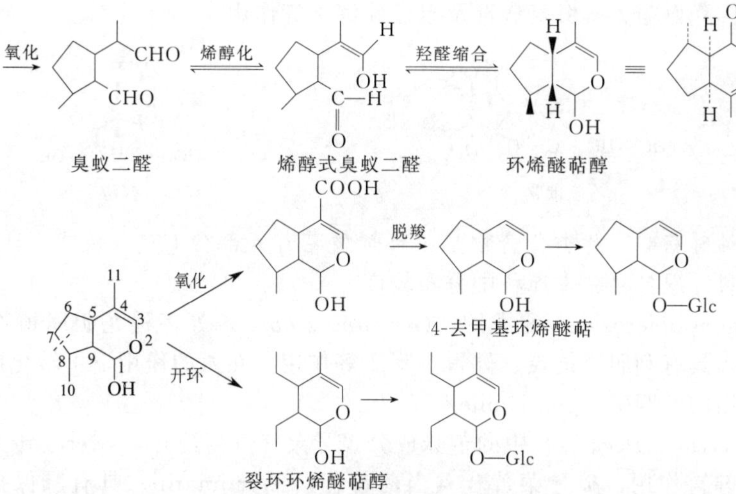

图 7.2 环烯醚萜类的生物合成途径

环烯醚萜类化合物在中药中分布较广，特别是在玄参科、茜草科、唇形科及龙胆科中较为常见。根据环戊烷（五元环）是否开环、C4 位是否有甲基取代，又可分为环烯醚萜苷、4-去甲基环烯醚萜苷与裂环环烯醚萜苷几种类型。

（1）环烯醚萜苷 由六元环与五元环拼合而成。六元环中 C1 位为半缩醛结构，其羟基常与糖形成苷，苷中常见的糖为 β-葡萄糖。C4 位有甲基、羧基或羟甲基等取代基。

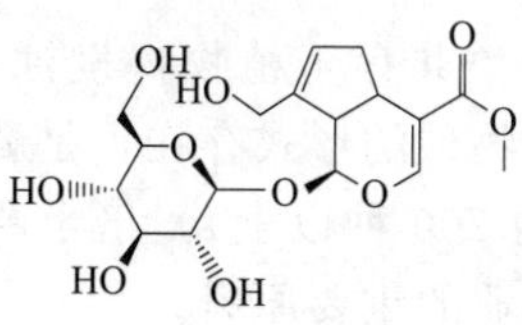
栀子苷

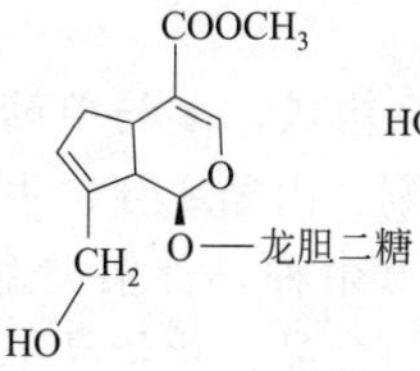

京尼平-1-*O*-龙胆二糖苷

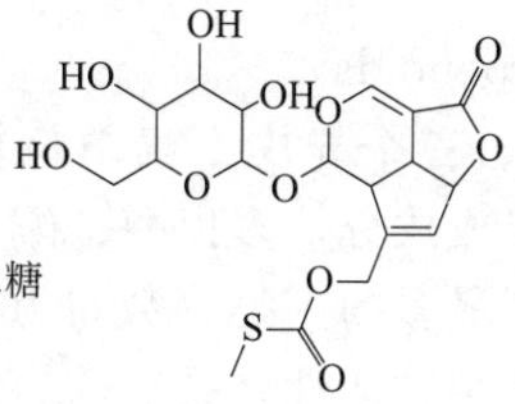
鸡屎藤苷

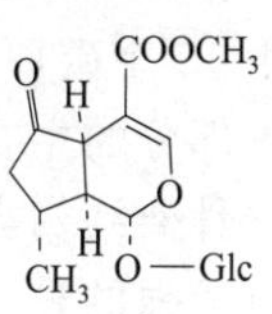
马鞭草苷

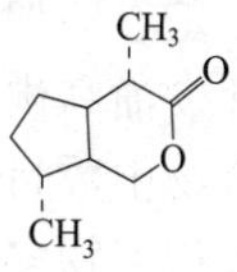
臭蚁内酯

栀子苷（又称京尼平苷，geniposide，jasminoidin）及京尼平-1-*O*-龙胆二糖苷（genipin-1-*O*-gentiobioside）存在于栀子（*Gardenia jasminoides*）中，它们是栀子清热泻火作用的重要物质基础，其中栀子苷具有抗炎、泻下作用，其苷元京尼平（genipin）具有显著的促进胆汁分泌活性。

鸡屎藤苷（paederoside）是鸡屎藤（*Paedenia scanden*）的主成分，其 C4 位羧基与 C6 位羟基形成了 γ-内酯。

马鞭草苷（verbenalin）存在于马鞭草（*Verbena officinalis* L.）中，具有与麦角相似的收缩子宫作用，还是副交感神经作用器官的兴奋剂，并有镇咳作用。

臭蚁内酯（iridomyrmecin）是从臭蚁防卫分泌物中分离出的成分，为动物体内发现的第一个抗生素，可抑制根霉、青霉、麦菊霉等多种真菌的生长，杀灭多种昆虫的作用效果大于“六六六”及 DDT，且对人畜无害，与经典的环烯醚萜类化合物相比，C1 位并未形成半缩醛羟基。

（2）4-去甲基环烯醚萜苷 为环烯醚萜苷 C4 位去甲基降解形成的苷，苷元碳架部分由 9 个碳组成。水解后的苷元不稳定，含此类化合物的中药在炮制与放置过程中因此而变黑。

哈巴俄苷（harpagoside）又名玄参苷、钩果草苷，存在于多种玄参科植物中，有一定的镇痛抗炎活性，可促进阴虚小鼠脾淋巴细胞增殖，恢复受抑制的免疫功能。

梓醇（catalpol）是地黄（*Rehmannia glutinosa*）的主要有效成分，具有抗癌、神经保护、抗炎、利尿、降血糖、抗肝炎病毒及迟缓性泻下等作用。

哈巴俄苷　　　　梓醇

（3）裂环环烯醚萜苷　此类化合物是由环烯醚萜苷元部分 C7、C8 处开环衍生而来的，在龙胆科、睡菜科、忍冬科、木犀科中分布较广。

龙胆苦苷（gentiopicroside）是龙胆（*Gentiana scabra*）等多种龙胆属植物的主要有效成分和苦味成分，具有利胆、抗炎、健胃、降压等作用。在氨的作用下可转化成具有一定抗惊厥及脑保护作用的龙胆碱（gentianine）。

青叶胆（*Swertia mileensis*）中的苦味成分獐牙菜苷（当药苷，sweroside）具有清热解毒、保肝利胆及健胃作用，獐牙菜苦苷（当药苦苷，swertimarin）具有肝保护、解痉、镇痛、抗炎及抗病毒作用。

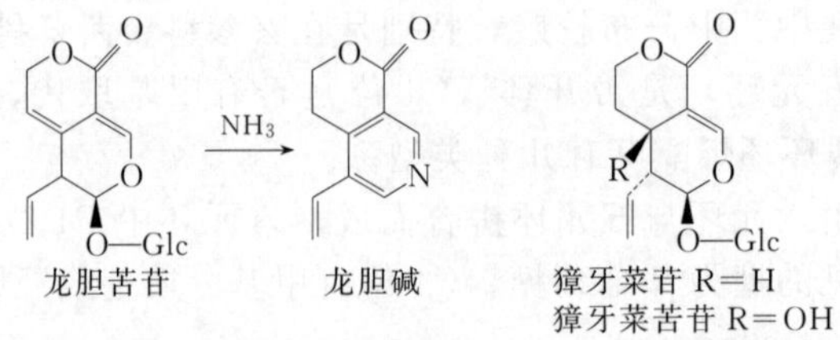

龙胆苦苷　　龙胆碱　　獐牙菜苷 R=H
獐牙菜苦苷 R=OH

（二）倍半萜（sesquiterpenoids）

基本碳架由 15 个碳原子、三个异戊二烯单位构成，多与单萜类共存于植物挥发油中，是挥发油高沸程部分的主要组成成分，多以醇、酮、内酯或苷、生物碱的形式存在，是萜类化合物中数目、骨架结构类型最多的一类（数目万余种，骨架类型 200 种以上）。倍半萜的含氧衍生物多有较强的香气和生物活性，是医药、食品、化妆品工业的重要原料。

焦磷酸金合欢酯（FPP）是倍半萜生物合成前体，脱去焦磷酸基后，经环化、重排等过程衍生成各种碳架的倍半萜。

结构类型可分为无环、单环、双环、三环及四环等。

1. 无环倍半萜（acyclic sesquiterpenoids）

又称链状（开链）倍半萜，金合欢醇（farnesol）在金合欢花油、橙花油、香茅油中含量较多，为重要的高级香料原料。

橙花叔醇（nerolidol）又称苦橙油醇，具有苹果香，是橙花油中的主成分之一。

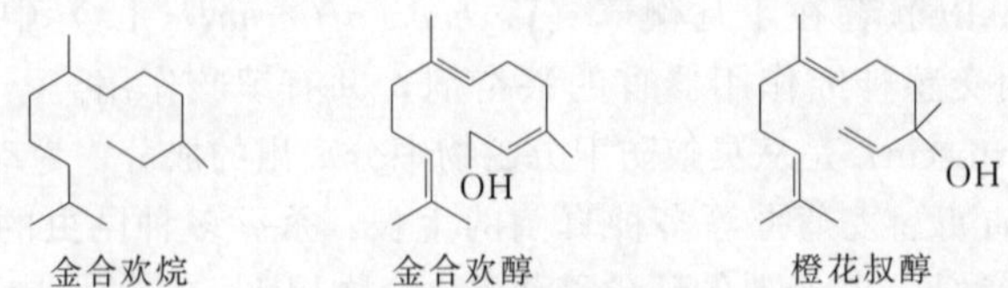

金合欢烷　　金合欢醇　　橙花叔醇

2. 单环倍半萜（monocyclic sesquiterpenoids）

α-姜黄烯（α-curcumene）存在于姜黄（*Curcuma longa* L）、郁金等中药的油中，具有抗炎、抗肿瘤活性。

蛇麻烯（又称葎草烯，α-丁香烯，humulene，α-caryophyllene）存在于啤酒花挥发油、蛇麻球果中，具有健胃消食和抗结核作用。

吉马酮（germacrone，又称杜鹃酮）存在于牦牛儿苗科植物大根老鹳草（*Geranium macrorrhizum*）、杜鹃花科植物兴安杜鹃（*Rhododendron dauricum*）叶的挥发油中，用于平喘、镇咳。

青蒿素（qinghaosu，arteannuin，artemisinin）是从中药青蒿（黄花蒿）（*Artemisia annua*）中分离得到的具有过氧结构的倍半萜内酯，有较强的抗恶性疟疾活性，其多种衍生物制剂已用于临床。

没药烷　蛇麻烷　吉马烷

α-姜黄烯　葎草烯　吉马酮　青蒿素

3. **双环倍半萜**（bicyclic sesquiterpanes）

杜松烷　桉烷　β-檀香烷　愈创木烷

桉叶醇（eudesmol）有一对异构体 α-桉叶醇（eudesmol）及 β-桉叶醇（β-eudesmol），存在于桉油、厚朴、苍术等中。

苍术酮（atractylone）存在于苍术挥发油中，分子结构中有 1 个呋喃环，但仍属桉烷型。

β-白檀醇（β-santalol）为白檀油中沸点较高的组分，用作香料的固香剂，并有较强的抗菌作用。

α-桉叶醇　苍术酮　β-白檀醇

棉酚（gossypol）可视为焦磷酸金合欢酯（FPP）衍生为杜松烯型的双分子衍生物，结构中不含手性碳原子，但由于两个苯环折叠障碍而有光学活性。棉籽中约含 0.5%，在棉的茎、叶中亦含有。棉酚是有毒的黄色色素，有抗菌、杀虫活性，此外还有杀精子作用，可致不育。

棉酚

莽草毒素（anisatin）为莽草（*Illicium anisatum*，即毒八角）、大八角（*I. majus*）的果实、叶、树皮中所含的双内酯倍半萜化合物，对人体有毒。

马桑毒素（coriamyrtin）和羟基马桑毒素（tutin）存在于马桑属 *Coriaria japonica*、*Coriaria sinica* 及马桑寄生中，用于治疗精神分裂症，但还对中枢神经有防己毒样的兴奋作用。

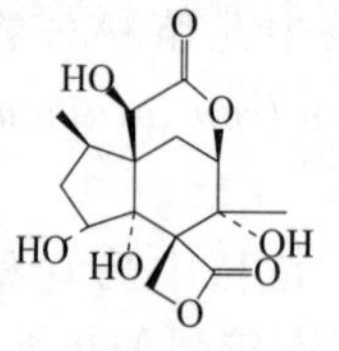

莽草毒素

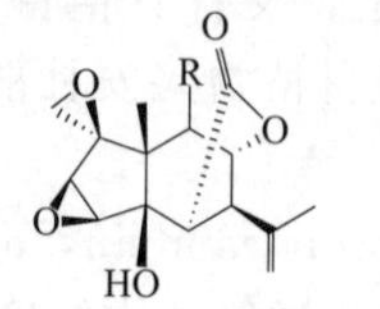

马桑毒素 R＝H

羟基马桑毒素 R＝β-OH

薁类化合物（azulenoids）是由五元环和七元环骈合而成的芳烃衍生物，可以看成是由环戊二烯负离子和环庚三烯正离子拼合而成的，是一种非苯型的芳烃类化合物，具有一定的芳香性。薁类的沸点较高，一般在 250～300℃，不溶于水，可溶于有机溶剂和强酸，加水稀释又可析出，故可用 60％～65％硫酸或磷酸提取。在挥发油分级蒸馏时，高沸点馏分中有时可看见蓝色或绿色的馏分，这显示可能有薁类成分存在。

中药所含的薁类化合物多数是氢化薁，存在于挥发油中，多具有抑菌、抗肿瘤、杀虫等活性。如莪术醇（curcumol）存在于莪术（*Curcuma zedoaria*）根茎的挥发油中，具有抗肿瘤活性。泽兰苦内酯（euparotin）是圆叶泽兰（*Eupatorium rotundifolium*）中的抗癌活性成分之一。愈创木醇（guaiol）是存在于愈创木（*guajacum officinale*）木材的挥发油中的氢化薁类衍生物，具有杀灭钉螺、抗真菌活性。愈创木醇类成分在蒸馏、酸处理时可氧化脱氢而成薁类。

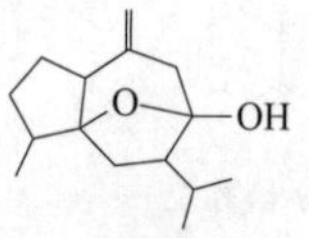

莪术醇 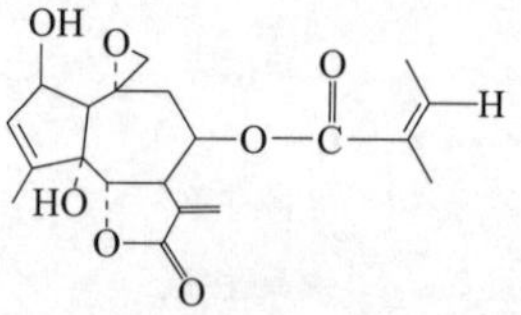　　泽兰苦内酯

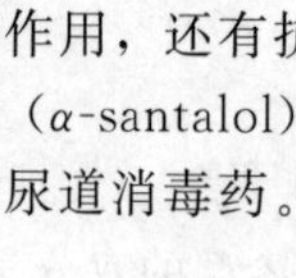

薁 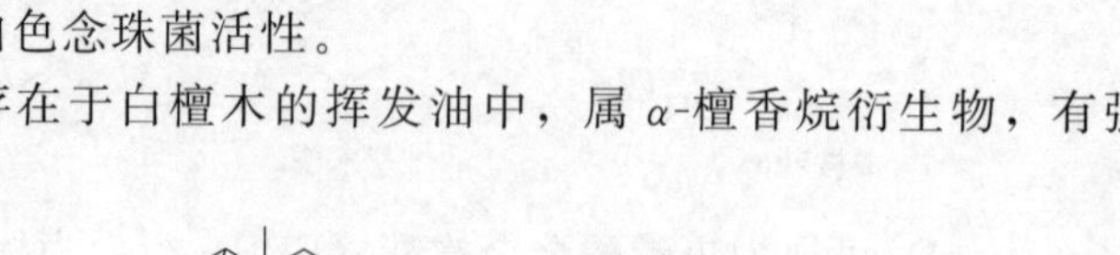　　愈创木薁　　愈创木醇　　2,4-二甲基-7-异丙基薁

4. **三环倍半萜**（tricyclic sesquiterpenes）

环桉醇（cycloeudesmol）存在于对枝软骨藻（*Chondric oppsiticlada*）中，有很强的抗金色葡萄球菌作用，还有抗白色念珠菌活性。

α-白檀醇（α-santalol）存在于白檀木的挥发油中，属 α-檀香烷衍生物，有强大的抗菌作用，曾用作尿道消毒药。

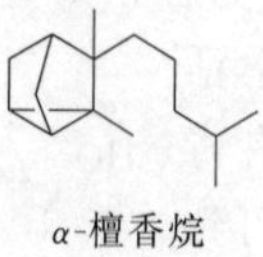

α-檀香烷 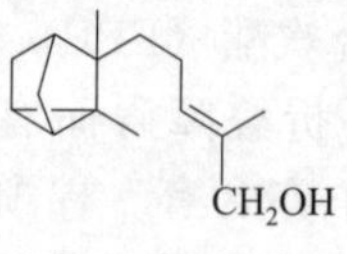　　α-白檀醇 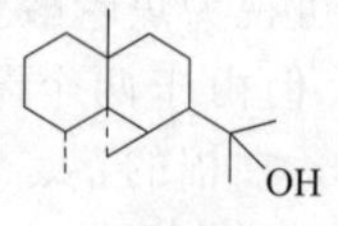　　环桉醇

（三）二萜（diterpenoids）

基本碳架由 20 个碳原子、四个异戊二烯单位构成，一般不能随水蒸气蒸馏。叶绿素中的植物醇、植物的乳汁及树脂的主要构成成分即为二萜类。二萜在自然界分布很广，几乎是绿色植物的共有成分，在松科中分布尤为普遍。此外，在菌类的代谢物及海洋生物中也发现许多二萜类化合物。二萜含氧衍生物常具有很强的生物活性，如穿心莲内酯、芫花酯、雷公藤内酯、银杏内酯、紫杉醇等，有些已作为药物广泛应用于临床。

焦磷酸香叶基香叶醇（GGPP）是二萜类生物合成的前体，GGPP 脱去焦磷酸基形成环化正碳离子后，经反式 1,2-加成或移位反应，即可衍生成各种二萜类化合物。

二萜类的结构分为无环（开链）、单环、双环、三环、四环等类型，基本碳架及主要代表化合物如下。

1. **无环二萜**（acyclic diterpenoids）

链状的植物醇（phytol）是广泛存在于叶绿素的二萜类成分，也是维生素 E 和 K_1 的合成原料。

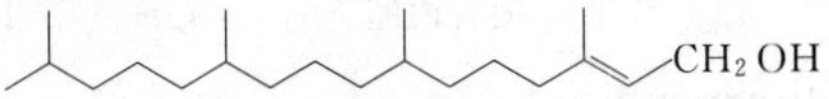

CH_2OH

植物醇

2. **单环二萜**（monocyclic diterpenoids）

维生素 A（vitamin A）存在于动物肝脏中，特别是鱼肝中含量更丰富，常以酯的形式存在。

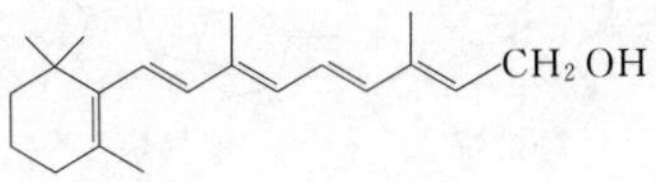

CH_2OH

维生素 A

3. **双环二萜**（bicyclic diterpenoids）

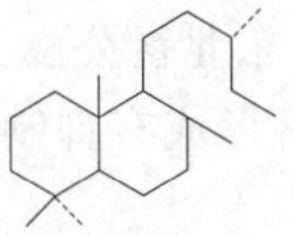

半日花烷 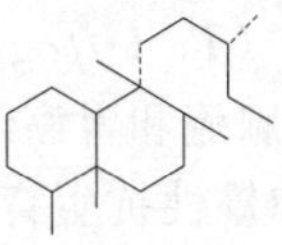　　克罗烷

穿心莲内酯（andrographolide）系穿心莲（*Andrographis paniculata*）抗菌消炎主成分，临床已用于治疗急性菌痢、胃肠炎、咽喉炎、感冒发热等。经脱水磺化后制成的喜炎平、14-脱羟-11,12-二脱氢穿心莲内酯-3,19-二琥珀酸半酯单钾盐（钾钠盐一水合物）制成的注射用穿琥宁（炎琥宁），临床上用于退热、镇静、抗炎、抗流感病毒、抗腮腺炎病毒等。

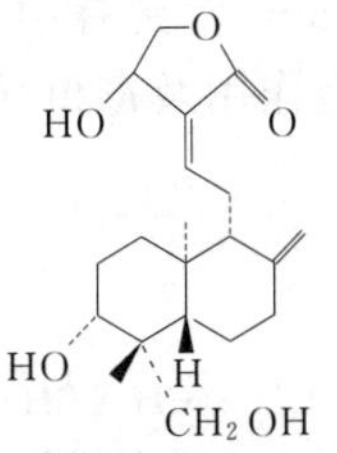

HO O O HO H CH_2OH

穿心莲内酯

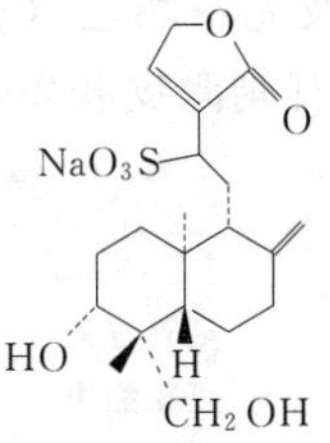

O O NaO_3S HO H CH_2OH

喜炎平

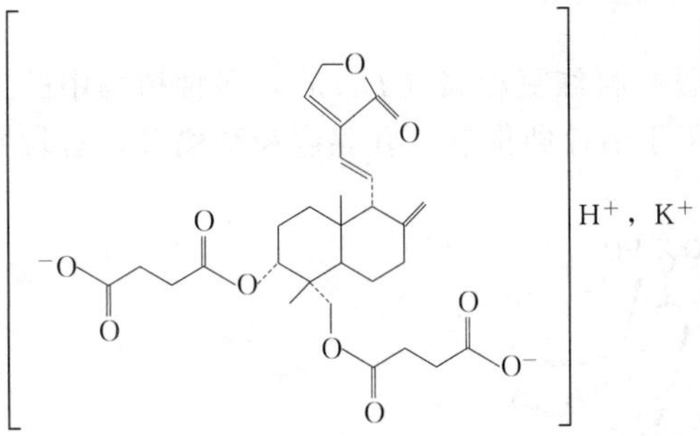

H^+，K^+

穿琥宁

Na^+，$K^+ \cdot H_2O$

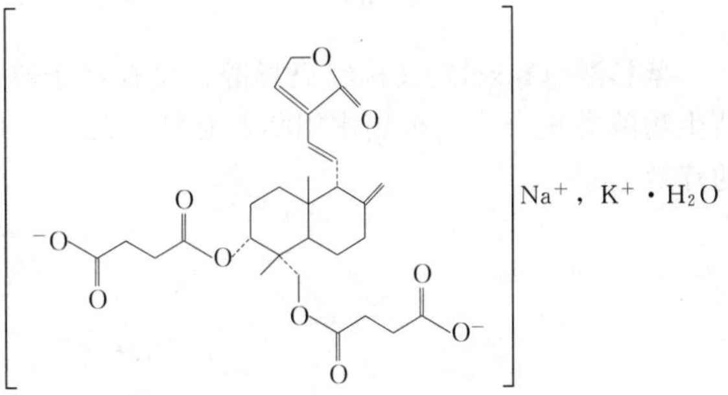

炎琥宁

银杏内酯（ginkgolides）是银杏（*Ginkgo biloba*）根皮及叶的强苦味成分，已分离出银杏内酯 A、B、C、M、J（ginkgolide A、B、C、M、J）。它们的基本结构中有三个内酯环，

碳环两个。银杏内酯及银杏总黄酮是银杏叶制剂中治疗心脑血管病的主要有效成分，银杏内酯具有显著的抗血小板聚集作用。

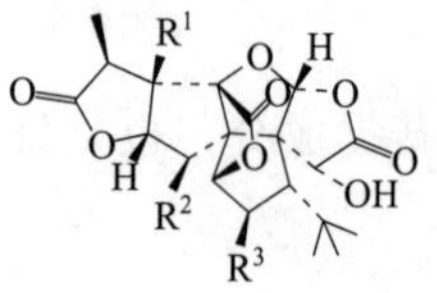

	R^1	R^2	R^3
银杏内酯 A	OH	H	H
银杏内酯 B	OH	OH	H
银杏内酯 C	OH	OH	OH
银杏内酯 M	H	OH	OH
银杏内酯 J	OH	H	OH

4. 三环二萜（tricyclic diterpenoids）

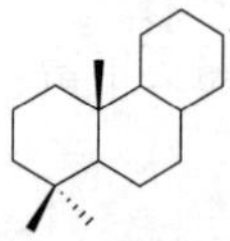

松香烷 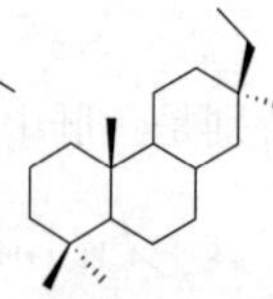　海松烷 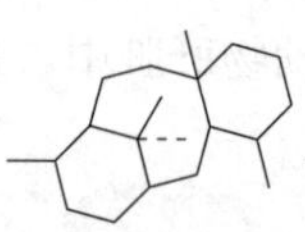　紫杉烷 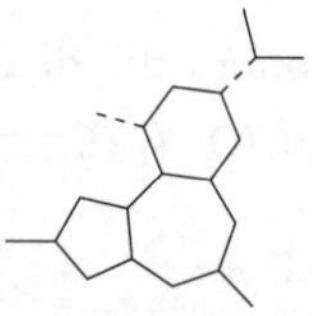　瑞香烷

雷公藤甲素（triptolide）、雷公藤乙素（tripdiolide）、雷公藤内酯（triptolidenol）及16-羟基雷公藤内酯醇（16-hydroxytriptolide）是从雷公藤（*Tripterygium wilfordii*）中分离出的抗癌活性物质。昆明山海棠（*T. hypoglaucum*）、东北雷公藤（黑蔓）（*T. regelii*）中亦有此类化合物。雷公藤甲素对乳腺癌和胃癌细胞系集落形成有抑制作用，16-羟基雷公藤内酯醇具有较强的抗炎、免疫抑制和雄性抗生育作用。

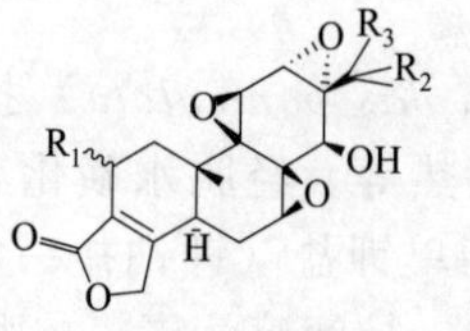

	R_1	R_2	R_3
雷公藤甲素	H	H	CH_3
雷公藤乙素	OH	H	CH_3
雷公藤内酯	H	OH	CH_3
16-羟基雷公藤内酯醇	H	H	CH_2OH

瑞香毒素（daphnetoxin）为欧瑞香（*Daphene mezerum*）中的有毒成分。芫花根中含有芫花酯甲（yuanhuacin）及芫花酯乙（yuanhuadin），具有中期妊娠引产作用，已被用于临床多年。此类二萜酯均具有刺激皮肤发赤、发泡作用及毒鱼活性。

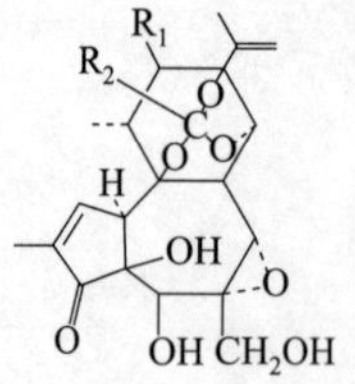

	R_1	R_2
瑞香毒素	H	$-C_6H_5$
芫花酯甲	$OCOC_6H_5$	$-(CH=CH)_2-(CH_2)_4-CH_3$
芫花酯乙	$OCOCH_3$	$-(CH=CH)_2-(CH_2)_4-CH_3$

紫杉醇（taxol）又称红豆杉醇，是存在于红豆杉科红豆杉属（*Taxus*）多种植物中的二萜生物碱类化合物。抗癌作用机制独特，临床上用于治疗卵巢癌、乳腺癌和肺癌等，有较好的疗效。

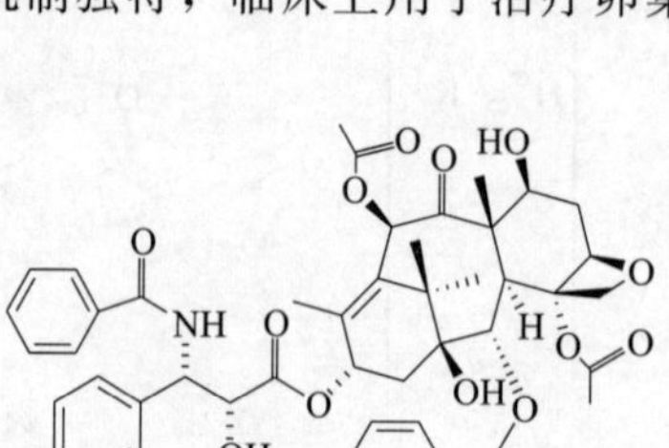

紫杉醇

5. 四环二萜（tetracyclic diterpenoids）

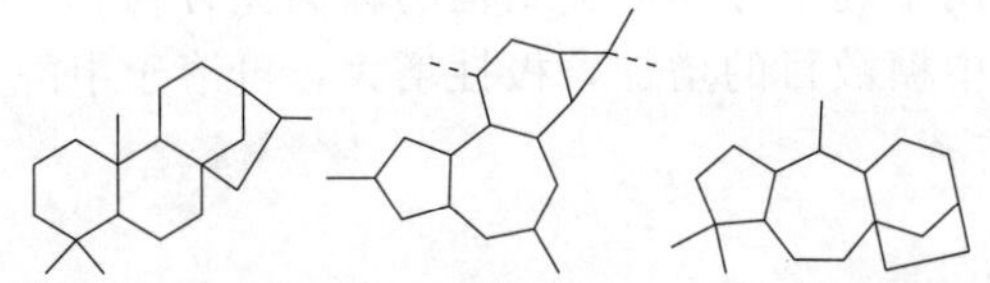

贝壳杉烷　　大戟烷　　木藜芦毒烷

甜菊苷（stevioside）是菊科植物甜叶菊（*Stevia rebaudiana*）叶中所含的四环二萜甜味苷。味感与蔗糖相似，甜度约为蔗糖的300倍，甜味正，热量低。被称为是继蔗糖、甜菜糖之后的第三种天然糖源。在一度被认为有致癌作用后，2008年在美国通过认证，2011年被欧盟批准其作为甜味剂，在医药、食品工业被广泛应用。

冬凌草（*Rabdosia rubescens*），民间用于治疗食管癌，其主要二萜类有效成分冬凌草甲素（oridonin）体外对人体食管鳞癌细胞CaEs-17有明显的细胞毒作用，体内能使艾氏腹水癌小鼠的存活时间延长。

香茶菜甲素（amethystoidin A）是香茶菜（*Rabdosia amethystoides*）叶中的成分，有抗肿瘤及抑制金黄色球菌活性。

大戟醇（phorbol）是大戟属特征性二萜成分，存在于大戟科和瑞香科的许多植物中，属于辅助致癌剂。

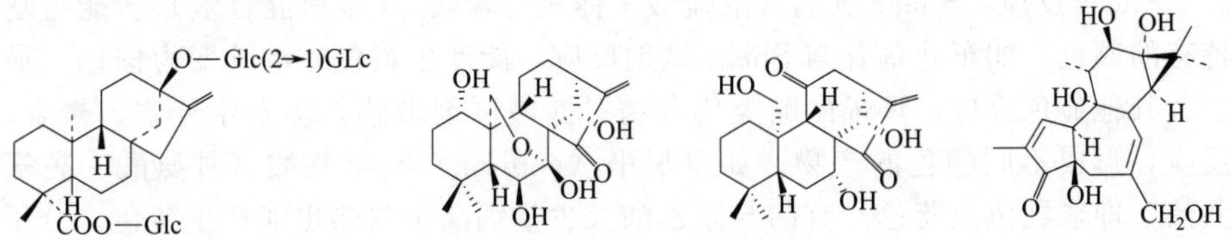

甜菊苷　　冬凌草甲素　　香茶菜甲素　　大戟醇

（四）二倍半萜（sesterterpenoids）

基本碳架由25个碳原子、5个异戊二烯单位构成。在羊齿植物、菌类、地衣类、海洋生物（如海绵）及昆虫分泌物中陆续发现此类成分。二倍半萜类化合物的生物合成前体是焦磷酸香叶基金合欢酯（GFPP）。呋喃海绵素-3（furanspongin-3）是从海绵中分得的链状二倍半萜化合物。

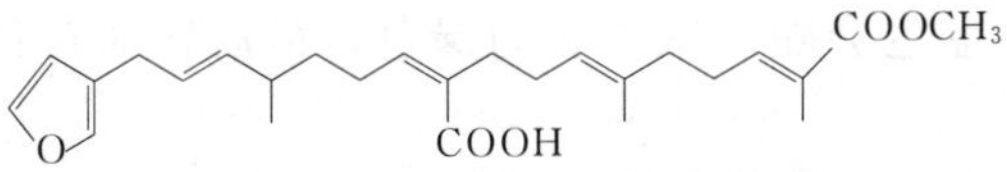

呋喃海绵素-3

三、萜类化合物的理化性质

（一）物理性质

1. 性状

游离单萜及倍半萜在常温下多为油状液体，少数为固体结晶。具挥发性及特异性香气，可随水蒸气蒸馏。二萜及二倍半萜多为固体结晶。萜苷类多为固体结晶或粉末，不具挥发性。多数萜类化合物尤其是二萜具苦味，少数萜如甜菊苷具有较强的甜味。

2. 溶解性

游离萜类化合物难溶于水，可溶于甲醇、乙醇，易溶于乙醚、三氯甲烷、乙酸乙酯、苯等亲脂性有机溶剂。具羧基、酚羟基及内酯结构的萜可分别溶于碳酸氢钠或氢氧化钠水液，加酸使之游离或环合后，又可自水中析出，离心、过滤或萃取可使之与其他水溶性物质分离。因此，碱溶酸沉法常用于提取分离此类结构的萜类化合物。

萜苷类化合物随分子中糖数目的增加，极性增大，可溶于甲醇、乙醇和水，不溶或难溶于亲脂性有机溶剂。

（二）化学性质

1. 显色反应

绝大多数的单萜、倍半萜、二萜及二倍半萜缺乏专属性强的显色反应。除草酚酮类、环烯醚萜类及薁类外，目前对绝大多数萜类化合物主要依靠薄层色谱检识，用硫酸-乙醇等通用显色剂。

（1）草酚酮类的显色反应　①三氯化铁反应：1%的三氯化铁溶液可与草酚酮生成赤色络合物；②硫酸铜反应：稀硫酸铜溶液可与草酚酮生成稳定的绿色结晶，此结晶可用三氯甲烷重结晶，并具有高熔点。

（2）环烯醚萜类的显色反应　①Weiggering 法：加入 1%盐酸后，取 0.1mL 转移至装有 Trim-Hill 试剂（乙酸 10mL、0.2%硫酸铜水溶液 1mL、浓硫酸 0.5mL 混合溶液）的试管内，混匀，加热至产生颜色。许多环烯醚萜苷类化合物（环烯醚萜及裂环环烯醚萜苷）可产生不同的颜色，如车叶草苷（asperuloside）、桃叶珊瑚苷、水晶兰苷（monotropein）为蓝色；哈帕苷（harpagide）为紫红色；有些环烯醚萜为阴性反应，如番木鳖苷（loganin）、梓苷等。②Shear 反应：Shear 试剂（浓盐酸 1 体积与苯胺 15 体积混合液）多能与吡喃衍生物产生特有的颜色。如车叶草苷与 Shear 试剂反应，能产生黄色，继续变为棕色，最后转为深绿色。③其他显色反应：环烯醚萜类化合物对酸碱试剂敏感，多发生分解、聚合、缩合、氧化等反应，形成不同颜色的产物。如京尼平（genipin）与氨基酸（甘氨酸、亮氨酸、谷氨酸）共热，即显红色至蓝色。有的与冰乙酸及少量铜离子共热也能产生蓝色。分子中有环戊酮结构，可与 2,4-二硝基苯肼反应产生黄色。

（3）薁类化合物的显色反应　①Sabety 反应：取挥发油 1 滴溶于 1mL 三氯甲烷中，加入 5% 溴的三氯甲烷溶液数滴，若产生蓝色、紫色或绿色，表示含有薁类衍生物。②Ehrlich 试剂反应：取挥发油适量与 Ehrlich 试剂（对二甲氨基苯甲醛-浓硫酸试剂）反应，若产生紫色或红色，表明有薁类衍生物存在。③对二甲氨基苯甲醛显色反应：此反应是挥发油经薄层色谱展开分离后，再喷以由对二甲氨基苯甲醛 0.25g、乙酸 50g、85%磷酸 5g 和水 20mL 混匀后组成的显色剂（避光可保存数月），室温显蓝色，示有薁类衍生物，氢化薁在 80℃加热 10min 显蓝色。蓝色会随后减弱转为绿色，最后转为黄色，将薄层板放在水蒸气上则蓝色可再现。

（4）其他显色反应　有些萜类化合物有羰基，可用以下方法显色。①2,4-二硝基苯肼：用于检识醛和酮类化合物。喷洒后，无环的醛和酮显黄色，环状的羰基化合物则显橙红色。②邻联茴香胺：用于检识醛和酮类化合物。在室温中喷洒后，醛类显黄色至棕色，加热后颜色变深而背景颜色亦变深。

2. 加成反应

多数萜烯、萜醛和萜酮可与相应的试剂产生加成反应，加成产物常因溶解性改变而析出结晶，故可用加成反应分离和纯化。

（1）烯键加成反应

① 卤化氢加成反应。在冰乙酸为溶剂时，HCl 及 HBr 等卤化氢类试剂可与萜中烯键发生加成反应，其加成产物可于冰水中析出结晶。不饱和萜的氢卤化物与苯胺或 *N*,*N*-二乙基苯胺等进行分解反应又复原成不饱和萜。

② 溴加成反应。在冷却条件下，向不饱和萜的冰醋酸或乙醚-乙醇混合溶液中滴加溴，可生成其溴加成物的结晶。

③ 亚硝酸氯反应。亚硝酸（Tilden 试剂）与不饱和萜的双键加成，生成亚硝酸氯化物。反应时将不饱和萜或其冰乙酸溶液与亚硝不饱和酸异戊酯（或亚硝酸乙酯）混合，冷却下加入浓盐酸，振摇，即可析出蓝色或蓝绿色的亚硝酸氯化物结晶。

④ Diels-Alder 反应。具共轭二烯结构的萜类化合物能与顺二丁烯酸酐产生 Diels-Alder 反应，产物为结晶。

（2）羰基加成反应

① 亚硫酸氢钠加成。具羰基的萜类化合物可与亚硫酸氢钠加成，生成结晶性的加成物而与非醛酮类的萜分离，其加成物用酸或碱（多用草酸、硫酸或碳酸钠）处理，可分解复原成原萜醛或萜酮。

② 吉拉德（Girard）试剂加成。含有羰基的萜类可与吉拉德试剂生成水溶性加成物而与脂溶性非羰基萜类分离。常用的试剂为吉拉德 T（Girard T）及吉拉德 P（Girard P）两种。反应时在萜酮及萜醛的乙酸-无水乙醇（1∶10，质量比）溶液中加入吉拉德试剂（加乙酸为促进反应），加热回流，反应完毕后加水稀释，用乙醚萃取非羰基类化合物后，分取水层用硫酸或盐酸酸化，再用乙醚萃取，乙醚萃取液蒸去溶剂即得原萜酮或萜醛。

$(CH_3)_3N^+CH_2CONHNH_2Cl^-$

吉拉德 T

$C_5H_5N^+CH_2CONHNH_2Cl^-$

吉拉德 P

$$R_2C{=}O + H_2N{-}NHC(=O){-}CH_2{-}N^+(CH_3)_2{-}CH_3Cl^- \rightleftharpoons R_2C{=}N{-}NH{-}CO{-}CH_2{-}N^+(CH_3)_2{-}CH_3Cl^-$$

$$R_2C{=}O + H_2N{-}HN{-}C(=O){-}CH_2{-}N^+C_5H_5\,Cl^- \rightleftharpoons R_2C{=}N{-}NH{-}CO{-}CH_2{-}N^+C_5H_5\,Cl^-$$

3. 分子重排反应

萜类化合物在发生加成、消除或亲核取代反应时，常发生 Wagner-Meerwein 重排。目前工业上由 α-蒎烯合成樟脑，就是经 Wagner-Meerwein 重排后，再进行氧化制得的。

α-蒎烯 —(Al_2O_3, 150～160℃, 异构化)→ —(HCOOH)→ [—(重排)→] —(H—C(=O)—O—)→ —(水解)→ —(Cr_2O_3/强碱型树脂, 丙酮)→ 樟脑

四、萜类化合物的提取分离

可根据其挥发性、亲脂亲水性、特殊官能团的专属反应性及极性等差异提取分离萜类化合物。有的萜同分异构体较多，结构稳定性差，提取过程中注意减少或避免光、热、酸、碱等对目标化合物结构的影响。

（一）萜类化合物的提取方法

1. 游离萜类的提取

游离萜类通常极性较小，可采用亲脂性有机溶剂或甲醇、乙醇提取。也可采用 CO_2 超临界流体萃取。含有酚羟基或羧基基团的萜类呈酸性，可与碱反应生成盐；具有内酯结构的萜可在热碱液中开环成盐，呈现碱溶酸沉的特性。多数单萜与倍半萜具有挥发性，可选择水蒸气蒸馏法提取。使用加热或酸、碱方法处理时，须注意可能引起被提取成分的化学结构变化，应提前进行预试。

2. 萜苷的提取

萜苷极性大，可用甲醇、乙醇或水提取。为防止苷在提取过程中发生水解，可先破坏酶的活性或采取措施避免接触酶与酸。一些萜苷如环烯醚萜苷的稳定性差，更应注意。

（二）萜类化合物的分离方法

1. 溶剂法

萜类的甲醇、乙醇提取物，回收溶剂，再用正己烷（石油醚）、三氯甲烷、乙酸乙酯、正丁醇等有机溶剂，按极性由小到大依次萃取，可获得相应极性的萜类化合物，其中萜苷类化合物主要存在于正丁醇部分。

2. 利用特殊官能团分离

萜类化合物中常见的有烯键、羰基、内酯、羧基、碱性氮原子（萜类生物碱）及羟基等，可有针对性的利用其官能团进行分离。如倍半萜内酯可在碱性条件下开环，加酸后又环合，可与非内酯类化合物分离。酸性萜类与萜类生物碱也可用酸碱法分离。不饱和双键、羰基等可用加成的方法制备衍生物加以分离。

3. 结晶法分离

结晶法是对有结晶性的化合物进行分离、精制的重要方法之一，结晶后纯度会明显升高。若将提取液适当浓缩，常会析出粗晶（有的提取物不经浓缩即可析晶），滤过后再用适当的溶剂或方法重结晶，常可得到纯度很高的结晶，如薄荷醇、樟脑等。

4. 色谱法

色谱法是分离萜类化合物的主要方法，常用的吸附剂为硅胶、中性氧化铝等。分离游离萜类常用的洗脱剂为石油醚-乙酸乙酯、三氯甲烷-甲醇、苯-丙酮等。对于单纯以硅胶或氧化铝为吸附剂难以分离的萜烯类化合物，可用硝酸银络合法进行色谱分离，烯键可与硝酸银形成络合物，络合强度受烯键数目、位置及立体构型影响，利用此差异进行色谱分离。一般多以硝酸银-硅胶或硝酸银-氧化铝作吸附剂。分离萜苷常用硅胶或氧化铝作吸附剂，三氯甲烷-甲醇-水作为洗脱剂进行分离。也可用大孔树脂作为吸附剂，用水-醇系统进行分离。

五、萜类化合物的结构研究

萜类化合物的碳架种类多样，缺乏共同的波谱规律。但其中环烯醚萜类化合物的结构母核相对固定，主要有环烯醚萜苷、4-取代环烯醚萜苷及裂环环烯醚萜苷三种结构类型，其波谱特征规律如下。

（一）UV 光谱

UV 光谱可用于判断 α，β-不饱和酯及烯醚键是否存在。根据 230～240nm 峰的存在与否，判断环烯醚萜类化合物 C4 的取代状况。C4 有—COOH、—COOR 取代基的环烯醚萜类化合物，由于分子中具有发色团 α，β 不饱和酸、酯和内酯结构，醇溶液在 230～240nm 之间有较强吸收，ε 值在 10000 左右。若在 0.01mol/L 氢氧化钠溶液中测定时，则该吸收峰红移 30～40nm。而 C4 无取代基的降解环烯醚萜类或 C4 不具上述取代基团的则无此峰。

此外，环戊烷部分有羰基时，则在 270～290nm 处出现 $n \to \pi^*$ 引起的弱峰，ε 多小于 100。

(二) IR 光谱

环烯醚萜类化合物的主要 IR 光谱特征如下。

① 共同特征是在 $1640cm^{-1}$左右有强峰，系烯醚双键的伸缩振动引起的。

② 若 C4 有—COOR 基，则在 $1680cm^{-1}$左右（个别可在 $1710cm^{-1}$）有 α，β 不饱和酯的羰基吸收，也是强峰。可用于判断 C4 取代基的情况。

③ 若环戊烷部分有环酮结构存在，则于 $1740cm^{-1}$（$1710 \sim 1750cm^{-1}$）附近有一强峰。

④ 若环戊烷有环氧存在，如丁香醚苷，则应有 $1250cm^{-1}$、$830 \sim 890cm^{-1}$两个吸收峰。而裂环环烯醚萜类化合物分子中多有乙烯基（—CH ═CH_2）结构，在 $990cm^{-1}$、$910cm^{-1}$两处有红外吸收。

(三) ^{1}H NMR 谱

^{1}H NMR 谱对环烯醚萜类化合物的结构鉴定有极为重要的作用。它可以用于判断环烯醚萜的结构类型，并能确定许多立体化学（构型、构象）结构问题。其中 H-1 与 H-3 的 NMR 信号最具有鉴别意义。

1. H1 信号

H1 质子为半缩醛质子，C1 原子与两个 O 原子相连，其化学位移通常位于较低场 δ 4.50～6.20 之间，并且此位置较易成苷。H1 因与 H9 偶合，其偶合常数 $J_{H1/H9}$是判断二氢吡喃环构型和构象的重要依据。C1 折向上方时，利用 $J_{H1/H9}$可判断二氢吡喃环和环戊烷环的拼合方式（$J_{H1/H9}=1.0 \sim 1.5$Hz，为顺式拼合；$J_{H1/H9}=2.0 \sim 2.5$Hz，为反式拼合）；但若 C1 折向下方时，当 $J_{H1/H9}=7.0 \sim 10.0$Hz，表明连氧基团处于平伏键，$J_{H1/H9}=1.0 \sim 3.0$Hz，表明 1-位连氧基团的取向处于直立键。

2. H3 信号

质子的及其裂分情况可以判断 C4 位有无取代。当 C4 有—COOR 取代基（包括裂环环烯醚萜类）时，H3 因受—COOR 基的影响处于更低的磁场区，一般 δ 值多在 7.30～7.70（个别可在 7.70～8.10）之间，因与 H5 为远程偶合，故 $J_{H3/H5}$很小，为 0～2Hz。该峰为 C4 有—COOR 取代基的特征峰。当 C4 取代基为—CH_3 时，H3 的化学位移值在δ 6.00～6.20，为多重峰。当取代基为—CH_2OR 时，其化学位移在 δ 6.20～6.60，也为多重峰。

当 C4 无取代基时，H3 的化学位移与 C4 取代基为—CH_3 或—CH_2OR 相近（也在 δ 6.50 左右），但峰的多重度及 J 值有明显区别。因 H3 与 H4 为邻偶，同时 H3 与 H5 又有远程偶合，故 H3 呈现双二重峰（dd，$J_1=6 \sim 8$Hz，$J_2=0 \sim 2$Hz）。

3. 其他质子信号

C8 上常连有 10-CH_3。若 C8 为叔碳，则 10-CH_3为二重峰，$J=6.0$Hz，化学位移值多在 δ 1.10～1.20。若 C7 和 C8 之间有双键，则该甲基变成单峰或宽单峰，化学位移值移至 δ 2.00 左右。分子中如有—$COOCH_3$ 取代基，其—OCH_3 信号为单峰，一般出现在 δ 3.60～3.90 之间。

(四) ^{13}C NMR 谱

① 半缩醛羟基不稳定，C1—OH 与葡萄糖成苷，C1 的化学位移在 δ 95.0～104.0，如果 C5 位连有羟基时，其化学位移在 δ 71.0～74.0；如果 C6 位存在羟基时，其化学位移在 δ 75.0～83.0；C7 一般情况下没有羟基，如果有，则在 δ 75.0 左右；如果 C8 连有羟基时，

其化学位移在 δ 62.0 左右。当 C10 位为羟甲基时，化学位移为 δ 66.0 左右，若 C7 有双键，其化学位移为 δ 61.0 左右；C10 为羧基时，其化学位移在 δ 175.0～177.0。C11 为醛基时，其化学位移在 δ 190 左右；为羧基时，化学位移在 δ 170.0～175.0；如果形成羧酸甲酯，其化学位移在 δ 167.0～169.0。

② 环烯醚萜绝大多数有 $\Delta^{3(4)}$，由于 2 位氧的影响，C3 比 C4 处于低场。如果分子中的 C7 和 C8 位之间有双键，且同时 C8 位有羟甲基取代，则 C7 的化学位移比 C8 处于高场。而如果 C8 位有羧基取代，则 C7 比 C8 处于低场。有的化合物 C6 为羰基，其化学位移在 δ 212.0～219.0。

③ 4-去甲基环烯醚萜苷由于 4 位无甲基，所以 C4 的化学位移值一般在 δ 139.0～143.0，C3 在 δ 102.0～111.0。8-去甲基环烯醚萜苷由于 8 位无甲基，如果有 $\Delta^{7(8)}$ 时，其化学位移在 δ 134.0～136.0，若 C7 和 C8 与氧形成含氧三元环，其化学位移一般在 δ 56.0～60.0。

（五）旋光谱

具有环戊酮结构的环烯醚萜类，一般都能显示较强的（－）Cotton 效应。

六、萜类研究实例

7.1 青蒿素的提取分离

第二节 挥 发 油

一、概述

挥发油（volatile oil）又称精油（essential oil），是一类具有芳香气味的油状液体的总称。在常温下能挥发，与水不相混溶，可随水蒸气蒸馏。

挥发油在植物界分布很广，如菊科（苍术、白术、佩兰）、芸香科（橙皮、降香、柠檬）、伞形科（川芎、小茴香、当归、柴胡）、唇形科（薄荷、藿香、香薷、紫苏、荆芥）、樟科（樟木、肉桂）、木兰科（厚朴、八角茴香、辛夷）、姜科（姜、姜黄、莪术、山柰）等。

挥发油在植物体中存在的部位常各不相同，有的挥发油存在于植物的油管、油室、分泌细胞或树脂道中，多呈油滴状，有的与树脂、黏液质共存。如松柏类的树脂通常溶于挥发油中，呈半流动性，这类树脂称为油树脂。树干被切伤时，流动性的油树脂即可渗出，水蒸气蒸馏可分得约 70％的挥发油（松节油）与 25％左右的松香（二萜类）；有的存在于花蕾中，如丁香、辛夷、野菊花、月季、蔷薇等；有些存在于果实中，如砂仁、吴茱萸、蛇床子、八角茴香等；有的存在于果皮中，如橙、橘等；还有的存在于根中，如当归、独活、防风等；有的存在于根茎中，如莪术、姜黄、川芎等；有的存在于根皮中，如肉桂、厚朴等；而细辛、薄荷、佩兰、藿香、鱼腥草、艾、菊等全株植物都含有挥发油。挥发油含量一般在 1％以下，也有少数含油量在 10％以上，如丁香含丁香油高达 14％～21％。

挥发油是一类具有多方面生理活性的成分，在临床上具有止咳、平喘、祛痰、发汗、解表、祛风、镇痛、杀虫以及抗菌消炎等功效。如薄荷油有清凉、祛风、消炎、局麻作用；生姜油对中枢神经系统有镇静催眠、解热、镇痛、抗惊厥、抗氧化作用；大蒜油可治疗肺结核、支气管炎、肺炎和霉菌感染；香柠檬油对淋球菌、葡萄球菌、大肠杆菌和白喉杆菌有抑制作用。挥发油不仅在医药方面具有重要的作用，在香料工业、食品工业及化学工业上也是重要的原料。

挥发油的组成比较复杂，一种植物的挥发油常由数十种甚至上百种化合物组成，如小分子脂肪族化合物（如小分子的醇、炔醇、醚、醛等）、小分子芳香族化合物（如苯丙素类、一些游离醌类）、单萜及倍半萜类。

二、挥发油的理化性质

（一）性状

1. 颜色

挥发油在常温下大多为无色或淡黄色油状液体，有些挥发油含有薁类成分或溶有色素而显特殊颜色。如苦艾油显蓝绿色，洋甘菊油显蓝色，麝香草油显红色。

2. 形态

挥发油在常温下为透明液体，有的在冷却时其主要成分可能结晶析出，这种析出物习称为“脑”，如薄荷脑、樟脑、茴香脑等。滤去析出物的油称为“脱脑油”或“素油”，如薄荷油的脱脑油习称“薄荷素油”，不过其中仍含有约50%的薄荷脑。

3. 气味

挥发油具有特殊的气味，大多数为香味或辛辣味，少数挥发油具有异味，如鱼腥草油有腥味，土荆芥油有臭气。挥发油的气味，往往是其品质优劣的重要标志。

4. 挥发性

挥发油具有挥发性，滴于纸片后在常温下可自行挥发而不留油迹，这是挥发油与脂肪油的本质区别。

（二）溶解度

挥发油极性小，难溶于水，易溶于石油醚、乙醚、二硫化碳等有机溶剂。在高浓度的乙醇中能全部溶解。分子中含氧的挥发油能够极少量地溶解于水，形成芳香水，如薄荷水。

（三）物理常数

（1）相对密度　多数挥发油比水轻，也有少数比水重，如丁香油、桂皮油等。相对密度在0.850～1.065之间。

（2）旋光性　挥发油几乎均有旋光性，比旋光度在+97°～117°范围内。

（3）折光性　挥发油具有强折光性，折射率在1.43～1.61之间。

（4）沸点　挥发油的沸点一般在70～300℃之间。

（四）不稳定性

挥发油与空气及光线接触，常会逐渐氧化变质，颜色变深，失去原有的香味或生物活性。故挥发油应储存于深色瓶内，密塞，低温保存。

（五）化学常数

挥发油中常含有羧基、酚羟基等酸性基团或内酯基团，故衡量挥发油的品质及稳定性可用下列指标。

（1）酸值　酸值是代表挥发油中游离羧酸和酚类成分含量的指标。用中和1g挥发油中游离酸性成分所消耗的氢氧化钾的毫克数表示。

（2）酯值　酯值是代表挥发油中酯类成分含量的指标。用水解1g挥发油中所含酯所需要的氢氧化钾的毫克数表示。

（3）皂化值　皂化值是代表挥发油中所含游离羧酸、酚类成分和结合态酯总量的指标。用中和并皂化1g挥发油中含有的游离酸性成分与酯类所需的氢氧化钾的毫克数表示。实际上皂化值是酸值与酯值之和。

三、挥发油的提取与分离

（一）挥发油的提取

1. 蒸馏法

该法是提取挥发油最常用的方法，一般将中药适当切碎后，加水浸泡，然后可用共水蒸馏、隔水蒸馏或水蒸气蒸馏法提取。馏出液中油、水若不分层，可采用盐析法促使挥发油自水中析出，或用低沸点有机溶剂如乙醚、石油醚从馏出液中萃取挥发油，再回收溶剂可得。此法提取的挥发油杂质相对较少，但对热不稳定的挥发油不能用此法提取。

2. 溶剂提取法

采用低沸点有机溶剂，如戊烷、石油醚（30～60℃）、二硫化碳、四氯化碳等，用连续回流或冷浸法提取。提取液经减压蒸馏除去溶剂，即可得到粗制挥发油。此法得到的挥发油得率高，但含杂质较多，混有其他脂溶性成分如树脂、油脂、蜡、叶绿素等成分。可将挥发油粗品再行蒸馏，以获得较纯的挥发油。

3. 压榨法

此法适用于含挥发油较多的原料，如鲜橘、柑、柠檬的果皮等，药材破碎后压榨（最好是在冷却条件下），将挥发油从植物组织中挤压出来，然后静置分层或用离心机分出油，即得粗品。此法所得的挥发油虽然可能含有水分、叶绿素、黏液质及细胞组织等杂质，但由于未采取加热措施，可保持挥发油原有的新鲜香味，适合对热不稳定的挥发油的提取。

4. 二氧化碳超临界流体萃取法

用二氧化碳超临界流体作为溶剂萃取，不需加热，故此法适合热不稳定挥发油的提取；与溶剂法相比，节能、环保、无毒，同时可保持“原味”；与压榨法相比，提取效率高。缺点是设备、生产成本高于前者；与水蒸气蒸馏法相比，杂质高于前者。紫苏中特有的香味成分紫苏醛，紫丁香花中具有独特香味的成分，均不稳定，易受热分解，用水蒸气蒸馏法提取时受到破坏，香味大减，采用二氧化碳超临界流体提取所得挥发芳香油的气味和原料相同，明显优于其他方法。在橘皮油、柠檬油、桂花油、香兰素的提取中均获得较好的效果。

5. 微波提取法

微波萃取挥发性成分，具有操作方便、装置简单、提取时间短、提取率高、溶剂用量少、杂质也相对较少等优点。

6. 吸收法

利用油脂的脂溶性吸收挥发油，用于贵重香料的提取，可保留挥发油特有的香气。取无臭味的猪油-牛油（3：2）均匀涂于玻璃板两面，嵌入框架中，玻璃板上再放金属网，网上放置新鲜花瓣等原料。多个这样的装置层叠摆放，使原料被包围在油脂中间。待挥发油逐渐吸附于油脂，吸收充分后，刮下，即为“香脂”，可直接外用。此法由于不加热，适合不稳定挥发油的提取，杂质少；但时间较长，效率也不及水蒸气蒸馏法。

（二）挥发油的分离

简单提取获得的挥发油往往为混合物，经分离精制后，可获得单体化合物，常用的分离方法如下。

1. 冷冻析晶（析脑）法

将挥发油于0℃以下放置使析出结晶，若无结晶析出可将温度降至－20℃，继续放置至结晶析出，再经重结晶可得单体结晶。如薄荷油冷至－10℃，经12h析出第一批粗脑，油再在－20℃冷冻 24h 可析出第二批粗脑，粗脑加热熔融，在 0℃冷冻即可得较纯的薄荷脑。须注意某些挥发油冷冻后不能析出结晶，不适合应用此法。

2. 分馏法

挥发油的组成成分的类别不同，双键的数目、位置和含氧官能团的不同，导致其沸点也不同，见表 7.2。

表 7.2 萜类的沸程

萜类	常压沸程/℃	萜类	常压沸程/℃
半萜类	约 130	单萜烯烃无环三个双键	180～200
单萜烯烃双环一个双键	150～170	含氧单萜	200～230
单萜烯烃单环两个双键	170～180	倍半萜及其含氧衍生物	230～300

从表 7.2 中可看出：挥发油组成分子的碳原子数越多，沸点越高，如倍半萜比单萜沸点高；在单萜中沸点随着双键的增多而升高，即三烯＞二烯＞一烯。含氧单萜的沸点随着官能团的极性增大而升高，即酸＞醇＞醛＞酮＞醚。酯比相应的醇沸点高，因其分子量大。

根据挥发油中各成分的沸点不同，可采用分馏法进行分离。分馏时为了防止挥发油受热被破坏，故通常都采用减压分馏。一般在 35～70℃/1333.22Pa 被蒸馏出来的是单萜烯类化合物；在 70～100℃/1333.22Pa 被蒸馏出来的是单萜含氧化合物；而在 80～110℃/1333.22Pa 被蒸馏出来的则是倍半萜烯及含氧化合物，倍半萜含氧物的沸点较高。

分馏出的各馏分，如仍为混合物，可进一步精馏或结合冷冻、重结晶、色谱分离等方法，获得单一成分。

3. 化学分离法

可先分别分离出碱性、酸性挥发油（次序无先后）。中性挥发油部分，采用化学法分别分离出含羰基和醇羟基的化合物。

（1）碱性成分的分离　挥发油乙醚溶液加 1%盐酸或硫酸萃取，分取的酸水层碱化，用乙醚萃取，蒸去乙醚即可得到碱性成分。

（2）酚、酸性成分的分离　挥发油乙醚溶液依次加碳酸氢钠、氢氧化钠溶液萃取，分出碱水层后加稀酸酸化，乙醚萃取，蒸去乙醚可得酸性成分。

（3）醛、酮成分的分离　含中性挥发油的乙醚液，以无水硫酸钠干燥后，加亚硫酸氢钠饱和液振摇或试剂吉拉德 T 或吉拉德 P 回流，分出水层或加成物结晶，加酸或碱液处理，使加成物分解，再以乙醚萃取，可得醛或酮类化合物。

（4）醇类成分的分离　将挥发油与邻苯二甲酸酐（丙二酸单酰氯或丙二酸）反应生成酯，转溶于碳酸氢钠溶液中，用乙醚洗去未作用的挥发油，将碱溶液酸化，再用乙醚提取所生成的酯，蒸去乙醚，残留物经皂化，分得原有的醇类成分。伯醇容易形成酯，仲醇反应较慢，而叔醇则较难作用。

（5）其他成分的分离　萜醚成分在挥发油中不多见，可利用醚类与浓酸形成鎓盐易于结晶的性质从挥发油中分离出来，如桉叶油中的桉油精属于萜醚成分，它与浓磷酸可形成白色的磷酸盐结晶。

挥发油的分离流程见图 7.4。

4. 色谱分离法

分馏法或化学法与色谱法相结合分离挥发油往往能收到较好的分离效果。柱色谱分离挥发油，常用硅胶和氧化铝作吸附剂，石油醚-乙酸乙酯等极性较小的溶剂系统作洗脱剂，各化合物以极性由小到大的顺序被洗脱。

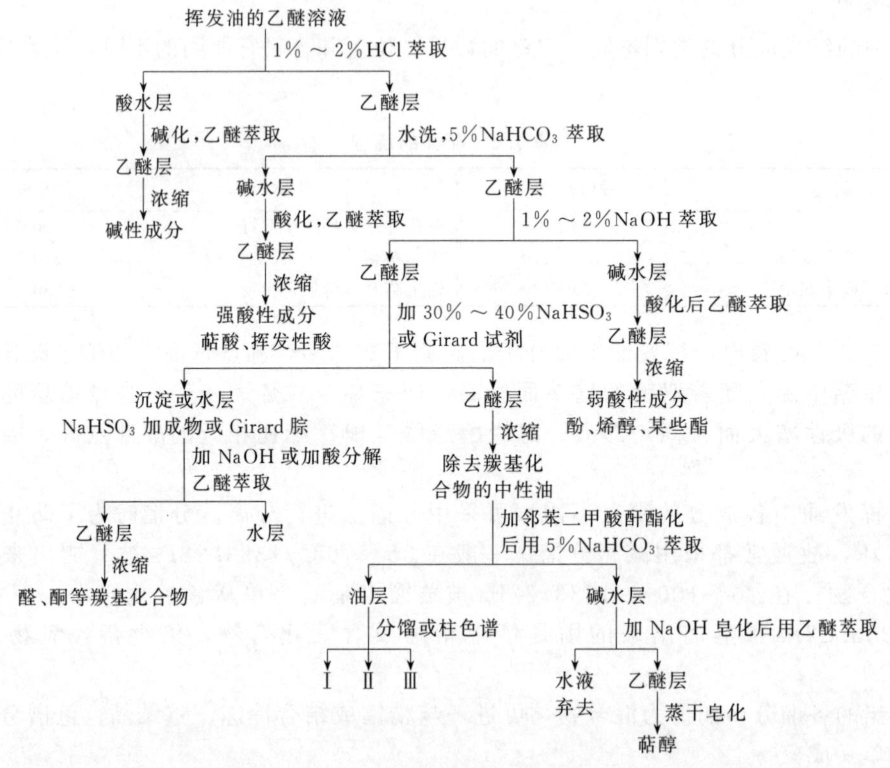

图 7.4 挥发油的分离流程

对于普通硅胶或氧化铝难以分离的双键异构体，可利用双键与硝酸银形成络合物的难易来分离。采用硝酸银-硅胶或硝酸银-氧化铝柱色谱及薄层色谱，硝酸银的加入量为2%～25%，其吸附力与结构的关系如下：①双键越多，吸附力越强，即三烯＞双烯＞单烯＞饱和烃；②顺式较反式的吸附力强；③相同数目的双键，末端的吸附力强；④无双键的化合物，极性大的吸附力强。例如细辛挥发油，通过20%硝酸银-硅胶柱，苯-乙醚（5∶1）洗脱，洗脱顺序为α-细辛醚（α-asarone）→β-细辛醚（β-asarone）→欧细辛醚。

α-细辛醚　　β-细辛醚　　欧细辛醚

气相色谱是研究挥发油组成成分的非常有效的方法，应用气相色谱-质谱（GC-MS）联用技术，可鉴定挥发油中的多种化学成分。

复习思考题

1. 龙胆、红豆杉、穿心莲、薄荷中的主要萜类成分及其结构类型分别是什么？
2. 简述环烯醚萜的结构特点和理化性质。
3. 挥发油的提取方法有哪些？适用范围是什么？

第八章 三萜类化合物

第一节 概 述

三萜类化合物是一类衍生于甲戊二羟酸途径，基本碳架由 6 个异戊二烯单元组成的化合物。根据经验异戊二烯法则，三萜类化合物多数具有 30 个碳原子。少数三萜类化合物的碳原子数虽然不是 30 个，但由于其生源途径符合生源异戊二烯法则，也将其归属为三萜类化合物。

三萜类化合物广泛分布在自然界中，尤其以双子叶植物中分布最多。三萜类化合物在生物体内以游离形式或以与糖结合成苷或酯的形式存在。三萜苷类成分，因其水溶液振摇后能产生大量持久性的肥皂样泡沫，且不因加热而消失，故也被称为三萜皂苷。因为多数三萜皂苷具有羧基，所以又被称为酸性皂苷。构成三萜皂苷的糖种类比较多，常见的有葡萄糖、半乳糖、阿拉伯糖、鼠李糖、木糖及葡萄糖醛酸和半乳糖醛酸，也有核糖、脱氧核糖、岩藻糖、鸡纳糖、甘露糖、果糖、氨基糖和乙酰氨基糖等。皂苷分子上的糖多以低聚糖形式与苷元连接，根据糖的数目不同，将皂苷分为单糖皂苷、二糖皂苷、三糖皂苷等；根据苷键原子数目不同形成数目不同的糖链，也可将皂苷分为单糖链皂苷、二糖链皂苷、三糖链皂苷等；根据苷元与糖成苷官能团的不同，也可将皂苷分为醇苷和酯苷，前者为皂苷的主要存在形式，后者也称为酯皂苷，有些皂苷同时具备醇苷和酯苷结构，如人参皂苷 Ro；以原生苷形式存在的皂苷被酸、碱或酶水解，若仅是部分糖被水解，所生成的苷被称为次皂苷（次生皂苷）。含三萜类化合物的常见中药有甘草、人参、西洋参、三七、黄芪、柴胡、桔梗、川楝皮、甘遂、泽泻、茯苓和灵芝等。

三萜类化合物一般具有抗肿瘤、抗病毒、抗炎、降脂、降血糖、保肝降酶等广泛的生理活性。近年来，随着色谱等现代分离手段的进步，越来越多的新化合物被发现，越来越多的三萜类化合物的生理活性被阐明，为其临床应用奠定了基础。

第二节 三萜类化合物的结构与分类

三萜类化合物的分类遵循经验异戊二烯法则。根据化合物是否成环以及成环的数目，分为链状三萜、单环三萜、双环三萜、三环三萜、四环三萜、五环三萜等。其中四环三萜和五环三萜在自然界分布较多，且多数以糖苷的形式存在。也有根据三萜类化合物在自然界的存在形式、结构和性质进行分类的，可分为三萜皂苷及其苷元和其他三萜类化合物两大类（如苦味素、树脂类和三萜类生物碱等），但该分类法不常用。

一、链状三萜

鲨鱼肝油中的（角）鲨烯，主要存在于鲨鱼肝油及其他鱼类的鱼肝油中的非皂化部分，也存在于某些植物油（如茶籽油、橄榄油等）的非皂化部分。鲨烯可在鲨烯环氧酶的作用下生成 2,3-环氧鲨烯，并可在环化酶的作用下进一步环合为三环、四环、五环三萜类化合物。

鲨烯环氧酶 → 环化酶

鲨烯　　2,3-环氧鲨烯　　羊毛脂醇

研究表明，鲨烯具有抗肿瘤、抗氧化、延缓衰老等多种生理活性，用于各种缺氧性疾病、心脏病、肝炎和癌症的辅助治疗。

二、单环三萜

源自菊科蓍属植物（*Achillea odorta*）中的蓍醇 A（achilleol A），是少数被发现的单环单萜类化合物。

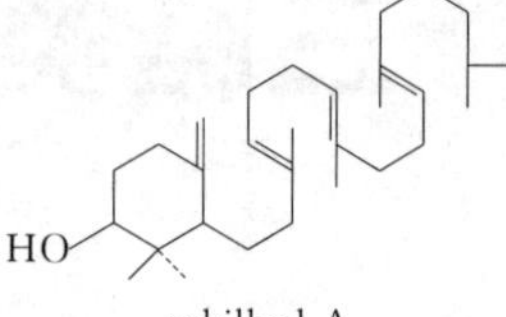

achilleol A

三、双环三萜

从海洋生物 *Asteropus* sp. 中分离到的化合物 pouoside A～pouoside E，是一类具有双环骨架、连有半乳糖基、分子中含有多个乙酰基的三萜苷类化合物，其中 pouoside A 具有细胞毒作用。

从一种红色海绵（*Siphonochalina siphonella*）中分离到的具有七元含氧环的化合物 siphonellinol，属于较新的双环碳骨架的三萜类化合物，未见于陆生植物中。

	R_1	R_2	R_3	R_4
pouoside A	OAc	Ac	H	H
pouoside B	OAc	H	H	H
pouoside C	H	Ac	H	H
pouoside D	OAc	Ac	Ac	H
pouoside E	OAc	Ac	H	Ac

siphonellinol

四、三环三萜

从伏石蕨（*Lemmaphyllum microphyllum* C. Presl）的新鲜全草中获得两个油状三萜化合物 13-*β*-*H*-malabaricatriene 和 13-*α*-*H*-malabaricatriene（A 和 B）。

从楝科植物 *Lansium domesticum* 的果皮中获得的 lansioside A，不仅三环骨架与常见的三环三萜有不同，苷元连接的乙酰氨基糖在植物中也较为罕见，较低浓度即可有效地抵制白三烯 D4 诱导的豚鼠回肠收缩。

malabaricatriene A　C13-*β*-*H*
malabaricatriene B　C13-*α*-*H*

lansioside A　R＝*N*-acetyl-*β*-D-glucosamine

五、四环三萜

四环三萜类化合物在自然界分布广，是一类重要的中药化学成分。游离的四环三萜大多具有环戊烷并多氢菲结构，一般17-位上有一个由8个碳原子组成的侧链；母核上连有5个甲基，即4-位有偕二甲基，10-位与14-位各有一个甲基，另一个甲基常连接在13位或8位上。天然产物中的四环三萜的主要类型见表8.1。

表8.1　天然四环三萜类化合物的结构特征

四环三萜类型	结构特点			
	各环连接方式	甲基	侧链	其他
羊毛脂甾烷	A/B环、B/C环和C/D反式	C4偕二甲基、10β、13β、14α	17β、$20R$	H5α、H10β
大戟烷型	A/B环、B/C环和C/D反式	C4偕二甲基、10β、13α、14β	17α、$20R$	H5α、H10β
达玛烷型	A/B环、B/C环和C/D反式	C4偕二甲基、8β、10β、14α	17β、$20R$或$20S$	H5α、H10β
葫芦素烷型	A/B环和C/D环反式、B/C环顺式	C4偕二甲基、9β、13β、14α	17β、$20R$	H5β、H10α
原萜烷型	A/B环、B/C环反式	C4偕二甲基、8α、10β、14β	17β、$20S$	H5α、H10β
楝烷型	A/B环、B/C环和C/D环反式	C4偕二甲基、8β、10β、13α	17α、$20S$	H5α、H10α
环菠萝蜜烷型	C/D环反式	C4偕二甲基、13β、14α	17β、$20R$	10-CH_2-9三元环

（一）羊毛脂甾烷（lanostane）型

又称羊毛脂烷型，3-位有羟基取代的又称为羊毛脂甾烷醇，或称为羊毛脂烷醇。结构特点是A/B环、B/C环和C/D反式；除4-位偕二甲基取代外，环上其他甲基取代构型分别为10β、13β、14α；17-位侧链取代为β构型；C20为R构型。

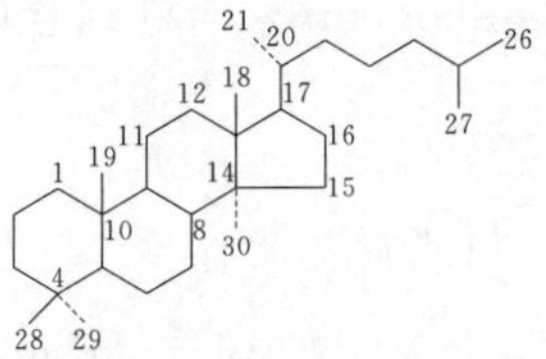

羊毛脂甾烷 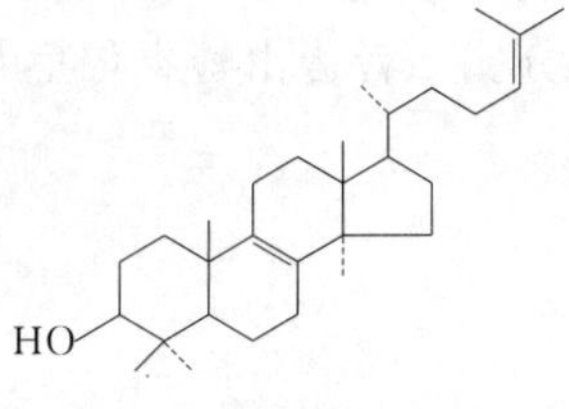　　羊毛脂醇

茯苓酸和块苓酸是中药茯苓利尿渗湿、健脾安神的主要成分，与常见的羊毛脂甾烷型化合物相比，24-位上有一个额外的碳原子，即属于含31个碳的三萜酸。

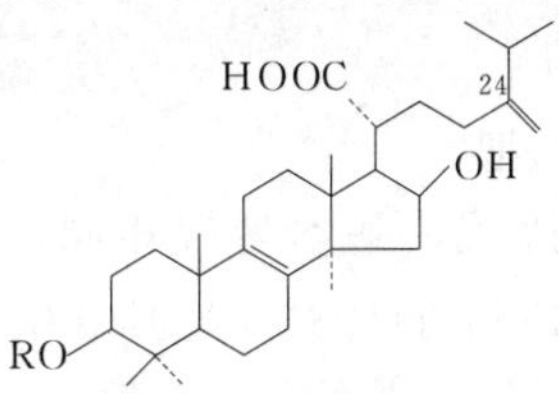

茯苓酸　R=$COCH_3$
块苓酸　R=H

（二）大戟烷（euphane）型

为羊毛脂甾烷的立体异构体，基本碳架相同，只是C13、C14和C17上的取代基构型不同，即是13α、14β、17α-取代。

大戟属植物乳液中常含有该类型化合物，如甘遂、狼毒和千金子中均含有的大戟醇（euphol），具有活化纤维蛋白溶酶与小鼠白血病P388细胞抑制作用。乳香中含有的乳香二烯酮酸（masticadienonic acid）和异乳香二烯酮酸（isomasticadienonic acid），也属于大戟烷衍生物。

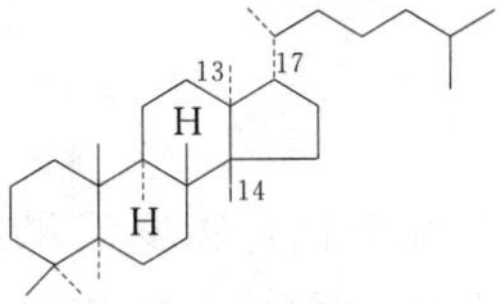

大戟烷 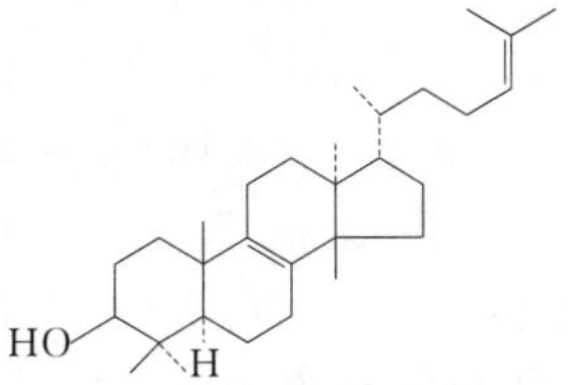　　大戟醇 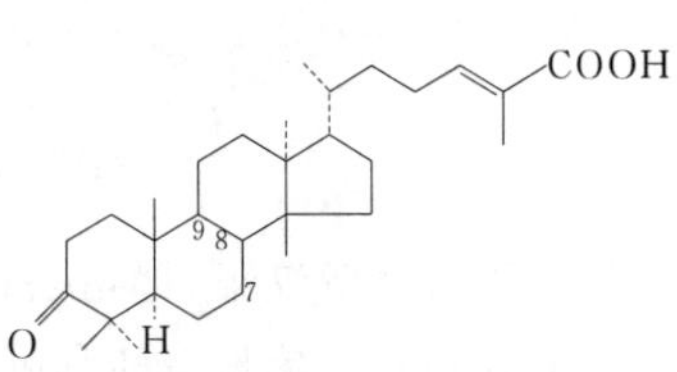　　乳香二烯酮酸　$\Delta^{7(8)}$
异乳香二烯酮酸　$\Delta^{8(9)}$

（三）达玛烷（dammarane）**型**

结构特点是在 8-位和 10-位有 β-构型的角甲基，13-位连有 β-H，17-位的侧链为 β-构型，C20 构型为 R 或 S。

五加科植物人参（*Panax ginseng*）、西洋参（*Panax quinquefolius*）和三七（*Panax notoginseng*）的根、茎、叶、花、果实中均含有多种人参皂苷，其中 A 型和 B 型皂苷的苷元 20(S)-原人参二醇［20(S)-protopanaxadiol］和 20(S)-原人参三醇［20(S)-protopanaxatriol］均属于达玛烷型四环三萜。如 A 型人参皂苷的苷元。

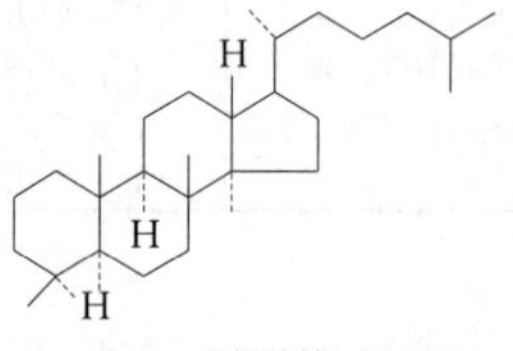

达玛烷

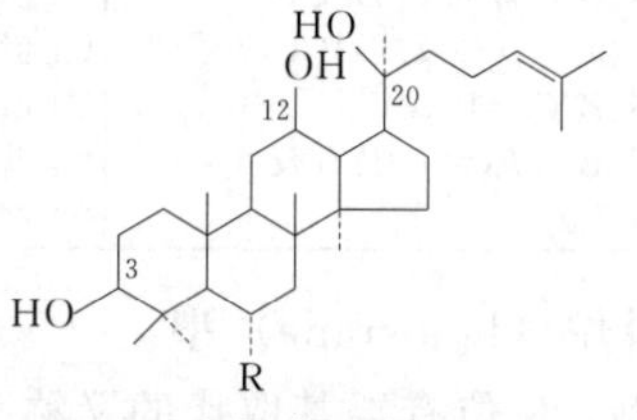

20(S)-原人参二醇 R=H
20(S)-原人参三醇 R=OH

酸枣仁皂苷 A 和酸枣仁皂苷 B（jujuboside A 和 jujuboside B），是酸枣仁养心补肝、宁心安神的主要有效成分。二者皆由酸枣仁皂苷元（jujubogenin）与糖结合而成，糖部分相差一分子葡萄糖。

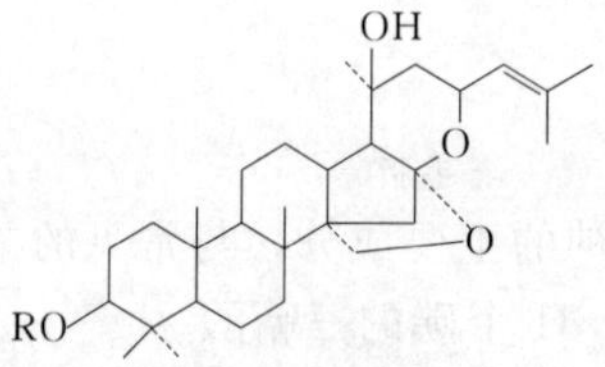

	R
酸枣仁皂苷元	H
酸枣仁皂苷 A	Glc$\overset{6}{—}$Glc$\overset{3}{—}$Ara— (Glc 2 位连 Xyl；Glc 2 位连 Rha)
酸枣仁皂苷 B	Xyl$\overset{2}{—}$Glc$\overset{3}{—}$Ara— (Ara 2 位连 Rha)

（四）葫芦素烷（cucurbitane）**型**

又称葫芦烷型。与羊毛脂烷型比较，基本骨架相同，但构型不同，A/B 环虽为反式，但为 H5β、H10α（羊毛脂烷型为 H5α、H10β）。另具 9 位 β-CH_3 而无 10-CH_3。

许多来源于葫芦科植物的中药（如丝瓜子、苦瓜等）含这一类化合物，因此被称为葫芦素烷类，具抗肿瘤、抗菌、消炎、催吐、致泻等广泛的生物活性。例如由雪胆属植物小蛇莲（*Hemsleya amabilis*）根中分出的雪胆甲素和乙素（cucurbitacins Ⅰa，Ⅱb），临床上用于急性痢疾、肺结核、慢性气管炎的治疗，均得到较好的疗效。

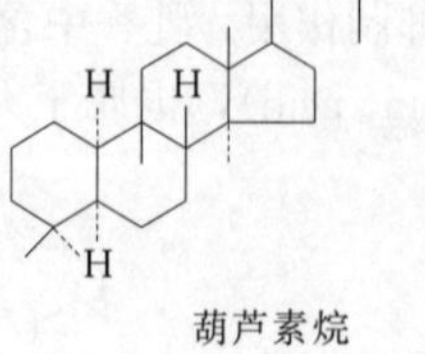

葫芦素烷

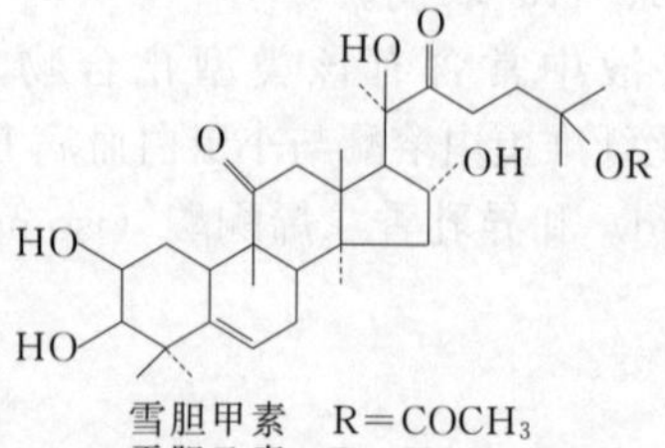

雪胆甲素 R=$COCH_3$
雪胆乙素 R=H

葫芦科植物罗汉果（*Momordica grosvenori*）果实中所含的葫芦素烷型化合物罗汉果甜素（mogroside），是其清肺利咽、止咳化痰的有效成分。主要成分罗汉果甜素Ⅴ，味甜而不苦，其 0.02%的溶液比蔗糖约甜 256 倍，可用作调味剂。

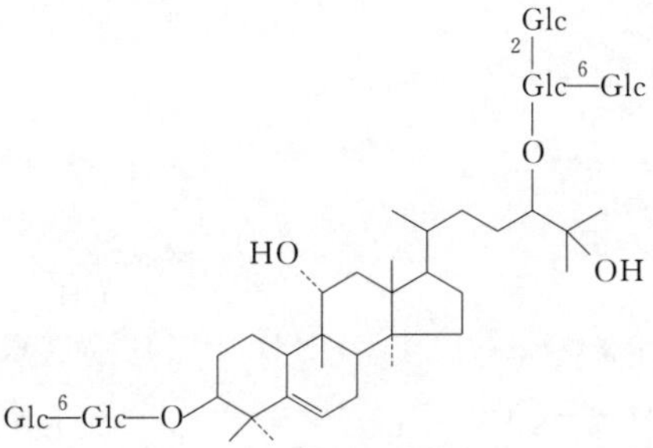

罗汉果甜素Ⅴ

（五）原萜烷（protostane）**型**

结构特点是C10与C14位有β-CH_3，C8上有α-CH_3，C20为S构型。

从泽泻科植物泽泻［*Alisma orietnale*（Sam.）Juze P.］根中获得的原萜烷型化合物泽泻萜醇A和泽泻萜醇B（alisol A和B），是其主要的有效成分，可降低血清总胆固醇，用于治疗高脂血症。

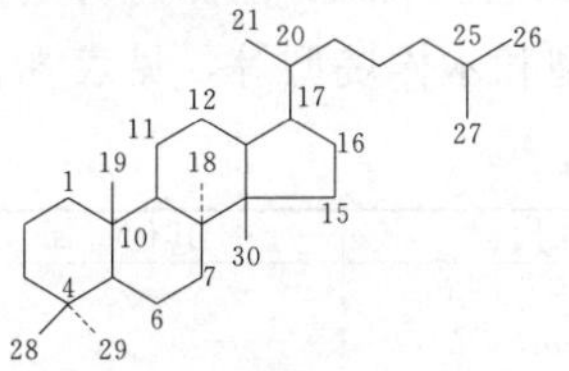

原萜烷 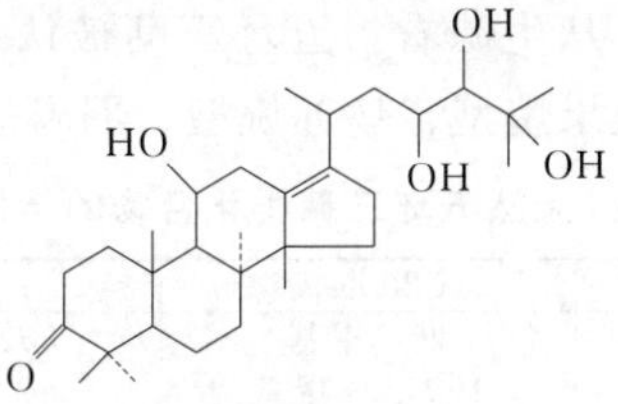　　泽泻萜醇A 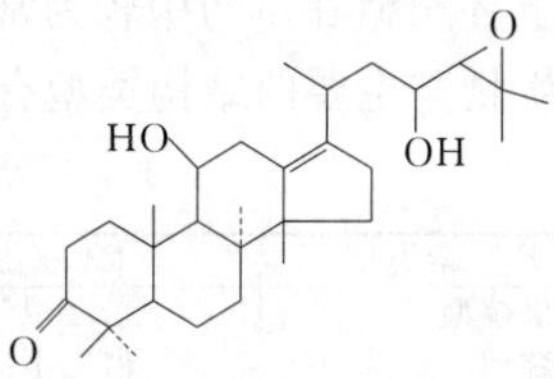　　泽泻萜醇B

（六）楝烷（meliacane）**型**

母核由26个碳构成，结构物点是C8与C10位有β-CH_3，C13上有α-CH_3，C17侧链为α取代，C20为S构型。此类化合物首先发现于楝科楝属植物的果实及树皮中，具苦味，因此也被称为楝苦素。

从楝科植物川楝（*Melia toosendan* Sieb. et Zucc.）的皮或果实（川楝皮、川楝子）中获得的楝烷型化合物川楝素和异川楝素（chuanliansu和isochuanliansu），是其驱蛔的有效成分，异川楝素的毒性远比川楝素大。

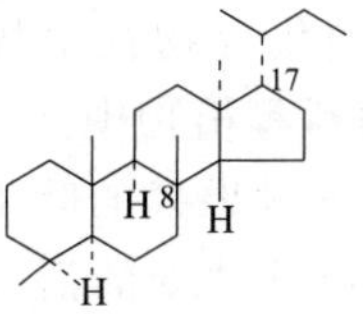

楝烷 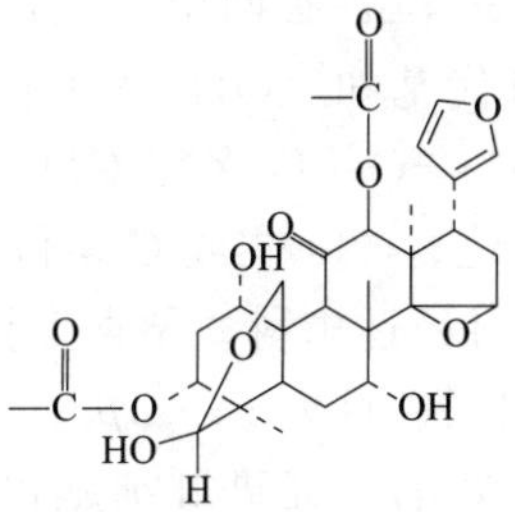　　川楝素 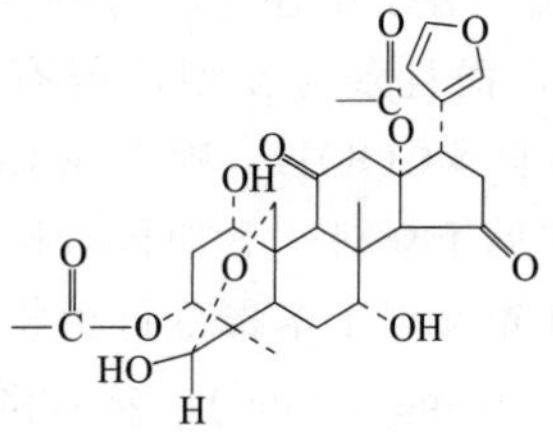　　异川楝素

（七）环菠萝蜜烷（cycloartane）**型**

又称环阿屯烷型，基本碳架与羊毛脂甾烷很相似，特点是10-位上的甲基与9位脱氢形成三元环（第五个环），有时17-位上的侧链常缩合成环状（第六个环），但习惯上仍根据来源将之视为四环三萜类化合物。

从豆科植物蒙古黄芪［*Astragalus membranaceus*（Fisch.）Bunge var. *mongholicus*（Bunge）P. K. Hsiao］和膜荚黄芪［*Astragalus membranaceus*（Fisch.）Bunge.］的根中获得多个以环菠萝蜜烷为苷元的环菠萝蜜烷型皂苷类化合物。具有增强免疫、抗病毒、保护心脏、抗炎等作用的黄芪甲苷（astragaloside Ⅳ，黄芪苷Ⅳ）是其代表成分。

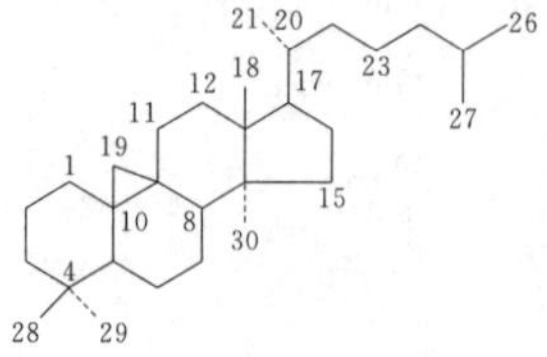

环菠萝蜜烷

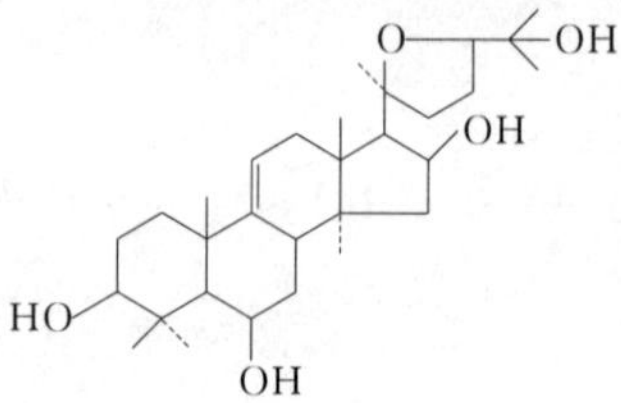

黄芪醇

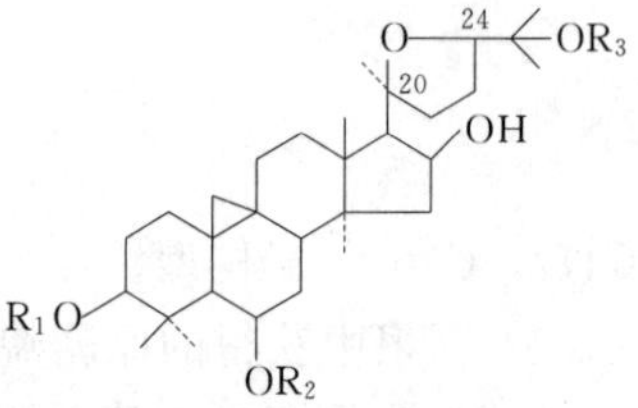

	R_1	R_2	R_3
环黄芪醇	H	H	H
黄芪苷Ⅰ	Xyl(2,3-diCOCH$_3$)	Glc	H
黄芪苷Ⅳ	Xyl	Glc	H
黄芪苷Ⅴ	Glc(1→2)Xyl	H	Glc
黄芪苷Ⅶ	Xyl	Glc	Glc

六、五环三萜

五环三萜在草药中较为常见。从生源看，五环三萜被认为是四环三萜 17 位侧链环合形成的衍生物。主要的结构类型有齐墩果烷型、乌苏烷型、羽扇豆烷型和木栓烷型等，见表 8.2。

表 8.2 天然五环三萜类化合物的结构特征

五环三萜类型	C4 取代	C20 取代	CH_3取代	其他特征
齐墩果烷型	偕二甲基	偕二甲基	8β、10β、14α、17β	
乌苏烷型	偕二甲基	19β、20α 甲基	8β、10β、14α、17β	
羽扇豆烷型	偕二甲基		8β、10β、14α、17β	19α 异丙基
木栓烷型	4β、5β 甲基	偕二甲基	9β、14β、13α、17β	
羊齿烷型	偕二甲基		10β、13α、14β、17α	21α 异丙基
异羊齿烷型	偕二甲基		10β、13β、14α、17β	21β 异丙基
何帕烷型	偕二甲基		8β、10β、14α、18α	21α 异丙基
异何帕烷型	偕二甲基		8β、10β、14α、18α	21β 异丙基

（一）齐墩果烷（oleanane）型

又称 β-香树脂烷（β-amyrane）型，由五个六元环拼合而成，环的构型为 A/B 环、B/C 环、C/D 环反式，D/E 环为顺式。母核上有 8 个—CH_3，其中 C8、C10、C17 上为 β-CH_3，C14 上为 α-CH_3，C4 位和 C20 位各有两个—CH_3。有时—CH_3可能被—COOH 或—CH_2 替代。分子中还可能有其他取代基如—OH、—C=O 或双键存在。一般在 C3 位可能有—OH，而且多为 β-型；若有—C=O，则多在 C11 位；若有双键，则多在 C12 位或 C11 位；若有—COOH，则多在 C28 位、C30 位或 C24 位上。该型化合物在植物界分布较为广泛，常见于豆科、五加科、桔梗科、远志科、桑寄生科、木通科等植物中。

由于首先发现于木樨草科植物油橄榄（*Olea europaea.*，又称齐墩果）的叶中而得名的齐墩果酸（oleanolic acid），具有降转氨酶、促进肝细胞再生、防止肝硬变的活性，可用于治疗急性黄疸型肝炎和迁延型肝炎。人参、三七、柴胡、木通、牛膝、女贞子、连翘等多种中药均含有齐墩果酸或齐墩果酸苷类。

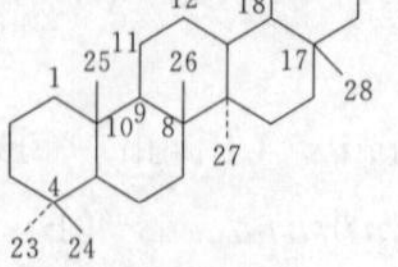

齐墩果烷

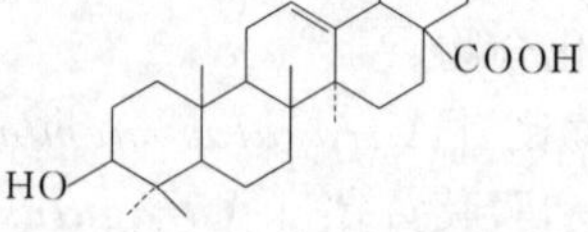

齐墩果酸

从逐水消肿中药商陆（*Phytolacca acinosa*）的根中获得的多种齐墩果烷型皂苷均具有抗

炎、抗肿瘤、调节免疫等多种药理活性，具有代表性的化合物商陆皂苷甲、乙、丙、丁的苷元均为商陆酸，其中商陆皂苷甲（esculentoside A）还对机体自身免疫疾病具有较好的治疗作用。

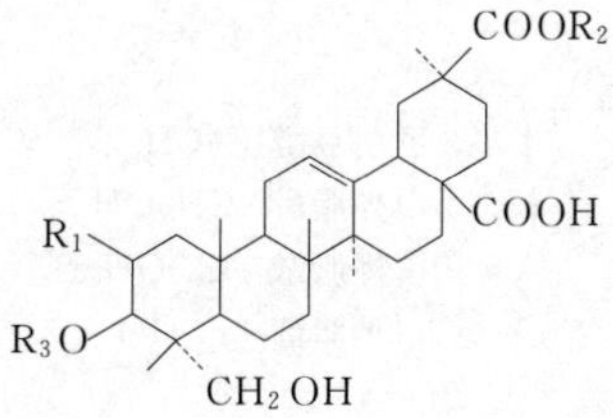

	R_1	R_2	R_3
商陆酸	H	H	H
商陆皂苷 A	OH	CH_3	—Xly(4→1)—Glc
商陆皂苷 B	OH	CH_3	—Xly
商陆皂苷 C	H	CH_3	—Xly(4→1)—Glc
商陆皂苷 D	OH	CH_3	—Glc

（二）乌苏烷（ursane）型

又称乌索烷、熊果烷或 α-香树脂烷（α-amyrane）型。其分子结构与齐墩果烷型的不同之处是 E 环上两个—CH_3 的位置不同，在 19-位和 20-位上分别各有一个甲基取代，而后者为偕二甲基。

熊果酸又称乌苏酸（ursolic acid），是乌苏烷型三萜化合物。具有镇静、抗炎、抗菌、抗病毒、抗氧化功能，临床应用具有显著而迅速降低谷丙转氨酶、血清转氨酶及消退黄疸、增进食欲、抗纤维化和恢复肝功能的作用，具有见效快、疗程短、效果稳定的特点。常以苷的形式存在于山茱萸、地榆、车前草、蒲公英、旋覆花等多种中药中。

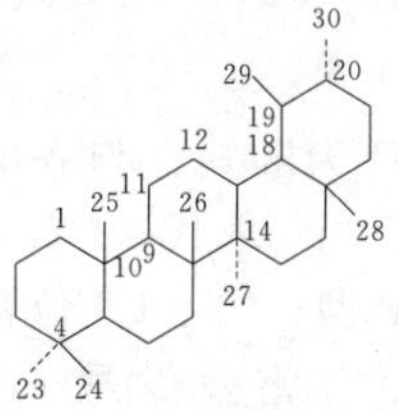

乌苏烷 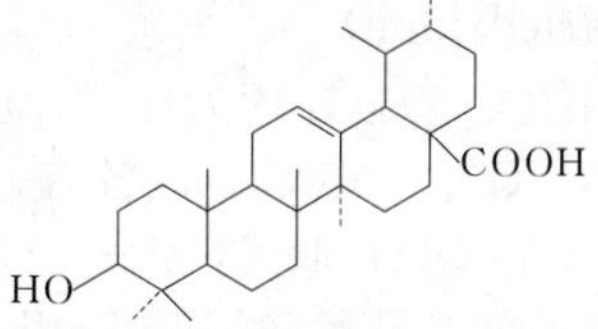　　乌苏酸(熊果酸)

地榆皂苷（sanguisorbin）B、地榆皂苷 E、地榆皂苷Ⅰ、地榆皂苷Ⅱ是从具有抗肿瘤作用的地榆总皂苷中获得的四个乌苏烷型皂苷。

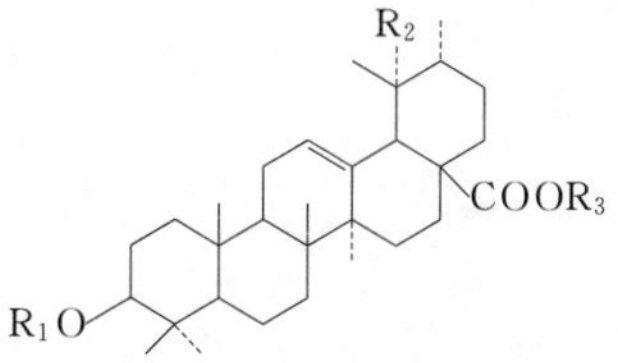

	R_1	R_2	R_3
地榆皂苷 B	Ara(p)	H	H
地榆皂苷 E	Ara(p)	H	—3-Ac—Glc
地榆皂苷Ⅰ	Ara(p)	OH	H
地榆皂苷Ⅱ	Ara(p)	OH	Glc

蒲公英（*Taraxacum mongolicum*）和旋覆花（*Inula japonica*）中的蒲公英醇（taraxasterol）以及款冬花中的款冬二醇（faradiol）也属于乌苏烷型三萜。

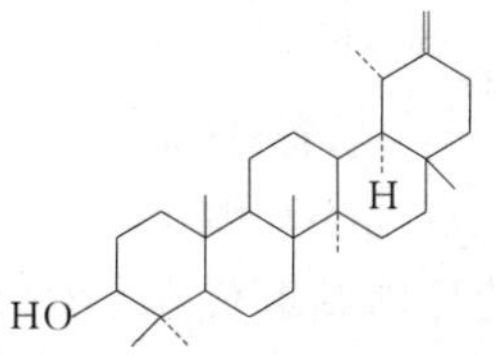

蒲公英醇 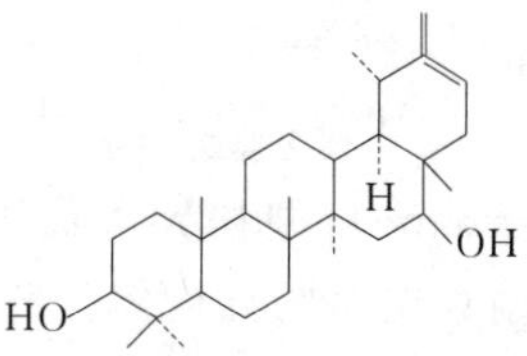　　款冬二醇

（三）羽扇豆烷（lupane）型

结构上可视为齐墩果烷型 E 环上的 C20 与 C21 位开环后，C19 与 C21 连成五元环。同时，在 E 环的 C19 位有 α-构型的异丙基取代，有时还有 $\Delta^{20(29)}$ 双键。

具有代表性的化合物有：羽扇豆醇（lupeol）存在于羽扇豆（*Lupinus micranthus* Guss.）种皮中。白桦脂醇（betulin）、白桦脂酸（betulinic acid）、白桦脂醛（betulinaldehyde）存在于

桦树皮、酸枣仁及 20 余种柿属植物中。白头翁苷 A、白头翁苷 B（pulsatiloside A、pulsatiloside B）存在于白头翁属植物中。

羽扇豆烷

	R
羽扇豆醇	CH_3
白桦脂醇	CH_2OH
白桦脂酸	COOH
白桦脂醛	CHO

	R^1	R^2
23-羟基白桦脂酸	H	H
白头翁苷 A	Ara(2→1)—Glc(4→1)—Glc	H
白头翁苷 B	Ara(2→1)—Glc(4→1)—Glc	Glc(6→1)—Glc(4→1)—Rha

（四）木栓烷型（friedelane）

结构特点是 A/B、B/C、C/D 环均为反式，D/E 环为顺式；与齐墩果烷相比，C4 不再有偕二甲基取代，而是 C4、C5、C9、C14 位各有一个 β-CH_3 取代；C17 位多为 β-CH_3（有时为—CHO、—COOH 或—CH_2OH）取代，C13-CH_3 为 α-型；C2、C3 位常有—C═O 取代。

木栓酮（friedelin）、海棠果酸（canophyllic acid）、雷公藤酮（tripterygone）分别是从卫矛科植物独子藤（*Celastrus monospermus*）、雷公藤（*Tripterygium wilfordii*）中获得的木栓烷型衍生物。

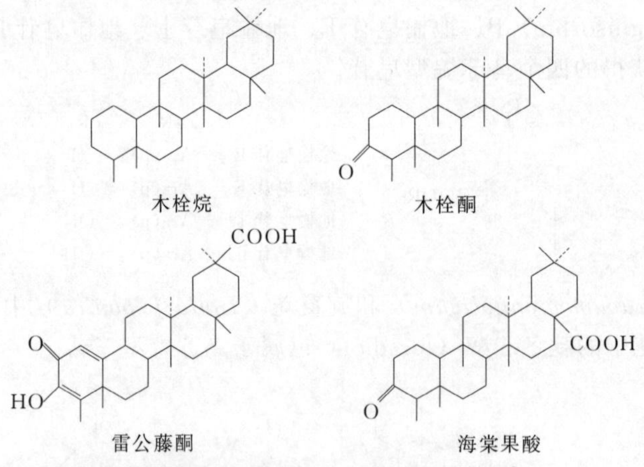

木栓烷　　木栓酮

雷公藤酮　　海棠果酸

（五）羊齿烷（fernane）**型和异羊齿烷**（isofernane）**型**

结构上可视为羽扇豆烷型的异构体，E 环上的异丙基取代在 C21 位上，而 C8 位上的角甲基转到 C13 位上。羊齿烷型与异羊齿烷型 C13、C14、C17、C21 取代基构型不同。

羊齿烷　　异羊齿烷

从禾本科植物白茅［*Imperata cylindrica* Beauv. var. *major*（Nees）C. E. Hubb.］的根中获得了异羊齿烷型三萜——白茅素（cylindrin）、羊齿烷型三萜——芦竹素（arundoin）和羊齿烯醇（fernenol）等。前者具有 13β-CH_3、14α-CH_3 甲基，是异羊齿烷型；后两者具有 13α-CH_3、14β-CH_3 甲基，是羊齿烷型。

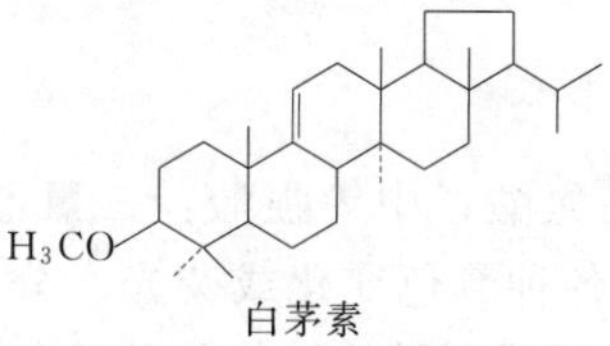

H_3CO 白茅素　H_3CO 芦竹素　HO 羊齿烯醇

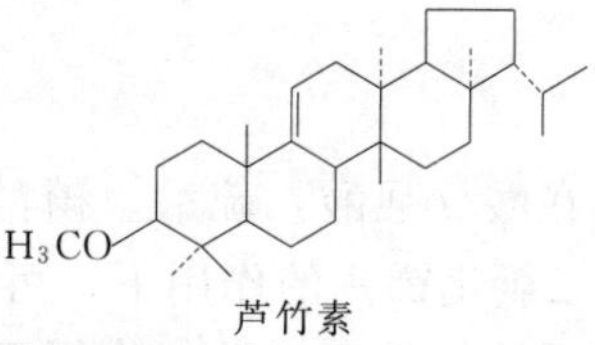

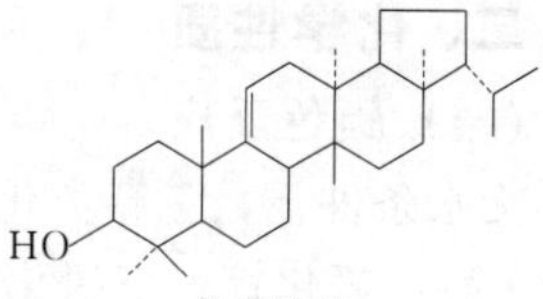

（六）何帕烷（hopane）**型和异何帕烷**（isohopane）**型**

结构上可视为异羊齿烷的异构体，不同的是具有 8β-CH_3、18α-CH_3，而 C13、C17 均无甲基取代。何帕烷型 C21 位上的异丙基为 α-型；异何帕烷型 C21 位上的异丙基为 β-型。

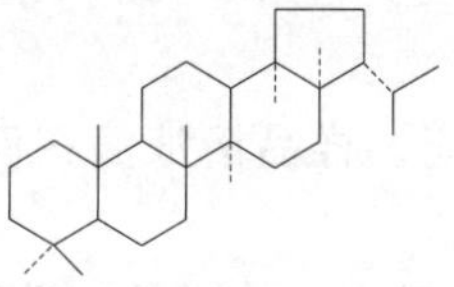

何帕烷 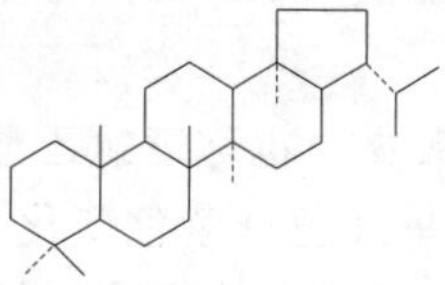　异何帕烷

东北贯众（*Dryopteris crassirhizo*ma）和石韦（*Pyrrosia lingua*）全草中含有的里白烯（diploptene）、达玛树脂中的羟基何帕酮（hydroxyhopanone）均属何帕烷型三萜类化合物。

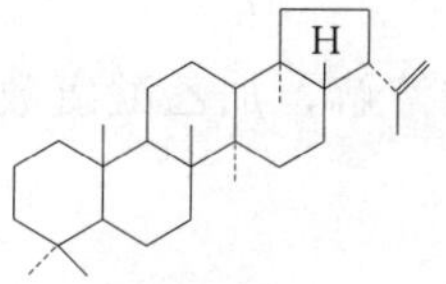

H 里白烯　O H OH 羟基何帕酮

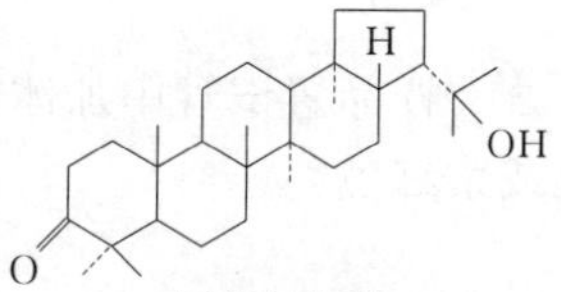

第三节　三萜类化合物的理化性质和溶血作用

一、物理性质

（一）性状

游离三萜类化合物大多有完好的结晶，而三萜皂苷大多为无色或白色无定形粉末。一些极性大的皂苷常具有吸湿性。多数皂苷具有苦味和辛辣味，对人体黏膜具有刺激性，内服可能产生消化道刺激症状，外用可对皮肤或黏膜产生刺激。有些皂苷如甘草皂苷、罗汉果皂苷等，味甜，对黏膜的刺激性较小。游离三萜类化合物有固定的熔点，并且随着极性取代基团的增加而升高。皂苷的熔点较高，常在熔融之前发生分解。三萜类化合物均有旋光性。

（二）溶解度

游离三萜类化合物可溶于石油醚、乙醚、三氯甲烷、甲醇、乙醇等有机溶剂，不溶于水。三萜皂苷类，极性较大，易溶于热水，可溶于水、甲醇、乙醇等强极性溶剂，几乎不溶于丙酮、乙醚及石油醚等极性较小的溶剂。皂苷在含水丁醇或戊醇中的溶解度较好，在实验研究中常用正丁醇从水溶液中萃取皂苷。皂苷有助溶性，可促进其他成分在水中的溶解。

（三）发泡性

皂苷水溶液经强烈振摇能产生持久性的泡沫，且不因加热而消失，这是由于皂苷具有降低水溶液表面张力的缘故。因此，皂苷可作为清洁剂、乳化剂应用。皂苷的表面活性与其分子内部亲水性和亲脂性结构的比例相关，只有当二者比例适当，才能较好地发挥出这种表面活性。如果由于亲水性强于亲脂性或亲脂性强于亲水性，就不呈现这种活性或只有微弱的泡沫反应。

二、化学性质

(一) 颜色反应

无水条件下，三萜类化合物在酸（强酸：硫酸、磷酸、高氯酸；中等强酸：三氯乙酸；Lewis 酸：氯化锌、三氯化铝、三氯化锑）的作用下，可产生各种颜色变化或荧光。分子中的羟基脱水、双键移位产生共轭系统，继而在酸的作用下产生阳碳离子盐可能是其显色反应的机理，具共轭双键的化合物显色较快。

(1) *Liebermann-Burchard 反应* 也称乙(醋)酸酐-浓硫酸反应。将样品置试管中加醋酸酐溶解，加醋酸酐-浓硫酸（20：1）数滴，可产生黄→红→紫→蓝等颜色变化，最后褪色。

(2) *Rosen-Heimer 反应* 也称三氯乙酸反应。样品溶液滴在滤纸上，喷 25%三氯乙酸乙醇溶液加热至 100℃，呈红色→紫色变化。

(3) *Salkowski 反应* 也称三氯甲烷-浓硫酸反应，将样品（游离三萜）置试管中加三氯甲烷溶解，加入浓硫酸后，在硫酸层呈现红色或蓝色，三氯甲烷层有绿色荧光出现。

(4) *Kahlenberg 反应* 也称五氯化锑反应，样品溶于三氯甲烷或醇，点（滴）于滤纸上，喷 20%五氯化锑的三氯甲烷溶液，干燥后 60～70℃加热，显蓝色、灰蓝色、灰紫色等多种颜色。

(5) *Tschugaeff 反应* 样品置试管中加冰醋酸溶解，加乙酰氯数滴及氯化锌结晶数粒，稍加热，则呈现淡红色或紫红色。

(二) 沉淀反应

皂苷的水溶液可以和一些金属盐类如铅盐、钡盐、铜盐等产生沉淀。酸性皂苷（通常指三萜皂苷）的水溶液加入硫酸铵、醋酸铅或其他中性盐类即生成沉淀。中性皂苷（通常指甾体皂苷）的水溶液则需加入碱式醋酸铅或氢氧化钡等碱性盐类才能生成沉淀。

(三) 皂苷的水解

皂苷水解可用于结构研究、活性物质富集等。常用的水解方法有酸水解、酶水解、乙酰解、Smith 降解等。根据需求选择合适的水解方法，可获得皂苷元或不完全水解的苷。

(1) *酸水解* 常用的水解方法，可以通过改变水解条件得到不同的次级皂苷。遇酸易发生脱水、环合等结构变化的苷元，应用常规酸水解方法不易得到原始皂苷元，可考虑采用两相酸水解、酶水解或 Smith 降解等其他较为温和方法。

(2) *乙酰解* 将化合物的全乙酰化物在 BF_3 的催化下用醋酸酐使苷键裂解，得到全乙酰化寡糖和全乙酰化苷元。

(3) *Smith 降解* 较温和，应用过碘酸氧化糖苷，使之生成二元醛以及甲酸，再用四氢硼钠还原成相应的二元醇。苷元在酸中不稳定的皂苷可考虑应用本法。

(4) *酶水解* 温和、专属性强，尤其适用于对 Smith 降解法也不稳定的皂苷的水解，与其他方法相比更适合应用于生产。

(5) *酯皂苷的水解* 有些三萜类化合物的苷元上具有羧基，可与糖结合成酯苷键形成酯皂苷，易被碱水解。一般可以用 $NaOH/H_2O$、5mol/L 的氨水或 LiI 与 2,6-二甲基吡啶-甲醇进行水解。

三、溶血作用

多数皂苷可破坏红细胞而具有溶血作用。皂苷与红细胞接触时，与红细胞壁上的胆固醇结合，生成不溶性的分子复合物，破坏了红细胞的正常渗透性，使细胞内的渗透压增加，进而细胞膜发生破裂，内容物逸出，造成溶血。此类皂苷口服应用，常出现黏膜刺激症状；肌内注射时，易引起组织坏死；用于静脉，甚至可因溶血而危及生命。

一般认为皂苷具有溶血作用与否与苷元部分的结构有关，而溶血强弱与糖部分有关，但未与糖连接的苷元不具有溶血作用。而有些皂苷不具有溶血作用，如皂苷元为B型的人参皂苷和C型的人参皂苷有溶血作用，但A型的人参皂苷却具有抗溶血作用，包含三种类型皂苷在内的人参总皂苷无溶血作用。

皂苷的溶血还与浓度有关，浓度越高溶血性越强。一般用溶血指数表示溶血作用的强弱。溶血指数是指在一定条件（等渗、缓冲及恒温）下，能使同一动物来源的血液中的红细胞完全溶血的最低浓度。例如甘草皂苷的溶血指数为1∶4000，薯蓣皂苷的溶血指数为1∶400000。浓度越低，表明溶血作用越强。

除皂苷外，其他类化学成分如树脂、脂肪酸、挥发油也可能引起溶血；而鞣质则通过凝集红细胞而抑制溶血。因此，分析中药溶血的原因时，除考虑取较纯的皂苷进行试验外，还可以结合胆固醇沉淀法。皂苷可与胆固醇生成难溶性的分子复合物，含有皂苷的提取物溶于少量乙醇后，向其中加入胆固醇的饱和乙醇溶液，即可产生不溶的复合物。至不再析出沉淀(混合后需稍加热)，滤过，沉淀用水、醇、乙醚依次洗涤除去糖类、色素、油脂和游离的胆固醇后干燥，干燥物再用乙醚回流。由于复合物不稳定，胆固醇溶于乙醚，过滤即可得到较纯的皂苷。若胆固醇沉淀后的滤液无溶血现象，而乙醚处理过的较纯皂苷有溶血性，即表明该皂苷溶血。

第四节　三萜类化合物的结构研究

由于生源关系，同属植物常含有结构类似的化学成分，因此，查阅研究对象或同属植物的化学成分研究报道，有助于确定所研究植物中化合物的结构类型。目前常用NMR等波谱方法鉴定结构，新型母核结构有时还需借助X射线衍射分析等方法确定结构。

一、紫外光谱

具有共轭体系的三萜类化合物产生紫外吸收。一个孤立双键，在205～250nm处有弱吸收；共轭体系在210～300nm有较强吸收；如有α,β-不饱和—C═O，最大吸收在245～250nm；异环共轭二烯，最大吸收在249～260nm；同环共轭二烯在285nm。此外，11-oxo,Δ^{12}-齐墩果烷型化合物，可用UV谱判断18-H的构型。β-构型，最大吸收在248～249nm；α-构型，最大吸收在242～243nm。

二、核磁共振谱

(一) ^{1}H NMR谱

^{1}H NMR谱中，三萜类化合物苷元的主要特征是脂肪族氢信号，主要集中在δ 0～2.0区间。在低矮密集的—CH_2、—CH信号中，多个—CH_3信号“鹤立鸡群”，是三萜类化合物的重要特征。除此之外，含有烯氢、连氧碳上的氢的三萜类化合物还可观测到较高化学位移的氢信号。

1. 苷元氢信号

(1) 烯氢（—CH═CR） 具有双键的三萜类化合物，烯氢质子δ 4.30～6.00。一般环内双键质子$\delta>5$，环外双键质子$\delta<5$。四环三萜类化合物侧链的双键质子$\delta>5$。羽扇豆烷型三萜的环外异丙基，常以环外双烯形式出现，29-H常以双二重峰形式出现在

δ 4.3～5.0 区间。

(2) 连氧碳上的氢（—OCHR） 与羟基等含氧基团相连的碳上的氢 δ 3.20～4.00。

(3) 亚甲基、次甲基（—CH_2、—CH） 不与其他吸电子基团或共轭基团相连的亚甲基、次甲基，δ 1.00～2.00。此区域质子较多，信号重叠严重。环菠萝蜜烷型的特征结构环丙烷中—CH_2 的两个质子以二重峰的形式出现在 δ 0.30 和 0.60 处。

(4) 甲基（—CH_3） 不与其他吸电子基团或共轭基团相连的甲基 δ 0.60～1.50，有时与亚甲基、次甲基有重叠，但由于信号峰明显高于后者，因此较易辨认。高场区域出现多个甲基单峰是三萜类化合物的重要特征。甲基的数目与峰型可用于确定三萜类化合物的骨架类型。四环三萜侧链上的 26,27-CH_3，为宽单峰，δ 值可能稍大于 1.50；齐墩果烷型可见不多于 8 个甲基的单峰信号；如 CH_3 信号以二重峰形式出现，则可能为乌苏烷型或羊毛脂甾烷或环菠萝蜜烷型；乌苏烷型的 29-CH_3 和 30-CH_3 在高场会出现两个甲基双峰；羽扇豆烷型的 30-CH_3，因与双键相连，信号出现在 δ 1.63～1.86，呈现宽单峰。

2. 糖的质子

(1) 糖的端基质子 δ 4.00～5.50。

(2) 糖的其他质子 除端基外，其他与氧相连的碳上的质子 δ 3.00～4.00。鼠李糖上的甲基如出现在 δ 1.0～1.5，仅依靠 ^{1}H NMR 谱与苷元上的甲基不易区分。

皂苷中糖信号的解析参照本书糖与苷类化合物。

(二) ^{13}C NMR 谱

^{13}C NMR 是确定三萜及其皂苷结构最有应用价值的技术。由于分辨率比 ^{1}H NMR 谱高，一个三萜及其皂苷的 ^{13}C NMR 谱，几乎可以观测到每一个碳的信号。三萜类化合物结构中，除少数的羰基碳、烯碳、连氧碳外，多数为脂肪碳，其 ^{13}C NMR 的信号峰特征如下。

1. 羰基碳

三萜类化合物结构中有时可见 28-COOH 或 24-COOH，有时可见 3 位羰基，出现在 δ 170.0～220.0。

2. 烯碳

四环三萜类化合物中，Δ^5 双键的两个碳的化学位移分别位于 δ 141.0、121.0；Δ^8 双键的两个碳的化学位移均在 δ 135.0 附近；$\Delta^{9(11)}$ 双键的两个碳的化学位移分别位于 δ 115.0、147.0 附近；Δ^{24} 双键的两个碳的化学位移分别位于 δ 125.0、130.0；Δ^7 双键的两个碳的化学位移分别位于 δ 120.0、142.0 左右。根据烯碳个数和烯碳化学位移值不同，可以判断四环三萜类、五环三萜类的母核结构类型及双键位置。

3. 连氧碳

在有羟基取代时，碳信号通常出现在 δ 60.0～90.0。五环三萜类 23-OH 在 δ 68.0 附近，24-OH 在 δ 64.0 附近。与糖相连接成苷时，糖的端基碳常出现在 δ 90.0～110.0，其他连氧碳出现在 δ 60.0～80.0。

4. 脂肪碳

三萜类化合物中，多数的碳是脂肪碳，通常 $\delta < 60$。

(1) 季碳 一般四环三萜类有 4 个季碳，δ 22.0～55.0；齐墩果烷型有 6 个季碳，δ 37.4～42.0；乌苏烷型、羽扇豆烷型和环阿屯烷型基本骨架上有 5 个季碳。因此，季碳数目可辅助用于确定结构母核的类型。

(2) 角甲基 一般出现在 δ 8.9～33.7，四环三萜 28-C、29-C 的化学位移通常与 C3 取代基相关。C3 连接 β-OH 时，28-C、29-C 的化学位移相差较大，分别为 δ 28.0 和 16.0 左右；C3 连接 α-OH 时，29-C 向低场位移至 δ 23.0；C_3 连接羰基时，28-C、29-C 的化学位移

缩小，值分别为δ 26.0 和 22.0 左右。五环三萜中，23-CH_3和 29-CH_3为 e 键甲基，出现在低场，分别为δ 28.0 和 33.0 左右。

（三）其他 NMR 技术

（1）异核多量子相关（HMQC）谱或异核单量子相关（HSQC）谱　可用于归属直接与碳相连的氢信号。

（2）异核多键相关（HMBC）谱　分析与碳相隔 2～4 个键的氢信号，适用于串联分子中各结构片段，目前已被广泛用于糖与皂苷元的连接位置及糖与糖的连接位置的确定。

（3）同核全相关（TOCSY）谱　适用于分析属于同一个糖的氢信号。

（4）异核单量子全相关（HSQC-TOCSY）谱　适用于分析属于同一个糖的碳与氢信号。

（5）二维核极化效应（NOESY）谱　反映的是有 NOE 效应的氢原子对，即空间接近的质子信息，常用于构型的判断。

根据需要，测定化合物的 NMR 谱，不仅可以解析化合物的结构，还能确认构型及归属各碳、氢信号。

三、质谱

（一）游离三萜类化合物

主要采用电子轰击质谱（EI-MS），通过对化合物分子离子峰和裂解碎片峰的研究，解析化合物的分子量、可能的结构骨架或取代基种类及位置等的信息。

1. 齐墩果-12-烯（乌苏-12-烯）型三萜化合物

EI-MS 显示，分子离子峰［M^+］及失去 CH_3、OH 或 COOH 等碎片峰。由于分子中存在 Δ^{12} 双键，具环己烯结构，故 C 环易发生 RDA 裂解，出现含 A、B 环和 D、E 环的碎片离子峰。

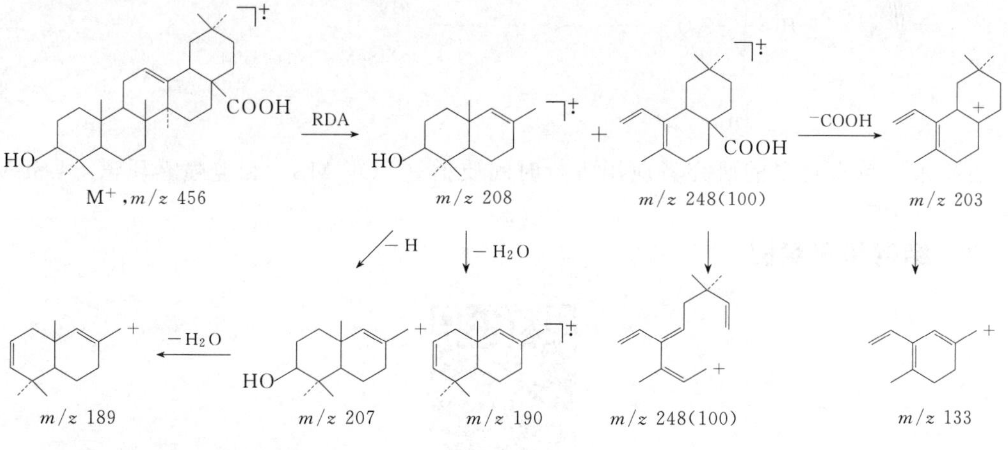

COOH　RDA　HO　M^+, m/z 456　HO　m/z 208　+　COOH　m/z 248(100)　$^-$COOH　m/z 203

$-$H　$-H_2O$　$-H_2O$

m/z 189　HO　m/z 207　m/z 190　m/z 248(100)　m/z 133

2. 羽扇豆烷型三萜化合物

可出现失去异丙基产生的 M－43 的特征碎片离子峰。

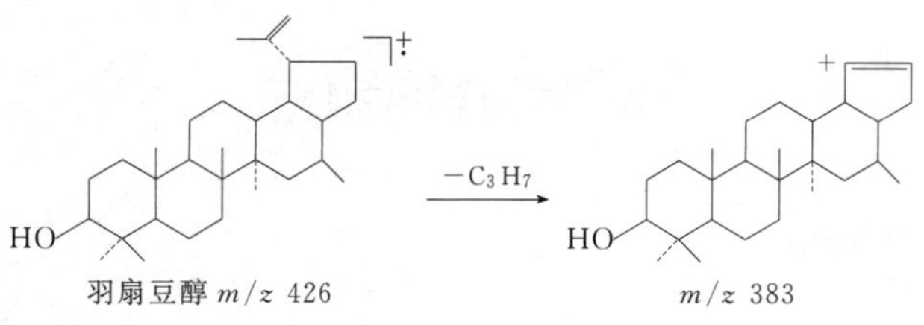

HO　羽扇豆醇 m/z 426　$-C_3H_7$　HO　m/z 383

（二）三萜皂苷

由于皂苷难以挥发，应用电子轰击质谱（EI-MS）难以获得分子离子峰。目前常应用快原子轰击质谱（FAB-MS），可获得准分子离子峰［M＋H］$^+$、［M＋Na］$^+$、［M＋K］$^+$和［M－

H]$^-$等，还可观测到失去寡聚基或单糖的碎片峰，并同时出现相应的糖单元的碎片峰。例如齐墩果酸-3-*O*-*β*-D-葡萄糖基-(1→4)-*O*-*β*-D-葡萄糖基-(1→3)-*O*-*α*-L-鼠李糖基-(1→2)-*O*-*α*-L-阿拉伯糖苷，FAB-MS谱可见1081 $[M+Na]^+$准分子离子峰、919 $[(M+Na)-162]^+$（失去一分子葡萄糖基)、757 $[(M+Na)-162-162]^+$（失去两分子葡萄糖基)、611 $[(M+Na)-162-162-146]^+$（失去两分子葡萄糖基和一分子鼠李糖基)、479 $[(M+Na)-162-162-146-132]^+$（失去两分子葡萄糖基、一分子鼠李糖基和一分子阿拉伯糖基）的碎片峰。根据以上数据不仅可知其分子量，还能推测出皂苷与糖、糖与糖之间的连接顺序。

479　611　757　919

FAB-MS$[M+Na]^+$ 1081

近年来，越来越多的研究者应用飞行时间质谱（TOF-MS）和电喷雾质谱（ESI-MS）获得皂苷分子峰。

四、结构研究实例

8.1　结构研究实例

复习思考题

1. 简述三萜的结构特征以及分类。
2. 三萜的颜色反应有哪些？
3. 简述三萜类化合物溶血的原因。

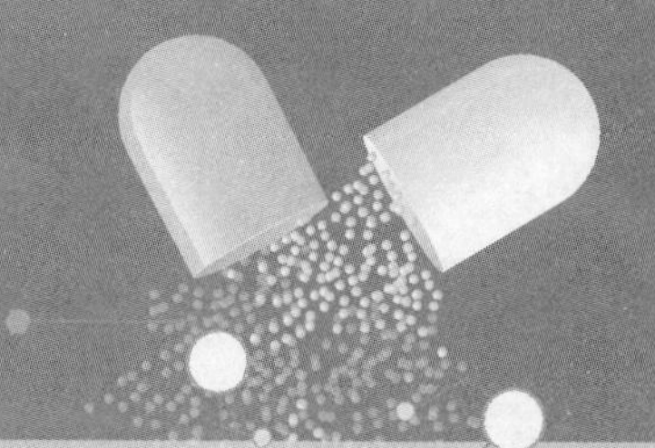

第九章 甾体类化合物

第一节 概　述

甾体类化合物（steroid）是一类自然界中广泛存在的天然产物。其结构含有环戊烷并多氢菲母核，常见的类型有强心苷、甾体皂苷、甾醇、胆汁酸、肾上腺皮质激素、醉茄内酯和甾体生物碱等。

甾体类化合物具有强心、镇痛、抗炎、抑菌、抗抑郁、抗肿瘤、抗凝血和抗生育等生物活性和药理作用，同时也是合成甾体类激素的重要原料。已发现夹竹桃科、卫矛科、茄科、葫芦科、百合科、萝藦科等植物中存在甾体化合物。

R 1 2 3 4 5 6 7 8 9 10 11 12 13 14 15 16 17 A B C D

一、甾体化合物的结构与分类

各类甾体成分在 C17 位均有侧链。根据侧链结构的不同，又分为不同的种类，见表 9.1。

表 9.1　天然甾体化合物的种类及结构特点

名称	A/B	B/C	C/D	C17-取代基
强心苷	顺、反	反	顺	五元不饱和内酯环
蟾毒配基	顺、反	反	反	六元不饱和内酯环
甾体皂苷	顺、反	反	反	含氧螺杂环
C_{21}甾醇	反	反	顺	C_2H_5
植物甾醇	顺、反	反	反	8～10 个碳的脂肪烃
甾体生物碱	顺、反	反	反	5～10 个碳的含 N 杂环

天然甾体化合物的 B/C 环都是反式，C/D 环多为反式，A/B 有顺、反两种稠合方式。因此，甾体化合物可分为两种类型：A/B 环顺式稠合的称正系，即 C5 上的氢原子和 C10 上的角甲基都伸向环平面的前方，处于同一边，为 β 构型，以实线表示；A/B 环反式稠合的称别系（allo），即 C5 上的氢原子和 C10 上的角甲基不在同一边，而是伸向环平面的后方，为 α 构型，以虚线表示。通常这类化合物的 C10、C13、C17 侧链大都是 β 构型，C3 上有羟基，且多为 β 构型。甾体母核的其他位置上也可以有羟基、羰基、双键等功能团。

二、甾体化合物的生物合成途径

甾体化合物由甲戊二羟酸（MVA）的生物合成而来，可以衍生出强心苷元、甾体皂苷元、C21 甾类、甾醇等，如图 9.1 所示。

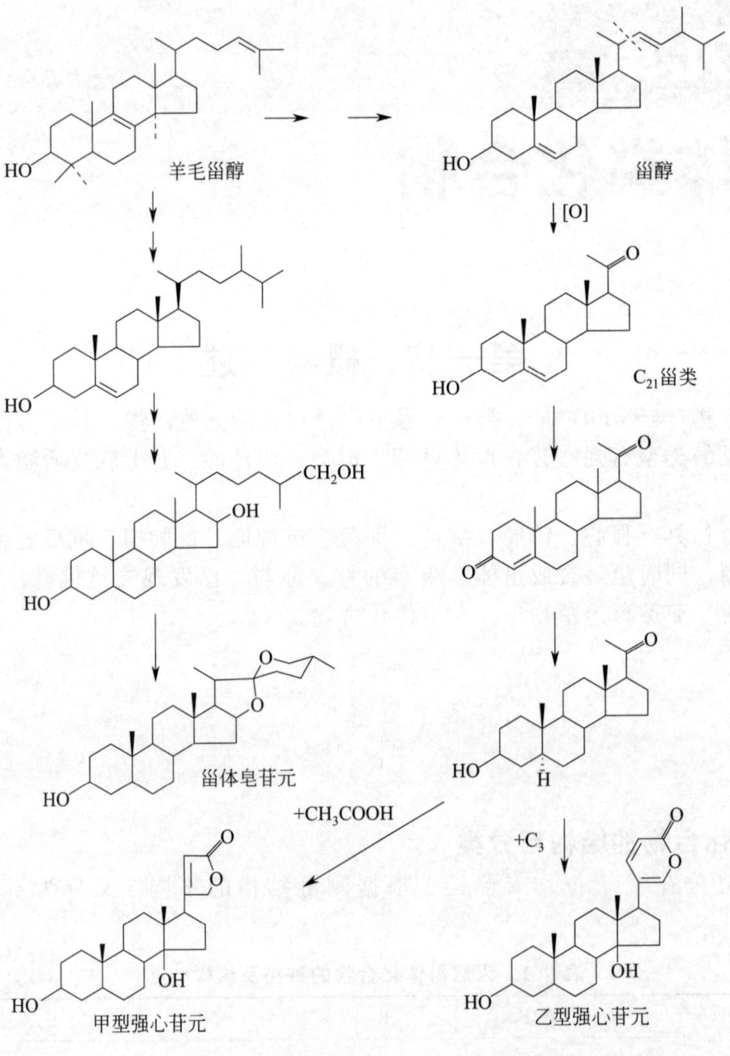

羊毛甾醇
甾醇
[O]
C_{21}甾类
CH_2OH
OH
甾体皂苷元
$+CH_3COOH$
$+C_3$
甲型强心苷元
乙型强心苷元

图 9.1 甾体化合物的生物合成途径

三、甾体化合物的颜色反应

甾体化合物在无水条件下与酸作用，能产生各种颜色反应。这类颜色反应的机理较复杂，甾体化合物与酸作用，经脱水、缩合、氧化等过程显色。

1. 醋酐-浓硫酸反应（Liebermann-Burchard 反应）

将样品溶于三氯甲烷，加硫酸-醋酐（1∶20），产生红→紫→蓝→绿→污绿等颜色变化，最后褪色。也可将样品溶于冰乙酸，加试剂产生同样的反应。

2. 三氯甲烷-浓硫酸反应（Salkowski 反应）

将样品溶于三氯甲烷，加入硫酸，硫酸层显血红色或蓝色，三氯甲烷层显绿色荧光。

3. 冰醋酸-乙酰氯反应（Tschugaev 反应）

将样品溶于冰醋酸，加几粒氯化锌和乙酰氯共热；或取样品溶于三氯甲烷，加冰醋酸、乙酰氯、氯化锌煮沸，反应液呈现紫红→蓝→绿的变化。

4. 三氯乙酸反应（Rosen-Heimer 反应）

将样品溶液滴在滤纸上，喷 25%的三氯乙酸乙醇溶液，加热至 60℃呈红色至紫色。

5. 五氯化锑反应（Kahlenberg 反应）

将样品溶液点于滤纸上，喷 20%五氯化锑的三氯甲烷溶液（不含乙醇和水），于 60～70℃加热 3～5min，呈现灰蓝、蓝、灰紫等颜色。

第二节 强 心 苷 类

强心苷（cardiac glycosides）是天然存在的一类对心脏有强心作用等显著生理活性的甾体苷类，是由强心苷元（cardiac aglycones）与糖缩合的一类苷类化合物。这类成分的主要生理作用是能选择性地作用于心脏，加强心肌收缩力，使心输出量增加，减慢窦性频率，改善动脉系统的供血状况，可用于治疗充血性心力衰竭及节律性障碍等心脏疾病。此外，强心苷还能兴奋延髓催吐化学感受区而引起恶心、呕吐以及影响中枢神经系统而产生头痛、眩晕等症。

强心苷主要分布于夹竹桃科、玄参科、百合科、十字花科、毛茛科、萝摩科、卫矛科、桑科、大戟科、五加科、蓼科等十几个科一百多种植物中。比较常见的有紫花洋地黄（*Digitalis purpurea*）、毛花洋地黄（*Digitalis lanata* Ehrh.）、黄花夹竹桃［*Peruviana peruviana*（Pers.）K. Schum.］、毒毛旋花子（*Strophanthus kombe*）、铃兰（*Convallaria keiskei* Miq.）、海葱（*Scilla maritime*）等。

临床上应用的强心苷类药物，都是从植物中提取分离得到的，如去乙酰毛花洋地黄苷丙（西地兰，cedilanid）、异羟基洋地黄毒苷（地高辛，digoxin），两者均从玄参科植物毛花洋地黄叶中提取获得；黄夹苷（强心灵）是从夹竹桃科植物黄花夹竹桃果仁中提取得到的；铃兰毒苷是从百合科植物铃兰全草中提取获得的。这些成分应用于临床已经有 200 多年的历史，积累了丰富的经验。临床实践表明，洋地黄制剂是目前治疗心力衰竭最常用、有效的药物之一。

一、强心苷的结构与分类

强心苷由强心苷元与糖两部分构成，天然存在的强心苷元是 C17 侧链为不饱和内酯环的甾体化合物。它们的结构特点如下。

（一）苷元部分的结构

① 甾体母核上的 A、B、C、D 四个环的稠合方式对强心苷的理化性质和活性均有影响，天然存在的已知强心苷元 B/C 环均为反式；C/D 环多为顺式；A/B 环为顺、反两种形式，但大多为顺式，如洋地黄毒苷元（digitoxigenin），少数为反式，如乌沙苷元（uzarigenin）。

② 甾核母核的 C10、C13、C17 上各有一个侧链，均为 β 构型。C10 上为甲基、羟甲基、醛基或羧基等含氧基团取代；C13 为甲基取代；C17 为不饱和内酯环取代，多为 β 构型。C3 和 C14 都有羟基取代，C3 羟基大多是 β 构型，少数为 α 构型，C3 羟基常与糖缩合成苷键的形式存在。C14 羟基均为 β 构型。母核其他位置也可能有羟基取代，一般位于 1β、2α、5β、11α、11β、12α、12β、15β、16β，有的甾核 C16 β-羟基还可与一些小分子脂肪酸如甲酸、乙酸或异戊酸等结合形成酯。在 C11、C12 和 C19 可能出现羰基。另外，母核上如有双键，一般位于 C4、C5 位或 C5、C6 位。

③ 根据 C17 位侧链的不饱和内酯环的不同，强心苷元可分为两类：①C17 侧链为五元不饱和内酯环（$\Delta^{\alpha\beta}$-γ-内酯），称强心甾烯类（cardenolides），即甲型强心苷元。天然存在的强心苷类大多属于此种类型，如夹竹桃苷元（oleander aglycone）。②C17 侧链为六元不饱和内酯环（$\Delta^{\alpha\beta,\gamma\delta}$-$\delta$-内酯），称海葱甾二烯类（scillanolides）或蟾蜍甾二烯类（bufanolide），即乙型强心苷

元。自然界中属于这类苷元的强心苷较少，如海葱苷元（scillarenin）。

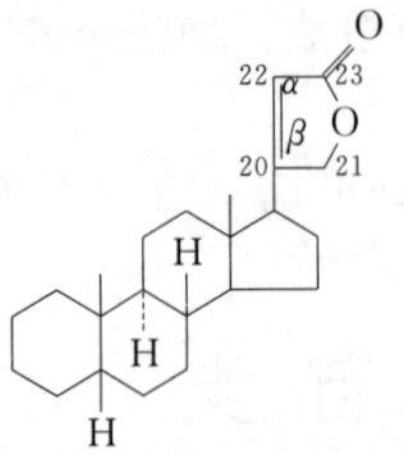

强心甾烯（甲型强心苷元） 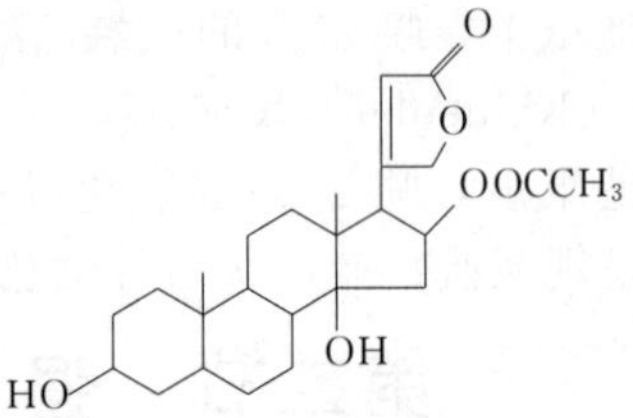　　夹竹桃苷元

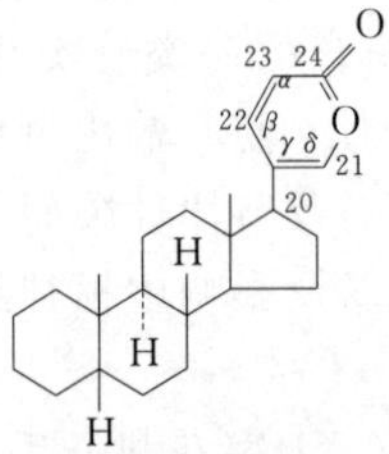

海葱甾二烯或蟾蜍甾二烯（乙型强心苷元） 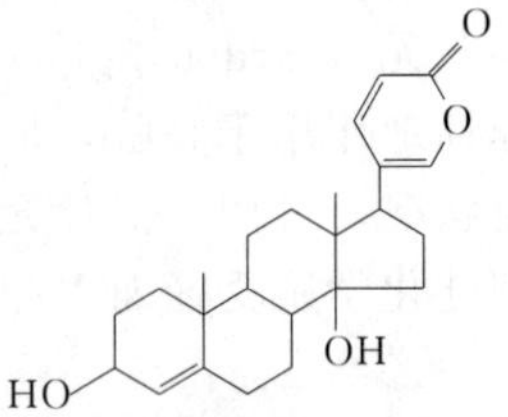　　海葱苷元

天然存在的一些强心苷元，如洋地黄毒苷元（digitoxigenin）、3-表洋地黄毒苷元（3-epidigitoxigenin）、乌沙苷元（uzarigenin）、夹竹桃苷元（oleandrigenin）、绿海葱苷元（scilliglaucosidin）、蟾毒素（bufotalin）的结构如下。

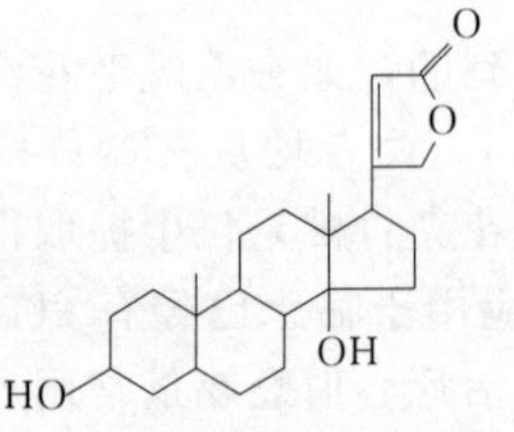

洋地黄毒苷元 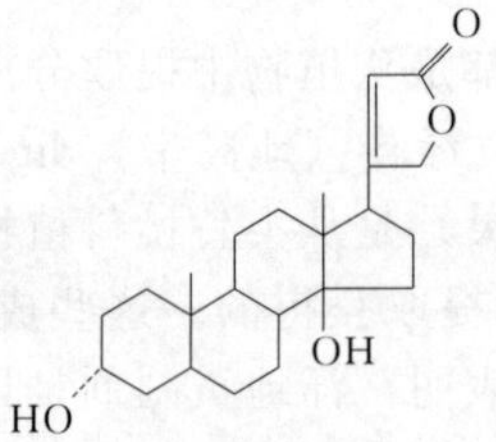　　3-表洋地黄毒苷元 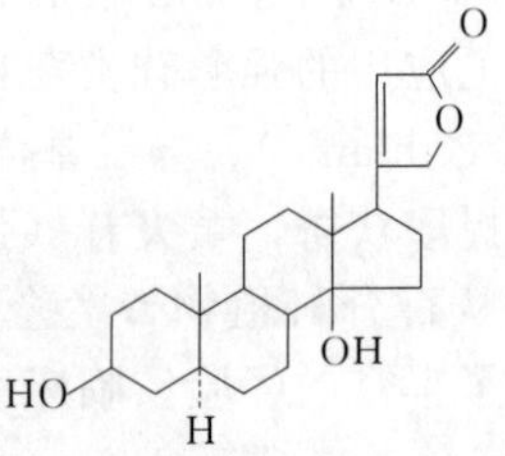　　乌沙苷元

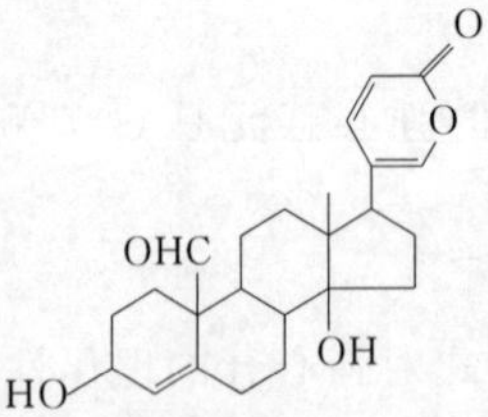

绿海葱苷元 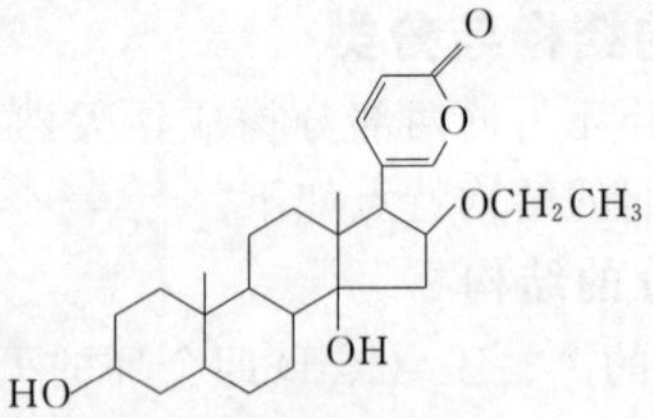　　蟾毒素

按甾类化合物的命名，甲型强心苷是以强心甾烯（cardenolide）为母核命名的，如洋地黄毒苷元的化学名为 3β,14β-二羟基-5β-强心甾-20（22）-烯[3β,14β-dihydroxy-5β-card-20(22)-enolide]；乙型强心苷元则以海葱甾（scillanolide）或蟾酥甾（bufanolide）为母核，例如海葱苷元（scillarenin）的化学名为 3β,14β-二羟基-海葱甾-4,20,22-三烯（3β,14β-dihydroxy-acilla- 4,20,22-trienolide）。

（二）糖部分的结构

强心苷的糖均与 C3 羟基结合成苷，构成强心苷的糖有 20 多种。根据它们 C2 上有无羟基可以分为 α-羟基糖（2-羟基糖）和 α-去氧糖（2-去氧糖）两类。α-去氧糖常见于强心苷中，所以可作为区别于其他苷类成分的一个重要特征。常见的有以下几种。

（1）*α-羟基糖*　组成强心苷的 α-羟基糖除广泛分布于植物界的 D-葡萄糖、L-鼠李糖（L-rhamnose）外，还有 6-去氧糖如 D-鸡纳糖（D-quinovose）、D-弩箭子糖（D-antiarose）、D-6-去氧阿洛糖（D-6-deoxyallose）、L-岩藻糖（L-fucose）等；另外还有 6-去氧糖甲醚如 D-洋地黄糖（D-digitalose）、L-黄花夹竹桃糖（L-thevetose）等。

（2）*α*-去氧糖　组成强心苷的常见 *α*-去氧糖有 2，6-二去氧糖如 D-洋地黄毒糖（D-digitoxose）等；2，6-二去氧糖甲醚如 D-加拿大麻糖（D-cymarose）、D-迪吉糖（D-diginose）、D-沙门糖（D-sarmentose）和 L-夹竹桃糖（L-oleandrose）等。

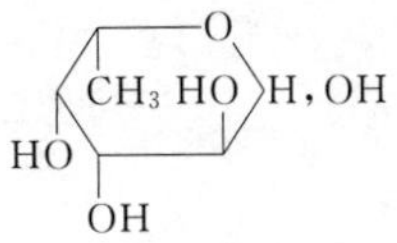

L-岩藻糖 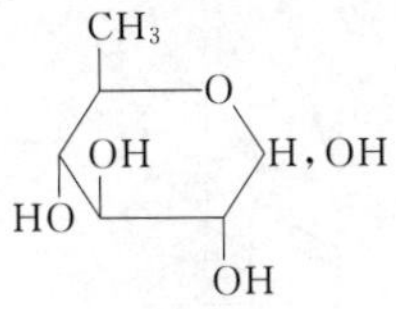　D-鸡纳糖 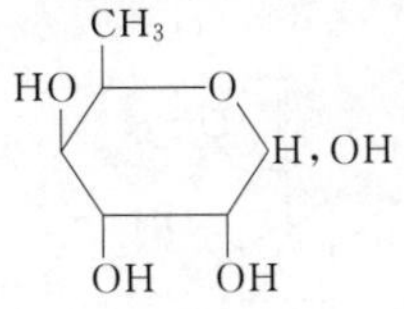　D-弩箭子糖 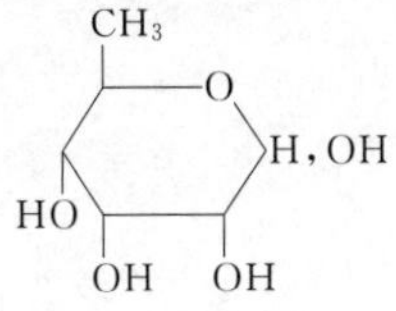　D-6-去氧阿洛糖

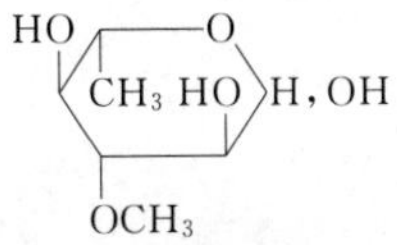

L-黄花夹竹桃糖 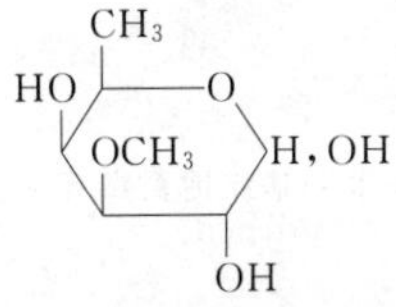　D-洋地黄糖 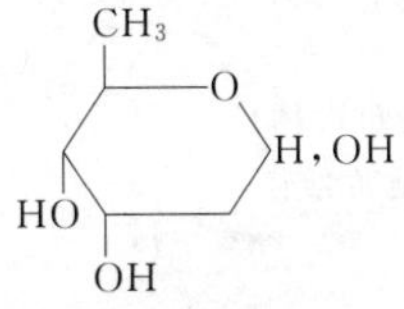　D-洋地黄毒糖 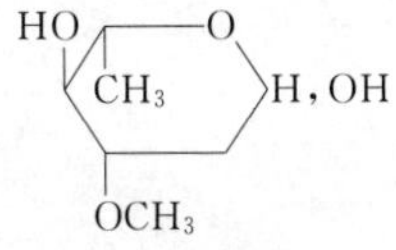　L-夹竹桃糖

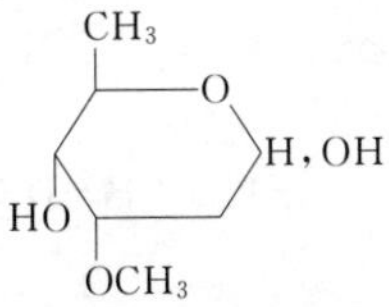

D-加拿大麻糖 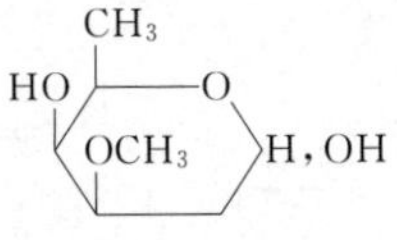　D-迪吉糖 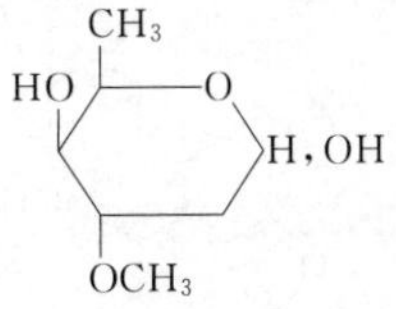　D-沙门糖

（三）苷元和糖的连接方式

强心苷大多是低聚糖苷，少数是单糖苷或二糖苷。糖虽无强心作用，但可增强强心苷对心肌的亲和力。通常按糖的种类以及和苷元的连接方式，可分为以下三种类型。

Ⅰ型：苷元-(2,6-去氧糖)$_x$-(*α*-羟基糖)$_y$，如紫花洋地黄苷 A（purpurea glycoside A）。

Ⅱ型：苷元-(6-去氧糖)$_x$-(*α*-羟基糖)$_y$，如黄夹苷甲（thevetin A）。

Ⅲ型：苷元-(*α*-羟基糖)$_y$，如绿海葱苷（scilliglaucoside）。

植物界存在的强心苷种类很多，以Ⅰ、Ⅱ型较多，Ⅲ型较少。

二、强心苷的理化性质

（一）性状

强心苷多为无色结晶或无定形粉末，中性物质，C17 位侧链为 *β* 构型者味苦，而 *α* 构型者味不苦，但无疗效；对黏膜具有刺激性；具有旋光性。

（二）溶解性

强心苷一般可溶于水、甲醇、乙醇、丙酮等极性溶剂，难溶于乙醚、苯、石油醚等极性小的溶剂。弱亲脂性苷略溶于三氯甲烷-甲醇（2∶1），亲脂性苷略溶于乙酸乙酯、含水三氯甲烷、三氯甲烷-乙醇（3∶1）。

强心苷的溶解性与分子所含糖的数目、种类、性质以及苷元所含的羟基数及位置有关。原生苷由于分子中含糖基数目多，而比其次生苷和苷元的亲水性强、亲脂性弱，可溶于水等极性大的溶剂而难溶于极性小的溶剂，许多原生苷由于分子中含糖基数目多，亲水性较强，不易结晶，可能是无定形粉末。但还必须注意糖基和苷元上羟基数目多少的不同，例如乌本苷（ouabain）虽是一个单糖苷，但整个分子却有 8 个羟基，水溶性大(1∶75)，难溶于三氯甲烷；洋地黄毒苷虽为三糖苷，但是 3 分子糖基都是 *α*-去氧糖，整个分子只有 5 个羟基，故在水中的溶解度小（1∶100000），易溶于三氯甲烷（1∶40）。在强心苷分子中，苷元上的羟基不能形成分子内氢键的比能形成分子内氢键的水溶性大。此外，分子中有无更多的双键、羰基、甲氧基、酯键等也能影响强心苷的溶解度。

（三）脱水反应

强心苷用混合强酸（例如3%～5% HCl）进行酸水解的同时，苷元往往发生脱水反应。C14羟基是叔醇羟基，最易发生脱水反应，生成缩水苷元；C5位上的β-羟基也易发生脱水。

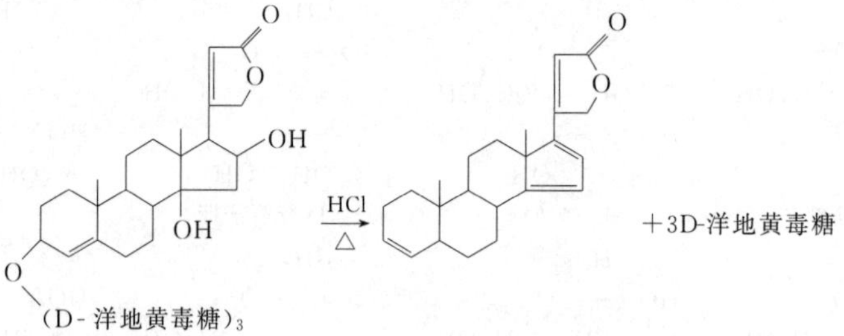

HCl △ ＋3D-洋地黄毒糖

（D-洋地黄毒糖）$_3$

羟基洋地黄毒苷　　脱水羟基洋地黄毒苷元

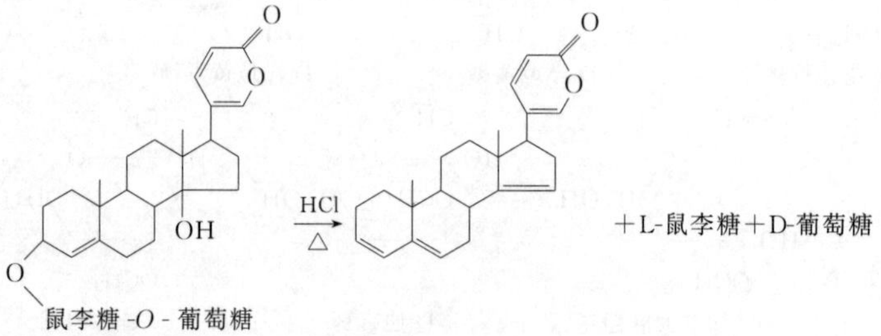

HCl △ ＋L-鼠李糖＋D-葡萄糖

鼠李糖-*O*-葡萄糖

海葱苷A　　脱水海葱苷元

（四）水解反应

水解反应是研究和测定强心苷的组成、改造强心苷结构的重要方法，可分为化学方法和生物方法。化学方法主要有酸水解、碱水解；生物方法有酶水解。强心苷的苷键可被酸或酶催化水解，分子中的内酯环和其他酯键能被碱水解。强心苷的苷键水解和水解产物因组成糖的不同而有所差异。

1. 酸催化水解

（1）温和酸水解　用稀酸如0.02～0.05mol/L的盐酸或硫酸，在含水醇中经短时间（半小时至数小时）加热回流，可水解α-去氧糖苷键，即可使Ⅰ型强心苷水解为苷元和糖。因为苷元和α-去氧糖之间、α-去氧糖与α-去氧糖之间的糖苷键极易被酸水解，在此条件下即可断裂。而α-去氧糖与α-羟基糖、α-羟基糖与α-羟基糖之间的苷键在此条件下不易断裂，常常得到二糖或三糖。由于此水解条件温和，对苷元的影响较小，不致引起脱水反应，对不稳定的α-去氧糖亦不致分解。

温和酸水解法不宜用于16-位有甲酰基的洋地黄强心苷类，如毛花洋地黄苷E、吉他洛苷在此条件下16-位甲酰基很易水解，得不到原来的苷元，对此类苷的水解需用更弱的条件。

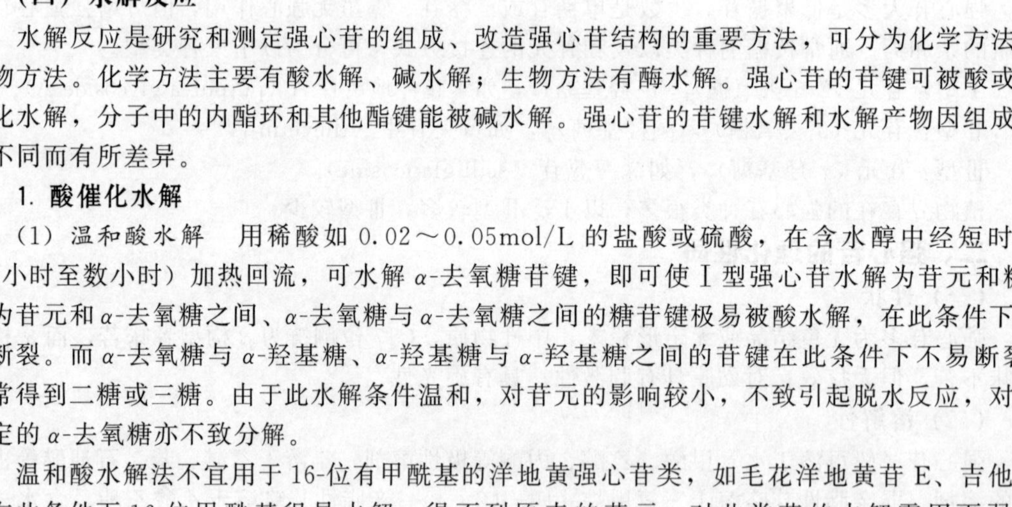

温和酸水解 ＋2D-洋地黄毒糖＋D-洋地黄毒糖-D-葡萄糖

（D-洋地黄毒糖）$_3$-D-葡萄糖

紫花洋地黄苷A　　洋地黄毒苷元

$\xrightarrow{\text{温和酸水解}}$ +D-加拿大麻糖+(D-葡萄糖)$_2$

(D-加拿大麻糖)-(D-葡萄糖)$_2$

k-毒毛旋花子苷 *k*-毒毛旋花子苷元

(2) 强烈酸水解 Ⅱ型和Ⅲ型强心苷与苷元直接相连的均为α-羟基糖，由于糖的2-羟基阻碍了苷键原子的质子化，使水解较为困难，用温和酸水解无法使其水解，必须增高酸的浓度（3%～5%），延长作用时间或同时加压，才能使α-羟基糖水解下来，但由于此条件下反应较为剧烈，常可引起苷元的结构变化。

(3) 氯化氢-丙酮法（Mannich和Siewert法） 将强心苷置于含1%氯化氢的丙酮溶液中，20℃放置两周。因糖分子中C2羟基和C3羟基与丙酮反应，生成丙酮化物，进而水解，可得到原生苷元和糖衍生物。

本法适合于多数Ⅱ型强心苷的水解。但是，多糖苷因极性太大，难溶于丙酮中，则水解反应不易进行或不能进行。也并非所有的能溶于丙酮的强心苷都可用此法进行水解，例如黄夹次苷乙用此法水解得到的不是原来的苷元，只能得到缩水苷元。

2. 酶水解

酶水解有一定的专属性。不同性质的酶，作用于不同性质的苷键。在含强心苷的植物中，有水解葡萄糖的酶，但无水解α-去氧糖的酶，所以能水解分子中的葡萄糖，保留α-去氧糖而生成次级苷。如紫花洋地黄叶中存在的酶，称紫花苷酶（digipurpidase），只能使紫花洋地黄苷A脱去一分子葡萄糖，生成洋地黄毒苷。

含强心苷的植物中均有相应的水解酶共存，故分离强心苷时，常可得到一系列同一苷元的苷类，其区别仅在于D-葡萄糖个数的不同。

此外，还有一些生物中的水解酶亦能使某些强心苷水解。如来源于动物脏器（牛、马、猪的心肌、肝等）、蜗牛的消化液、紫苜蓿和一些霉菌中的水解酶，尤其是蜗牛消化酶，它是一种混合酶，几乎能水解所有的苷键，能将强心苷分子中的糖链逐步水解，直至获得苷元，常用来研究强心苷的结构。

苷元类型不同，被酶解的难易程度也不同。糖基上有乙酰基对酶作用阻力大，故水解慢，如有乙酰基的毛花洋地黄苷和糖基上无乙酰基的紫花洋地黄毒苷用紫花苷酶酶解，作用速率不同。前者水解慢，而后者水解快。苷元类型不同，被水解的难易也有区别，一般来说，乙型强心苷较甲型强心苷易被酶水解。

3. 碱水解

强心苷的苷键为缩醛结构，可被酸和酶水解，而不会被碱水解。但碱试剂可使强心苷分子发生酰基水解、内酯环裂开、双键移位及苷元异构化等反应。

(1) 酰基的水解 强心苷的苷元或糖上常有酰基存在，一般遇碱可水解脱去酰基，常用来水解酰基的碱有碳酸氢钠、碳酸氢钾、氢氧化钙、氢氧化钡等。它们可以选择性地水解糖基或苷元上的酰基而不影响内酯环。α-去氧糖上的酰基最易脱去，用碳酸氢钠、碳酸氢钾处理即可。

(2) 内酯环的开裂 强心苷用氢氧化钠、氢氧化钾水溶液可使内酯环开裂，加酸后可再环合；用氢氧化钠、氢氧化钾醇溶液使内酯环开环后生成异构化苷，这种变化是不可逆反应，遇酸亦不能复原。

甲型强心苷在氢氧化钾的醇溶液中，通过内酯环的质子转移、双键转移形成 C22 活性亚甲基，以及 C14 羟基质子对 C20 的亲电加成作用而生成内酯型异构化苷，再经皂化作用开环形成开链型异构化苷。

甲型强心苷在氢氧化钾醇溶液中，内酯环上的双键 20（22）转移到 20（21），生成 C22 位活性亚甲基。C22 活性亚甲基与很多试剂可以产生颜色反应（许多颜色反应在碱液中进行，就是利用这一变化）。

乙型强心苷在氢氧化钾醇溶液中不发生双键转移，但内酯环开裂生成甲酯异构化苷。

（五）强心苷的检识

1. 颜色反应

强心苷的颜色反应可由甾体母核、不饱和内酯环和 2-去氧糖产生。甾体母核的颜色反应见本章第一节，不饱和内酯环和 2-去氧糖产生的反应如下。

（1）*C17 位上不饱和内酯环的颜色反应* 甲型强心苷在碱性醇溶液中，由于五元不饱和内酯环上的双键移位产生 C22 活性亚甲基，能与下列活性亚甲基试剂作用而显色。乙型强心苷在碱性醇溶液中，不能产生活性亚甲基，无此类反应。所以利用此类反应，可区别甲、乙型强心苷。这些有色化合物在可见光区常有最大吸收，故亦可用于定量。

① 亚硝酰铁氰化钠试剂（Legal）反应。取样品 1～2mg，溶于 2～3 滴吡啶中，加 3% 亚硝酰铁氰化钠溶液和 2mol/L 氢氧化钠溶液各 1 滴，反应液呈深红色并渐渐褪去。

此反应机制可能是由于活性亚甲基与活性亚硝基缩合生成异亚硝酰衍生物的盐而呈色，凡分子中有活性亚甲基者均有此呈色反应。

② 间二硝基苯试剂（Raymond）反应。取样品约 1mg，以少量 50% 乙醇溶解后加入 0.1mL 1%间二硝基苯的乙醇溶液，摇匀后再加入 0.2mL 20%氢氧化钠溶液，呈紫红色。

本反应机制是通过间二硝基苯与活性亚甲基缩合，再经过量的间二硝基苯的氧化生成醌式结构而呈色，部分间二硝基苯自身还原为间硝基苯胺。其他间二硝基化合物如 3,5-二硝基苯甲酸、苦味酸的反应等也具有相同的反应机制。

③ 3，5-二硝基苯甲酸试剂（Kedde）反应。取样品的甲醇或乙醇溶液于试管中，加入 33,5-二硝基苯甲酸试剂（A 液：2% 3，5-二硝基苯甲酸甲醇或乙醇溶液；B 液：2mol/L 氢氧化钾溶液，用前等量混合）3～4 滴，产生红色或紫红色。

本试剂可用于强心苷纸色谱和薄层色谱显色剂，喷雾后显紫红色，几分钟后褪色。

④ 碱性苦味酸试剂（Baljet）反应。取样品的甲醇或乙醇溶液于试管中，加入碱性苦味酸试剂（A 液：1%苦味酸乙醇溶液；B 液：5%氢氧化钠水溶液，用前等量混合）数滴，呈现橙色或橙红色。此反应有时发生较慢，放置 15min 以后才能显色。

（2）*α-去氧糖颜色反应*

① Keller-Kiliani（K-K）反应。取样品 1mg，用冰乙酸 5mL 溶解，加 20%的三氯化铁水溶液 1 滴，混匀后倾斜试管，沿管壁缓慢加入 5mL 浓硫酸，观察界面和乙酸层的颜色变化。如有 α-去氧糖，乙酸层逐渐显蓝色或蓝绿色。界面的呈色，由于是浓硫酸对苷元所起的作用逐渐向下层扩散，其显色随苷元羟基、双键的位置和数目不同而异，可显红色、绿色、黄色等，但久置后因炭化作用，均转为暗色。

这一反应是 α-去氧糖的特征反应，只对游离的 α-去氧糖或在此条件下能解离出 α-去氧糖的强心苷呈阳性，但对 α-去氧糖与葡萄糖或其他羟基糖连接的二糖、三糖及乙酰化的 α-去氧糖不显色。因它们在此条件下不能水解出 α-去氧糖。但对此反应不显色的有时未必具有完全的否定意义。

② 咕吨氢醇（Xanthydrol）反应。取样品少许，加咕吨氢醇试剂（咕吨氢醇 10mg 溶于冰乙酸 100mL 中，加入浓硫酸 1mL），置水浴上加热 3min，只要分子中有 α-去氧糖即显红色。此反应极为灵敏，分子中的 α-去氧糖可定量地发生反应，故还可用于定量。

③ 过碘酸-对硝基苯胺反应。将样品的醇溶液点于滤纸或薄层板上，先喷过碘酸钠水溶液（过碘酸钠的饱和水溶液 5mL，加蒸馏水 10mL 稀释），于室温放置 10min，再喷对硝基苯胺试液（1%对硝基苯胺的乙醇溶液 4mL，加浓盐酸 1mL 混匀），则迅速在灰黄色背底上出现深黄色斑点，置紫外线灯下观察则为棕色背底上出现黄色荧光斑点。再喷以 5%氢氧化钠甲醇溶液，则斑点转为绿色。此反应对强心苷分子中的 α-去氧糖的反应机理是过碘酸能使 α-去氧糖氧化成丙二醛，丙二醛与对硝基苯胺试剂反应呈深黄色。

④ 对二甲氨基苯甲醛反应　将样品的醇溶液点于滤纸上，喷对二甲氨基苯甲醛试剂（1%对二甲氨基苯甲醛的乙醇溶液 4mL，加浓盐酸 1mL），于 90℃加热 30s，分子中若有 α-去氧糖可显灰红色斑点。此反应可能由于 α-去氧糖经盐酸的催化影响，产生分子重排，再与对二甲氨基苯甲醛缩合所致。

2. 色谱检识

强心苷的色谱检识方法主要为薄层色谱和纸色谱等平面色谱。强心苷的薄层色谱有吸附薄层色谱和分配薄层色谱。在吸附薄层色谱上，由于分子中含有很多极性基团，对氧化铝产生较强的吸附作用，分离效果较差，常用硅胶作吸附剂，以三氯甲烷-甲醇-冰醋酸（85∶13∶2）、二氯甲烷-甲醇-甲酰胺（80∶19∶1）、乙酸乙酯-甲醇-水（8∶5∶5）等溶剂系统作展开剂。也可用反相硅胶薄层色谱分离强心苷类化合物，常用的溶剂展开系统有甲醇-水、三氯甲烷-甲醇-水等。对于极性较弱的苷元及一些单糖苷，亦可采用氧化铝、氧化镁、硅酸镁作吸附剂，以乙醚或三氯甲烷-甲醇（99∶1）等作展开剂。

分配薄层对强心苷的分离效果较吸附薄层更好，斑点集中，分离的样品量较大。常用硅藻土、纤维素作支持剂，以甲酰胺、二甲基甲酰胺、乙二醇等作固定相，三氯甲烷-丙酮（4∶1）、三氯甲烷-正丁醇（19∶1）等溶剂系统作展开剂，分离极性较强的强心苷类化合物。

一般对亲脂性较强的强心苷及苷元一般采用纸色谱，多将滤纸预先以甲酰胺或丙二醇浸泡后作为固定相，以苯或甲苯（甲酰胺饱和）为移动相，便可达到满意的分离效果。如果强心苷的亲脂性弱，可改为极性较大的溶剂，如二甲苯和丁酮的混合液，或三氯甲烷、苯和乙醇的混合液等溶剂系统作为移动相。对亲水性较强的苷，宜采用水浸透的滤纸作为固定相，以水饱和的正丁醇或乙醇-苯-水（4∶6∶1）、三氯甲烷-甲醇-水（10∶2∶5；10∶4∶5；10∶8∶5）作为移动相，展开效果较好。

常用显色剂有：①2% 3,5-二硝基苯甲酸乙醇溶液与 2mol/L 氢氧化钾溶液等体积混合，喷后强心苷显红色，几分钟后褪色；②1%苦味酸水溶液与 10%氢氧化钠水溶液(95∶5) 混合，喷后于 90～100℃烘 4～5min，强心苷呈橙红色；③2%三氯化锑的三氯甲烷溶液，喷后于 100℃烘 5min，各种强心苷及苷元显不同的颜色。

三、强心苷的结构研究

强心苷的结构研究除了上述化学法（各种水解反应）、色谱法外，最主要的方法仍是各种波谱法。波谱特征在区别甲型强心苷和乙型强心苷中具有重要作用。

（一）紫外光谱

强心苷类化合物由于分子中苷元部分有五元或六元不饱和内酯环，具有共轭结构，所以其紫外光谱的特征较为显著。具有 $\Delta^{\alpha\beta}$-γ-内酯环的甲型强心苷元，在 217～220nm（lgε＝4.20～4.24）处呈最大吸收；具有 $\Delta^{\alpha\beta,\gamma\delta}$-$\delta$-内酯环的乙型强心苷元，在 295～300nm (lgε＝3.93) 处有特征吸收。借此可区别甲、乙型强心苷。

若甲型强心苷有 $\Delta^{16(17)}$ 与 $\Delta^{\alpha\beta}$-γ-内酯环共轭，则红移至 270nm 处产生强吸收；若有 $\Delta^{14(15),16(17)}$ 双烯和不饱和内酯共轭，则进一步红移至 330nm 附近产生强吸收。如果有非共轭双键，对紫外吸收无影响；如果有两个非共轭双键也不与内酯的双键共轭，在 244nm (lgε＝1.8) 处有吸收。苷元在 C11 或 C12 处有孤立羰基时，因为空间位阻的影响较大，不易为化学反应检出，但在 290～300nm 附近有弱吸收（lgε≈1.8），若为苷时，该吸收更弱，几乎看不到。

（二）红外光谱

强心苷类化合物的所有基团在红外光谱中都有相应的吸收，最特征的吸收来自不饱和内酯环上的羰基。根据羰基吸收峰的强度和峰位，可以区分五元不饱和内酯环和六元不饱和内酯环，即区分甲、乙型强心苷元。

具有 $\Delta^{\alpha\beta}$-γ-内酯环的甲型强心苷元，一般在 1800～1700cm^{-1} 处有两个羰基吸收峰，较低波数的是 α、β 不饱和羰基的正常吸收，较高波数的吸收峰为其不正常吸收，随溶剂极性而改变，在极性大的溶剂中，吸收强度减弱或消失，而正常吸收在极性溶剂中，吸收强度不变或略加强。例如，3-乙酰毛花洋地黄毒苷元（3-acetylgitoxigenin）在二硫化碳溶液中测定时，红外光谱有 3 个羰基吸收峰，即 1783cm^{-1}、1756cm^{-1} 和 1738cm^{-1}。其中 1738cm^{-1} 来自乙酰基上羰基的吸收；1756cm^{-1} 是正常吸收峰，因羰基和 α、β 不饱和内酯共轭使羰基的键力常数降低，导致羰基峰向低波数移 20～30cm^{-1}（α、β 饱和内酯的羰基峰在 1786cm^{-1} 处）；而 1783cm^{-1} 处的吸收峰则是羰基的不正常吸收峰，可随溶剂性质的不同而改变。当溶剂的极性增大时，不正常吸收峰的吸收强度显著减弱，甚至消失，而正常吸收峰则能增大其吸收强度。

具有 $\Delta^{\alpha\beta,\gamma\delta}$-$\delta$-内酯环的乙型强心苷元在 1800～1700$cm^{-1}$ 区域内也有两个羰基吸收峰，但因其环内共轭程度高，故两峰均较甲型强心苷元中相应的羰基峰向低波数位移约 40cm^{-1}。例如嚏根草苷元（hellebrigenin），在三氯甲烷中测定时，出现 1740cm^{-1} 和 1718cm^{-1} 两个吸收峰。前者为正常峰，后者为非正常峰，亦因溶剂极性增大而吸收强度减弱。

（三）核磁共振谱

1. ^{1}H NMR

在各类强心苷类化合物的 ^{1}H NMR 中，高场区均可见饱和的亚甲基及次甲基信号重叠严重，难以一一指认和归属。但在强心苷类的 ^{1}H NMR 中可以见到某些质子信号具有明显的特征，能够为结构解析提供重要信息。

甲型强心苷 $\Delta^{\alpha\beta}$-γ-内酯环 C21 上的两个氢 δ 4.5～5.0，以宽单峰或三重峰或 AB 型四重峰（J＝18Hz）出现，具体峰形与使用的氘代试剂种类有关。C22 的烯质子 δ 5.6～6.0，因与 C21 的 2 个质子产生远程偶合，故以宽单峰出现。乙型强心苷 $\Delta^{\alpha\beta,\gamma\delta}$-$\delta$-内酯环上的 H21 为 δ 7.2，以单峰形式出现。H22 和 H23 分别约为 δ 7.8 和 6.3，各以二重峰形式，各出现一个烯氢双峰。

强心苷元的 18-CH_3 和 19-CH_3 在 δ 1.0 左右有特征吸收峰，均以单峰形式出现，易于辨认，且一般 18-CH_3 的信号位于 19-CH_3 的低场。若 C10 为醛基取代，δ 9.5～10.0 内出现一个醛基质子的单峰。若 C10 连有羟甲基时，在高场区仅见一个归属于 13 位甲基的单峰信号，在低场区出现归属于 10 位的 CH_2OH 的信号，酰化后更向低场位移，一般为 δ4.0～4.5，呈 AB 型四重峰（J＝18Hz）。H3 约在 δ 3.9 处，为多重峰，结合成苷后，向低场位移。

强心苷中除常见的糖外，常连有2-去氧糖和6-去氧糖。在^{1}H NMR谱中，6-去氧糖在高场区δ 1.0～1.5之间出现一个甲基的双峰（$J=6.5Hz$）或多重峰。2-去氧糖的端基质子与2-羟基糖不同，呈双二重峰（dd峰），C2位上的两个质子处于高场区，通过去偶实验或^{1}H-^{1}H相关谱可以相互确认归属。含有甲氧基的糖，其甲氧基δ 3.5，以单峰出现。

2. ^{13}C NMR

强心苷分子中的甾体母核各类碳的化学位移见表9.2。

表9.2 强心苷甾体母核各类碳原子的化学位移范围

碳的类型	化学位移	碳的类型	化学位移
伯碳	12～24	醇碳	65～91
仲碳	20～41	烯碳	119～172
叔碳	35～57	羰基碳	177～220
季碳	27～43		

甲型强心苷不饱和内酯环上20-位、21-位、22-位、23-位碳信号出现在δ 172、75、117和176左右，乙型强心苷不饱和内酯环显示1个不饱和双键和一个α、β不饱和内酯的羰基信号。当强心苷结构中引入羟基，除被羟基取代的α-位及β-位C均向低场位移。若在5位引入β-羟基，由于竖键与横键的β效应不同，对C4、C5、C6信号向低场位移。当羟基被酰化后，酰氧基碳的δ值向低场位移，而其β-位C则向高场位移。如洋地黄毒苷元C2、C3、C4为δ 28.0、66.9、33.5，而3-乙酰基洋地黄毒苷元的C2、C3、C4为δ 25.4、71.4、30.8。

强心苷中，常含有2,6-二去氧糖和6-去氧糖，它们与普通糖一样，碳谱中各碳原子也都有各自的化学位移值。据此，可以确定糖的种类、数目以及连接位置。这些糖的^{13}C NMR化学位移值见表9.3。

表9.3 2,6-去氧糖和6-去氧糖^{13}C NMR的化学位移值（C_5D_5N）

化合物	1′	2′	3′	4′	5′	6′
L-夹竹桃糖	95.9	35.8	79.3	77.1	69.1	18.6
D-加拿大麻糖	97.6	36.4	78.7	74.0	71.1	18.9
D-迪吉糖	98.2	33.1	79.1	67.0	71.2	17.6
D-沙门糖	97.3	33.6	80.3	67.9	69.9	17.5
L-黄花夹竹桃糖	98.9	73.8	84.8	76.6	68.9	18.5
D-洋地黄糖	103.6	70.9	85.1	68.7	71.0	17.4

（四）质谱

强心苷元的开裂方式较多，也较复杂。包括RDA裂解、羟基脱水、脱甲基、醛基脱CO和脱17位侧链等。而强心苷的主要开裂方式是苷键的α-断裂。

甲型强心苷元可产生保留γ-内酯环或内酯环加D环的特征碎片离子为m/z 111、124、163和164。

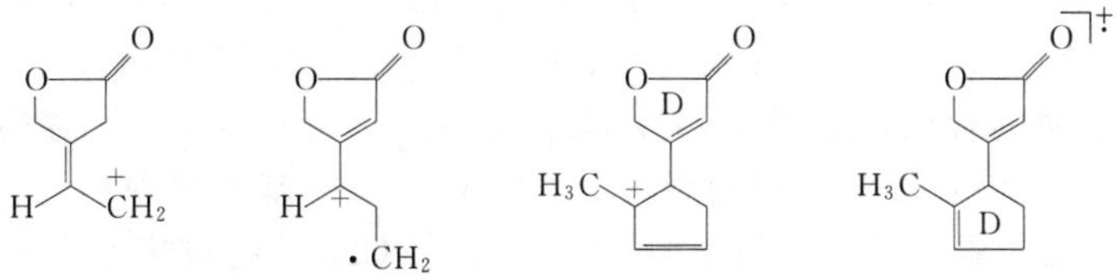

m/z 111　　m/z 124　　m/z 163　　m/z 164

乙型强心苷元的裂解可见以下保留δ-内酯环的碎片离子峰m/z 109、123、135和136，借此可与甲型强心苷元相区别。

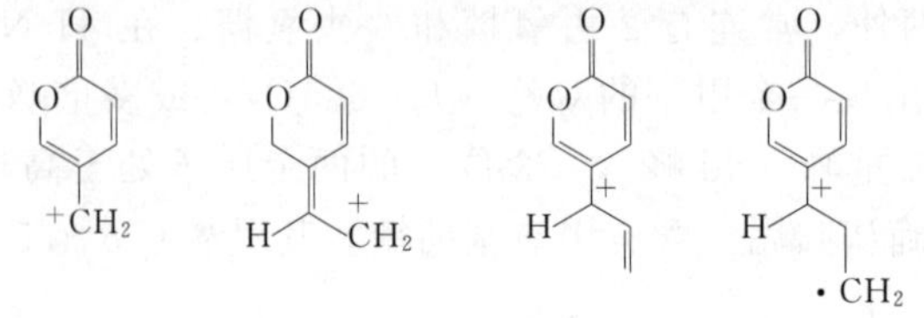

m/z 109 m/z 123 m/z 135 m/z 136

FD-MS 和 FAB-MS 均适用于强心苷分子量和糖连接顺序的测定，是目前对强心苷 MS 测定的常用方法。

第三节 甾体皂苷

甾体皂苷（steroidal saponins）是一类由螺甾烷（spirostane）类化合物与糖结合而成的甾体苷类，因其水溶液经振摇后大多能产生大量的肥皂泡样泡沫，称为甾体皂苷。

迄今为止，从植物中分离了 400 多种甾体皂苷，在单子叶植物中较多，主要分布在百合科、薯蓣科、石蒜科、玄参科、龙石兰科等。比较常见的有麦冬、薤白、重楼、百合、玉竹、知母、颠茄等。

由于甾体皂苷元是合成甾体避孕药和激素类药物的原料，虽然人工合成甾体化合物的报道不断，但是在甾体药物中仍以天然成分及其合成衍生物为主体，如地奥心血康胶囊（有效成分：黄山药中的甾体皂苷）、心脑舒通（有效成分：蒺藜果实中的甾体皂苷）、盾叶冠心宁（有效成分：盾叶薯蓣根茎中的水溶性皂苷）等天然药物在治疗冠心病、心绞痛、心肌缺血、脑动脉硬化症和脑血栓形成的后遗症、慢性肺源性心脏病等方面均表现出明显的临床效果。

另外，糖链结构和甾体皂苷的生物活性有关。例如，地奥心血康中的甾体皂苷具有显著的扩张血管作用，而水解产生的薯蓣皂苷元没有扩张血管作用，却有明显的细胞毒作用。

一、甾体皂苷的结构与分类

甾体皂苷是由甾体皂苷元和糖组成的，其基本碳架称为螺旋甾烷及其异构体异螺旋甾烷，具有以下特征。

（一）甾体皂苷的结构特征

(1) 基本母核　甾体皂苷元是由 27 个碳原子组成的，结构中含有六个环，除甾体母核 A、B、C 和 D 四个环外，E 环和 F 环以螺缩酮（spiroketal）形式连接，构成螺旋甾烷的基本骨架。

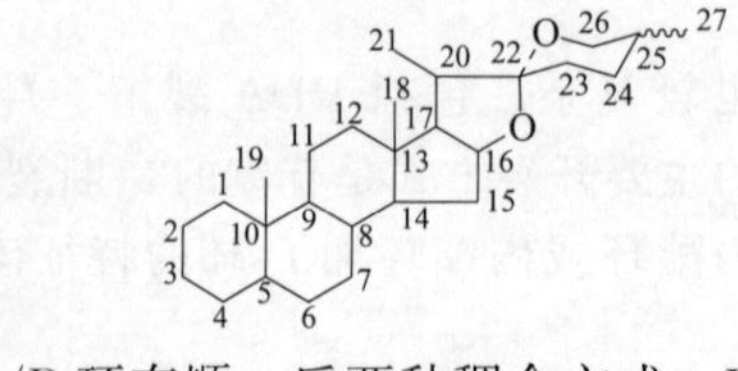

(2) 环的稠合方式　A/B 环有顺、反两种稠合方式，B/C 环和 C/D 环一般为反式稠合。

(3) 手性碳原子　E 环和 F 环中有 C20、C22 和 C25 三个手性碳原子。其中 20 位上的甲基位于 E 环的平面的背面，属于 α 型（$20\alpha_E$ 或 $20\beta_F$），故 C20 的绝对构型为 *S* 型。C22 亦属 α 型（$22\alpha_F$），所以 C22 的绝对构型为 *R* 型。C25 位甲基有两种构型，当 25 位上的-甲基位于 F 环平面上处于直立键时，为 β 型（$25\beta_F$），其 C25 的绝对构型为 *S* 型，又称 L 型或 *neo* 型，为螺旋甾烷；当 25 位上的甲基位于 F 环平面下处于平伏键时，为 α 型（$25\alpha_F$），其 C25 的绝对构型为 *R* 型，又称 D 型或 *iso* 型，为异螺旋甾烷。二者互为异构体，它们的衍生物常共存于植物体中，由于 25*R* 型较 25*S* 型稳定，因此，25*S* 型易转化成为 25*R* 型。

（4）取代基　甾体皂苷元分子中常多含有羟基，大多在C3位有羟基，且多为β构型。有些甾体皂苷元还含有羰基和双键，羰基大多在C12位，是合成肾上腺皮质激素所需的结构条件；双键多在Δ^{5}和$\Delta^{9(11)}$位，少数在$\Delta^{25(27)}$位。甾体皂苷分子结构中一般不含羧基，呈中性，故又称中性皂苷。

（5）糖部分　以α-羟基糖为主，D-葡萄糖、D-半乳糖、D-木糖、L-鼠李糖和L-阿拉伯糖较为常见。在海星皂苷中还可见到6-去氧葡萄糖和6-去氧半乳糖。糖基多与苷元的C3羟基成苷，也有在其他位如C1、C26位置成苷。连接方式有直链、分支链和二糖链。

（二）甾体皂苷的结构类型

按螺甾烷结构中C25的构型和F环的环合状态，将其分为四种类型。见表9.4。

表9.4　甾体皂苷的结构类型

结构类型	母核	举例
螺甾烷醇型（spirostanol）C25为*S*型	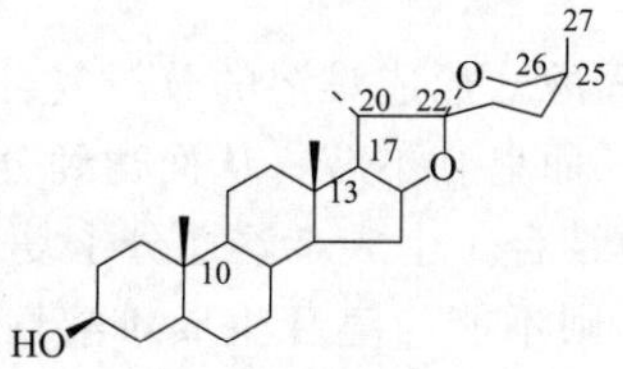 [结构式]	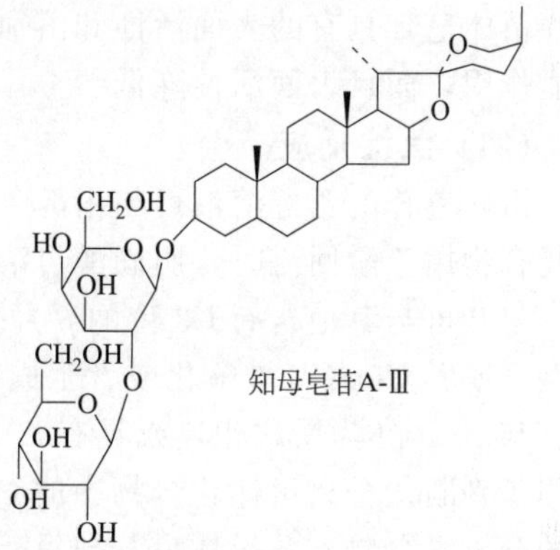 [结构式] 知母皂苷A-Ⅲ
异螺甾烷醇型（isospirostanol）C25为*R*型	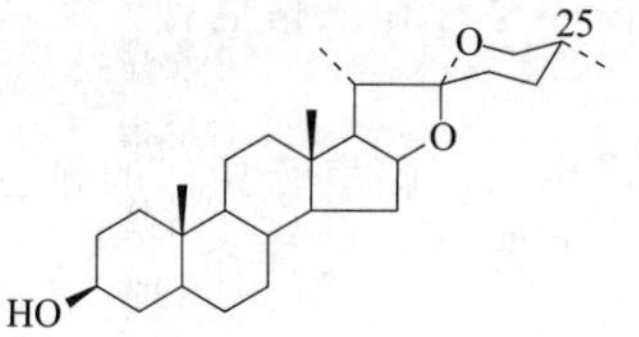 [结构式]	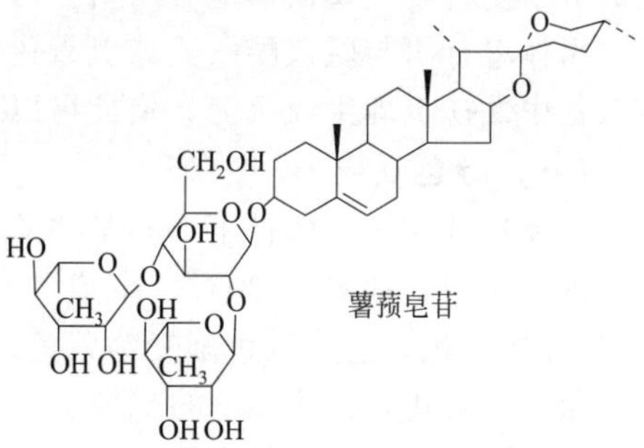 [结构式] 薯蓣皂苷
呋甾烷醇型（furostanol）F环为开环衍生物	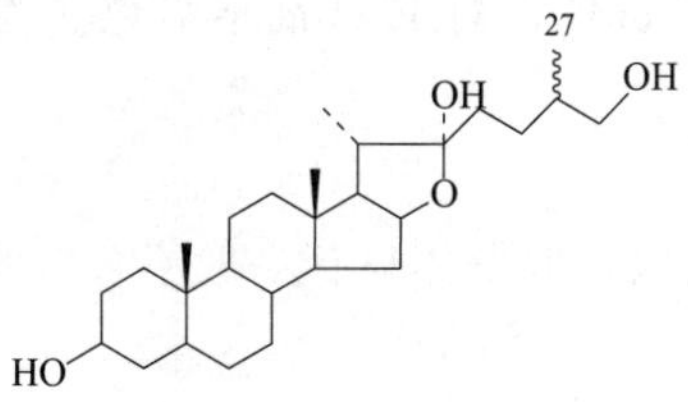 [结构式]	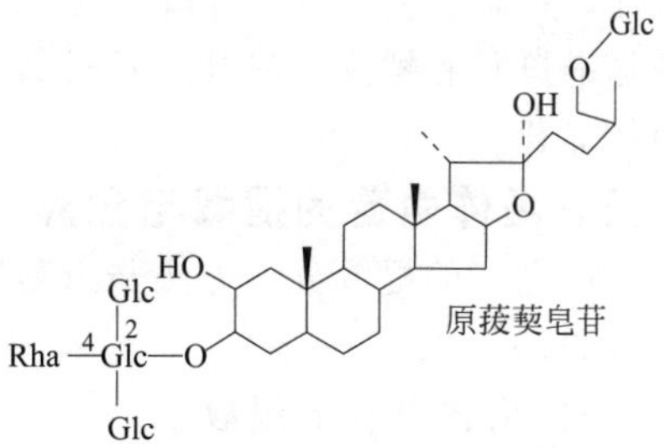 [结构式] 原菝葜皂苷
变形螺甾烷醇型（pseudo-spirostanol）F环为五元四氢呋喃环	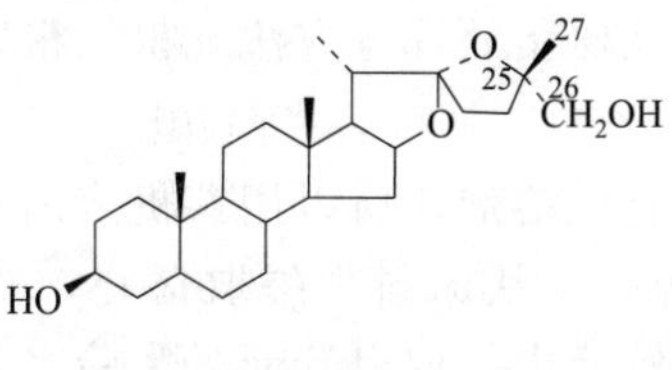 [结构式]	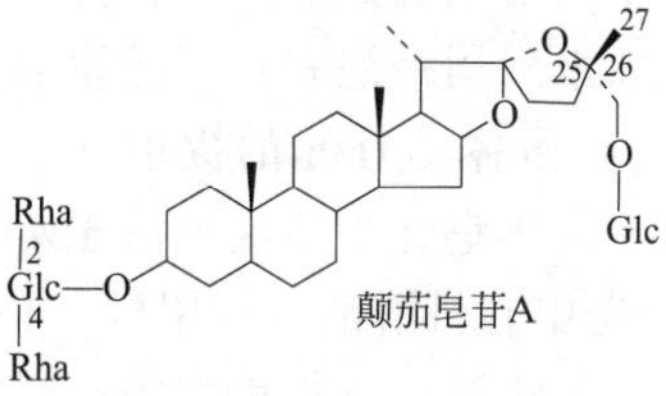 [结构式] 颠茄皂苷A

二、甾体皂苷的理化性质

（一）性状

甾体皂苷大多为无色或白色无定形粉末，因分子量较大不易结晶，而甾体皂苷元多有较好的结晶形状。甾体皂苷和苷元均具有旋光性，且多为左旋。它们的熔点都较高，苷元的熔点常随羟基数目的增加而升高，单羟基物的熔点一般小于208℃，三羟基物的熔点一般大于242℃。

（二）溶解性

甾体皂苷一般可溶于水，易溶于热水、稀醇，在含水的丁醇或戊醇中溶解度较好，难溶于丙酮，几乎不溶于或难溶于石油醚、苯、乙醚等亲脂性溶剂。甾体皂苷元则难溶或不溶于水，易溶于甲醇、乙醇、三氯甲烷、乙醚等有机溶剂；具有助溶性能，可促进其他成分在水中的溶解。

（三）表面活性和溶血性

甾体皂苷具有的表面活性和溶血作用与三萜皂苷相似，但F环裂解的甾体皂苷常不具溶血作用，而且表面活性降低。

（四）沉淀反应

甾体皂苷的乙醇溶液可与甾醇（常用胆固醇）形成难溶的分子复合物而沉淀。生成的分子复合物用乙醚回流时，胆固醇可溶于乙醚，而皂苷不溶，从而达到分离的目的。除胆固醇外，皂苷可与其他含有C3位的β羟基的甾醇结合，生成难溶性分子复合物，而C3羟基为α构型，或者C3羟基被酰化或者生成苷键时，则不能与皂苷生成难溶性的分子复合物。而且皂苷与A/B环为反式相连或具有Δ^5结构的甾醇形成的分子复合物溶度积最小。因此，还可以用于判断、分离甾体化合物中的C3差相异构体和A/B环顺反异构体。三萜皂苷与甾醇形成的分子复合物不及甾体皂苷与甾醇形成的复合物稳定。

甾体皂苷可与碱式醋酸铅或氢氧化钡等碱性盐类生成沉淀，酸性皂苷与硫酸铵、醋酸铅或其他中性盐类即生成沉淀，借此可以分离甾体皂苷和三萜皂苷。

（五）颜色反应

甾体皂苷在无水条件下，与某些酸类可产生与三萜皂苷相似的显色反应。甾体皂苷和三氯醋酸反应时，加热至60℃，生成红色渐变为紫色；同样条件下，三萜皂苷必须加热到100℃才能显色，生成红色渐变为紫色。

甾体皂苷中，F环裂解的二糖链皂苷与盐酸二甲氨基苯甲醛试剂（Ehrlich试剂，简称E试剂）能显红色，对茴香醛（Anisaldehyde试剂，简称A试剂）则显黄色；而F环闭环的单糖链皂苷和螺旋甾皂苷元只对A试剂显黄色，对E试剂不显色。为此可以用于区别两类甾体皂苷。

三、甾体皂苷的提取与分离

甾体皂苷的提取分离方法与三萜皂苷相似，但甾体皂苷一般不含羧基，呈中性，亲水性相对较弱。

（一）甾体皂苷的提取

多采用溶剂法提取，主要使用甲醇或稀乙醇作溶剂，提取液回收溶剂后，用丙酮、乙醚沉淀或加水后用水饱和正丁醇萃取，或用大孔树脂处理等方法，得到粗皂苷。

（二）甾体皂苷元的提取

由于甾体皂苷难溶或不溶于水，易溶于有机溶剂，所以用有机溶剂萃取时有两种方法。

① 先用有机溶剂（如甲醇、乙醇、丁醇等）从原料中提取皂苷，然后将粗皂苷加酸加热水解，再用苯、三氯甲烷等有机溶剂自水解液中提取皂苷元。实验室常采用这种方法。

② 将植物原料在酸性溶液中加热水解，过滤，水解物水洗后干燥，用有机溶剂提取得甾体皂苷元。工业生产中常用此法。

（三）甾体皂苷的分离

分离混合甾体皂苷的方法与三萜皂苷相似，常采用溶剂沉淀法（乙醚、丙酮）、胆固醇沉淀法、吉拉尔试剂法（含羰基的甾体皂苷元）、硅胶柱色谱法（多采用三氯甲烷-甲醇-水系统）、大孔吸附树脂柱色谱、葡聚糖凝胶 Sephadex LH-20 柱色谱及液滴逆流色谱（DCCC）等方法进行分离。有时对正丁醇部位极性较大的皂苷成分在上述分离的基础上，需用反相中低压 Lobar 柱色谱、反相制备 HPLC 或制备 TLC 等手段分离。

四、甾体皂苷的结构研究

甾体皂苷的结构研究除各种化学法（包括各种水解反应）、色谱法外，随着结构测定技术的不断发展，波谱法对于确定甾体皂苷的结构具有重要的意义。

甾体皂苷中糖部分的研究，包括苷键的水解、糖的种类、糖与糖之间的连接顺序、连接位置、苷键的构型等，均与其他苷类相似（糖和苷章节），本章重点介绍甾体皂苷元的结构研究。

（一）紫外光谱

甾体皂苷元多数无共轭系统，因此在 200～400nm 处无吸收峰。如果结构中引入孤立双键、羰基、α,β-不饱和酮基或共轭双键，则可产生吸收。含孤立双键苷元在 205～225nm 有吸收，含羰基苷元在 285nm 有弱吸收，具有 α,β-不饱和酮基在 240nm 有特征吸收，共轭二烯系统在 235nm 有吸收。

当甾体皂苷元与浓硫酸作用后，则在 220～600nm 范围内出现最大吸收峰，故可作为甾体皂苷元的定性定量。甾体皂苷元在 270～275nm 均产生吸收，可能由 E 环和 F 环的螺缩酮结构所产生。凡含 C12 羰基的甾体皂苷元均在 350nm 附近有最大吸收。若 C2、C3 上均有羟基，且 Δ^5 有双键，在 235nm 有最大吸收峰。

（二）红外光谱

甾体皂苷及其苷元，由于分子中含有螺缩酮结构的侧链，在红外光谱中均能显示出 $980cm^{-1}$（A）、$920cm^{-1}$（B）、$900cm^{-1}$（C）和 $860cm^{-1}$（D）附近的四个特征吸收谱带。其中 A 带最强，B 带与 C 带的相对强度与 F 环上 C25 的构型有关，若 B 带＞C 带，则 C25 为 *S* 构型（即螺旋甾烷型），相反则为 *R* 构型（即异螺旋甾烷型），利用此特征可以区别 C25 位两种异构体。如果是两种异构体的混合物，则 B 带和 C 带强度相近。

当 C25 有羟甲基取代时，红外光谱的变化较大，无法用上述四条谱带来讨论 C25 的立体化学，其特征是 C25 为 *S* 型时，在 $995cm^{-1}$ 处显示强吸收；C25 为 *R* 型时，在 $1010cm^{-1}$ 附近显示强吸收。F 环开裂后，无这种螺缩酮结构的特征吸收。

甾体皂苷元的 C11 位或 C12 位有羰基（非共轭体系），则在 1715～$1705cm^{-1}$ 有红外吸收峰（只有一个吸收峰，C11 羰基比 C12 羰基的频率稍高）。如果 C12 位羰基成为 α,β-不饱和酮的体系（有双键成共轭体系），羰基吸收移向低波数，则有 1605～$1600cm^{-1}$（双键）和 1679～$1673cm^{-1}$（羰基）两个吸收峰。甾体皂苷元的 C3 羟基在 1080～$1030cm^{-1}$ 有吸收峰，当已知 C3 羟基构型时，可根据其在红外光谱中表现的特征峰来推测 A/B 环的构型。

（三）核磁共振谱

甾体皂苷元的氢谱和碳谱具有较明显的谱带特征，因而核磁共振谱是甾体皂苷结构研究的重要方法。

（1）^1H NMR　甾体皂苷元在高场区亦出现因环上亚甲基和次甲基质子信号相互重叠堆积而成的复杂峰图。在甾体皂苷元的核磁共振氢谱中，在高场区有四个甲基（18-位、19-

位、21-位和27-位甲基）的特征峰，其中18-CH_3和19-CH_3为角甲基，单峰，前者处于较高场；21-CH_3和27-CH_3分别与邻位氢偶合，为双峰；且后者常处于较高场。如果C25位有羟基取代，则27-CH_3为单峰，并向低场移动。C16位和C26位上的氢是与氧同碳的质子，处于较低场，易于辨认。其他氢信号的化学位移值接近，重叠严重，难以识别。

根据27-CH_3的化学位移值，还可鉴别甾体皂苷元的两种C25位立体异构体，即C25上的甲基处于平伏键，为α-取向（25R型）时，其甲基质子信号处于较高场（约δ 0.70）；而C25位上的甲基处于直立键，为β-取向（25S型）时，其甲基质子信号处于较低场（约δ 1.10）。此外，C26上2个氢质子的信号，在25R异构体中化学位移值相近（如位于δ 3.59和δ 3.49处），而在25S异构体中则区别较大（如位于δ 4.16和δ 3.89处），故也可用于区别25R和25S两种异构体。

（2）^{13}C NMR　核磁共振碳谱中其最主要的特征是16-位和22-位两个碳信号的化学位移，在螺甾烷醇型和异螺甾烷醇型化合物中，C16连氧碳和C22螺缩酮结构，其化学位移分别在δ 80和δ 109左右，这两个碳信号具特征性，易于辨认。C22化学位移与C5、C22和C25构型无关。呋甾烷型甾体皂苷元，其C22位碳信号出现在δ 90.3；当C22位连有羟基时，22位碳信号出现在δ 110.8处；当C22位连有甲氧基时，22位碳信号出现在δ 113.5处（其甲氧基碳在较高场，一般为δ 47.2）。变形螺甾烷类，F环为五元呋喃环，C22位碳信号出现在δ 120.9，C25位碳信号出现在δ 85.6，可明显区别于其他类型。18-位、19-位、21-位和27-位的4个甲基的化学位移一般均低于δ 20，双键碳的化学位移在δ 115～150范围内；羰基碳信号出现在δ 200左右。

在螺旋甾烷型甾体皂苷中，27-CH_3信号的化学位移值与C25的构型有关，25R型甾体皂苷中，27-CH_3信号位于δ 17.1左右；而在25S型甾体皂苷中，27-CH_3信号位于δ 16.2左右。

甾体皂苷元碳原子上如有羟基取代，化学位移向低场位移40～45。如羟基与糖结合成苷，则与糖基以苷键相连的碳原子（α碳）信号发生苷化位移，再向低场位移6～10。

（四）质谱

甾体皂苷元的质谱裂解方式很有特征，由于分子中具有螺缩酮结构，在质谱中均出现很强的m/z 139基峰、中等强度的m/z 115碎片离子峰及一个弱的m/z 126辅助离子峰。其裂解途径如下。

a

m/z 139

或

m/z 126

麦氏重排

m/z 115

如果F环有不同取代，则上述三个碎片峰可发生相应的质量位移或峰强度变化，因而对于鉴定皂苷元尤其是 F 环上的取代情况十分有用。甾体母核或甾体母核加 E 环的碎片，主要有 m/z 386、m/z 357、m/z 347、m/z 344、m/z 302、m/z 287、m/z 273、m/z 122。这些离子的质荷比可因取代基的性质和数目发生相应的质量位移，同时还可能产生一些失水或失 CO 的离子。根据这些特征碎片峰可以鉴别是否为甾体皂苷元，并可推测母核上取代基的性质、数目和取代位置等。FD-MS 适用于甾体皂苷分子量和糖连接顺序的测定。在甾体皂苷的 FD-MS 中可见到 $[M+H]^+$、$[M+H-糖基]^+$ 及糖基碎片，同时还存在一些特征碎片如 $[M+2H-糖基]^+$ 及双电荷离子如 $[M+2Na]^{2+}$ 等。因此，可以确定分子离子峰，根据分子离子峰可以确定糖的数目，解析分子离子减去糖基后的碎片峰，可推测糖的连接顺序。

（五）结构研究实例

9.1 β-谷甾醇的结构鉴定

复习思考题

1. 什么是 α-去氧糖，结构特点是什么？
2. 强心苷的水解反应有哪些？简要描述各水解反应的适用范围及产物。
3. 如何利用 IR 光谱和 NMR 谱区别螺旋甾烷和异螺旋甾烷？

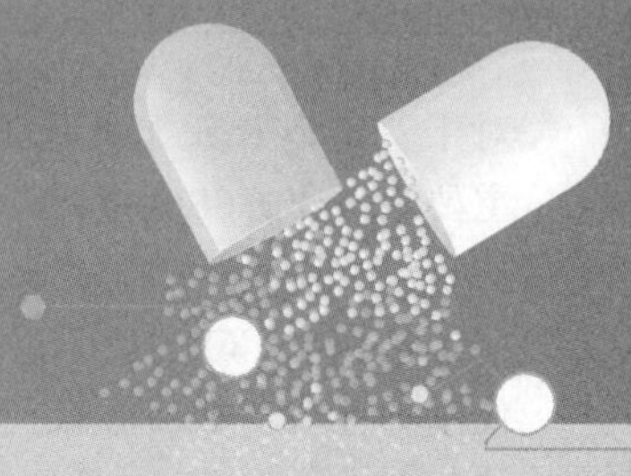

第十章 生物碱

第一节 概　　述

一、生物碱的定义

生物碱（alkaloids）是一类重要的天然有机化合物，一般指天然的含氮有机化合物，现在一般指存在于生物机体中除蛋白质、肽类、核酸、卟啉类、氨基糖、氨基酸、维生素类及低分子胺类等以外的含负氧化态氮原子的环状有机化合物。其中负氧化态氮包括胺、氮氧化物、酰胺以及季铵化合物，但不包括含硝基和亚硝基的化合物。

目前对于生物碱的定义，一般应该具备以下几个特点：①结构中至少含有一个氮原子；②一般不包括分子量在1500以上的肽类等生物大分子；③化学结构中氮原子源于氨基酸或嘌呤母核或甾体与萜类衍生的氨基化结构；④具有碱性或中性；⑤排除上述简单定义中的所有例外的化合物。

二、生物碱的研究简史

生物碱是科学家研究最早的一类具有生物活性的天然产物，早在17世纪《本草纲目拾遗》中就记载了乌头碱的提取，1803年，Derosne分离得到一个生物碱那可丁（narcotine），1806年，德国学者F. W. Sertürner首次从阿片中分离得到吗啡（morphine），由此揭开了生物碱类天然产物研究的新篇章。

1819年，Meissner W将此类从植物中分离得到的具有碱性的天然化合物命名为生物碱（alkaloids），即“有碱性的物质”。在此期间，科学家从植物中分离得到了许多重要的生物碱，如尼古丁（nicotine，1809年）、马钱子碱（brucine，1817年）、咖啡因（caffeine，1820年）、奎宁（quinine，1820年）、胡椒碱（piperine，1819年）等。这些生物碱的发现奠定了现代生物碱研究的基础。

生物碱化合物的研究，随着现代分离与结构研究新方法、新技术的不断应用，每年新发现的新生物碱化合物的数量以1500多个的速度递增。迄今为止，已经从自然界分离得到了2万多种生物碱类化学成分。生物碱结构复杂多样，是天然有机化合物中最大的一类化合物，而且多数具有生物活性，如麻黄（*Ephedra sinica*）中的麻黄碱（ephedrine），黄连（*Coptis chinensis*）中的小檗碱（berberine），长春花（*Catharanthus soseus*）中的长春新碱（vincristine），喜树（*Camptotheca acuminata*）中的喜树碱（camptothecine）、吴茱萸［*Evodia rutaecarp*（Juss.）Benth］中的吴茱萸碱（evodiamine）等。因此，生物碱的研究一直是天然药物学家研究的热点，也是天然药物化学的重要研究领域之一。

三、生物碱的分布

自然界中生物碱的分布十分广泛，在植物、动物、海洋生物、微生物、真菌及昆虫的代谢产物中均有分布，但生物碱仍主要存在于植物中，如双子叶植物中的豆科、茄科、防己科、罂粟科、毛茛科、小檗科等均含较多的生物碱化合物。

(1) 生物碱在低等植物类群中的分布规律　迄今为止，在藻类中尚未发现生物碱；菌类植物中仅少数含有生物碱（如麦角菌类）；蕨类植物中仅含有结构相对简单的生物碱；地衣、苔藓类植物中仅含有结构简单的吲哚类生物碱。

(2) 生物碱在高等植物中的分布规律　生物碱在裸子植物中具有一定的分布，如紫杉科（Taxaceae）的红豆杉属（*Taxus*），松柏科（Conifer）的松属（*Pinus*）、云杉属（*Picea*）、油杉属（*Keteleeria*），三尖杉科（Cephalotaxaceae）的三尖杉属（*Cephalotaxus*）等裸子植物。在被子植物中，主要分布在18个双子叶植物科中，如番荔枝科（Annonaceae）、夹竹桃科（Apocynaceae）、小檗科（Berberidaceae）、紫草科（Boragiaceae）、石竹科（Caryophyllaceae）、菊科（Compositae）、黄杨科（Buxaceae）、卫矛科（Celastraceae）、樟科（Lauraceae）、豆科（Leguminosae）、防己科（Menispermaceae）、罂粟科（Papaveraceae）、蝶形花科（Papilionaceae）、胡椒科（Piperaceae）、毛茛科（Ranunculaceae）、茜草科（Rubiaceae）、芸香科（Rutaceae）和茄科（Solanaceae）等植物；而单子叶植物中则相对集中在石蒜科（Amaryllidaceae）、百合科（Liliaceae）、禾本科（Gramineae）和白步科（Stemonaceae）等单子叶植物。

(3) 生物碱在同一植物中的分布，往往以数种或数十种生物碱共存，很少有只含生物碱的情况。相同科属植物的生物碱合成途径相似，因此，其化学结构也类似，故同属植物往往含有同一母核或结构相同的生物碱。但是，同一生物碱也可以分布在同科不同属的植物中，如茄科的颠茄属、曼陀罗属、莨菪属植物均含有莨菪碱。不同科的植物中也可能含有同一生物碱，如小檗科的小檗、毛茛科的黄连、芸香科的黄柏、防己科的古山龙等植物中均含有小檗碱。

(4) 生物碱在植物中极少出现与萜类和挥发油共存的情况。

四、生物碱的存在形式

根据生物碱中氮原子的存在状态可将生物碱分为六类：游离碱、盐类、酰胺类、*N*-氧化物、氮杂缩醛类和亚胺或烯胺存在形式。在植物体内，除酰胺类生物碱和极少数碱性极弱的生物碱以游离生物碱的形式存在外，绝大多数的生物碱均以盐的形式存在，形成盐的酸主要有草酸、柠檬酸、硫酸、盐酸和硝酸等。某些生物碱分子结构中含有氮杂缩醛体系或噁唑啉环体系，使得这些生物碱容易发生差向异构化、异构化、成盐等反应。某些生物碱分子结构中含有N—O键，使得这些生物碱的亲水性增强。

第二节　生物碱的结构与分类

生物碱化合物数量较多，结构复杂，在生物碱不同研究历史中有不同的分类方法。生物碱按溶解性分为水溶性生物碱、脂溶性生物碱；按植物来源分类，如长春花生物碱、鸦片生物碱、三尖杉生物碱等；按化学结构分类，如吲哚类生物碱、异喹啉类生物碱等；按生源合成途径分类，如真生物碱、原生物碱及伪生物碱。目前，最常用的分类方法是按生源途径结合化学结构类型分类，这种方法可反映出生物碱的生源途径、化学本质及二者间的相互关系，且有利于化合物的结构推定。本章介绍的分类方法为生源途径结合化学结构分类法。

一、来源于鸟氨酸的生物碱

从生源途径来说，本类生物碱系指由鸟氨酸的二次代谢，形成吡咯烷式五元氮杂环骨架的生物合成途径而来，被归到真生物碱大类中，本类生物碱主要包括吡咯类、莨菪烷类和吡咯里西啶类三类生物碱。

1. 吡咯烷类（pyrrolidines）**生物碱**

这类生物碱的结构比较简单，数量较少。例如益母草中的水苏碱（stachydrine）、山莨菪中的红古豆碱（cuscohygrine）等。

吡咯烷　水苏碱　红古豆碱

2. 莨菪烷类（tropanes）生物碱

莨菪烷类生物碱指由一个鸟氨酸分子起始，生物合成一个吡咯烷氮杂环后，再进一步形成一分子莨菪烷的生物碱，又称托品烷类生物碱。该类生物碱常以莨菪烷环系的 C-3-醇羟基与不同有机酸缩合成酯的形式存在。主要分布在茄科的莨菪属、曼陀罗属、颠茄属和天仙子属等植物中，如曼陀罗中的莨菪碱（hyoscyamine）、东莨菪碱（scopolamine）。

东莨菪碱　莨菪碱

3. 吡咯里西啶类（pyrrolizidines）生物碱

吡咯里西啶类生物碱指由两个鸟氨酸分子起始，生物合成两个吡咯烷共用一个氮原子的氮杂环生物碱。主要分布在菊科千里光属植物中，例如森林千里光中的大叶千里光碱（macrophylline）。这类化合物的生物活性较强，但肝毒性较大，易中毒。

吡咯里西啶　大叶千里光碱

二、来源于赖氨酸的生物碱

从生源途径来说，系指由赖氨酸的二次代谢，形成哌啶式六元氮杂环骨架的生物合成途径而来，本类生物碱主要包括哌啶类、喹诺里西啶类和吲哚里西啶类三类生物碱，如胡椒碱、洛贝林、苦参碱、石松碱、金雀花碱等生物碱。

1. 哌啶类生物碱

该类生物碱的结构简单，由一个赖氨酸分子起始。该类生物碱分布广泛，结构简单，很多呈液态。代表性的化合物有槟榔碱（arecoline）、胡椒碱（piperine）、石杉碱甲（huperzine A）等。

哌啶　槟榔碱　胡椒碱　石杉碱甲

2. 喹诺里西啶类生物碱

喹诺里西啶类生物碱指由两个赖氨酸分子起始，生物合成两个哌啶共用一个氮原子的一分子氮杂环结构的生物碱。主要分布在豆科、千屈菜科和石松科中，如苦参碱（matrine）、氧化苦参碱（oxy matrine）、金雀花碱（sparteine）、石松碱（lycopodine）、羽扇豆碱（lupinine）等。

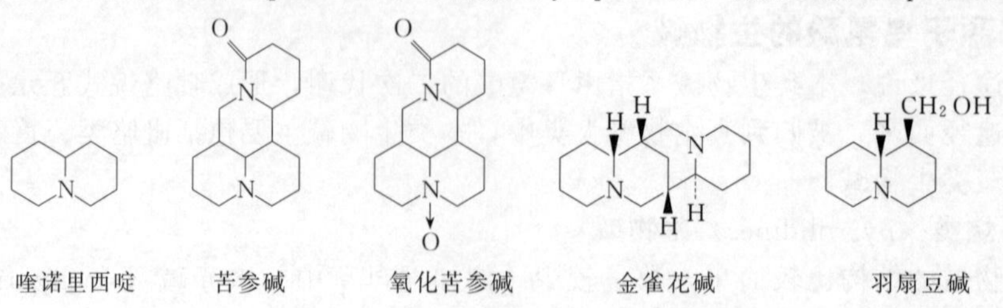

喹诺里西啶　苦参碱　氧化苦参碱　金雀花碱　羽扇豆碱

3. 吲哚里西啶类生物碱

吲哚里西啶类生物碱指由一个赖氨酸分子起始，生物合成一分子 2-哌啶酸，羧酸端再进一步环合转化而成的一类生物碱，具有哌啶和吡咯共用一个氮原子的氮杂环结构的生物碱。本类生物碱的数目不多，但生物活性较强，主要分布于大戟科一叶萩属植物中，如对中枢神经系统有兴奋作用的一叶萩碱（securinine）。

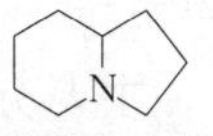

吲哚里西啶 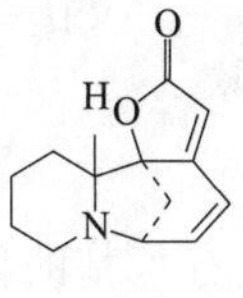　　一叶萩碱

三、来源于邻氨基苯甲酸的生物碱

本类生物碱一般认为由邻氨基苯甲酸自身直接生物合成，主要包括喹啉类和吖啶酮类生物碱。主要分布于芸香科植物中，例如鲍氏山油柑中具有显著的抗肿瘤活性的山油柑碱（acronycine）、白鲜皮中的白鲜碱（dictamnine）等。

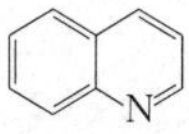

喹啉 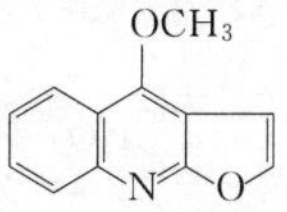　　白鲜碱 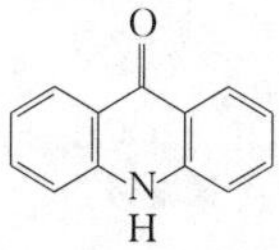　　吖啶酮 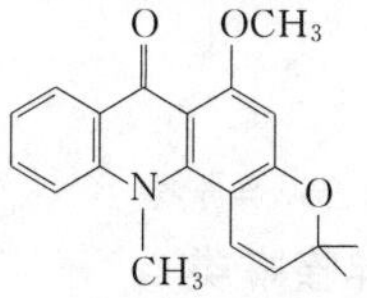　　山油柑碱

四、来源于苯丙氨酸和酪氨酸的生物碱

本类生物碱的数量众多，达 1000 多种，具有分布广、结构复杂和药用价值高的特点。

（一）苯丙胺类生物碱

本类生物碱的数量较少，其氮原子处于环外。代表性生物碱如麻黄（*Ephedra stapf*）中的麻黄碱（ephedrine）、伪麻黄碱（pseudoephedrine）、甲基麻黄碱（methylephedrine）、甲基伪麻黄碱（pseudomethylephedrine）、去甲基麻黄碱（norephedrine）和去甲基伪麻黄碱（norpseudoephedrine）等。

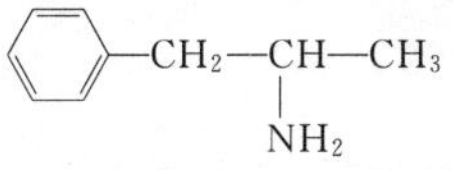

苯丙胺 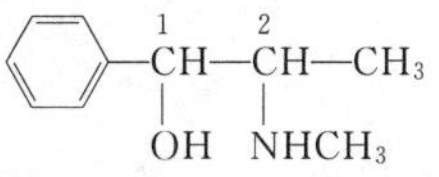　　L-麻黄碱（1*R*,2*S*） 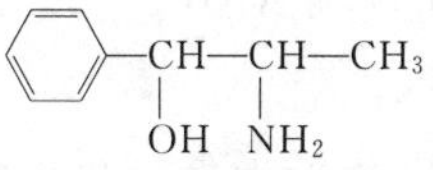　　L-去甲麻黄碱（1*R*,2*S*） 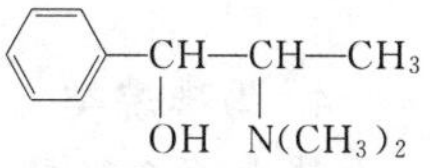　　L-甲基麻黄碱（1*R*,2*S*）

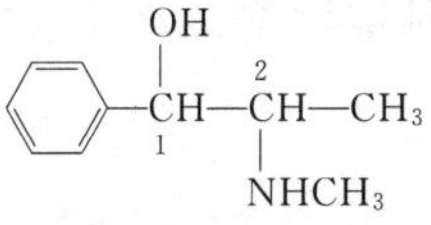

D-伪麻黄碱（1*S*,2*S*） 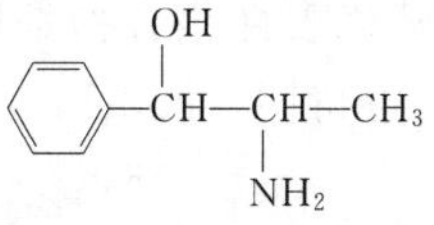　　D-去甲伪麻黄碱（1*S*,2*S*） 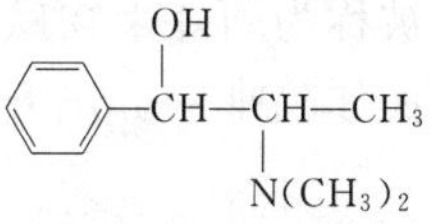　　D-甲基伪麻黄碱（1*S*,2*S*）

（二）异喹啉类生物碱

异喹啉类生物碱指由一个酪氨酸分子起始，生物合成一分子苯并吡啶（异喹啉）氮杂环骨架结构的生物碱。该类生物碱在植物中分布广泛，数目较多，生物活性较广。根据生物碱的化学结构不同主要又分为小檗碱类和原小檗碱类、苄基异喹啉类、双苄基异喹啉类和吗啡烷类。

1. 小檗碱类和原小檗碱类

该类生物碱具有两个异喹啉共用氮原子的稠合环母核，根据母核上 C 环的氢化程度不同，又可以分为小檗碱类和原小檗碱类。小檗碱类生物碱多为季铵型生物碱，如存在于三棵针、黄连和黄柏中的小檗碱（berberine）。原小檗碱类多为叔胺型生物碱，如延胡索中的延胡索乙素（tetrahydropalmatine）。

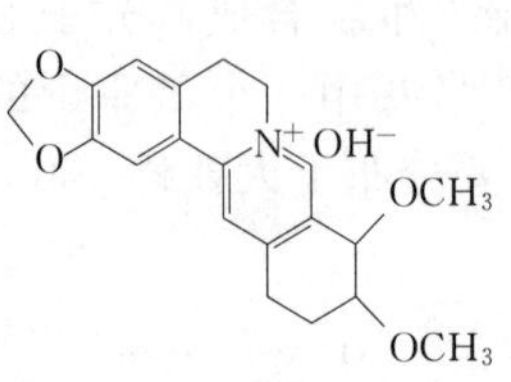

小檗碱 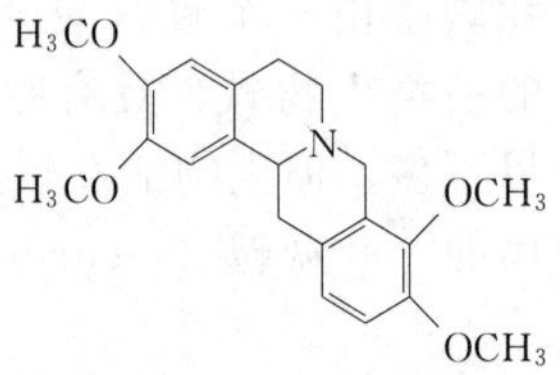　　延胡索乙素

2. **苄基异喹啉类**

该类生物碱的母核为1-位连有苄基的异喹啉环，主要分布于木兰科、罂粟科、毛茛科、防己科、芸香科、马兜铃科、小檗科、大戟科和樟科等植物中。代表性化合物为罂粟中的罂粟碱（papaverine）和厚朴中的厚朴碱（magnocurarine）等。

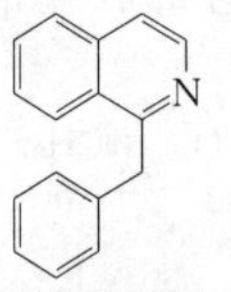

苄基异喹啉 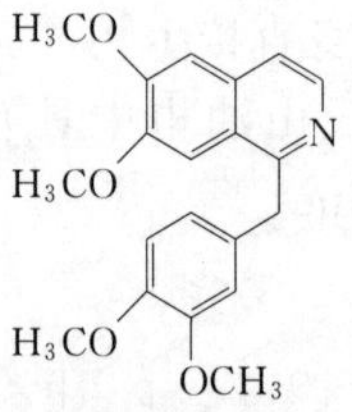　　罂粟碱 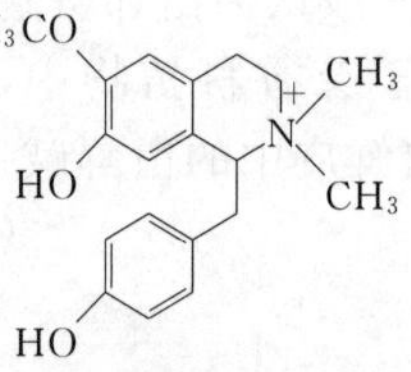　　厚朴碱

3. **双苄基异喹啉类**

该类生物碱的母核由两个苄基异喹啉通过酚氧化偶联产生的醚氧键连接而成。因连接方式较多，此类生物碱的类型也多。例如防己科植物汉防己中的粉防己碱（tetrandrine）和汉防己乙素（fangchinoline）；北豆根中的蝙蝠葛碱（dauricine）。

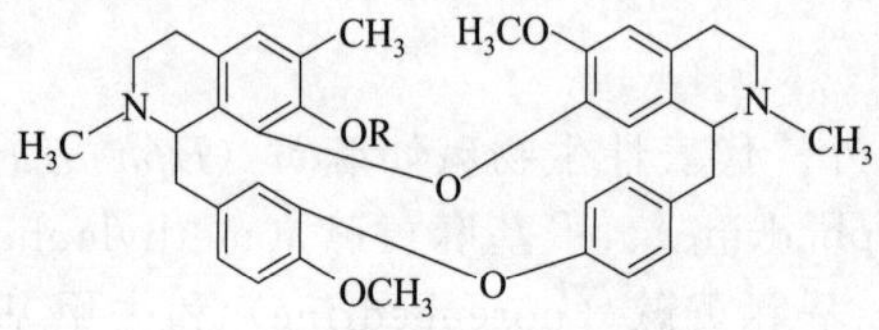

汉防己甲素 R=CH_3
汉防己乙素 R=H

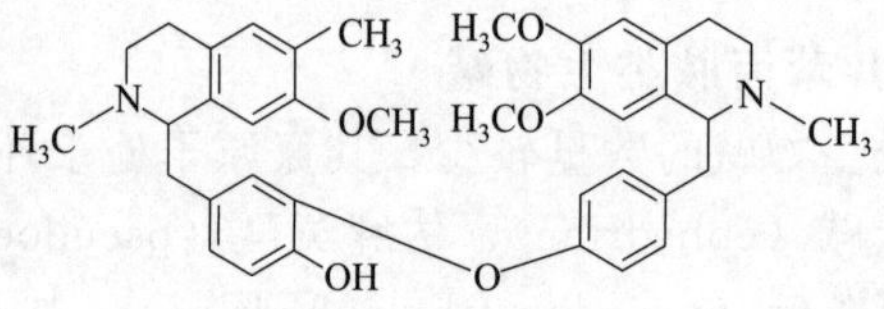

蝙蝠葛碱

4. **吗啡烷类**

其生源途径是由苄基异喹啉类进一步生物合成转化而来的，又称为改型苄基异喹啉类。这类生物碱又被称为阿片生物碱，因其代表性化合物是罂粟科植物罂粟及其制品“阿片”中的主要成分，例如吗啡（morphine）、可待因（codeine）等。

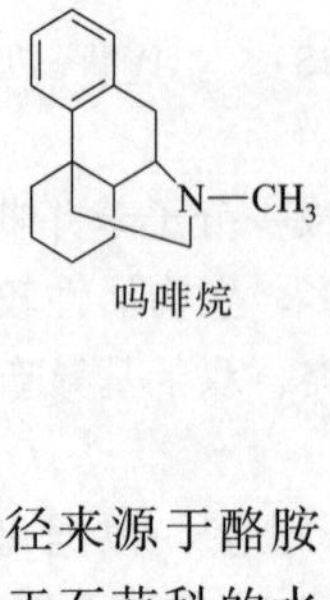

吗啡烷

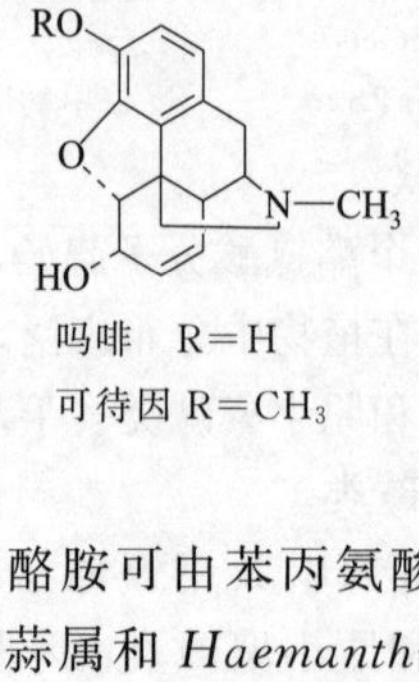

吗啡 R=H
可待因 R=CH_3

（三）苄基苯乙胺类

该类生物碱的生源途径来源于酪胺，只不过酪胺可由苯丙氨酸和酪氨酸两个途径产生。该类生物碱几乎全部分布于石蒜科的水仙属、石蒜属和 *Haemanthus* 属植物中，故又被称为石蒜生物碱。重要的化合物有石蒜碱（lycorine）、加兰他敏（galanthamine）等。

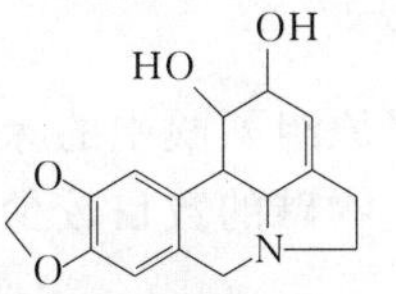

石蒜碱 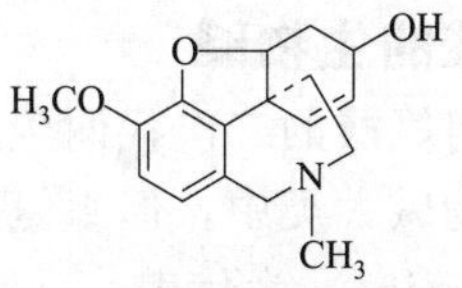 加兰他敏

五、来源于色氨酸的生物碱

本类生物碱多数含有吲哚氮杂环母核的特征，是目前生物碱家族中最大和最复杂的一类生物碱，又称为吲哚类生物碱。

1. 简单吲哚类生物碱

本类生物碱结构中只有吲哚母核，而无其他杂环。该类生物碱分布广泛，例如常见于豆科和禾本科植物中的代表性化合物如蓼蓝中的靛苷（indican）。

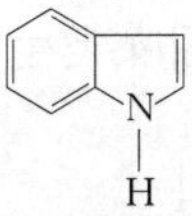

吲哚 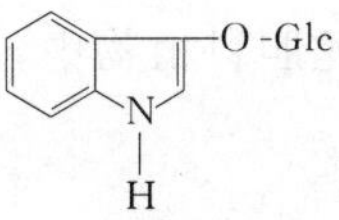 靛苷

2. 色胺吲哚类生物碱

本类生物碱分子中总氮原子数比简单吲哚类生物碱多，在植物中分布较分散，如芸香科植物吴茱萸中的吴茱萸碱类（evodiamine）等。

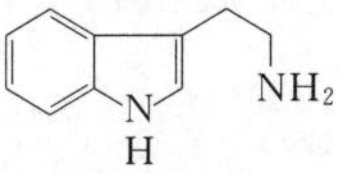

色胺 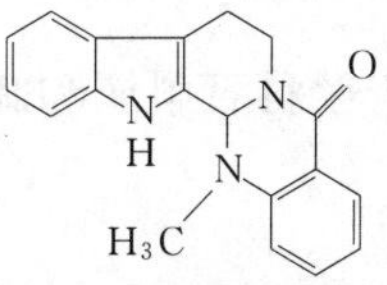 吴茱萸碱

3. 半萜吲哚类生物碱

此类生物碱主要分布于麦角菌类中，又被称为麦角碱类生物碱，分子中含有一个四环的麦角碱核体系，如麦角新碱（ergometrine）。

4. 单萜吲哚类生物碱

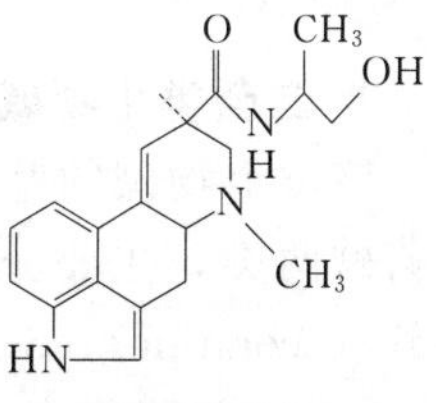

本类生物碱为分子中具有一个吲哚母核和一个C9或C10的裂环番木鳖萜及其衍生物的结构单元的生物碱，为色氨酸系生物碱中最重要的一类，已知的单萜吲哚类生物碱有1100多种。根据其化学结构可以分为三类：单萜吲哚类生物碱，如柯南因（corynantheine）、利血平（reserpine）、士的宁（strychnine）、长春胺（vincamine）、依波加明（ibogamine）等，双分子吲哚类生物碱如长春碱（vinblastine，VLB）、长春新碱（vincristine，VCR）等，以及与单萜吲哚类相关的生物碱如乌勒因（uleine）、阿巴利生（apparicine）、喜树碱（camptothecine）、羟基喜树碱（10-hydroxy camptothecine）、金鸡宁（cinchonine）、奎宁（quinine）、奎尼丁（quinidine）等。

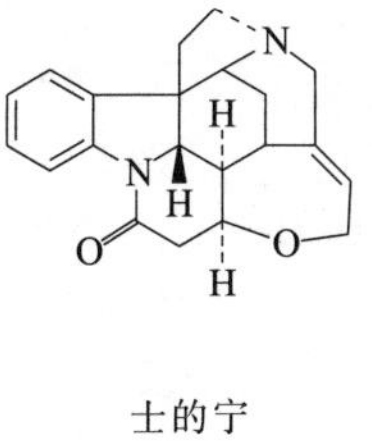

麦角新碱

士的宁 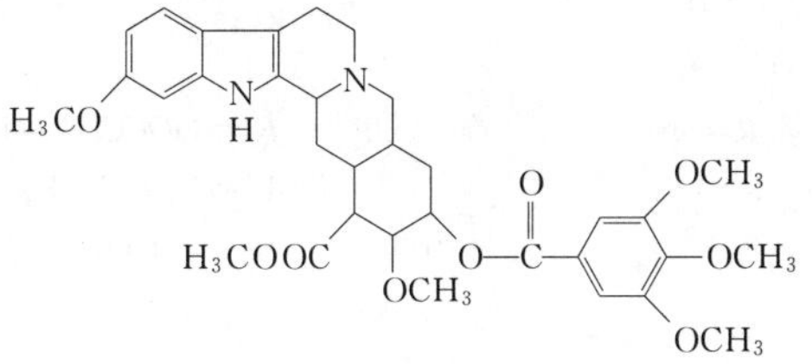 利血平

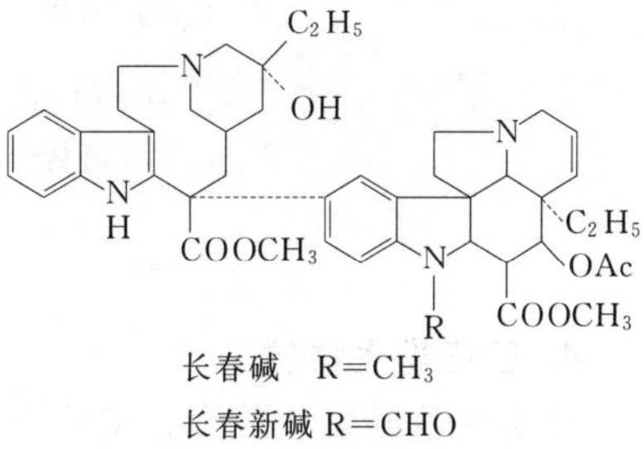

长春碱 R=CH_3

长春新碱 R=CHO

六、来源于组氨酸的生物碱

该类生物碱主要由组氨酸的二次代谢生成，以原组氨酸中的咪唑环作为五元氮杂环骨架的生物碱，被归到真生物碱大类中，但组氨酸系生物碱的数目较少，以芸香科植物毛果芸香中的毛果芸香碱（pilocarpine）为代表。

咪唑　　毛果芸香碱

七、来源于萜类的生物碱

1. 单萜类生物碱

该类生物碱主要由环烯醚萜衍生而来，如猕猴桃碱（actinidine）、秦艽碱甲（gentianine）等，多分布于龙胆科植物中，且常与单萜吲哚类生物碱共存。

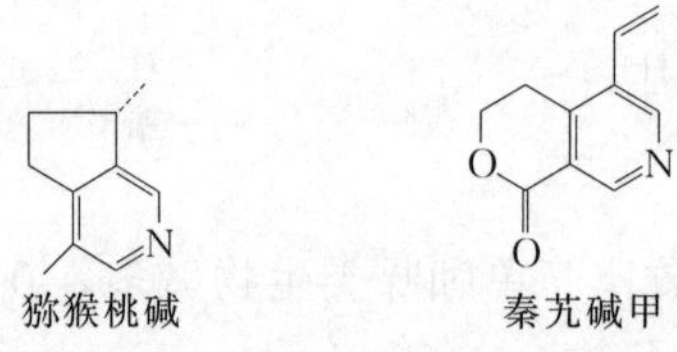

猕猴桃碱　　秦艽碱甲

2. 倍半萜类生物碱

该类生物碱主要分布于兰科石斛属和睡莲科萍蓬草属植物中，如石斛碱（dendrobine）、莲萍定（nupharidine）等。

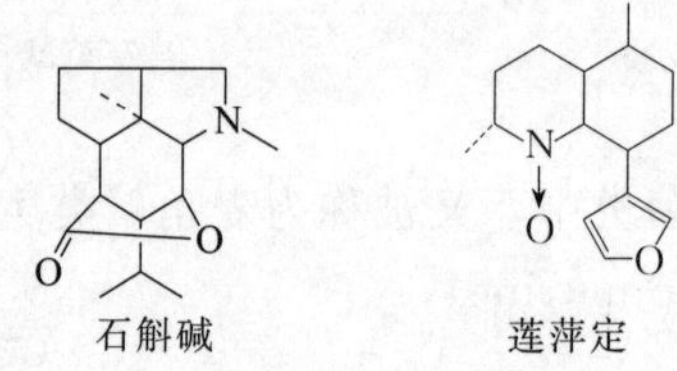

石斛碱　　莲萍定

3. 二萜类生物碱

该类生物碱的基本母核为四环二萜或五环二萜结构，按性质主要分为去甲二萜碱和二萜碱两类，主要分布于毛茛科乌头属、飞燕草属和翠雀属植物中，代表性化合物如乌头碱（aconitine）、3-乙酰乌头碱（3-acetylaconitine）、高乌碱甲（lappaconitine A）、阿替生（atisine）、关附甲素（guan-fubase A）、维特钦（veatchine）、牛扁碱（lycoctonine）等。

乌头碱　R=OH
3-乙酰乌头碱　R=OAc

高乌碱甲　$R_1=OOCC_6H_4NHCOCH_3$　$R_2=R_3=H$　$R_4=OH$
牛扁碱　$R_1=CH_2OH$　$R_2=OCH_3$　$R_3=OH$　$R_4=H$

4. 三萜类生物碱

该类生物碱发现较少，结构中具有三萜或降三萜骨架结构。主要分布于交让木科交让木属、虎皮楠科虎皮楠属、黄杨科黄杨属植物中，如交让木碱（daphniphylline）、*N*-benzoyl-16-acetylcycloxobuxidine 等。

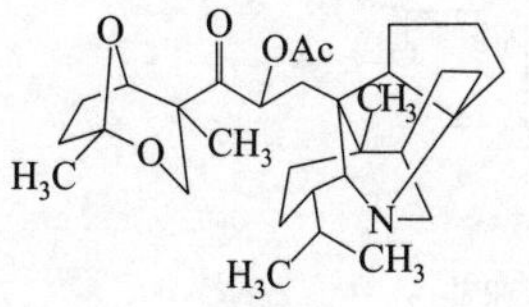

交让木碱

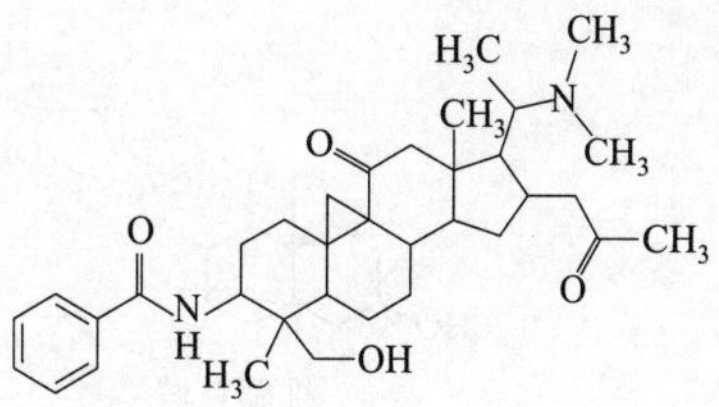

N-benzoyl-16-acetylcycloxobuxidine

八、来源于甾体的生物碱

本类生物碱一般被认为是属于天然甾体的含氮衍生物，因此又称为伪生物碱。根据骨架结构分为三类：孕甾烷（C_{21}）生物碱、环孕甾烷（C_{24}）生物碱、胆甾烷（C_{27}）生物碱，胆甾烷生物碱再分为胆甾烷碱类及异胆甾烷碱类。

1. 孕甾烷生物碱

主要为孕甾烷 C3 位或 C20 位单氨基或双氨基的衍生物，其骨架一般含有 21 个碳原子，又称为 C_{21} 甾体生物碱。本类生物碱的数量较少，主要分布于夹竹桃科植物中，少数分布于黄杨木科及百合科植物中，代表性化合物有康斯生（conssine）、野扇花碱（saracodine）等。

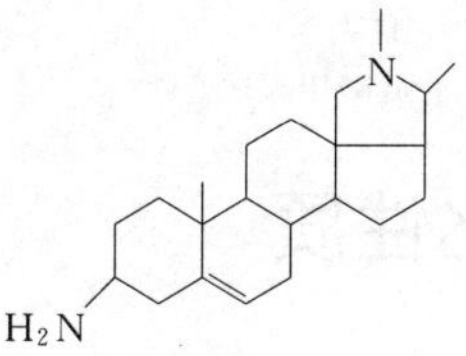

康斯生

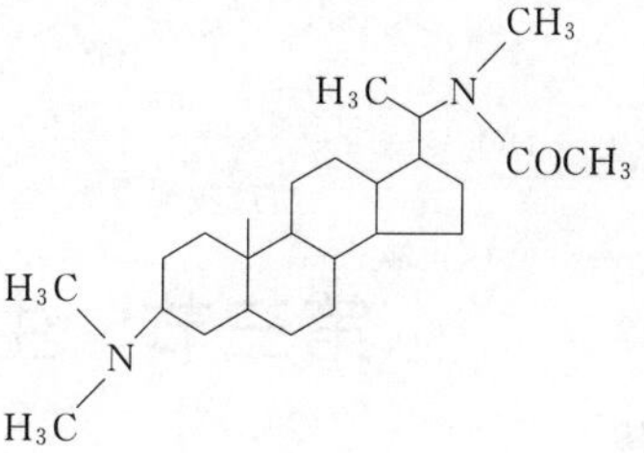

野扇花碱

2. 环孕甾烷生物碱

本类生物碱的分布更窄，只分布于黄杨木科植物中，代表性化合物有环常绿黄杨碱 D（cyclovirobuxine D）、环黄杨酰胺（cycloprotobuxinamine）等。

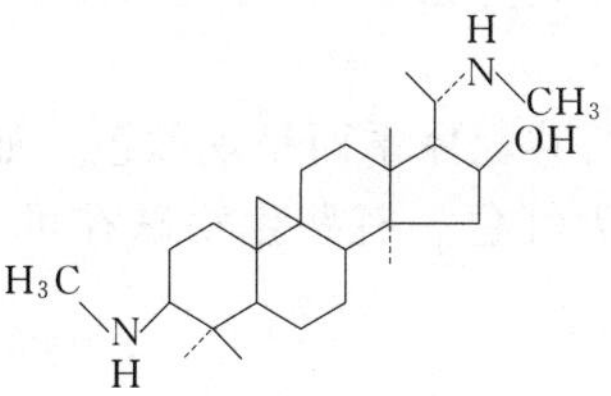

环常绿黄杨碱 D

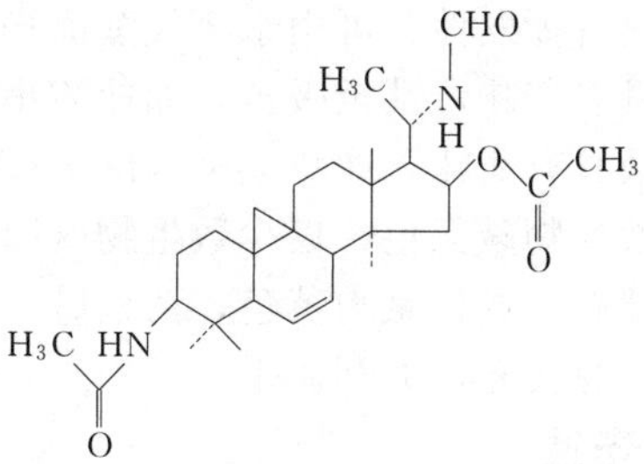

环黄杨酰胺

3. 胆甾烷生物碱

以天然甾醇为母体的氨基化衍生物，母核一般有 27 个碳原子，又称为 C_{27} 甾体生物碱，常以苷的形式存在，主要存在于茄科和百合科植物中，代表性化合物有维藜芦胺（veralkamine）、澳洲茄胺（solasodine）、茄次碱（solanidine）等；异胆甾烷类生物碱与胆甾烷碱类生物碱的主要区别在于五元环（C 环）与六元环（D 环）异位，主要分布于百合科植物中，代表性化合物如浙贝甲素（verticine）、藜芦胺（veratramine）、平贝碱甲（pingpeimine A）等。

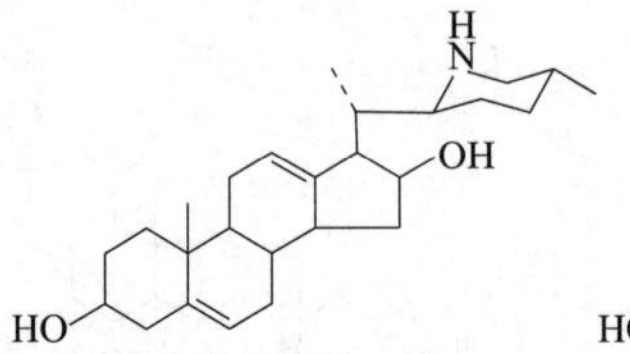

维藜芦胺 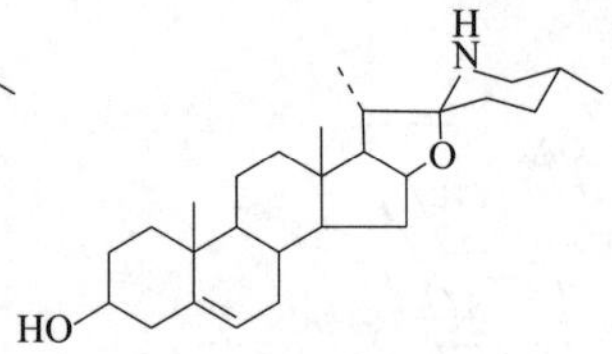　　澳洲茄胺

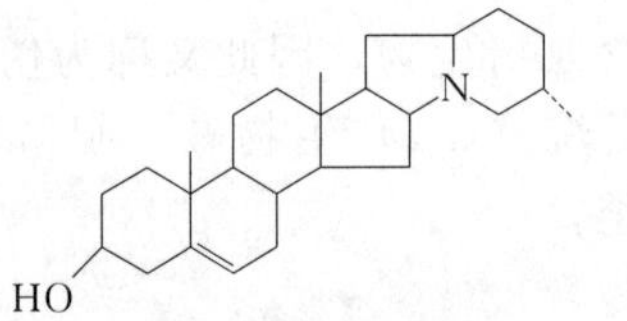

茄次碱 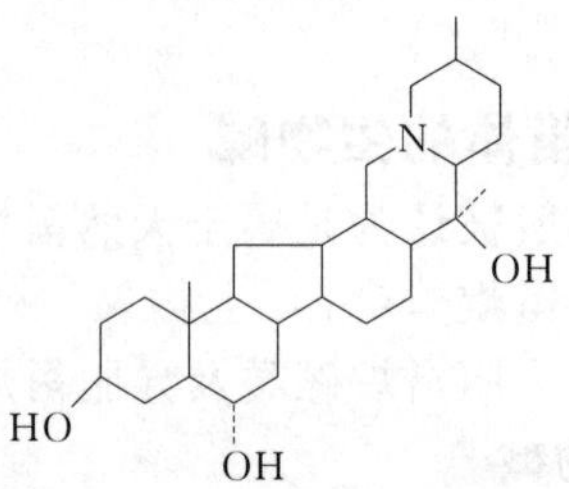　　浙贝甲素

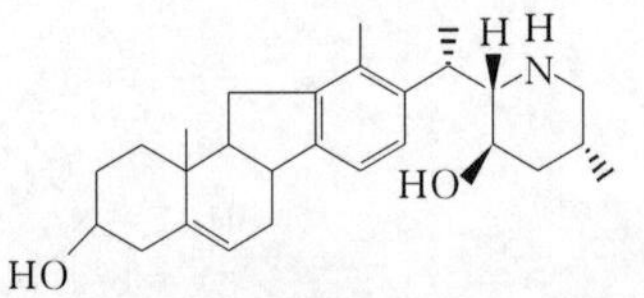

藜芦胺 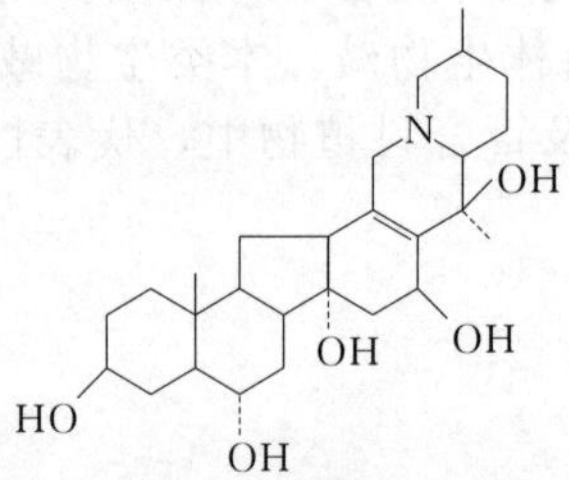　　平贝碱甲

第三节 生物碱的理化性质

一、性状

生物碱一般由 C、H、O、N 等元素组成，极少数含有 S、Cl 等元素。大多数生物碱为结晶形固体，少数为非晶形粉末；具有固定的熔点或沸点，但有的具有双熔点，如汉防己诺林碱（fangchinoline）。极少数生物碱因分子较小、结构中无氧原子或氧原子结合为酯键而表现为液体，如烟碱、毒芹碱、槟榔碱等。少数液体生物碱和小分子固体生物碱，如麻黄碱、烟碱等具有挥发性，可用水蒸气蒸馏提取。咖啡因、川芎嗪等个别生物碱具有升华性。生物碱多数具有苦味，甚至极苦，如盐酸小檗碱，有些具有强烈的刺激唇舌的焦灼感，如胡椒碱，极少数具有甜味，如甜菜碱（betaine）。

绝大多数生物碱无色，仅少数生物碱因具有较长的共轭体系而呈现颜色，如一叶秋碱为淡黄色，小檗碱、蛇根碱为黄色，药根碱、小檗红碱为红色。有些生物碱在可见光下无色，而在紫外线下显荧光，如利血平。

二、旋光性

生物碱分子结构中如含手性碳原子或手性氮原子，则具有旋光性，且多表现为左旋。生物碱的旋光性受手性碳的构型、溶剂、pH 值、温度及浓度等的影响，如麻黄碱在水中呈右旋性，而在三氯甲烷中则呈左旋性；烟碱在中性条件下呈左旋性，而在酸性条件下呈右旋性；北美黄连碱（hydrastine）在95%乙醇中呈左旋性，而在稀乙醇中呈右旋性，且随乙醇浓度的降低而右旋性增加。此外，游离生物碱与其盐类的旋光性也可能不同，例如长春碱为右旋，但其硫酸盐为左旋；吐根碱（emetine）在三氯甲烷中呈左旋性，而其盐酸盐则呈右旋性。

生物碱的生物活性与其旋光性紧密相关，通常左旋体较右旋体的生物活性强。如 L-莨菪碱的散瞳作用比 D-莨菪碱强 100 倍，去甲乌药碱（higenaenine）的左旋体才具强心作用。但也有个别生物碱的右旋体的生物活性强于左旋体，如 D-古柯碱的局麻作用就强于 L-古柯碱。

三、溶解性

生物碱的溶解性与其分子中氮原子的存在形式、分子大小、极性基团的种类和数目以及溶剂种类等因素有关。

（一）游离生物碱

1. 亲脂性生物碱

大多数叔胺碱和仲胺碱为亲脂性，一般能溶于有机溶剂，尤其易溶于亲脂性有机溶剂，如苯、乙醚、卤代烷类（二氯甲烷、三氯甲烷、四氯化碳），尤其是在三氯甲烷中的溶解度较大。可溶于酸水，不溶或难溶于水和碱水。

2. 亲水性生物碱

主要是指季铵碱和某些含氮-氧化物的生物碱。这些生物碱可溶于水、甲醇、乙醇，难溶于亲脂性有机溶剂。某些生物碱如麻黄碱、苦参碱、氧化苦参碱、东莨菪碱、烟碱等有一定程度的亲水性，可溶于水、醇类，也可溶于亲脂性有机溶剂，这些生物碱的结构特点往往是分子较小，或具有醚键、配位键，或为液体等。

3. 具特殊官能团的生物碱

具酚羟基或羧基的生物碱称为两性生物碱（具酚羟基者常称为酚性生物碱），如吗啡、小檗胺（berbamine）、槟榔次碱等，这些生物碱既可溶于酸水，也可溶于碱水溶液，但在 pH 8～9 时溶解性最差，易产生沉淀。具内酯或内酰胺结构的生物碱在正常情况下，其溶解性类似一般叔胺碱，但在碱水溶液中，其内酯（或内酰胺）结构可开环形成羧酸盐而溶于水中，继之加酸又可环合析出，如喜树碱、苦参碱等。

（二）生物碱盐

一般易溶于水，可溶于醇类，难溶于亲脂性有机溶剂。生物碱在酸水中成盐溶解，调碱性后又游离析出沉淀。通常生物碱的无机酸盐的水溶性大于有机酸盐；无机酸盐中含氧酸盐的水溶性大于卤代酸盐；小分子有机酸盐大于大分子有机酸盐。

有些生物碱或盐的溶解性不符合上述规律。如，吗啡为酚性生物碱，难溶于三氯甲烷、乙醚，可溶于碱水；石蒜碱难溶于有机溶剂，而溶于水；喜树碱不溶于一般的有机溶剂，而溶于酸性三氯甲烷等等。有些生物碱盐可溶于亲脂性有机溶剂，如高石蒜碱（homolycorine）的盐酸盐难溶于水而易溶于三氯甲烷；有些生物碱盐难溶于水，如小檗碱盐酸盐、麻黄碱草酸盐等。

四、碱性

生物碱因结构中具有氮原子，均表现出一定的碱性。碱性是生物碱的重要性质，其碱性强弱与多种因素有关。

（一）生物碱碱性强度表示方法

根据布朗斯特（Bronsted）酸碱理论，凡能接受质子的分子或离子为碱，能给出质子的分子或离子为酸。生物碱分子中氮原子上的孤对电子能接受质子而表现出碱性。一般接受质子能力越强的化合物，其碱性越强，反之碱性越弱。化合物酸碱强度的测定，一般以水为溶剂进行，其酸碱强度一般用其接受质子后形成的共轭酸的离解常数 K_a 的负对数值 pK_a 表示。一般其共轭酸的 pK_a 值越大，表示生物碱与 H^+ 的结合能力越强，生物碱的碱性越强；pK_a 值越小，生物碱的碱性越弱。

一般根据生物碱的 pK_a 值大小，将生物碱按碱性强弱分类。依次为强碱，$pK_a>12$，如季铵碱、胍类生物碱；中强碱，pK_a 7～12，如脂胺类、脂杂环类生物碱；弱碱，pK_a 2～7，如苯胺类、六元芳氮杂环类；极弱碱，$pK_a<2$，如酰胺类、五元芳香氮杂环类等。生物碱碱性基团的 pK_a 值大小顺序一般为：胍基［$-NH(C=NH)NH_2$］＞季铵碱＞脂肪(杂)胺＞芳香(杂)环＞酰胺基。

（二）生物碱的碱性强弱与分子结构的关系

因生物碱的碱性源于氮原子上的孤对电子，因此，其碱性强弱与氮原子的杂化方式、孤对电子受到的电子效应（诱导效应、诱导-场效应、共轭效应）、空间效应及分子内氢键形成等因素有关。

1. 氮原子杂化形式与碱性的关系

在杂化轨道中，p 电子可作为电子供体，其所占的比例越大，杂化轨道的供电子能力越强，化合物的碱性越强。生物碱分子结构中氮原子孤对电子处于杂化轨道中，因此，生物碱的碱性随杂化程度的升高而增强，即 $sp^3>sp^2>sp$。如四氢异喹啉为 sp^3 杂化，pK_a 值 9.5；吡啶和异喹啉均为 sp^2 杂化，pK_a 值分别为 5.17 和 5.4；氰基位 sp 杂化，碱性极弱，接近中性。当生物碱分子中氮原子以孤对电子成键生成一价阳离子的季铵型生物碱时呈强碱性，如小檗碱（pK_a 11.50）。

2. 诱导效应

生物碱分子结构中氮原子上的电子云密度容易受到相邻基团通过碳链传递的诱导效应的影响，使生物碱的碱性受相邻基团的影响而变化，且随碳链增长而影响逐渐降低。供电子基团如烷基，使氮原子电子云密度增加，碱性增强；吸电子基团如芳环、酰基、羟基等，使氮原子电子云密度减少，碱性降低。如麻黄碱（pK_a 9.58）的碱性强于去甲麻黄碱（pK_a 9.00），是因为麻黄碱氮原子上的甲基供电子所致；而二者的碱性弱于苯异丙胺（pK_a 9.80），是由于两者氨基碳的邻位碳上羟基吸电子诱导的结果。再如石蒜碱的碱性（pK_a 6.40）弱于二氢石蒜碱（pK_a 8.40），也是由于氮原子附近有吸电子的双键所导致的。

通常情况下，羟基和双键产生吸电子诱导效应，使生物碱的碱性减弱。具有氮杂缩醛结构的生物碱（叔胺型）如阿替生（pK_a 12.90）则易发生质子化而以季铵型的离子状态存在，呈强碱性。如醇胺型小檗碱属于氮杂缩醛结构，氮原子上的孤电子对与 α-羟基的 C—O 单键的 σ 电子发生转位，形成稳定的季铵型小檗碱而呈强碱性。

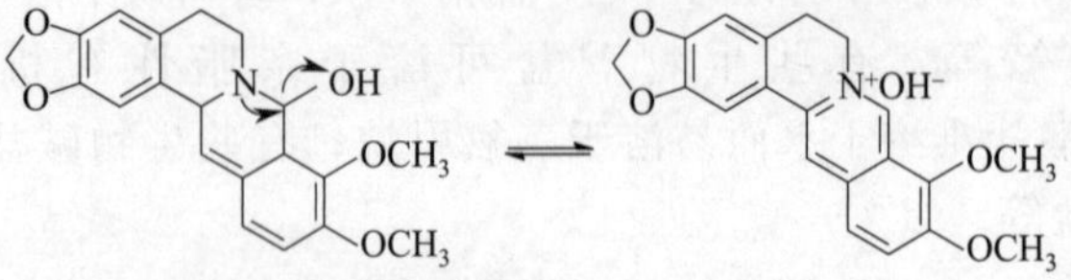

醇胺型小檗碱　　　　季铵型小檗碱

但氮杂缩醛体系中的氮原子处在稠环的“桥头”时，因受到 Bred’s 规则的限制，则不能发生质子化，使叔胺氮不能转变为季铵氮，反而因 α-羟基的吸电子诱导效应而使碱性减弱。例如阿马林（ajmaline）虽然有 α-羟基胺结构，但因氮原子位于稠环的“桥头”，氮原子上的孤电子对不能发生转位，故碱性为中等强度（pK_a 8.15）；而当阿马林乙酰化成二乙酰阿马林时，由于酯酰基的吸电子能力强于羟基，碱性变得更弱（pK_a 8.15）；伪士的宁（pseudostrychnine）的碱性（pK_a 5.60）弱于士的宁（pK_a 8.29），也是由于结构中的 α-羟基只能起吸电子作用，而不能转变成季铵氮。

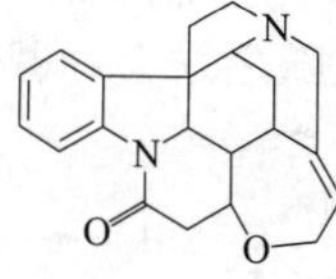

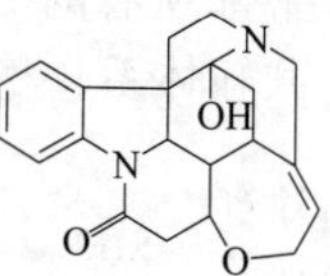

阿马林（pK_a 8.15）　士的宁（pK_a 8.29）　伪士的宁（pK_a 5.60）

3. 诱导-场效应

当生物碱分子中含有两个氮原子时，即使其杂化形式、化学环境等完全相同，但各氮原子的碱性具有差异。当分子中一个氮原子质子化后，就形成一个强的吸电子基团（—N^+HR_2），进而对另外的氮原子产生两种降低碱性的效应，即诱导效应和静电场效应。诱导效应如前所述，而静电场效应则通过空间直接作用，故又称为直接效应；二者统称为诱导-场效应。如吐根碱分子中两个氮原子都在脂杂环体系中，中间相隔 5 个碳原子，空间上相距较远，彼此受到诱导-场效应的影响较小，故两个氮的 pK_a 值相差 0.87（N1 与 N2 的 pK_a 分别为 7.56 和 8.43）。而金雀花碱分子中两个氮原子的碱性相差较大，其 pK_a 值相差 8.10（结构中两个喹喏里西啶氮原子的 pK_a 值分别为 11.40 和 3.30），原因是两个氮原子相隔仅有 3 个碳原子的距离，并且空间上很接近，存在着显著的诱导-场效应的影响。

吐根碱　无叶豆碱

4. 共轭效应

生物碱分子中，当氮原子直接与不饱和基团相连时，氮原子上的孤对电子与不饱和基团形成 p-π 共轭体系，而且 p-π 共轭将使生物碱的碱性减弱，常见的 p-π 共轭体系有苯胺型、烯胺型和酰胺型三种类型。

（1）苯胺型　苯胺氮原子上的孤对电子与相连苯环的 π-电子形成 p-π 共轭体系，其碱性减弱。如苯胺的碱性（pK_a 4.58）比环己胺（pK_a 10.14）的碱性弱很多，就是由于 p-π 共轭效应的原因；毒扁豆碱（physostigmine）分子中的两个氮原子（N1，N3）的碱性相差较大，原因在于 N1 上的孤对电子未形成 p-π 共轭体系（pK_a 1.76），而 N2 上的孤对电子形成 p-π 共轭体系，碱性减弱（pK_a 7.88）。

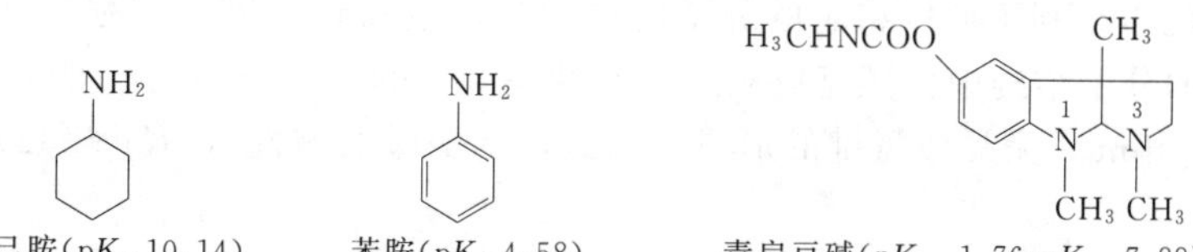

环己胺（pK_a 10.14）　苯胺（pK_a 4.58）　毒扁豆碱（pK_{a_1} 1.76；pK_{a_2} 7.88）

（2）酰胺型　酰胺中的氮原子与羰基形成 p-π 共轭效应，导致其碱性极弱。例如胡椒碱（pK_a 1.42）、咖啡因（pK_a 1.22）、秋水仙碱（pK_a 1.84）等。

胡椒碱（pK_a 1.42）　咖啡因（pK_a 1.22）　秋水仙碱（pK_a 1.84）

但也要注意，并非所有的 p-π 共轭效应都降低碱性，如胍在接受质子后形成季铵离子，发展成更强的 p-π 共轭体系，稳定性也随之增大，碱性因而达到最强（pK_a 13.60）。

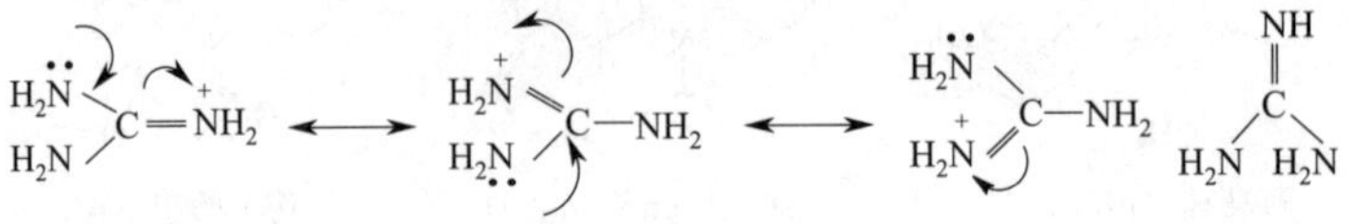

胍

值得注意的是，氮原子的孤电子对 p 电子的轴与共轭体系的 π 电子的轴共平面是产生 p-π 共轭效应的必要条件。如 2-甲基-*N*,*N*-二甲基苯胺（pK_a 5.15）中 2 位甲基所产生的空间位阻，使 p-π 共轭效应减弱，碱性强于 *N*,*N*-二甲基苯胺（pK_a 4.39）。

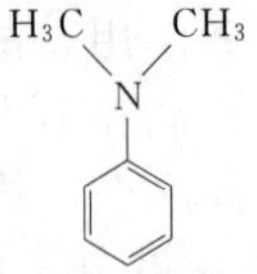

N,*N*-二甲基苯胺(pK_a 4.39) 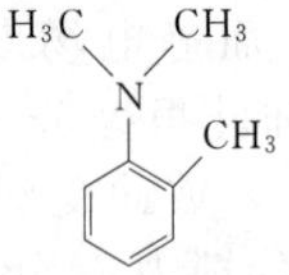　　2-甲基-*N*,*N*-二甲基苯胺(pK_a 5.15)

5. 空间效应

当氮原子受到相邻取代基的空间位阻或分子构象的影响，使生物碱分子中氮原子的质子化能力减弱，使其碱性减弱。例如东莨菪碱分子中 C6 位、C7 位具有环氧基团，空间位阻大，碱性低于莨菪碱，而山莨菪碱结构中 C6 位为羟基，空间位阻小于环氧基团，其碱性介于东莨菪碱（pK_a 7.50）与莨菪碱（pK_a 9.65）之间。甲基麻黄碱分子中氮原子上比麻黄碱多一个甲基，因甲基的空间位阻造成甲基麻黄碱（pK_a 9.30）的碱性比麻黄碱（pK_a 9.58）弱。

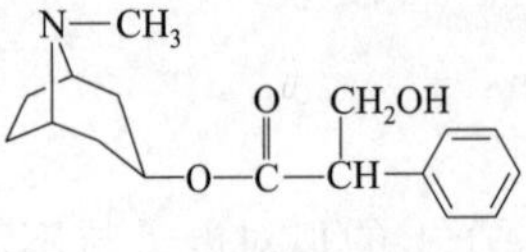

莨菪碱（pK_a 9.65） 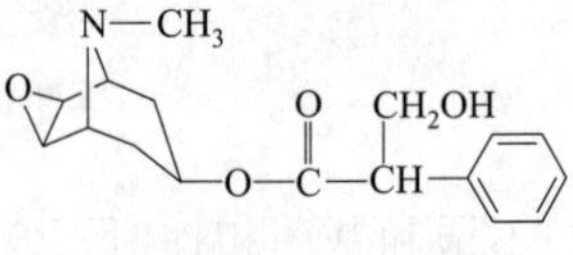　　东莨菪碱（pK_a 7.50） 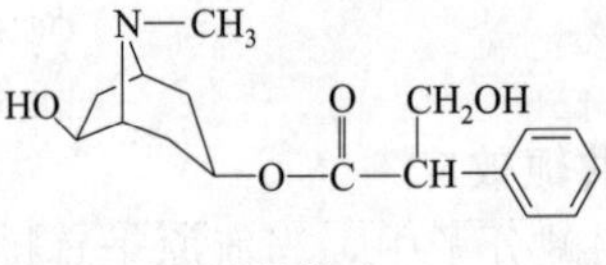　　山莨菪碱

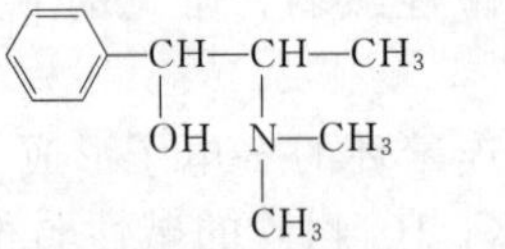

甲基麻黄碱（pK_a 9.30） 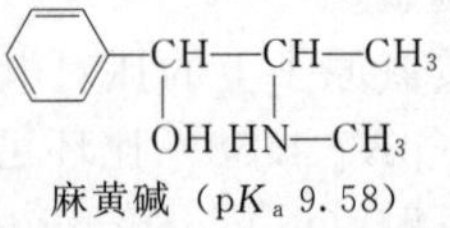　　麻黄碱（pK_a 9.58）

6. 氢键效应

分子内氢键的形成对生物碱的碱性具有显著的影响。当生物碱分子中氮原子附近具有羟基或羰基，并处于有利于形成稳定的分子内氢键时，生物碱的碱性增强。如钩藤碱（rhynchophylline）的分子结构中，羰基有利于与其共轭酸中的氢原子形成氢键缔合，而异钩藤碱（isorhynchophylline）无类似氢键的形成，因此，钩藤碱的碱性（pK_a 6.32）强于异钩藤碱（pK_a 5.20）。

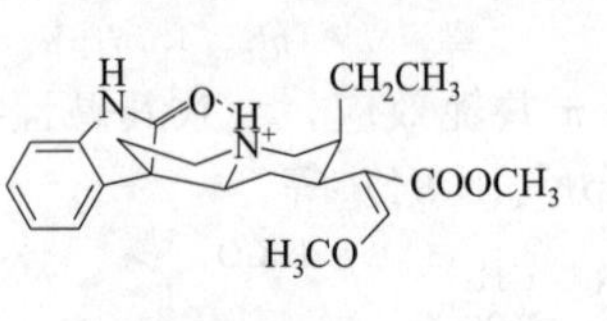

钩藤碱（pK_a 6.32） 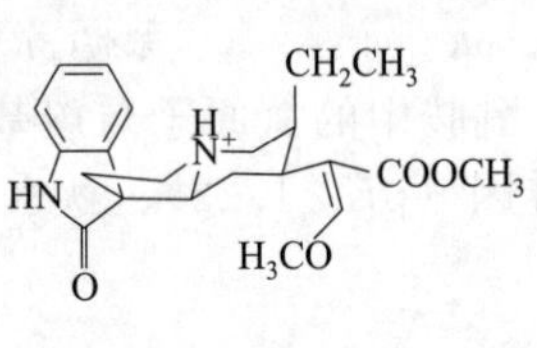　　异钩藤碱（pK_a 5.20）

因生物碱分子结构复杂，其碱性强弱可受到分子结构中很多种因素的共同影响，故在分析其碱性强弱时，必须综合考虑。一般在诱导效应与共轭效应同时存在时，共轭效应对碱性的影响相对较强；诱导效应与空间效应同时存在时，空间效应对碱性的影响相对较强。

五、沉淀反应

大多数生物碱在酸性溶液中，可与某些试剂反应生成水不溶性的复盐或络合物而形成沉淀，这种反应被称为生物碱沉淀反应，所用试剂被称为生物碱沉淀试剂。

（一）常见生物碱沉淀试剂

可与生物碱发生沉淀反应的生物碱沉淀试剂有多种，根据其组成，可分为碘化物复盐、重金属盐、大分子酸类等。生物碱沉淀反应作为生物碱的重要性质之一，在生物碱的提取、分离、鉴别及含量测定方面都具有非常重要的意义。如预试中药中生物碱成分的存在，可用试管反应或作为平面色谱的显色剂，在生物碱的提取分离过程中可用于指示终点。同时，个别沉淀试剂可用于分离纯化生物碱，如雷氏铵盐沉淀法可用于季铵碱的分离等。一些常用生物碱沉淀试剂的名称、类别、成分及反应现象见表 10.1。

表 10.1 常用的生物碱沉淀试剂及反应现象

试剂名称(英文名称)	成分	反应现象	用途
碘化铋钾试剂(Dragendoff 试剂)	$KBiI_4$	黄色至橘红色沉淀	改良碘化铋钾常用于色谱显色剂
碘化汞钾试剂(Mayer 试剂)	K_2HgI_4	类白色沉淀	用于鉴别
碘-碘化钾试剂(Wagner 试剂)	$KI\text{-}I_2$	红棕色沉淀	用于鉴别
10%硅钨酸试剂(Bertrand 试剂)	$SiO_2 \cdot 12WO_3 \cdot nH_2O$	淡黄色或灰白色沉淀	用于分离和含量测定
10%磷钼酸试剂(Sonnenschein 试剂)	$H_3PO_4 \cdot 12MoO_3 \cdot 2H_2O$	白色或黄褐色沉淀	用于分离
10%磷钨酸试剂(Scheibler 试剂)	$H_3PO_4 \cdot 12MO_3 \cdot 2H_2O$	白色或黄褐色沉淀	用于分离
饱和苦味酸试剂(Hager 试剂)	2,4,6-三硝基苯酚	黄色沉淀或结晶	用于分离和含量测定
三硝基间苯二酚试剂	三硝基间苯二酚	黄色晶形沉淀	用于分离和含量测定
雷氏铵盐试剂(Ammonium reineckate 试剂)	$NH_4[Cr(NH_3)_2(SCN)_4]$	红色沉淀或结晶	用于分离和含量测定

（二）生物碱沉淀反应的条件

因生物碱与酸成盐后易溶于水，而且生物碱沉淀试剂在酸性水溶液中比较稳定，生物碱与沉淀试剂的反应产物因难溶于酸水而沉淀出来。因此，生物碱沉淀反应一般在稀酸水溶液中进行，有时也可在酸性醇溶液中发生，但苦味酸试剂和三硝基间苯二酚试剂的沉淀反应一般在中性条件下进行实验。但各种生物碱沉淀试剂对各种生物碱反应的灵敏度不同，因此，在利用生物碱沉淀试剂鉴别时，一般要使用 3 种以上的沉淀试剂进行反应后再综合进行判断。

六、生物碱的显色反应

某些生物碱能和某些化学试剂反应而呈现特殊的颜色，这类反应被称为生物碱显色反应，可用于一些生物碱的鉴别和检识。常用的显色反应有以下几种。

（1）*矾酸铵-浓硫酸反应* 使用 1%矾酸铵的浓硫酸溶液，又称 Mandelin 试剂，与生物碱反应，阿托品显红色，可待因显蓝色，士的宁显紫色到红色。

（2）*钼酸铵-浓硫酸反应* 使用 1%钼酸钠或钼酸铵的浓硫酸溶液，又称 Fröhde 试剂，与生物碱反应，乌头碱显黄棕色，小檗碱显棕绿色，阿托品不显色。

（3）*甲醛-浓硫酸反应* 使用 30%甲醛溶液 0.2mL 与 10mL 浓硫酸的混合溶液，又称 Marquis 试剂，与生物碱反应，吗啡显橙色至紫色，可待因显红色至黄棕色。

在生物碱的提取分离及结构鉴定中，通常应用生物碱的沉淀反应和显色反应对生物碱进行检识。对大多数生物碱而言，最常用的显色剂是该项的碘化铋钾试剂，特别是在薄层色谱检识中。但是在生物碱的检识中应注意假阳性结果的排除。为了排除假阳性的干扰，可采用“酸化-碱化-再酸化”的纯化方法处理，先将天然药物的酸水提取液碱化，使生物碱由离子型转为游离型，再采用三氯甲烷萃取游离生物碱，三氯甲烷层再酸化提取分液后，以分出的酸水层进行生物碱沉淀反应。

第四节 生物碱的提取分离

一、总生物碱的提取

一般溶剂提取法的溶剂有水、酸水、酸性醇溶剂和亲脂性有机溶剂，但选择酸性溶剂提取应避免生物碱结构的破坏，特别是提取未知生物碱应尽量选用乙醇、甲醇、水提取。生物碱溶剂提取法常用浸渍法、渗漉法、煎煮法、回流法和连续回流法。水或酸水为溶剂宜选择浸渍法、渗漉法和煎煮法；醇溶剂宜选择浸渍法、渗漉法、回流法和连续回流法，但低沸点亲脂性有机溶剂不宜选用渗漉法。当然，个别特殊性质的生物碱，可选择其他方法提取，如具有挥发性生物碱（麻黄碱）可用水蒸气蒸馏法提取，有升华性生物碱（咖啡碱和川芎嗪）可用升华法提取。

（一）水或酸水提取法

植物体内生物碱的存在形式多样，呈现不同的溶解性。一般地，生物碱与无机酸成盐后易溶于水。绝大多数生物碱在植物体内是以有机酸盐的形式存在的，水溶解度较小，利用无机酸水溶液提取，使其转化为无机酸盐，增加在水中的溶解度，有利于生物碱的提取。当然，植物体内生物碱的小分子有机酸盐或个别生物碱的无机酸盐在水中的溶解度较大，除了可用水提取外，也可用酸水提取。酸水提取还有利于植物体内少数游离生物碱成盐被提取，但极少数生物碱酯或苷在酸性条件下可能发生结构变化，应当慎用酸水提取。

0.1%～1%的盐酸或硫酸溶液是常用的酸水提取溶剂，采用浸渍法或渗漉法提取，淀粉含量较低者还可用煎煮法提取。这些提取法往往获得的提取溶液体积较大，浓缩困难，而且水溶性杂质多，需采用如下方法纯化处理。

1. 阳离子树脂交换法

生物碱无机酸盐溶液可解离出生物碱阳离子，即生物碱共轭酸，能与阳离子交换树脂上的阳离子发生离子交换反应，生物碱阳离子被交换到树脂上，与其他未能发生交换反应的杂质分离。使所有生物碱阳离子被交换到树脂上，应当选择强酸型阳离子交换树脂。

$$BH^+Cl^- \longrightarrow BH^+ + Cl^- \qquad R^-H^+ + B^+H \longrightarrow R^-BH^+ + H^+$$

生物碱盐酸盐　生物碱阳离子　　　　R：离子交换树脂；B：游离生物碱

将生物碱酸水提取液通过强酸型阳离子交换柱，用蒸馏水或乙醇洗脱，洗除未发生交换反应的杂质。

（1）回流提取法　将交换后的树脂倒出晾干，用氨水碱化至 pH 值为 10 左右，使生物碱游离，再用三氯甲烷等合适的弱极性有机溶剂回流树脂，回收提取液，可得到总生物碱。

$$R^-BH^+ + NH_3 \cdot H_2O \longrightarrow R^-NH_4^+ + B + H_2O$$

（2）树脂柱色谱法　在交换后的树脂柱上直接用含氨水的乙醇液洗脱，中和洗脱液，回收乙醇，即得总生物碱；有时为了获得总生物碱盐，可用酸水液或酸性乙醇液替代氨水乙醇液进行洗脱，浓缩，即得总生物碱盐。

$$R^-BH^+ + HCl \longrightarrow R^-H^+ + BH^+ + Cl^-$$

2. 萃取法

用氨水碱化生物碱水或酸水提取液至 pH 值为 10 左右，使生物碱游离，如有沉淀，过滤即得总生物碱；如不沉淀，可用三氯甲烷等适合的弱极性有机溶剂萃取，回收有机溶剂，即得总生物碱。

（二）醇类溶剂提取法

一般植物体内不同形式的生物碱在乙醇或甲醇中具有较好的溶解度，甲醇的溶解性能较乙醇好，且沸点较低，易回收浓缩，但毒性较大，在实验室使用；生产上多采用乙醇作为提取生物碱的溶剂。

醇类溶剂提取，提取液中水溶性大分子杂质（如蛋白质、多糖等）较少，但脂溶性杂质（如树脂、脂溶性色素等）较多，可进一步采用“酸水-碱化-萃取”法除去脂溶性杂质。

将生物碱的醇提取液回收后，加入稀酸水搅拌溶解，放置，过滤，滤液用氨水碱化至pH值为10左右，使生物碱游离，如有沉淀，过滤即得总生物碱；如不沉淀，可用三氯甲烷等适合的弱极性有机溶剂萃取，回收有机溶剂，即得总生物碱。

（三）亲脂性有机溶剂提取法

大多数游离生物碱可溶于亲脂性有机溶剂，如三氯甲烷、苯、乙醚和二氯甲烷等溶剂，采用浸渍法、回流法和连续回流法提取。一般提取前，需将原料用碱水（如石灰乳、碳酸钠溶液或稀氨水）湿润，晾干，再用亲脂性有机溶剂提取，过滤，回收提取液，即得总生物碱。加碱水湿润的目的是使植物体内各种形式的生物碱游离，增加生物碱在亲脂性有机溶剂中的溶解度，同时也增加溶剂对植物细胞的穿透力。该法提取液中水溶性杂质少，但溶剂价格高，安全性差，而且对设备的要求严格，若提取液中亲脂性杂质较多，可进一步采用“酸水-碱化-萃取”法除去脂溶性杂质。

（四）离子交换树脂法

将生物碱酸水提取液通过强酸型阳离子交换树脂（一般为磺酸型）进行交换，将生物碱与非生物碱成分分离。离子交换后再将树脂用碱液或10%氨水进行碱化，然后再用有机溶剂如三氯甲烷、甲醇等进行洗脱，回收有机溶剂即得到总生物碱。在生物碱的提取分离中，本方法应用十分广泛，许多具有药理活性价值的生物碱如东莨菪碱、咖啡因、奎宁等的提取中均采用本方法进行生产。

（五）沉淀法

沉淀法主要用于季铵等水溶性生物碱的提取分离。主要是因为季铵生物碱易溶于碱水中，除离子交换树脂法外，很难用一般溶剂将其提取分离出来。常采用沉淀法进行提取分离。其技术流程为：将季铵生物碱的水溶液用酸调成弱酸性，加入新鲜配制的雷氏铵盐饱和水溶液至不再产生沉淀为止。沉淀过滤，水洗1～2次，抽干，沉淀再用丙酮或乙醇再溶解，溶液过滤，滤液即为雷氏生物碱复式丙酮溶液。在滤液中加入硫酸银饱和溶液，产生雷氏铵盐沉淀，过滤得滤液。再在此滤液中加入氯化钡溶液，过滤除去沉淀，所得滤液即为季铵碱的盐酸盐。

二、生物碱的分离

一般提取得到的总生物碱是各生物碱的混合物，需进一步分离单体生物碱。生物碱的系统分离程序一般为：总生物碱→类别生物碱→生物碱单体。而且许多药用生物碱的分离均是属于该种分离程序。

（一）生物碱的初步分离

根据总生物碱中不同类别生物碱的碱性强弱、酚性羟基有无及是否具有水溶性而进行分离。一般分离流程如图10.1所示。

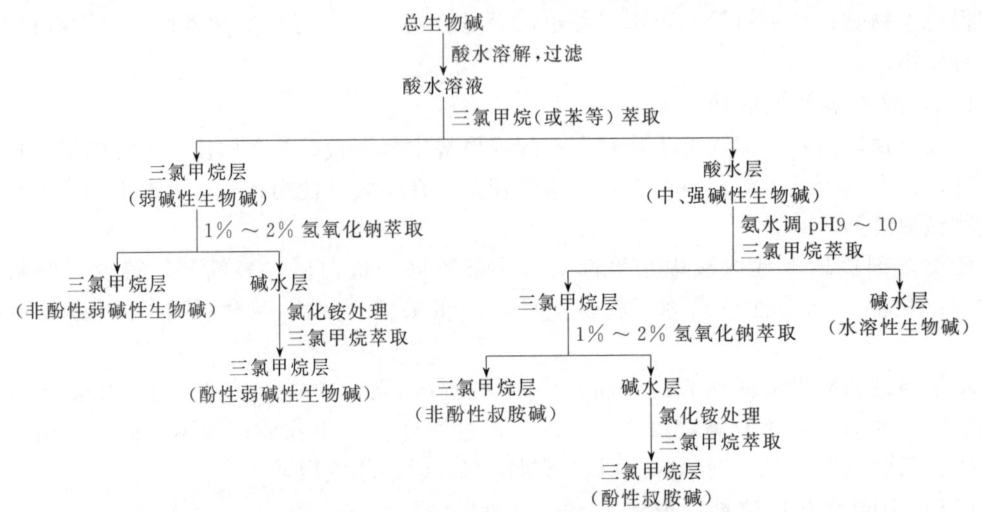

图 10.1 生物碱的初步分离流程图

(二) 生物碱化合物的分离

生物碱混合物可利用生物碱单体的酸碱性差异、溶解性差异和具备特殊官能团以及极性差异等性质进行逐个分离。

1. 利用生物碱的碱性差异进行分离

总生物碱中各生物碱的碱性往往不同。通过加酸或加碱调节溶液的 pH 值，改变生物碱的存在状态，用水不溶性有机溶剂萃取实现各个生物碱单体的分离。这种利用生物碱酸碱度不同达到分离目的的分离法称为生物碱 pH 梯度萃取分离法。利用这种方法分离生物碱时，应用缓冲溶液调节 pH 梯度。生物碱的 pH 梯度萃取分离法分两种，一种是将总生物碱溶于三氯甲烷，以酸性缓冲溶液按 pH 值由高到低的顺序依次萃取，生物碱碱性由强到弱先后成盐依次被萃取出而分离，再分别碱化后经亲脂性有机溶剂萃取，回收有机溶剂，即可分离。另一种是将总生物碱溶于稀酸水液，逐步加碱调节溶液系统的 pH 值由低到高，每调节一次 pH 值，即用三氯甲烷等亲脂性有机溶剂萃取，生物碱碱性由弱到强先后成盐依次被萃取出而分离，再分别回收有机溶剂，即可分离。例如利用莨菪碱的碱性强于东莨菪碱进行分离，将两种生物碱的三氯甲烷溶液用稀酸水萃取，使两种生物碱成盐，将此稀酸水用固体碳酸氢钠碱化至 pH 值小于 10，以三氯甲烷萃取，东莨菪碱因碱性弱先被游离出来而被三氯甲烷萃取，回收三氯甲烷，即得东莨菪碱；碱水层再用氨水碱化至 pH10，用三氯甲烷可萃取出碱性稍强的莨菪碱，回收三氯甲烷，即得莨菪碱。

2. 利用生物碱或生物碱盐溶解度的差异进行分离

利用各生物碱的极性不同而对有机溶剂的溶解度不同进行分离。如从苦参中将苦参碱和氧化苦参碱分离时，依次利用三氯甲烷和乙醚萃取，因苦参碱溶于乙醚，而氧化苦参碱难溶于乙醚的性质，将苦参总碱溶于三氯甲烷，再加入 10 倍以上的乙醚萃取，氧化苦参碱即可析出沉淀。

3. 利用色谱法分离

色谱法是生物碱分离中的常用方法，特别是对结构相近的生物碱的分离。常采用吸附柱色谱、分配柱色谱和离子交换色谱法，吸附色谱应用最广泛，分配色谱应用较少。吸附柱色谱是利用总生物碱中各单体生物碱的极性差异而被吸附剂吸附的吸附能力强弱不同实现分离的。常用氧化铝为吸附剂，也包括硅胶、纤维素、聚酰胺等吸附剂；以苯、三氯甲烷、乙醚等溶剂或以其为主的混合溶剂作洗脱剂。对苷类生物碱等极性极大的生物碱，一般用凝胶色谱进行分离。实际分离中，常采用制备薄层色谱、干柱色谱、中压或低压柱色谱等用于大量生物碱的分离。

4. 利用生物碱结构中的某基团的性质进行分离

某些生物碱分子含有酚羟基或羧基、内酯或内酰胺结构，可利用这些基团或结构发生可逆性化学转换而进行分离。如吗啡与可待因的分离，吗啡有酚羟基，可与 NaOH 溶液成盐溶解，而可待因无酚羟基，直接沉淀，可将两者分离。具有内酯或内酰胺结构的生物碱，在碱性条件下加热可皂化开环，生成溶于水的羧酸盐，而与其他亲脂性生物碱分离，其羧酸盐溶液在酸性条件下环合成原生物碱而沉淀。如喜树碱分离中的皂化，具有内酰胺结构的苦参碱应用内酰胺开环-闭环反应等实现与其他生物碱的分离。

总之，生物碱的分离方法多种多样，各具特色。在实际分离中，要根据待分离生物碱的特性和分离目的，灵活运用各种分离方法来完成工作任务，仅靠其中一种方法很难分离得到生物碱纯品。

三、生物碱的提取分离实例

(一) 麻黄

麻黄为麻黄科植物草麻黄（*Ephedra sinica* Stapf）、中麻黄（*E. intermedia* Schrenk et C. A. Mey）或木贼麻黄（*E. equisetina* Bunge）的干燥草质茎。主要生物碱是麻黄碱和伪麻黄碱，其中麻黄碱占总生物碱的 40%～90%，盐酸麻黄碱为《中华人民共和国药典》指定指标成分。此外，还含有少量的甲基麻黄碱、去甲基麻黄碱、甲基伪麻黄碱、去甲基伪麻黄碱。

C_6H_5—$\overset{1}{C}H(OH)$—$\overset{2}{C}H(NHCH_3)$—CH_3

L-麻黄碱(1*R*,2*S*)
D-伪麻黄碱(1*S*,2*S*)

$R_1=H, R_2=CH_3$	L-麻黄碱	D-伪麻黄碱
$R_1=R_2=CH_3$	L-甲基麻黄碱	D-甲基伪麻黄碱
$R_1=R_2=H$	L-去甲基麻黄碱	D-去甲基伪麻黄碱

麻黄碱和伪麻黄碱分子较小，其溶解性与一般生物碱不完全相同。游离型：麻黄碱可溶于水，伪麻黄碱在水中的溶解度小于麻黄碱，但两者都可溶于三氯甲烷、乙醚、苯基醇类溶剂。生物碱盐：草酸麻黄碱难溶于水，盐酸麻黄碱不溶于三氯甲烷；草酸伪麻黄碱易溶于水，盐酸伪麻黄碱可溶于三氯甲烷。

麻黄碱和伪麻黄碱均为有机仲胺衍生物，碱性较强，其中伪麻黄碱的共轭酸与 1 位碳上的羟基形成分子内氢键的稳定性大于麻黄碱，所以伪麻黄碱的碱性稍强于麻黄碱。

根据麻黄碱和伪麻黄碱的性质，对其提取分离主要有溶剂法、水蒸气蒸馏法和离子交换树脂法。

1. 溶剂法

依据麻黄碱和伪麻黄碱及其生物碱盐的溶解度差异，结合两种生物碱具有较强的碱性，按图 10.2 所示的流程进行提取分离。

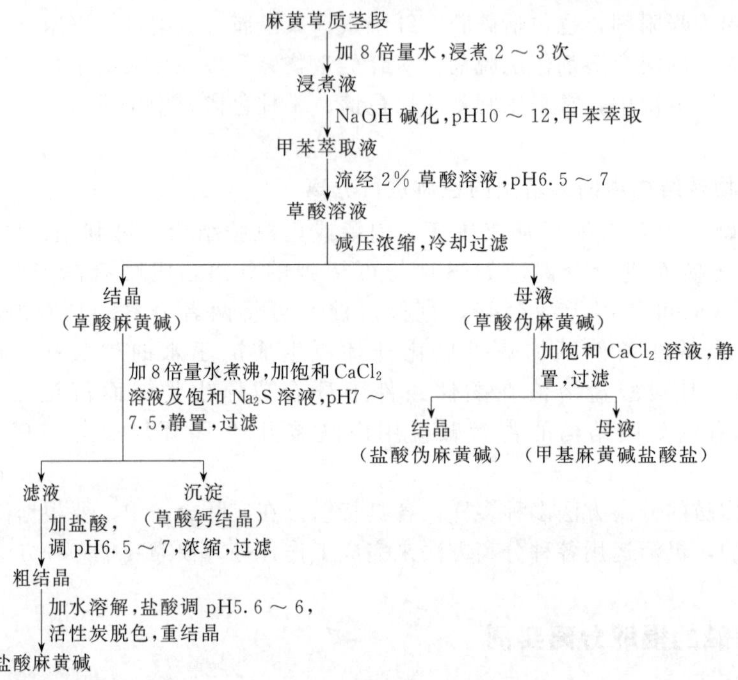

图10.2 麻黄中生物碱的提取分离流程

2. 水蒸气蒸馏法

由于麻黄碱和伪麻黄碱具有挥发性，可用水蒸气蒸馏法从麻黄中提取。蒸馏液加入适量草酸溶液，草酸麻黄碱难溶于水而析出，草酸伪麻黄碱留在蒸馏液中。再根据溶剂提取法操作，将其制成盐酸麻黄碱和盐酸伪麻黄碱。该法虽然操作简单，无需使用有机溶剂，但水蒸气蒸馏加热时间过长，部分麻黄碱被分解产生胺和甲胺，影响产品的质量和收率。

3. 离子交换树脂法

利用强酸型阳离子交换树脂交换吸附麻黄碱和伪麻黄碱的共轭酸，根据麻黄碱的碱性较伪麻黄碱弱，在洗脱时，麻黄碱和伪麻黄碱按先后顺序被洗脱出柱，从而达到分离的目的。此法多在实验室应用，操作简单，无需特殊设备，只要控制好洗脱液的流量，即可分离麻黄碱和伪麻黄碱。

（二）洋金花

洋金花为茄科（Solanacae）曼陀罗属植物白曼陀罗（*Datura metal* L.）的干燥花。《中华人民共和国药典》（简称《中国药典》）2015年版记载其性温味辛、有毒，具有平喘止咳、镇痛解痉之功效；主要用于防治慢性气管炎、支气管哮喘、有机磷中毒等病症，并用作外科手术的麻醉剂。洋金花的生理活性较强，起作用的主要有效成分为莨菪烷类生物碱，其中东莨菪碱的含量较高，莨菪碱次之。现已分离并确定了化学结构的有31种莨菪烷类生物碱，主要为东莨菪碱（scopolamine）、莨菪碱（hyoscyamine）、阿托品（atropine）、曼陀罗碱（meteloidine）、去甲莨菪碱（norhyoscyamine）、红古豆碱（cuscohygrine）、假托品（pseudotropine）、阿朴东莨菪碱（aponyoscine）等。洋金花中生物碱的提取分离流程见图10.3。

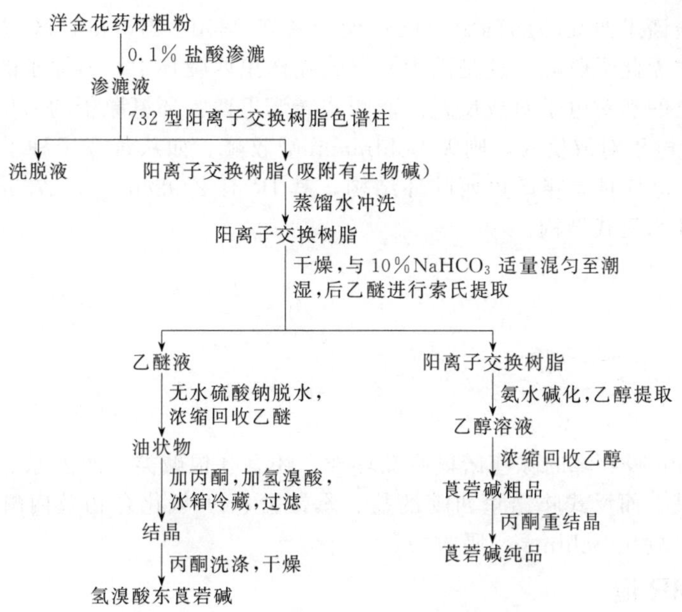

图 10.3 洋金花中生物碱的提取分离流程

第五节 生物碱的结构研究

生物碱类化合物的结构研究是开发这一类活性天然化合物的基础。生物碱的结构鉴定方法主要有化学法和波谱学方法。20 世纪 70 年代以前主要以化学法为主，如降解法、官能团反应法、特征显色反应、氧化还原反应、逆合成等方法；现在随着波谱学方法（UV、IR、NMR、MS）的不断发展，特别是 2D NMR 技术的发展，波谱学方法已经成为生物碱化合物结构测定的主要方法，为生物碱的结构鉴定提供重要依据。同时，在生物碱类化合物的立体结构的鉴定中，旋光光谱（ORD 谱）、圆二色光谱（CD 谱）和 X 单晶衍射具有重要应用。

一、紫外光谱

生物碱的 UV 反映了结构中共轭系统的信息。根据共轭系统在生物碱结构中的地位，其作用可分为以下三种情况。

(1) *共轭系统为生物碱母体的整体结构部分* 此类生物碱的 UV 谱可以反映分子的基本骨架和类型。如吡啶、喹啉、吲哚、氧化阿朴啡类等。

(2) *共轭系统为生物碱母体的主要结构部分* 如莨菪烷类、苄基异喹啉类、四氢原小檗碱类等，此类生物碱的 UV 特点是，不同类型或种类的生物碱具有相同或相似的 UV 谱，所以不能由 UV 谱推断该生物碱的骨架和母核类型，因而 UV 谱只能起到辅助推断的作用。

(3) *共轭系统为生物碱母体的非主体部分* 如吡咯里西啶、喹诺里西啶、萜类和甾体生物碱类等。此类生物碱的 UV 谱也不能反映分子的骨架和母核特征，故不能由 UV 谱推断该生物碱的骨架和母核类型，其对于推断结构的作用较小。

总体来说，UV 谱在生物碱的结构确定中一般只能作为辅助手段。

二、红外光谱

生物碱由于结构多而且复杂，在红外光谱上的共性特征很少，所以，IR 光谱主要用于分子中功能基种类的判断和与已知结构的生物碱进行对照鉴定。典型的例子就是利用 IR 光谱对反式和顺式喹诺里西啶环的确定。反式稠合者在2800～270cm^{-1}区域有两个以上明显的吸收峰，而顺式无此吸收峰。这是因为在反式喹诺里西啶环中，氮原子的邻位至少有两个直立键C—H与氮的孤对电子对成反式。而顺式喹诺里西啶环氮原子的邻位只有一个直立键C—H与氮的孤对电子对成反式，则无Bohlmann吸收峰。如从苦豆子种子中分离出的莱曼碱（lehmannine）母核具有喹诺里西啶环结构，其IR有2798cm^{-1}，2735cm^{-1}两个峰，说明其喹诺里西啶环为反式结构。

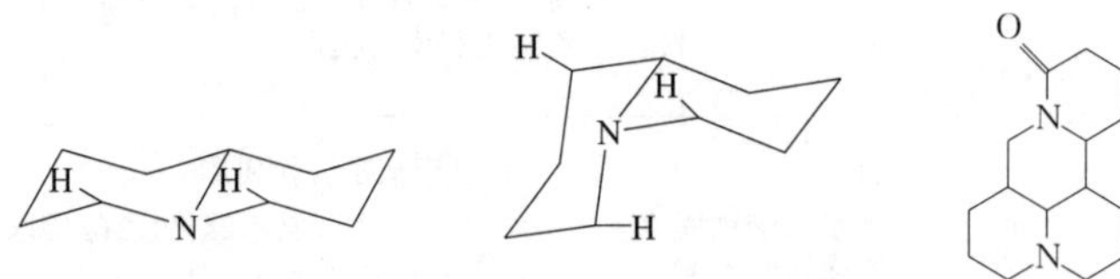

具有Bohlmann吸收峰的除喹诺里西啶环外，还有吐根碱类、四氢原小檗碱类以及某些吲哚和甾体生物碱。而反式喹诺里西啶的盐、季铵盐、*N*-氧化合物及内酰胺等，因氮原子上没有孤对电子，故无Bohlmann吸收峰。

三、^{1}H NMR谱

^{1}H NMR谱是解析生物碱类化合物最常用的波谱之一。但对大多数生物碱来说，解析规律同其他类型化合物的区别不大。同其他类型化合物相比，生物碱中往往含有氮原子，现将受氮原子影响的质子化学位移范围及^{1}H NMR谱在生物碱结构解析中的某些应用予以介绍。

（1）不同类型N上质子的δ值范围　脂肪胺δ 0.3～2.2；芳香胺δ 2.6～5.0；酰胺δ 5.2～10。

（2）生物碱不同类型氮原子上甲基的δ值范围　叔胺δ 1.97～2.56；仲胺δ 2.3～2.5；芳叔胺和芳仲胺δ 2.6～3.1；杂芳环δ 2.7～4.0；酰胺δ 2.6～3.1；季铵δ 2.7～3.5。由于氢谱中甲基较易辨认，故根据甲基的位置有利于判断氮原子的取代类型。

（3）生物碱结构式的构型判断　麻黄碱与伪麻黄碱在第1位碳构型的差异，体现在^{1}H NMR波谱信息的差异。麻黄碱的第1位碳上的氢与第2位碳上的氢为邻位交叉，两面夹角约60°，$J_{1,2}=4$Hz，而伪麻黄碱的第1位碳上的氢与第2位碳上的氢为对位交叉，两面夹角约180°，$J_{1,2}=8$Hz。

四、^{13}C NMR谱

^{13}C NMR的基本规律和在确定化合物结构中的应用同样适用于生物碱，但由于生物碱氮原子电负性对邻近碳原子的化学位移产生影响，可用于推断单体生物碱的结构。

（1）生物碱结构中氮原子电负性对邻近碳原子的化学位移的影响　由于生物碱氮原子电负性强，降低邻近碳原子的电子云密度，导致化学位移向低场位移，其化学位移δ的大小顺序为α-碳、γ-碳、β-碳。若生物碱氮原子为*N*-氧化物和季铵等，其氮原子吸电子诱导效应更强，使α-碳的化学位移向更低场位移。

（2）生物碱结构中氮原子对甲基碳化学位移的影响　同样是氮原子电负性使与之相连的甲基碳向低场位移。*N*-甲基的碳在δ 30～47之间。

另外，^{13}C NMR波谱信息还可用于生物碱结构甲基差向异构体的研究。

五、其他核磁共振谱

由于生物碱多数结构复杂和分子较大，利用DEPT波谱信息确定伯、仲、叔、季碳原子类型；二维核磁共振谱（2D NMR），简称二维谱，可用于化学位移归属和立体构型确定，同核位移相关谱（^1H-^1H COSY 谱）和异核位移相关谱（^{13}C-^1H COSY 谱）分别提供氢和碳归属的波谱信息；异核多键相关谱（HMBC）可以高灵敏度地检测出^{13}C-^1H 远程偶合的相关信号，同时提供有关季碳的信息和与杂原子相连的^1H 的信息；异核多量子相关谱（HMQC）可以高灵敏度地检测出直接相连^{13}C-^1H 的相关信息；NOE 相关可用来解析生物碱的相对空间构型。

六、质谱

MS 提供分子量和分子式的信息及其确定化合物结构的应用同样适用于生物碱结构鉴定，不同结构类型的生物碱，其 MS 裂解规律存在较大差异，但生物碱 MS 有其一般的裂解规律。

1. α-裂解

主要在与氮原子相连的 α-碳键上发生裂解，其碎片特征峰是来自含氮基团的基峰或强峰；当生物碱结构中有多个氮原子时，若不同氮原子的 α-碳连接的基团不同，则所连接的大基团易发生 α-裂解，具有这种裂解的生物碱及其类型很多，如辛可宁、莨菪烷类生物碱、甾体类生物碱等。

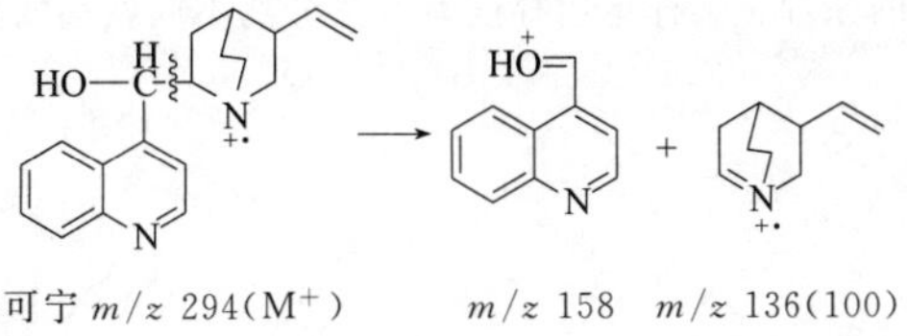

辛可宁 m/z 294(M^+)　　m/z 158　　m/z 136(100)

2. RDA 裂解

具有环己烯结构的生物碱，常发生 RDA 裂解，裂解后，产生一对互补离子，根据碎片 m/z 值，即可推断环上取代基的种类和数目。如四氢原小檗碱型生物碱 RDA 裂解产生保留 AB 环和保留 D 环的一对互补离子，进而推断 A 环和 D 环上的取代基种类和数目。

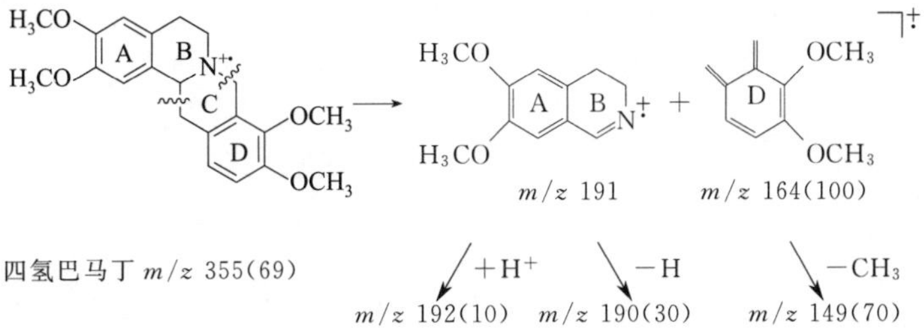

四氢巴马丁 m/z 355(69)　　m/z 191　　m/z 164(100)

$+H^+$ → m/z 192(10)　　$-H$ → m/z 190(30)　　$-CH_3$ → m/z 149(70)

3. 其他裂解

（1）难于裂解或由取代基及侧链裂解产生的离子　当生物碱分子结构稳定，难于产生骨架裂解，这种生物碱分子结构多为芳香体系组成或芳香体系为主、多环系、分子结构紧。裂解一般发生在取代基或侧链上。此种裂解的碎片为 M^+ 或 $[M-1]^+$，且多为基峰或强峰。如喹啉类、苦参碱类、吗啡类、去氢阿朴啡类、萜类及某些甾体生物碱类等可产生此类裂解。

（2）主要由苄基裂解产生的离子　裂解主要发生在苄基上，是双苄基异喹啉和苄基异喹啉的主要裂解类型，裂解后产生的二氢异喹啉离子碎片为基峰。

七、结构研究实例

10.1 结构研究实例

复习思考题

1. 简述生物碱碱性的来源，碱性强弱的表示方法。
2. 影响生物碱碱性的因素有哪些？
3. 解释生物碱沉淀反应的含义，说明生物碱沉淀反应的用途，沉淀反应出现假阳性的原因，如何排除。
4. 游离生物碱和生物碱盐的溶解度有何不同？
5. 什么是两性生物碱？举例说明。
6. 试述生物碱 pH 梯度萃取法的原理，怎样运用梯度萃取法分离不同碱性的生物碱？

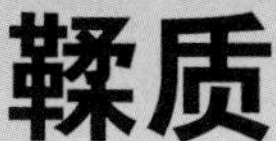

第十一章 鞣质

第一节 概　　述

鞣质（tannins），是存在于植物体内的一类结构比较复杂的多元酚类化合物，能与蛋白质结合形成不溶于水的沉淀，可以与兽皮中的蛋白质相结合，使皮成为致密、柔韧、难于透水且不易腐败的革，因此称为鞣质。随着现代研究的不断进展，目前人们认为，鞣质是由没食子酸（或其聚合物）的葡萄糖（及其他多元醇）酯、黄烷醇及其衍生物的聚合物以及两者混合共同组成的植物多元酚。

鞣质除在苔藓植物中很少含有外，广泛存在于植物界，特别是在种子植物中分布更为广泛，如蔷薇科、大戟科、蓼科、茜草科植物中最为多见。我国含有鞣质的草药资源十分丰富，约70%的草药中含有鞣质类化合物，如五倍子、地榆、大黄、虎杖、仙鹤草、老鹳草、四季青、麻黄等均含有大量的鞣质。20世纪80年代开始，鞣质成为十分活跃的研究领域。由于鞣质属于复杂的多元酚类，有较大的分子量和强的极性，而且又常是由许多化学结构和理化性质十分接近的化合物组成的复杂混合物，难于分开。此外，鞣质的化学性质比较活泼，在分离时可能发生氧化、缩合等反应而使结构改变等，因此，与其他类型的中药化学成分相比，鞣质的研究进展较为缓慢。近年来，随着各种新型的色谱填料及制备型HPLC等先进分离方法的应用，中药中水溶性化学成分的分离变得比较容易，鞣质的研究有了迅速的发展。鞣质具有多方面的生物活性，主要包括抗肿瘤作用，如茶叶中的EGCG（epigallocatechin gallate）、月见草中的月见草素B（oenothein B）等有显著的抗肿瘤促发作用（antipromotion）；抗脂质过氧化，清除自由基作用；抗病毒作用；抗过敏、疱疹作用以及利用其收敛性用于止血、止泻、治烧伤等。另外，鞣质在工业上还有广泛的应用，可作为鞣皮剂、澄清剂、黏胶剂、染色剂和防垢除垢剂等使用。

第二节 鞣质的结构与分类

根据鞣质的化学结构特征，将鞣质分为可水解鞣质（hydrolysable tannins）、缩合鞣质（condensed tannins）和复合鞣质（complex tannins）三大类。

一、可水解鞣质

可水解鞣质由于分子中具有酯键和苷键，在酸、碱、酶特别是鞣质酶（tannase）或苦杏仁酶的作用下，可水解成小分子酚酸类化合物和糖或多元醇。根据水解的主要产物（酚酸及其多元醇）的不同，进一步又可分为没食子鞣质、逆没食子鞣质（鞣花鞣质）及其低聚体（oligomers）、*C*-苷鞣质和咖啡鞣质等。

（一）没食子鞣质（gallotannins）

水解后能生成没食子酸和糖或多元醇。此类鞣质的糖或多元醇部分的羟基全部或部分地被酚酸或缩酚酸（depside）所酯化，结构中具有酯键或酯苷键。其中最常见的糖及多元醇部分为葡萄糖，此外还有D-金缕梅糖（D-hamamelose）、原栎醇（protoquercitol）、奎宁酸（quinic acid）等。

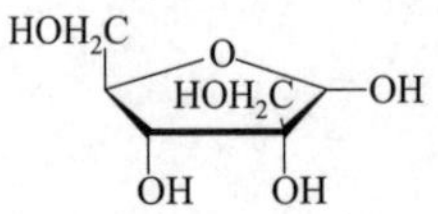

D-金缕梅糖 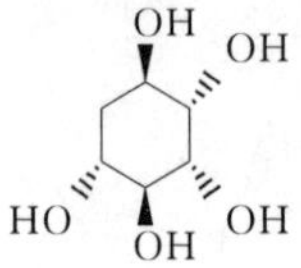　　原栎醇 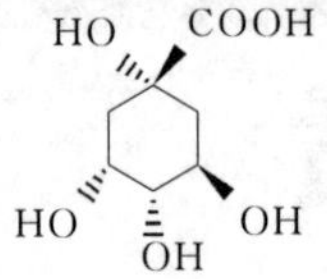　　奎宁酸

五倍子鞣质，在国外称为中国棓鞣质（chinese gallotannin），是没食子鞣质的代表。但是，20世纪80年代以前所记载的五倍子鞣质实际上是一种混合物。五倍子鞣质所有组分的化学结构，都是以1,2,3,4,6-五-没食子酰基葡萄糖为"核心"，在2-位、3-位、4-位上有更多的没食子酰基以缩酚酸的形式相连接形成的。

根据以上结果得知，五倍子鞣质混合物是由五至十二-*O*-没食子酰基葡萄糖组成的，最多的组分是七至九-*O*-没食子酰基葡萄糖。平均分子量为1434，每个葡萄糖基平均有8.3个没食子酰基。混合物的化学结构式可由下式代表。

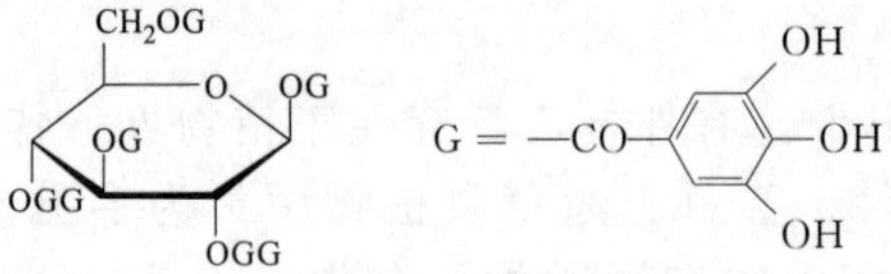

五倍子鞣质

五倍子鞣质制成软膏外用具有收敛止血作用；与蛋白质相结合制成鞣酸蛋白（tannalbin），内服用于治疗腹泻、慢性胃肠炎及溃疡等。五倍子鞣质经酸或酶水解可以得到大量的没食子酸，这是制药工业上合成磺胺增效剂TMP的重要原料。

从龙牙草中分得的金缕梅鞣质（5,6-di-galloyhamamelose）、诃子酸（chebulinic acid）等均属于没食子鞣质。

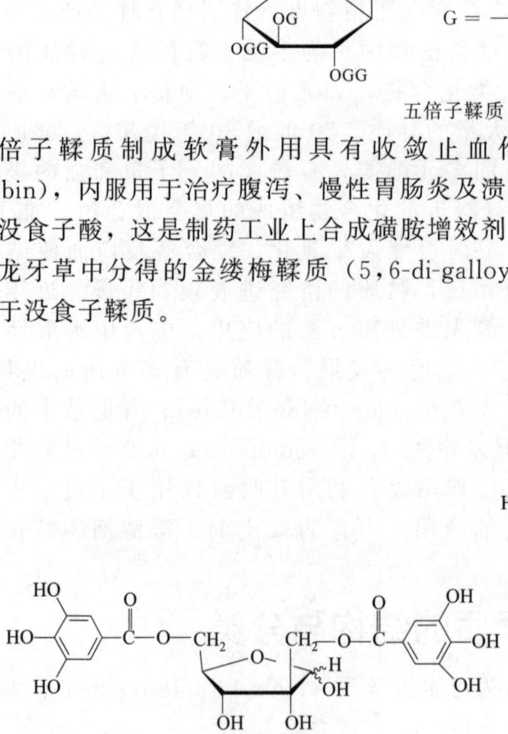

金缕梅鞣质 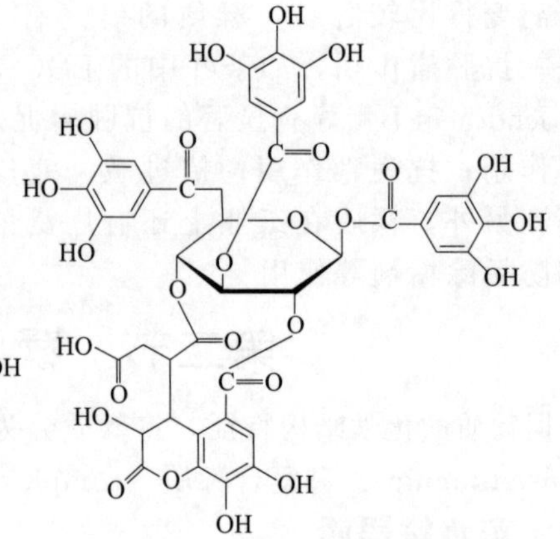　　诃子酸

近年来，发现一些没食子鞣质的葡萄糖端基碳上连接C_6-C_4-C_6或黄酮等结构单元。例如从大戟属植物泽漆（*Euphorbia helioscopia* L.）中得到2个没食子鞣质：槲皮素-3-*O*-*β*-D-葡萄糖苷-2″-没食子酸酯和杨梅素-3-*O*-（2″-*O*-没食子酰基）-*β*-D-葡萄糖苷。

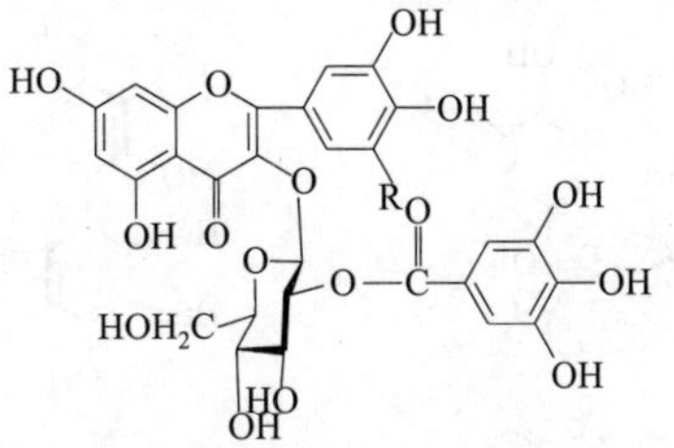

槲皮素-3-*O*-*β*-D-葡萄糖苷-2″-没食子酸酯　R=H

杨梅素-3-*O*-(2″-*O*-没食子酰基)-*β*-D-葡萄糖苷　R=OH

(二) 逆没食子鞣质 (ellagitannins)

又称鞣花鞣质，是六羟基联苯二酸或与其有生源关系的酚羧酸与多元醇（多数是葡萄糖）形成的酯，水解后可产生逆没食子酸（又称鞣花酸，ellagic acid）。

与六羟基联苯二甲酰基（hexahydroxydiphenoyl，HHDP）有生源关系的酚羧酸酰基主要有：脱氢二没食子酰基（dehydrodigalloyl，DHDG），橡腕酰基（valoneoyl，Val），地榆酰基（sanguisorboyl，Sang），脱氢六羟基联苯二酰基（dehydrohexahydroxydiphenoyl，DHHDP），诃子酰基（chebuloyl，Che）等。这些酰基态的酚羧酸在植物体内均来源于没食子酰基，是相邻的二个、三个或四个没食子酰基之间发生脱氢、偶合、重排、环裂等变化形成的。它们之间的衍生关系可由图11.1表示。

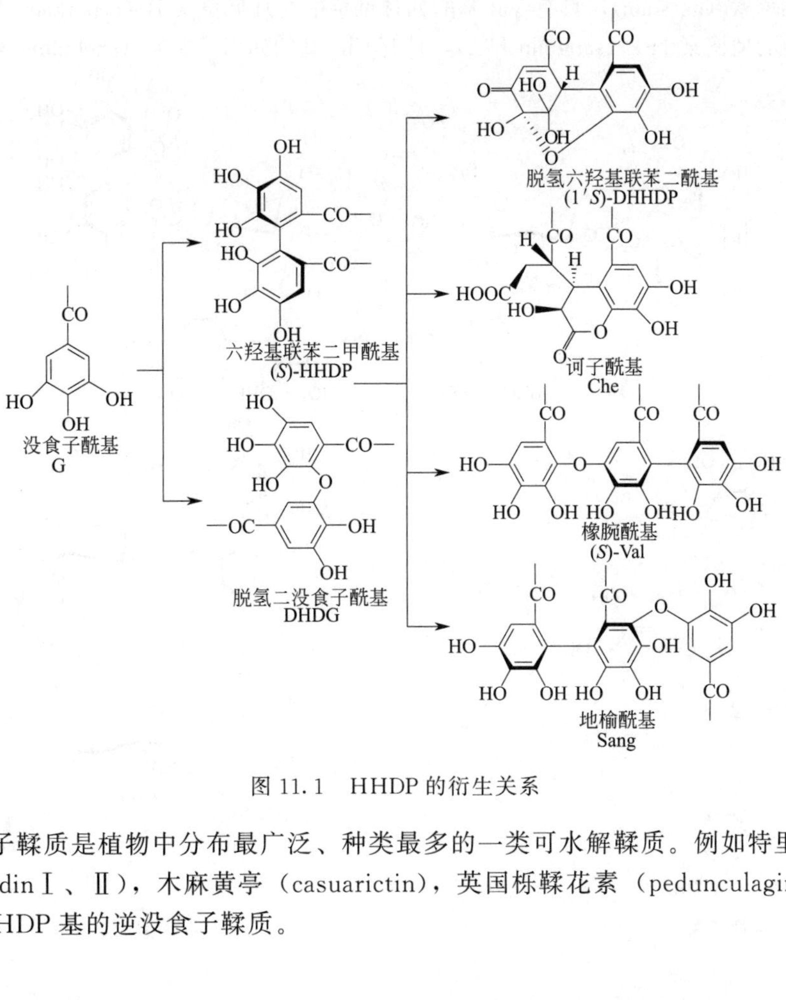

图11.1　HHDP的衍生关系

逆没食子鞣质是植物中分布最广泛、种类最多的一类可水解鞣质。例如特里马素Ⅰ、Ⅱ（tellimagrandinⅠ、Ⅱ），木麻黄亭（casuarictin），英国栎鞣花素（pedunculagin）等是最初分得的具HHDP基的逆没食子鞣质。

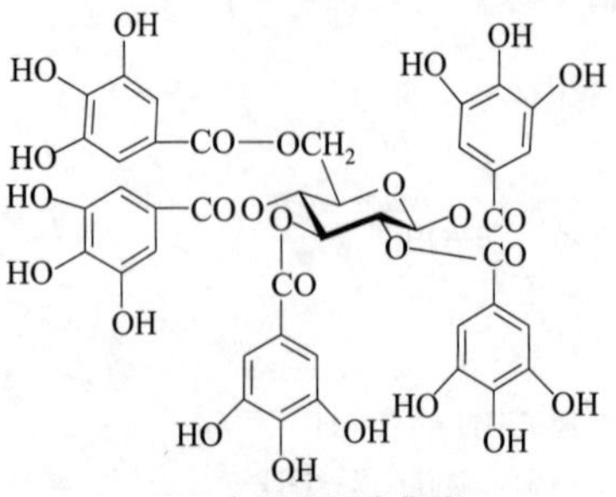

五没食子酰基葡萄糖

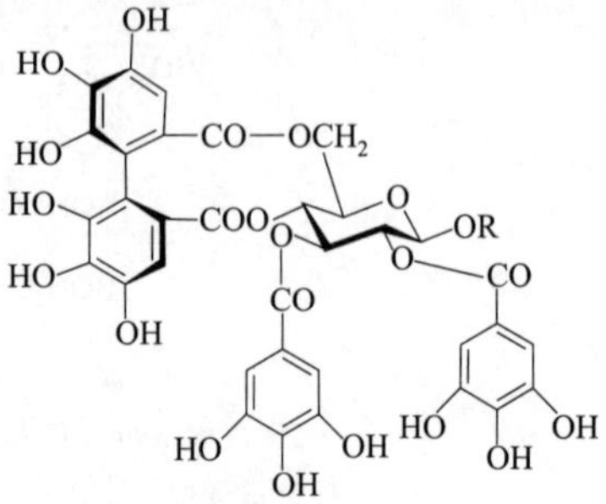

特里马素Ⅰ：R＝H（α，β）
特里马素Ⅱ：R＝G

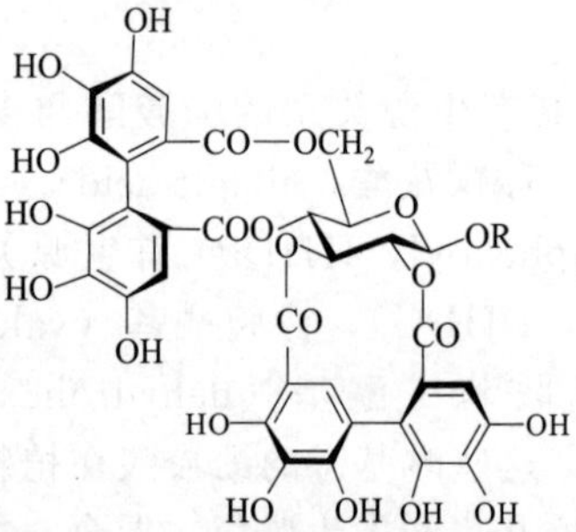

木麻黄亭：R＝G

逆没食子鞣质因 HHDP 基及没食子酰基的数目、结合位置等不同，可组合成各种各样的结构。具有 DHDG 基的逆没食子鞣质如仙鹤草中的仙鹤草因（agrimoniin），具有 DHHDP 基的如老鹳草中的老鹳草素（geraniin），具有 Val 基的如月见草中的月见草素 B（oenothein B），具有 Sang 基的如地榆中的地榆素 H-2（sanguiin H-2），具有 Che 基的如诃子次酸（chebulinic acid）。

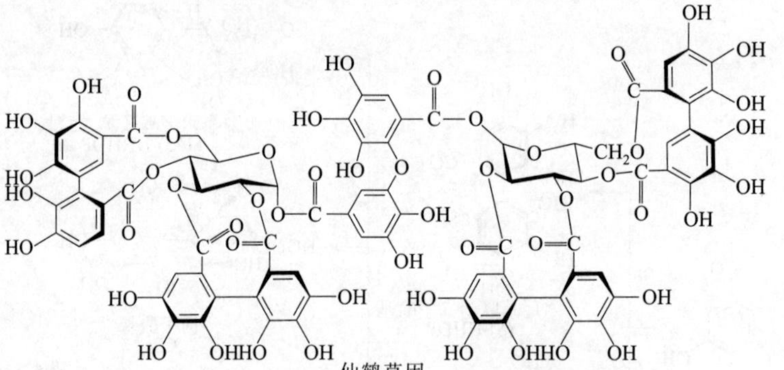

仙鹤草因

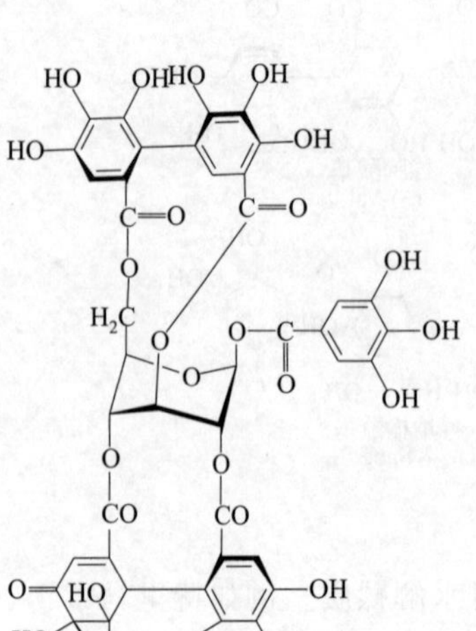

老鹳草素

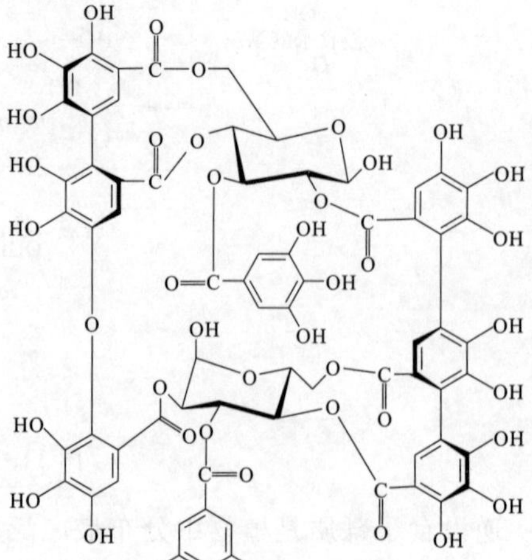

月见草素 B

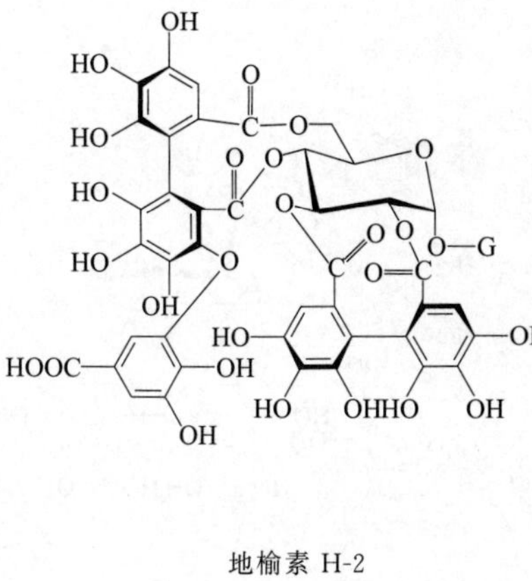

地榆素 H-2

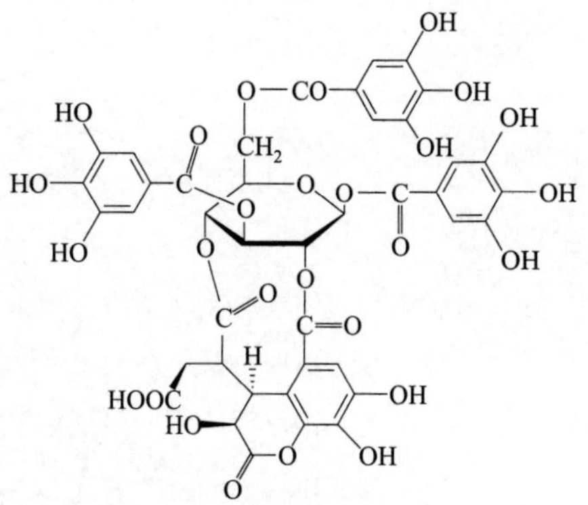

诃子次酸

另外，多个逆没食子酸鞣质缩合形成可水解鞣质低聚体（hydrolysable tannin oligomers）。根据葡萄糖的数目可分为单倍体、二聚体、三聚体及四聚体等。其中以二聚体最多。例如从中国甜茶（Chinese sweet tea）的丙酮提取物中分到了六个新的逆没食子酸鞣质 rubusuaviins A～F，其中 rubusuaviins B 为逆没食子酸鞣质二聚体，rubusuaviins C、rubusuaviins D 为三聚体，rubusuaviins E、rubusuaviins F 为四聚体。

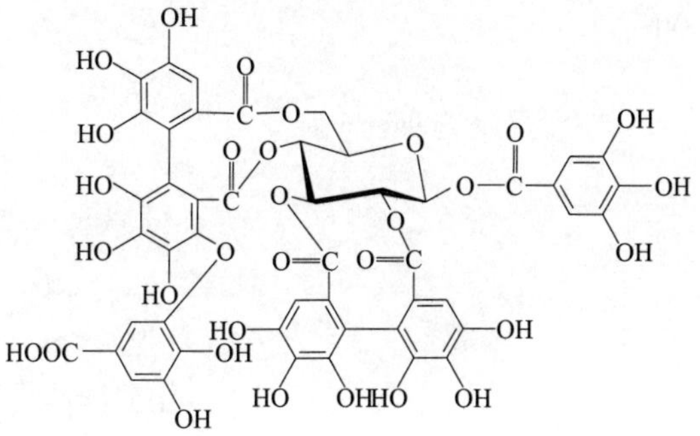

rubusuaviins A

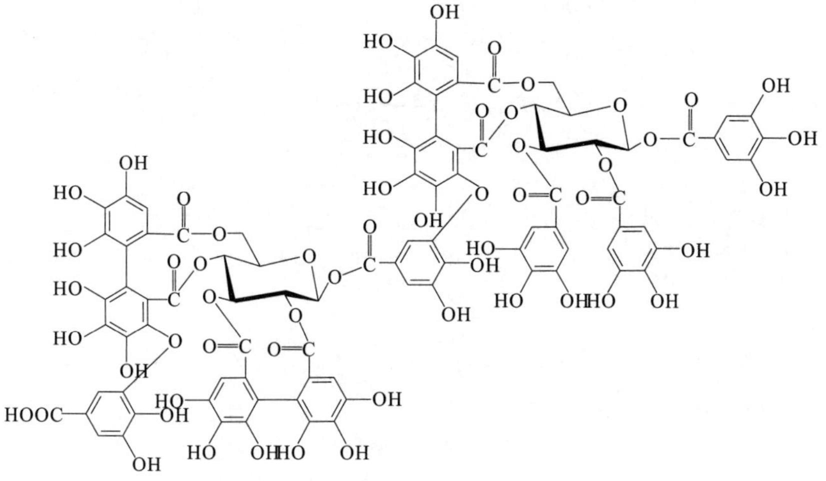

rubusuaviins B

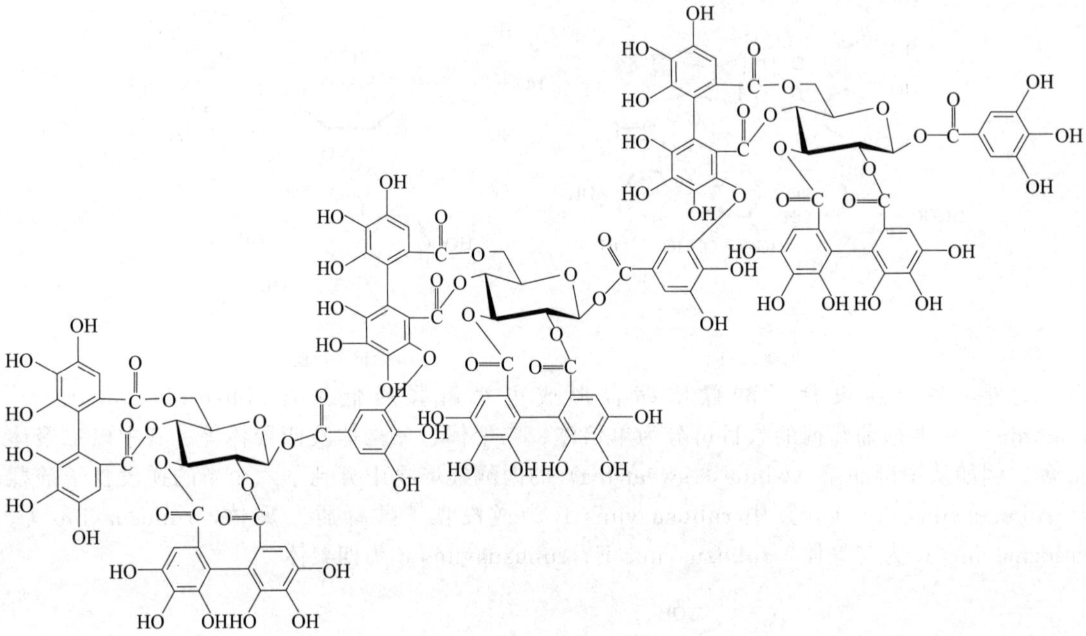

rubusuaviins C

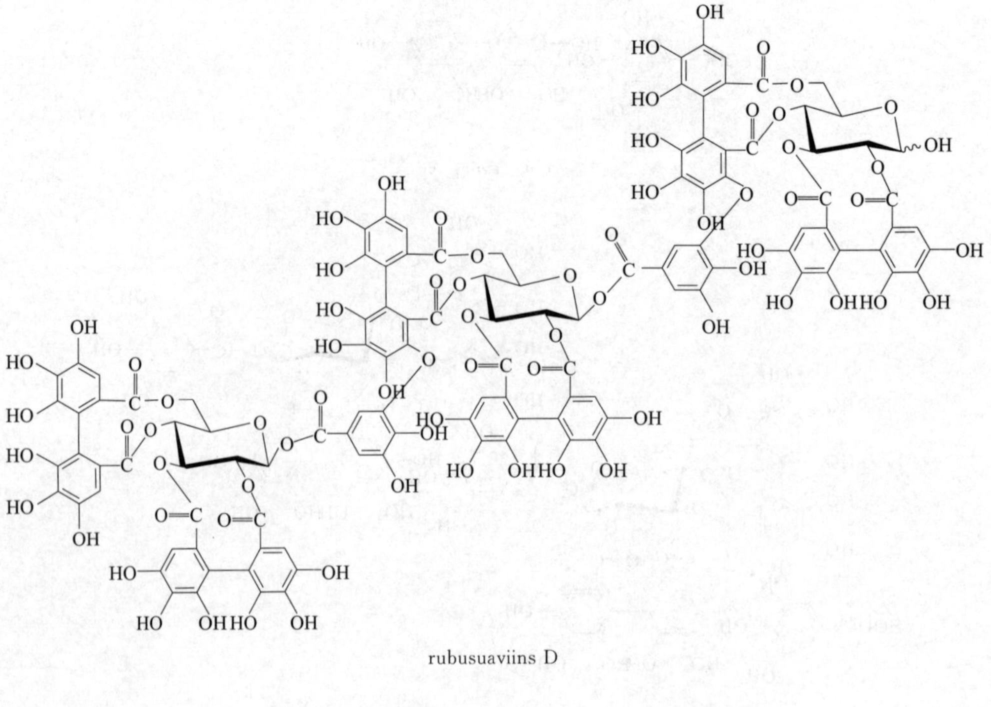

rubusuaviins D

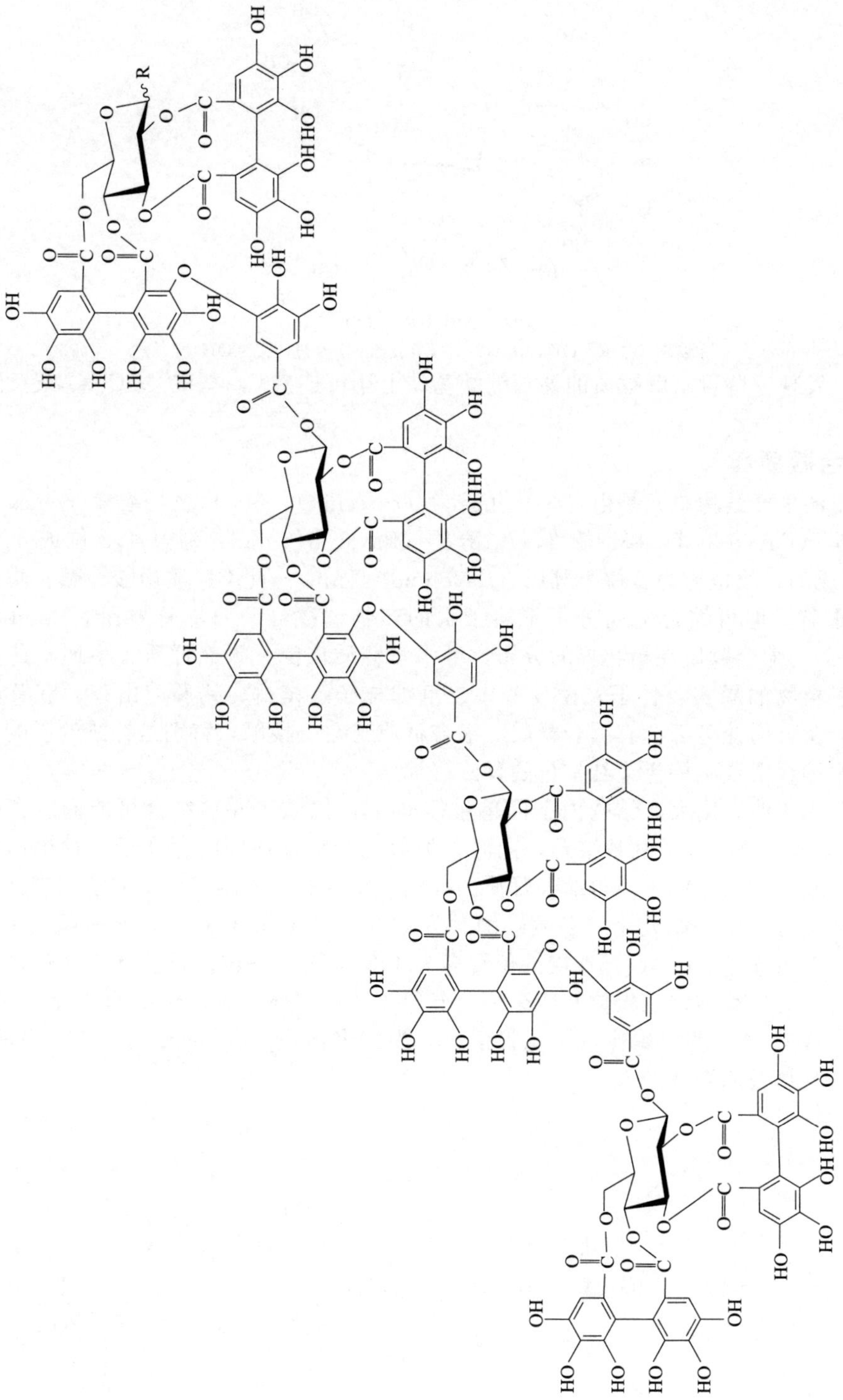

rubusuaviins E R=β galloyl rubusuaviins F R=α,β H

有些可水解鞣质中的糖开环后，糖端基碳和 HHDP 等基团以碳-碳相连形成 *C*-苷鞣质（*C*-glycosidic tannins）。如麻黄科植物中分得的木麻黄宁（casuarinin）和旌节花素（stachyurin）。

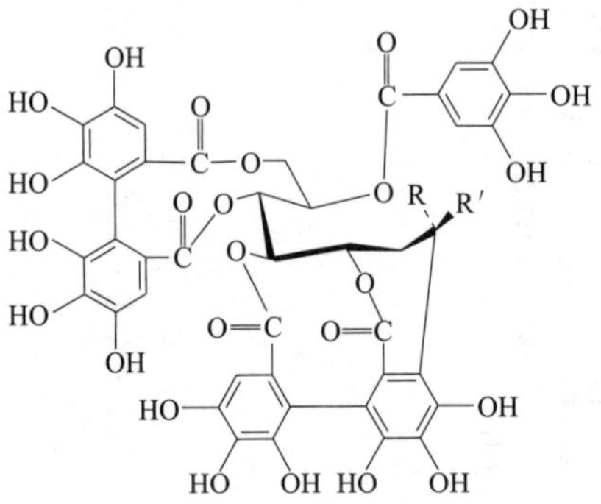

木麻黄宁：R=OH，R′=H 旌节花素：R=H，R′=OH

近年来，发现一些可水解鞣质的葡萄糖端基碳上还可连接 C_6-C_3 或 C_6-C_4-C_6 或黄酮等结构单元。

二、缩合鞣质类

缩合鞣质的主要结构单元是由（+）儿茶素（catechin）、（−）表儿茶素（epicatechin）等黄烷-3-醇类（flavan-3-ol）和黄烷-3,4-二醇类（flavan-3,4-diol）通过 4,8 位或 4,6 位以 C—C 缩合而成的，故也称为黄烷类鞣质（flavonoid tannin）。此类鞣质用酸、碱、酶处理或久置均不能水解，但可缩合为高分子不溶于水的产物“鞣红”（亦称鞣酐，tannin reds，phlobaphenies）。缩合鞣质在植物界的分布比可水解鞣质广泛，天然鞣质大多属于此类。它们主要存在于植物的果实、种子及树皮等中，例如柿子、槟榔、钩藤、山茶、麻黄、翻白草、茶叶、大黄、肉桂等都含有缩合鞣质。缩合鞣质与空气接触，特别是在酶的影响下，很易氧化、脱水缩合形成暗棕色或红棕色的鞣红沉淀。

缩合鞣质由于缩合度大，结构内不同单量体间 4,8-位或 4,6-位结合可能同时存在，且 C3-OH 部分又多数与没食子酰基结合，同时，类似化合物往往同时存在于一种植物中，多数情况下形成复杂的混合体，使得缩合鞣质的分离、精制和结构测定变得非常困难。

绝大多数缩合鞣质的结构中，各黄烷醇单元之间以碳-碳键相连接，有些除 C—C 键外兼有醚键而成双重连接，C—C 键连接的位置多为 4,8-位或 4,6-位。目前从天然药物中分得的缩合鞣质主要有二聚体、三聚体及四聚体，五聚体及六聚体较少。例如原花青素（procyanidin）B-1、B-5、A-2 为二聚体，原花青素 C-1 为三聚体，parameritannin A-1 为四聚体。此外，还有五聚体及六聚体等。

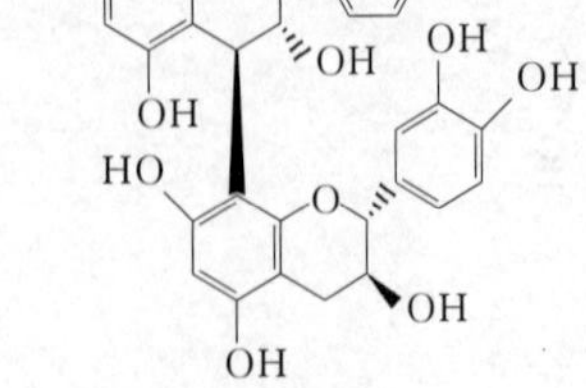

原花青定 B-1 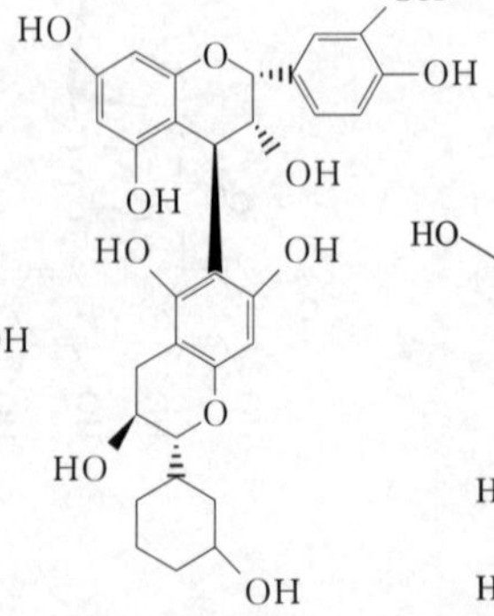　　原花青定 B-5 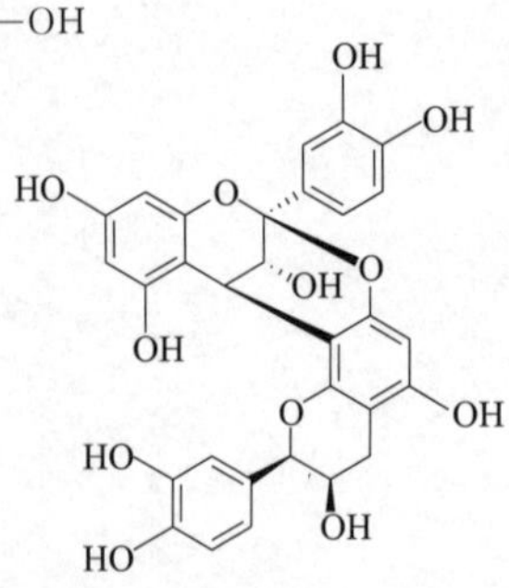　　原花青定 A-2 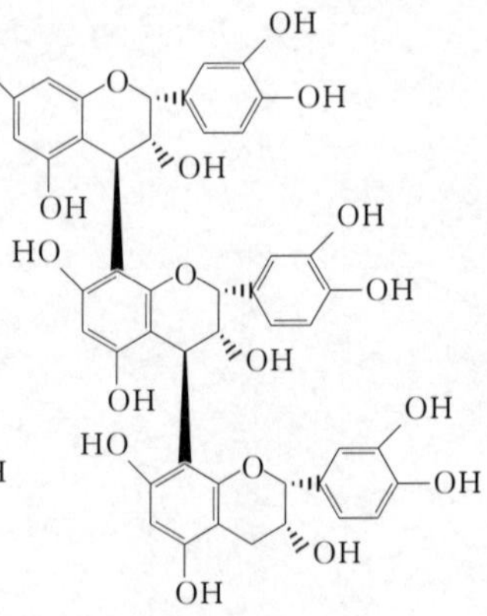　　原花青定 C-1

三、复合鞣质类

复合鞣质（complex tannins）是由黄烷醇与可水解鞣质部分通过碳-碳键连接而成的一类化合物。它们的分子结构由逆没食子鞣质部分与黄烷醇部分结合组成，兼有可水解鞣质与缩合鞣质的特征。如从山茶中分离出的山茶素 B（camelliatannin B）和从番石榴属中分离出的番石榴素 A、番石榴素 C（guavin A、guavin C）等。

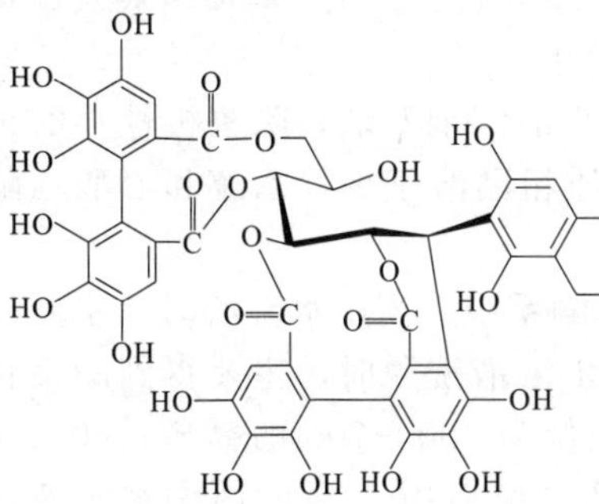

山茶素 B

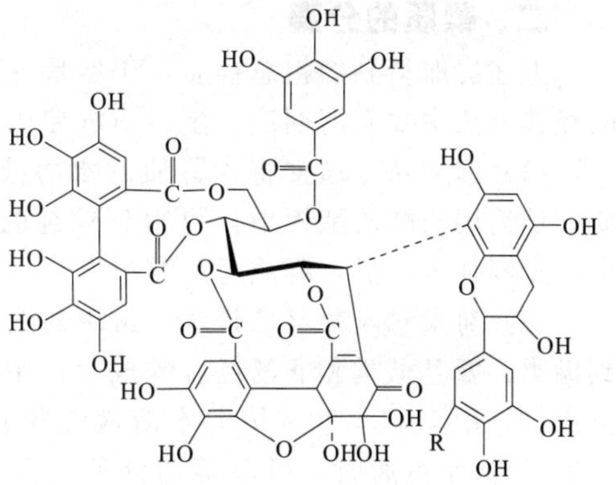

番石榴素 A：R＝H
番石榴素 C：R＝OH

第三节 鞣质的理化性质

一、物理性质

鞣质除少数为结晶状（如老鹳草素）外，大多为灰白色无定形粉末，并多具有吸湿性。极性较强，溶于水、甲醇、乙醇等强极性溶剂，可溶于醋酸乙酯、丙酮和乙醇的混合液，难溶或不溶于乙醚、氯仿、苯、石油醚等极性小的有机溶剂。少量水的存在能够增加鞣质在有机溶剂中的溶解度。

二、化学性质

（1）*还原性* 鞣质含有很多酚羟基，很易被氧化，具有较强的还原性，能还原斐林试剂。

（2）*与蛋白质沉淀* 鞣质能与蛋白质结合产生不溶于水的沉淀，能使明胶从水溶液中沉淀出来，能使生皮成革。其原因是鞣质分子中的酚羟基与蛋白质结构中的酰胺基团通过氢键缔合形成不溶于水的复合物沉淀。此性质可作为鞣质纯化、鉴别的一种方法。

（3）*与重金属盐沉淀* 鞣质的水溶液能与醋酸铅、醋酸铜、氯化亚锡等重金属盐生成沉淀。在提取分离及除去鞣质时均可利用这一性质。

（4）*与生物碱沉淀* 鞣质的水溶液可与生物碱生成难溶或不溶的沉淀，故可用作生物碱沉淀试剂。在提取分离及除去鞣质时亦常利用这一性质。

（5）*与三氯化铁的作用* 鞣质的水溶液与三氯化铁作用，产生蓝黑色或绿黑色。工业上蓝黑墨水的制造就是利用鞣质的这一性质。

（6）*与铁氰化钾氨溶液的作用* 鞣质与铁氰化钾氨溶液反应呈深红色，并很快变成棕色。

第四节 鞣质的提取与分离

一、鞣质的提取

鞣质的提取须在选择合适溶剂的基础上，注意控制提取的温度和时间，力求快速、完全，以达到不破坏鞣质之目的。最好用新鲜原料，且宜立即浸提，也可以用冷冻或浸泡在丙酮中的方法储存。原料的干燥宜在尽可能短的时间内完成，以避免鞣质在水分、日光、氧气和酶的作用下发生反应变质。通常将经过粉碎的干燥原料或新鲜原料（茎叶类）在高速搅碎机内加溶剂进行组织破碎提取，然后过滤得到浸提液。

提取溶剂一般使用50%～70%含水丙酮，其对鞣质的溶解能力最强，能够打开植物组织内鞣质-蛋白质的连接链，使鞣质的提取得率提高。且丙酮很容易从提取液中减压回收，得到鞣质的水溶液。

二、鞣质的分离

上述提取得到的粗总鞣质，仍然是一混合物，需要进一步分离、纯化。鞣质分离及纯化的经典方法主要有溶剂法、蛋白质沉淀法等，现在常用色谱法。

(1) *溶剂法* 通常将含鞣质的水溶液先用乙醚等极性小的溶剂萃取，除去极性小的杂质，然后用乙酸乙酯提取，可得到较纯的鞣质。亦可将鞣质粗品溶于少量乙醇和乙酸乙酯中，逐渐加入乙醚，鞣质可沉淀析出。

(2) *葡聚糖凝胶柱色谱法* 常用的洗脱剂为水-甲醇-丙酮系统。当用水洗脱时，主要得到糖类、氨基酸类和非酚性苷类成分；用10%～30%甲醇水溶液洗脱时，主要得到酚性苷类成分；用40%～80%甲醇水溶液洗脱时，可以得到分子量为300～700的鞣质；80%～100%甲醇水洗脱时，可以得到分子量为700～1000的鞣质；最后用50%的丙酮水溶液洗脱，可获得分子量大于1000的鞣质。当分离结束后，用大量的水-丙酮（1∶1）冲洗，可使吸附柱再生后重复使用。

三、除去鞣质的方法

由于鞣质的性质不稳定，致使中药制剂易于变色、浑浊或沉淀，从而影响制剂的质量，因此，在很多中药中，鞣质被当作杂质。可采用以下方法除去中药提取物中的鞣质。

(1) *冷热处理法* 鞣质在水溶液中是一种胶体状态，高温处理可使胶粒聚集，沉淀析出，达到除去鞣质的目的。如中药注射剂，常采用两次灭菌法除去鞣质。

(2) *石灰法* 由于鞣质与钙离子结合能生成沉淀，故可将氢氧化钙加入中药的水提液中，使鞣质沉淀析出除去，亦可在提取前，先将中药原料中拌入石灰乳，使鞣质与钙离子结合生成水不溶性化合物而留于药渣中，再选用适宜的溶剂提出有效成分。

(3) *铅盐法* 在中药的水提液中加入饱和乙酸铅或碱式乙酸铅溶液，可使鞣质沉淀而被除去，然后按常规方法除去滤液中多余的铅盐。

(4) *明胶法* 在中药的水提液中，加入适量的4%明胶溶液，使鞣质沉淀完全，滤除沉淀，滤液减压浓缩，加入3～5倍量的乙醇，以沉淀过剩的明胶。

(5) *聚酰胺吸附法* 鞣质分子中含有多个酚羟基，可被聚酰胺吸附，与有效成分分开。此法操作简便，除去鞣质较为彻底。

(6) *溶剂法* 利用鞣质与碱成盐后难溶于醇的性质，在乙醇溶液中用40%氢氧化钠调至pH 9～10，可使鞣质沉淀，再过滤除去。

第五节 鞣质的检识

一、色谱检识

薄层色谱可以对各类鞣质进行简易定性检识。以丙酮-水（8∶2）浸提植物原料（0.1～0.5g），将提取物经硅胶G薄层色谱，用不同比例的苯-甲酸乙酯-甲酸作展开剂，展开后分别依次喷以三氯化铁及茴香醛-硫酸或三氯化铁-铁氰化钾（1∶1）溶液，根据薄层板上的斑点颜色可初步判断化合物的类型。

(1) *三氯化铁不显色* 非酚性化合物或只有孤立酚羟基的化合物。若香草醛-浓硫酸试剂显橙色，则表示可有B环4位羟基取代的缩合鞣质存在；若均不显色，则可认为初试的成分中不含有鞣质。

(2) 三氯化铁显深绿色 具有邻二酚羟基的化合物。若香草醛-浓硫酸试剂显橙色，则表示有儿茶素缩合鞣质；若是黄色，则说明是具有邻二酚羟基的黄酮类化合物。

(3) 三氯化铁显蓝色 具有邻三酚羟基的化合物。若香草醛-浓硫酸试剂显橙色，则表示有没食子酸缩合鞣质；若不显色，则表示有水解鞣质。

另外，亚硝酸钠-乙酸显色剂可以确认水解鞣质的类型，该试剂可区别两类不同的水解鞣质，没食子酸鞣质显黄色，逆没食子酸鞣质显灰色。

鞣质由于分子量大，含酚羟基多，故薄层鉴定时一般需在展开剂中加入微量的酸，以抑制酚羟基的解离。

二、化学检识

利用化学反应也可对可水解鞣质和缩合鞣质进行初步的区别，方法和结果见表 11.1。

表 11.1 两类鞣质的鉴别反应

试 剂	可水解鞣质	缩合鞣质
稀酸(共沸)	无沉淀	暗红色鞣红沉淀
溴水	无沉淀	黄色或橙红色沉淀
三氯化铁	蓝色或蓝黑色(或沉淀)	绿或绿黑色(或沉淀)
石灰水	青灰色沉淀	棕色或棕红色沉淀
醋酸铅	沉淀	沉淀(可溶于稀醋酸)
甲醛或盐酸	无沉淀	沉淀

三、鞣质的波谱特征

以往对鞣质的结构解析工作主要集中在可水解鞣质方面，用酸使可水解鞣质完全水解或用水或酶使之部分水解，或用硫酸降解法等使之转化为较为简单的结构。随着现代波谱技术的发展，多种波谱方法特别是 NMR 谱法成为鞣质类化合物解析的最有效手段。

(一) ^{1}H NMR

1. 可水解鞣质

通过制备甲基化衍生物后再测定^{1}H NMR 谱中甲氧基的数目，可测定出酚羟基的数目；根据^{1}H NMR 中糖上 C1-H 的数目可以判断糖的个数；根据偶合关系可以找出各组糖上的氢；根据芳香氢的数目及化学位移，可以判断其芳核的取代情况。此外，根据^{1}H-^{1}H COSY 谱的测定，可以确定各氢间的关系。

鞣质中的糖部分主要为葡萄糖。它以^{4}C1 型或^{1}C4 型两种形式存在。其中^{4}C1 型最为多见。^{1}C4 型因羟基均为直立键，不稳定，若被酰化后，羟基被固定可存在于中药中，如老鹳草素等。上述两种构型的葡萄糖中，C1-OH 有 α、β 两种构型存在，一般 β 型多见。对完全未取代的葡萄糖来讲，其糖基上的各个氢较难区分。但对鞣质类来讲，因糖上各个羟基被酰化，所以各个氢都分开，并显著向低场位移。

2. 缩合鞣质

^{1}H NMR 谱在原花色素类的缩合鞣质中应用的也越来越广泛，可用于判断原花色素类的缩合鞣质类型。如用于区分 A-型或者 B-型原花色素类的缩合鞣质。B-型的原花色素类（二聚体以上）由于结构中存在对映结构会导致^{1}H NMR 峰裂分不明显，多数质子峰以宽单峰（br. s）出现，低场的芳香质子信号会重叠在一起，较难辨认。但是，A-型的原花色素类（二聚体以上）的^{1}H NMR 裂分较为明显，在 δ 3.1～4.2 会出现来源于 H3、H4 的两个双峰信号，偶合常数一般是 3.5 Hz，另外，在低场 δ 5.8～6.2 会出现 H6、H8 的质子信号，根据峰偶合情况和峰个数可以确定原花色素的聚合个数。

如图 11.2 所示。

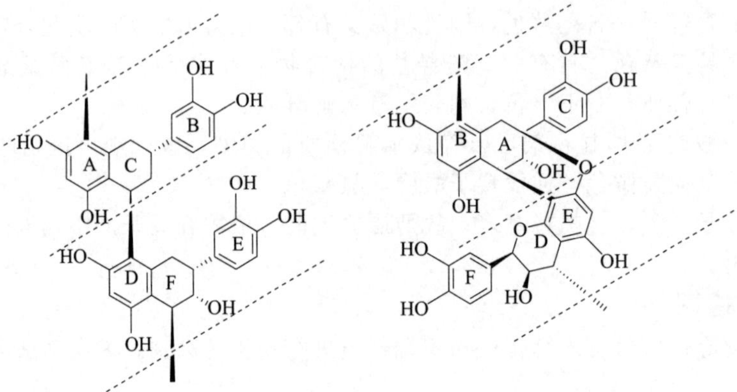

图 11.2 A-型和 B-型原花色素类的缩合鞣质结构

(二) ^{13}C NMR 谱

1. 可水解鞣质

^{13}C NMR 谱能判断可水解鞣质中没食酰基（G）、六羟基联苯一甲酰基（HHDP）的数目、酰化位置及糖基的构型。一般说来，对于^{4}C1 的葡萄糖基，某两个碳原子上的羟基被酰化时，这两个碳原子的化学位移增加 0.2～1.2，而相邻碳原子的化学位移降低 1.4～2.8。例如 4-位、6-位被酰化时，C4 和 C6 的 δ 值增加，C3 和 C5 的 δ 值降低。

2. 缩合鞣质

对于原花色素类的缩合鞣质，一般来说，^{13}C NMR 谱中高场区 δ 25～40 碳的个数可以直接判断缩合鞣质的聚合个数；高场 C2、C3、C4 的 δ 值可以判断原花色素的连接方式（A-型或 B-型）和 2-位、3-位的相对构型，B-型连接时 2-位、3-位为顺式结构时，C2 的化学位移一般在 δ 76.5～80.5 之间，2-位、3-位为反式结构时，C2 的化学位移向低场移动至 δ 82.0～83.5；A-型连接时 C2 的化学位移向低场移动至 δ 100.0 左右。

复习思考题

1. 简述鞣质的基本结构单元和分类。
2. 常规的鞣质提取方法有哪些？如何检识鞣质类成分？

第十二章 其他成分

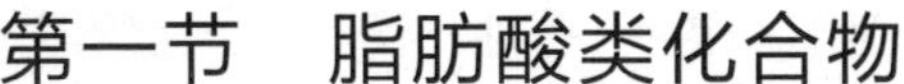

第一节 脂肪酸类化合物

一、概述

脂肪酸是脂肪族中含有羧基的一类化合物，含 8 个碳以下者为低级脂肪酸，含 8 个碳以上者为高级脂肪酸，烃链以线性的为主，分枝或环状的为数极少。脂肪酸类成分也是中药中一类重要的有效成分，具有很多重要的用途。但是，人们在相当长的时间里对脂肪酸类成分没有给予足够的重视。此外，中药中也有很多生物活性物质是由各种脂肪酸通过生物合成而得到的，例如由花生四烯酸转化而成的前列腺素类成分具有非常强的多方面的生物活性，使其与其他花生四烯酸类代谢产物一起成为新药开发的重要目标。

二、脂肪酸的结构分类

1. 饱和脂肪酸

该类化合物分子中烃链为饱和键，没有双键。如分子中含 16 个碳的棕榈酸和含 18 个碳的硬脂酸广泛分布于动植物中。饱和脂肪酸能促进人体对胆固醇的吸收，使血中胆固醇含量升高，二者易结合并沉积于血管壁，是血管硬化的主要原因。

2. 不饱和脂肪酸

根据不饱和脂肪酸分子中双键数目的不同，不饱和脂肪酸可分为单不饱和脂肪酸和多不饱和脂肪酸。

(1) 单不饱和脂肪酸　分子中有一个双键。如 16 个碳的棕榈油酸和 18 个碳的油酸。陆地动物细胞不能合成更多的脂肪酸双键，故脂肪中只含有单不饱和脂肪酸。单不饱和脂肪酸对人体胆固醇代谢的影响不大。

(2) 多不饱和脂肪酸　分子中有两个以上双键，双键的数目多为 2～7 个，含 2 个或 3 个双键的脂肪酸多分布于植物油脂中；含 4 个以上双键的多不饱和脂肪酸主要存在于海洋动物的脂肪中。多不饱和脂肪酸在人体中易于乳化、输送和代谢，不易在动脉壁上沉淀，有良好的降血脂作用。常见的多不饱和脂肪酸主要有亚油酸、α-亚麻酸、γ-亚麻酸、花生四烯酸、二十二碳六烯酸（DHA）和二十碳五烯酸（EPA）等。其中，亚油酸和 α-亚麻酸被称为人体必需脂肪酸，需要从食物中摄取。亚油酸进入人体内可转化为花生四烯酸和 γ-亚麻酸，花生四烯酸是前列腺素的前体物质，前列腺素具有较广泛的调节机体代谢的重要作用。α-亚麻酸通过脱氢酶和碳链延长酶的催化作用，最后合成 EPA 和 DHA。DHA 具有提高记忆力，延缓大脑衰老的作用。

三、脂肪酸的理化性质

(1) 溶解性　脂肪酸不溶于水，溶于乙醚、己烷、苯、氯仿、热乙醇等有机溶剂，可溶于冷氢氧化钠溶液。

（2）*酸性* 脂肪酸含有羧基，可与碱结合成盐。

（3）*羟基的置换反应* 羧基可被卤素、烃氧基、酰氧基、氨基等置换，分别生成酰卤、酯、酸酐和酰胺。

（4）*酸败* 脂肪酸在空气中久置，会产生难闻的气味，这种变化称为酸败，酸败是由空气中的氧、水分或霉菌引起的。

四、脂肪酸的提取与分离

1. 提取

（1）*有机溶剂提取法* 常用乙醚、石油醚及环己烷等亲脂性有机溶剂进行提取，回收溶剂即得粗脂肪酸。

（2）*超临界流体萃取法* 由于超临界萃取法无毒、无污染、分离简单，因而被广泛应用于天然脂肪酸类化合物的提取、分离，只需控制压力和温度等主要参数即可达到提取混合物中不同组分的目的。

2. 分离

（1）*分子蒸馏法* 是蒸馏法的一种，其原理是利用混合物组分挥发度的不同而得到分离。该方法一般在绝对压强1.33～0.0133Pa的高度真空下进行。在这种条件下，脂肪酸分子间引力减小，挥发度提高，因而蒸馏温度比常压蒸馏大大降低。分子蒸馏时，饱和脂肪酸和单不饱和脂肪酸首先蒸出，而双键较多的不饱和脂肪酸最后蒸出。

（2）*丙酮冷冻法* 碳链长度及饱和程度不同的脂肪酸，在过冷的丙酮溶剂中溶解度不同，借此达到分离的目的。将脂肪酸混合物加到预先冷至－25℃以下的丙酮中，搅拌，滤过，除去结晶体，浓缩后，即得含有较高浓度的EPA及DHA。

（3）*尿素包合法* 是一种较常用的多价不饱和脂肪酸分离方法。其原理是尿素分子在结晶过程中能够与饱和脂肪酸或单不饱和脂肪酸形成较稳定的晶体包含物析出，而多价不饱和脂肪酸由于双键较多，碳链弯曲，具有一定的空间构型，不易被尿素包合，采用过滤方法除去饱和脂肪酸和单不饱和脂肪酸与尿素形成的包合物，就可得到较高纯度的多价不饱和脂肪酸。

第二节 有机含硫化合物

硫是所有生物必需的元素，在机体内具有诸多重要的作用。如从氨基酸、维生素、辅酶A，到含有含硫氨基酸组成的多肽及蛋白质等生物体大分子等一次代谢产物中，硫都扮演着重要的角色。但是，本节主要介绍一些存在于中药中的含硫的二次代谢产物。这些产物在中药中分布虽不甚多，但却有一定的生物活性。

一、芥子苷类

芥子苷是一类主要分布于十字花科植物中的以硫原子为苷键原子的葡萄糖苷类化合物，也是存在于天然界中的*S*-苷的典型代表，已发现的芥子苷类化合物达70余种。芥子苷类的化学结构可用以下通式表示。芥子苷类化合物在植物体内通常以钾盐的形式存在，但有时也以钠盐、铵盐的形式存在。黑芥子中的黑芥子苷是钾盐，白芥子中的白芥子苷除钾盐外，还曾得到过由芥子碱组成的季铵盐。

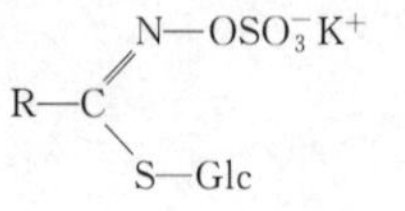

$$R-C(=N-OSO_3^-K^+)-S-Glc$$

芥子苷通式

$$H_2C=CH-CH_2-C(=N-OSO_3^-K^+)-S-Glc$$

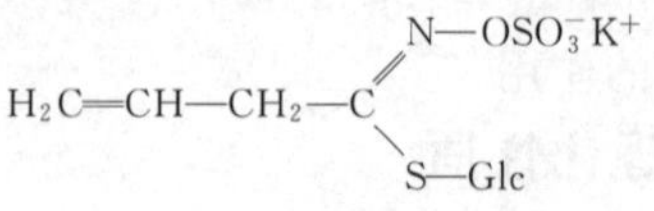

黑芥子苷

芥子苷类化合物在中性条件下，以芥子苷酶进行水解，先生成葡萄糖和硫代羟肟酸，后者经转位最后产生异硫氰酸酯。白芥子或黑芥子的粉末加温水闷润一定时间后，会发出强烈的辛辣味，此系白芥子或黑芥子中的芥子苷受其共存的芥子苷酶的作用而生成异硫氰酸酯之故。

二、大蒜辣素和大蒜新素

大蒜为百合科植物蒜（*Allium sativum*）的地下鳞茎，作为药用已有悠久的历史。大蒜具有行滞气、暖脾胃、消癥积、解毒、杀虫的功效。曾分离得到的大蒜辣素（allicin）为二烯丙基硫代亚磺酸酯，系由大蒜中的蒜氨酸在蒜氨酸酶的作用下生成的，虽稀释至1∶(85000～125000)，仍可抑制葡萄球菌、链球菌、伤寒杆菌、副伤寒杆菌、痢疾杆菌、霍乱弧菌、大肠杆菌、白喉杆菌、肺炎球菌、炭疽杆菌等革兰阳性及阴性细菌，但其性质不稳定，易分解失去活性。

近年，从大蒜挥发油中得到一种性质稳定的新抗菌成分——大蒜新素（allitridi），为淡黄色油状液体，相对密度1.085，折射率1.580（20℃）。药理实验证明大蒜新素具有抗病原微生物、抗肿瘤、降血脂、清除自由基及保护肝、胃等作用，为大蒜的有效成分，现已人工合成并用于临床。

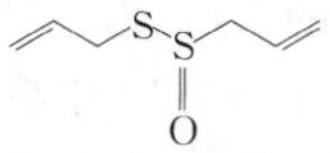

S S O

大蒜辣素

S S S

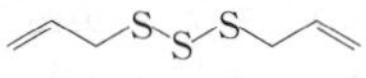

大蒜新素

第三节　脑苷类化合物

脑苷类化合物（cerebrosides）是神经鞘脂类的一种，是由神经酰胺（ceramide）和糖苷键连接而成的化合物的总称。脑苷类化合物广泛分布于动植物体内，特别是中枢神经系统、肝、脾和血细胞中，组成动、植物组织的细胞膜，脑中含量最多，约占脑中脂质的15%，肺、肾次之，肝、脾及血清中也含有。作为膜抗原和病毒、细菌及其毒素的受体，脑苷在细胞识别、细胞黏合、调节细胞免疫、决定血型等方面起着非常重要的作用，具有抗肿瘤、抗病毒、抗肝毒、免疫促进等作用。其最早发现于20世纪70年代初，但直到70年代中期才有人报道这类化合物的结构，随着现代分离纯化技术和光谱技术的发展，以及脑苷类化合物重要的生理活性，越来越受到国内外学者的重视。

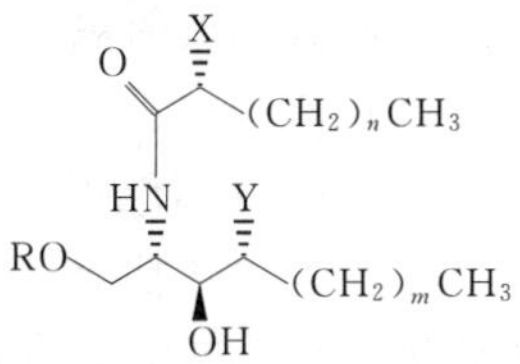

X O $(CH_2)_nCH_3$ HN Y RO $(CH_2)_mCH_3$ OH

X＝H 或 OH

Y＝H 或 OH

R＝H(ceramide)

R＝glycosyl(cerebrosides)

脑苷类基本结构

神经酰胺是由长链脂肪酸中的羧基与神经鞘氨醇的氨基经脱水以酰胺键相连形成的一类酰胺类化合物。神经鞘氨醇极性末端为1,3-二羟基-2-氨基或1,3,4-三羟基-2-氨基取代；天然存在的长链碱部分链长为12～22个碳，以18个碳居多。天然鞘氨醇已发现有60种。长链脂肪酸部分有的α位有羟基取代。2条长链上可能有双键存在。

神经鞘苷的糖链连在神经酰胺的1位羟基上，糖的种类有半乳糖、葡萄糖、甘露糖、果糖、乳糖、葡萄糖胺、葡萄糖醛酸等。糖上的羟基有的形成亚硫酸酯、乙酸酯、磷酸酯、胆碱磷酸酯、氨基乙基磷酸酯等，或被甲氧基、长链脂肪半缩醛基取代。天然的神经鞘苷和神经酰胺多以同系物的混合物存在。

第四节 氨基酸、环肽、蛋白质和酶

一、氨基酸

氨基酸（amino acid）是一类既含氨基又含羧基的化合物。它们中有很多是组成蛋白质分子的基本单位，是人体必不可少而又不能自身合成的物质，故这些氨基酸被称为必需氨基酸。必需氨基酸有20种，均为α-氨基酸，存在于蛋白质水解物中，此类氨基酸大部分已被应用于医药等方面。如精氨酸、谷氨酸作为肝昏迷抢救药之一；组氨酸用于治疗胃及十二指肠溃疡和肝炎等。

中药中含有的氨基酸，有些虽不是必需氨基酸，却有一些特殊的生物活性，这些非蛋白氨基酸称为天然游离氨基酸。如中药使君子（*Quisqualis indica*）中的使君子氨酸（quisqualic acid）和鹧鸪茶（*Caloglossa leprieuii*）中的海人草氨酸（kainic acid），都是驱蛔虫的有效成分；南瓜子（*Cucurbita moschata*）中的南瓜子氨酸（cucurbitine）具有抑制血吸虫幼虫生长发育的作用；天冬（*Asparagus cochinchinensis*）、玄参（*Scrophularia ningpoensis*）和棉根（*Cossypium herbaceum*）中均含有天门冬素（asparagine），具有止咳和平喘作用；三七（*Panax notoginseng*）中的三七素（dencichine）具有止血作用；半夏（*Pinellia ternata*）、天南星（*Arisaema erubescens*）和蔓荆（*Vitex trifolia*）中的γ-氨基丁酸则有暂时降压的作用。因此，氨基酸的研究是中药有效成分研究不可忽视的内容之一。

（一）氨基酸的结构与分类

从结构上看，氨基酸是羧酸分子中烃基上的氢被氨基所取代的衍生物。根据氨基和羧基的相对位置，即氨基处于羧基的邻位（α位）、间位（β位）和间隔二位（γ位）等，将氨基酸分为α-氨基酸、β-氨基酸、γ-氨基酸等，其中以α-氨基酸占多数。

此外，还可根据氨基酸分子中所含氨基和羧基的数目，分为中性氨基酸、酸性氨基酸和碱性氨基酸三类。中性氨基酸分子中羧基和氨基的数目相等；酸性氨基酸分子中羧基多于氨基；碱性氨基酸则氨基多于羧基。

（二）氨基酸的理化性质

（1）性状　氨基酸为无色结晶，具较高的熔点。

（2）溶解性　多数氨基酸易溶于水，难溶于有机溶剂，如丙酮、乙醚、氯仿等。

（3）成盐　氨基酸与强酸、强碱均能成盐，因而氨基酸既有碱性又有酸性，是一种两性化合物。同时，分子内氨基和羧基可相互作用生成内盐。

（4）等电点　在水溶液中，分子中的羧基和氨基可以分别像酸、碱一样离子化。当将氨基酸溶液调至某一特定pH值时，氨基酸分子中羧基电离和氨基电离的趋势恰好相等，这时溶液的pH值称为该氨基酸的等电点。不同的氨基酸具有不同的等电点。在氨基酸的等电点时，分子以内盐的形式存在，因而其溶解度最小，可以沉淀析出。

（5）与茚三酮反应　α-氨基酸与水合茚三酮加热反应，产生紫色混合物。可用于鉴别氨基酸以及氨基酸的薄层色谱显色。

（6）与亚硝酸反应　除亚氨基酸（脯氨酸、羟脯氨酸）外，α-氨基酸中的氨基能与亚硝酸作用，放出氮气，生成α-羟基酸。

（三）氨基酸的理化检识

供试液制备：取中药粗粉1～2g，加水10～20mL温浸1h，滤过，滤液供下述试验用。

（1）Ninhydrin反应　取供试液1mL，加0.2%茚三酮溶液2～3滴，摇匀，在沸水浴中加热 5min，冷却后，如显蓝色或蓝紫色，表明含有氨基酸、多肽或蛋白质。此反应亦可作色谱检识，但有的氨基酸产生黄色斑点，并受氨气、麻黄碱、伯胺、仲胺等杂质的干扰而产生假阳性。

(2) Isatin 反应　取供试液滴于滤纸上，晾干，喷洒吲哚醌试液，加热 5min，不同的氨基酸类显示不同的颜色。

(3) Folin 试剂　取 1,2-萘醌-4-磺酸钠 0.02g 溶于 5%碳酸钠溶液 100mL 中，临用时现配。不同的氨基酸显不同的颜色。

二、环肽

环肽化合物（cyclopeptides）是指由酰胺键或肽键形成的一类环状肽类化合物。主要来源于植物、海洋生物和微生物等。已发现鼠李科、梧桐科、露兜树科、茜草科、荨麻科、卫矛科、菊科、唇形科、马鞭草科、紫金牛科、茄科、石竹科、番荔枝科等植物含有环肽类成分。具有多方面的生物活性，如从海洋被囊动物（*Trididemnum solidum*）中得到的didem B 肽类化合物具有抗肿瘤、抗病毒和免疫调节作用；从酸枣仁（*Ziziphus jujuba*）中分离得到具有安眠作用的 zizyphine 为环肽类化合物；从茜草中得到一系列 14 元环的茜草环肽具有抗肿瘤作用；从人工虫草菌丝体中分离得到具有抗癌（KB 细胞）和增强免疫活性的环肽。植物环肽的研究起步较晚，但其显著的生物活性以及结构的新颖性和多样化，已成为中药化学新的研究热点。

1. 环肽的结构分类

目前得到的环肽类化合物根据其骨架可分为两大类六个类型：

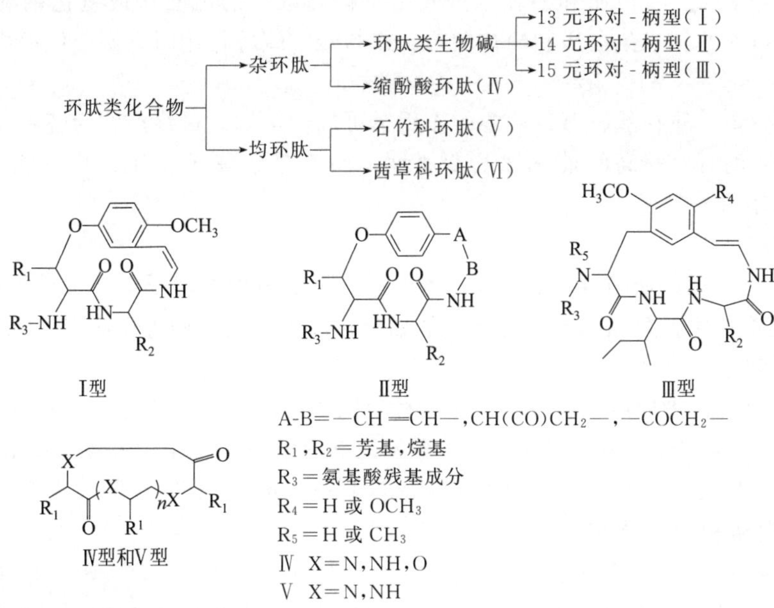

2. 环肽的理化性质

(1) 性状　环肽类化合物一般易于结晶，熔点多高于 260℃，有旋光性。

(2) 溶解性　环肽类化合物易溶于水，可溶于甲醇、氯仿等有机溶剂。

3. 环肽的检识

薄层色谱检识：吸附剂：硅胶 G 或硅胶 H；展开剂：氯仿-甲醇（9∶1），显色剂：0.2%茚三酮溶液。

三、蛋白质和酶

蛋白质（protein）和酶（enzyme）是生物体最基本的生命物质，凡是有生命的地方就有蛋白质和酶，蛋白质分子中的氨基酸残基由肽键连接，形成含多达几百个氨基酸残基的多肽链。酶是活性蛋白中最重要的一类。

近年陆续开发了与人体健康密切相关的不同活性的蛋白质，特别是酶类已在临床发挥了很大的作用，并蕴藏着巨大的潜力。例如天花粉蛋白（trichosanthin）具有引产作用和抗病毒作用，对艾滋病病毒也具有抑制作用；得自番木瓜（*Carica papaya*）的蛋白水解酶，称为木瓜酶（papain），可驱除肠内寄生虫；超氧化物歧化酶（superoxide dismutase，SOD）可阻止脂质过氧化物的生成，降低自由基对人体的损害，延缓机体衰老；地龙（*Pheretima aspergillum*）中提得的蚯蚓纤溶酶，不仅对血栓和纤维蛋白有显著的溶解作用，而且可激活纤溶酶原为纤溶酶（Plasmin）；麦芽（*Hordeum vulgare*）中含有的淀粉酶（amylase）常用于食积不消；苦杏仁（*Prunus armeniaca*）中的苦杏仁酶（emulsin）具有止咳平喘作用。

（一）蛋白质和酶的理化性质

（1）溶解性　多数蛋白质和酶溶于水，不溶于有机溶剂。蛋白质的溶解度受 pH 影响。

（2）分子量　蛋白质和酶的溶液具有亲水胶体特性，分子量多在一万以上，高的可达一千万左右，为高分子物质，不能透过半透膜，此性质可用于提纯蛋白质。

（3）两性和等电点　蛋白质分子两端有氨基和羧基，同氨基酸一样具有两性和等电点。

（4）盐析和变性　蛋白质和酶在水溶液中可被高浓度的硫酸铵或氯化钠溶液盐析而沉淀，此性质是可逆的。当蛋白质和酶被加热，或与酸、碱等作用时，则变性而失去活性，此反应不可逆。

（5）水解　蛋白质在酸、碱、酶等的作用下可逐步水解，最终产物为各种 α-氨基酸。

（6）酶解　酶具有很高的催化性及专属性。如麦芽糖酶（maltase）只能水解 α-苷键，而对 β-苷键无作用。

（7）沉淀反应

① 与酸作用：蛋白质与鞣质、三氯醋酸、苦味酸、硅钨酸等反应产生不溶性物质。

② 与金属盐作用：蛋白质与多种金属盐如氯化高汞、硫酸铜等反应产生沉淀。

（8）颜色反应

① Biuret 反应：蛋白质在碱性溶液中与稀硫酸铜溶液作用，产生红色或紫红色。

② Dansyl 反应：分子中末端氨基在碳酸氢钠溶液中与 1-二甲氨基萘-5-磺酰氯反应生成相应的磺酰胺衍生物，显黄色荧光，浓度在 0.001～0.1μmol/L 时也能被检出。

（二）蛋白质和酶的检识

（1）理化检识

① 加热沉淀试验：取供试液 1mL，加热煮沸，如产生浑浊或沉淀，可能含有蛋白质；或直接加入 5%硫酸铵溶液 1mL，若产生沉淀，亦表明可能含有蛋白质。

② Biuret 反应：取供试液 1mL，加 40%氢氧化钠溶液 2 滴，摇匀，滴加 1%硫酸铜溶液 1～2 滴，摇匀，如显紫色，示含多肽或蛋白质。

③ Solway purple 反应：将供试液点在纸片上，滴加酸性蒽醌紫试剂，如呈紫色，示含蛋白质，氨基酸、多肽皆不显色。

（2）色谱检识　薄层吸附剂：硅胶 G；展开剂：氯仿-甲醇（或丙酮）（9∶1）；显色剂：2%茚三酮溶液。

第五节 矿物质

矿物质是以无机成分为主的一类天然化合物，是中药化学研究的另一个主要方面。长期以来，对中药有效成分的研究，偏重于有机物，忽视了无机物。而无机物的研究包括矿物药及植物药中的微量元素，后者又分为单味药和复方微量元素分析。

一、矿物药

1. 矿物药主含成分

利用矿物、岩石治疗疾病，在我国有悠久的历史。明·李时珍《本草纲目》中，矿物药已有355种，如朱砂、铅丹、代赫石、铜青、砒石、石膏、滑石、卤碱等，分别以汞、铅、铁、铜、砷、钙、硅、镁等为主要成分。在中药单味药或方剂中，无机元素是与含有配位基团的有机分子（如生物碱、苷类、有机酸、蛋白质、氨基酸等）结合，协同表现出生理活性，不同金属元素与不同配位体结合形成了有效成分的多样性，这也是中药功效千差万别的原因。主成分和功效见表12.1。

表12.1 矿物药的主成分及功效简介

品名	主成分	功效
石膏	$CaSO_4 \cdot 2H_2O$	清热泻火,除烦止渴
白矾	$KAl(SO_4)_2 \cdot 12H_2O$	解毒杀虫,燥湿止痰,祛除风痰,止血止泻
雄黄	As_2S_2	解毒杀虫,燥湿祛痰,截疟
赭石	Fe_2O_3	平肝潜阳、降逆止血
朱砂	HgS	清心镇惊,安神解毒
紫石英	CaF_2	镇心安神,温肺、暖宫
磁石	Fe_3O_4	平肝潜阳,聪耳明目,镇惊安神,纳气平喘
炉甘石	$ZnCO_3$	解毒明目退翳,收湿止痒敛疮
滑石	$Mg_3(Si_4O_{10})(OH)_2$	利尿通淋,清热解暑,祛湿敛疮
自然铜	FeS_2	散瘀,接骨,止痛
芒硝	$Na_2SO_4 \cdot 10H_2O$	泻热通便,润燥软坚,清火消肿
玄明粉	Na_2SO_4	泻热通便,润燥软坚,清火消肿
硫黄	矿物硫族自然硫	外用解毒杀虫疗疮,内服补火助阳通便
赤石脂	$Al_4(Si_4O_{10})(OH)_8 \cdot 4H_2O$	涩肠,止血,生肌敛疮
钟乳石	$CaCO_3$	温肺,助阳,平喘,制酸,通乳
花蕊石	Ca和Mg的碳酸盐	涩肠止泻,收敛止血
禹余粮	FeO(OH)	涩肠止泻,收敛止血
金礞石	K、Mg、Al和硅酸	坠痰下气,平肝镇惊
青礞石	Mg、Al、Fe和硅酸	坠痰下气,平肝镇惊

2. 矿物药的检测

某些常用的矿物药按国际惯例严禁入药，如朱砂、雄黄为含汞、含砷的毒物，密陀僧为含铅化合物，砒石为剧毒的三氧化二砷。而《中国药典》收载的中成药中，有26种含朱砂，14种含雄黄。如何解决这一矛盾，除临床慎用外，《中国药典》规定了相应的定性鉴定和含量测定方法，如铁盐检查法、重金属盐检查法、砷盐检查法等。此外，对矿物药中所含的微量元素可用原子吸收光谱法等进行监测。

二、微量元素

体内元素，按存在量分为常量元素和微量元素。碳、氢、氧、氮、磷、硫、钙、镁、钾、钠和氯 11 种常量元素是组成生命体的蛋白质、脂肪、糖、核酸、血液和各种组织液所必需的成分。前 4 种占化学元素总重量的 96%。微量元素是人体中含量小于万分之一的化学元素。目前认为生命活动所必需的微量元素有 15 种：铁、铜、锌、锰、钼、钴、铬、硒、钡、镍、锶、锡、硅、碘和氟。微量元素对生命体比维生素更为重要，因为生命体不能制造必需的微量元素，只能从外界摄取。因此，缺乏微量元素，会导致机体平衡破坏，甚至引起疾病。如人体失去铁，血液就会丧失输氧功能，生命就不能维持；恶性贫血症与钴缺乏有关；钼、锰、铬、硒元素的不足，是导致癌瘤或心血管病的因素之一。氟和锶的缺乏是造成龋齿和骨质疏松症的重要原因。随着研究的不断深入，微量元素将会越来越显示出其重要性。

复习思考题

1. 简述蛋白质的理化性质。
2. 简述总蛋白质的一般提取方法及注意事项。
3. 氨基酸常用的检识反应有哪些？

第十三章

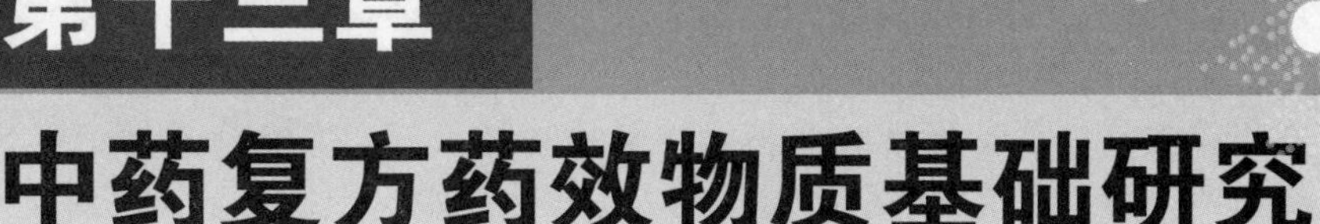

中药复方药效物质基础研究

中药复方原意是指以两个或两个以上的单方组成的方剂，而现代人所说的中药复方是由两味或两味以上的中药组成的。此种复方的定义就更加宽泛，既包括了中医经典的方剂，又涵盖了现代复方。中药复方是中医临床用药的主要形式，各中药依据“君臣佐使”和“七情和合”的原则配伍组方。中药复方的药效物质基础是指中药复方针对某一病症发挥药效作用的全部活性药效物质的总和。这些活性物质来源复杂，包括复方原单味药材的固有成分、制备过程形成的产物（如炮制加工、煎煮过程）等。中药复方是一个复杂体系，它的整体功效不等于方内各药功效的简单相加，同样，复方的化学成分也不是单味药化学成分的简单相加。近年来，随着细胞生物学、分子生物学、计算机科学、现代色谱学等学科及重组受体、转基因动物、基因探针等基因工程技术研究的不断深入，中药指纹图谱的研究，高通量筛选技术和组合化学技术开始应用于中药复方物质基础研究中。在继承中医药理论合理内涵的前提下，应用现代科学理论和方法对中药复方复杂体系中药效物质基础进行研究，意义极其重大。

第一节　中药复方药效物质基础研究的意义及必要性

随着现代科学技术的发展，中药复方药效物质基础研究已逐渐成为热点。据统计，已有800余首中药复方进行过不同层次的物质基础研究。现行方剂学教材所载方剂已有物质基础研究报道的就有近百首。尤其是近年来中药现代化已成为国家和中医药学术发展及中药产业明确的奋斗目标，更促使中药复方物质基础研究愈益深入，中药复方药效物质基础研究的重要意义也为越来越多的人所认识。

一、中药复方药效物质基础研究是中药复方研究的关键问题

数千年来，中药对中华民族的繁衍生息、发展壮大起到了不可估量的作用，而在中药防治疾病时，又主要采用复方的形式。

在漫长的医疗实践中，历代前贤总结出了大量的中药复方，仅《中药方剂大辞典》记载的中药复方就有10万余首。中药复方制剂是中医药的精髓和主流，其功效已为几千年的历史和现代临床疗效所肯定，被药典所收载的复方制剂也逐年增加。中药复方按中医药理论以中药配伍而成，它不仅包含着中医学独特的医理和思辨，其药物选择还蕴涵着严格的配伍规律。而中药复方能体现这些医理、规律的内涵是物质基础，因此，复方物质基础的研究成为关键问题。抓住这个关键，深入细致地研究而做到卓有成效，无疑犹如开启瓶颈，可让中医药这个中华民族的瑰宝大放异彩。

13.1　研究实例

二、对中药复方药效物质基础研究有利于阐释中医药理论

为数众多的中药复方，在长期的临床实践中其药效得到了充分的验证。复方疗效的肯定，实际上已反证了中医药理论的科学性。大量的现代实验研究结果，也可对中医药理论的

科学性给予充分的证明。如甘草与附子、大黄与附子所含酸、碱性成分在煎煮过程中会形成大分子复合物沉淀，减少汤剂中附子所含毒性乌头生物碱类成分的含量，诠释了四逆汤中“甘草缓和姜、附辛烈之性”的配伍理论及大黄附子汤配伍中“大黄可降低附子毒性，附子可制约大黄寒性”等理论。又如健脾益气经典名方“四君子汤”，其组成药物人参、白术、茯苓、甘草及人参替代品党参均有健脾益气作用，但各有特点。药效物质基础研究结果发现人参健脾益气作用较强，提高特异性和非特异性免疫功能最好，综合疗效优于其替代品党参，从理论和实验两方面证实了四君子汤君药用人参的合理性。现代科学发展到今天，已不允许我们仅靠取象比类、思辨推理等模式反映一门学问，而是应以科学的依据去说明问题。对复方药效物质基础的研究，可从更深的层面阐释中医药理论，让人们充分认识中医药理论的科学性。说明中药复方的不同化学层次的配伍规律、药效和作用机理，既能解决中药复方的复杂性和整体性难点，又可在继承中医药理论的合理内涵基础上，使其更进一步发展，赋予其更强的生命力。

三、中药复方药效物质基础研究可搭建中西医结合的纽带和桥梁

中医和西医是两个不同的医学体系，其理论存在着极大的差异，但两个学科服务的对象都是人，这是一个基本点。二者的理论体系都包含了对生命活动规律的认识，是生命认识的局部和整体两个方面。在科学发展从局部走向整体趋势的今天，中西医学交流与结合是医学发展的客观要求，也是创新医学体系的一个努力方向。

西医用西药治疗疾病，药物的成分组成、性质、体内过程、不良反应等都比较清楚。临床充分权衡利弊，针对用药。中医用中药通过审证求因，辨证立法，依法组方，施予病家亦可每获佳效，与西医西药异曲而同工。最根本的区别之点是中药复方多药味、成百上千的复杂成分，总以模糊的面目出现。这种模糊性成为中西医两个学科体系的主要障碍之一。

因此，通过药效物质基础研究，阐明中药复方中多组分的作用机理和作用靶点，使中药治疗疾病的全过程逐步清晰起来，找到现代中药和西药结合的“密码”，将有助于搭建中西医结合的纽带和桥梁，从而有效促进中西医的交流与结合。

四、中药复方药效物质基础研究是中药现代化的必经途径

中药复方是中医药防治疾病的主要手段，但是由于药效物质基础不明确，难以制订科学有效的药效和安全性评价体系，导致现行中药质量标准和生产管理规范很难得到国际社会的认同，使中成药在国际市场中缺乏竞争力，可见药效物质基础研究已成为制约中药现代化发展的瓶颈之一。

我国从草药中已成功地开发出一批现代中药。例如从青蒿中提取的青蒿素，经结构修饰后已成为一系列治疗疟疾的良药；还有治疗肠道感染性疾病的黄连素；治疗肝炎的五味子素和联苯双酯；治疗冠心病、心绞痛和高血压颈项强痛的葛根总异黄酮；从千层塔中提取防治老年痴呆和改善单纯记忆障碍的石杉碱甲；从山莨菪中提取能改善微循环，治疗有机磷农药中毒的山莨菪碱等。这些均为中药现代化创造了一定的基础，然而中药复方才是中医治病救人所最常用的形式，故对于中医药的开发，对中药复方药效物质基础的研究才是首要的，阐明中药复方药效物质基础，揭示中药复方作用机理及组方配伍关系，可为中药现代化提供强有力的技术支撑。复方丹参滴丸便是一个成功的例子，另外，清开灵注射液、双黄连粉针剂、丹红注射液、热毒宁注射液等的成功研制，都是中药复方药效物质基础研究的成果。随着中药复方物质基础研究的深入，必将有越来越多的现代中药涌现，而大量现代中药的问世又会大大加快中药现代化的步伐。

五、促进中药制剂等相关学科的发展

中药学各分支学科如中药化学、中药炮制、中药鉴定、中药制剂、中药药理和中药制剂

分析等相互联系，相互渗透。中药复方药效物质基础研究的进展必然促进各相关学科的发展。

随着研究的深入，复方药效物质愈益清晰，必将有中药炮制、鉴定、药理等问题被揭示，或者是对这些相关学科提出了更明确的指标和要求，随之也必然引起这些相关学科的学术进步和整个学科的发展，尤其是中药制剂学在复方药效物质基础研究的支撑下，更能够从剂型选择、制剂工艺、辅料选择和质量控制等诸方面开展深层次的考察探究，研制出符合国际标准和现代生活需要的现代中药制剂，使中药制剂学有长足的进步。例如：中药复方各组成药味所含主要成分的不可或缺性，使中药制剂定性鉴别项目尽可能增加；有效成分或指标性成分明确要求中药制剂必须有含量测定内容；多成分整合作用的假说导致中药制剂逐步建立指纹图谱检查；中药药效成分提取分离新技术的应用和新思路的拓展推动了中药制备工艺研究的深入；新的检测方法手段的采用使中药制剂质量的可控性大大提高。这些都是中药复方药效物质基础研究促使中药制剂学上台阶、上水平的证明。

第二节　中药复方药效物质基础研究思路与方法探讨

伴随着研究复方药效物质基础的各种学说出现的同时，研究方法也在随着学说的指导而迅速发展。从最早的单味药材系统分离方法到拆方研究再到整方研究，植物化学为我们提供了强有力的手段。经过多年的研究，这些方法为复方物质基础的解释做出显著的贡献。由于分析技术的迅速发展以及各学科的交叉加速融合，中药复方的研究方法和技术也越来越多，发展越来越快。

一、中药复方药效物质基础研究的指导思想

中药复方是中医理论指导下的用药精髓，药效物质基础则是现代药学的认识范畴。中药复方的药效物质基础研究，一方面要正确、合理地利用中医理论中的精华部分进行指导，同时要有所突破和创新；另一方面又不能完全将中药复方物质基础当成西药的单一化学成分来研究。科学阐明中药复方的药效物质，必须坚持化学物质研究与药理研究相结合的原则。应针对中药复方的适应证，建立科学的药理评价模型（包括整体动物、组织器官、细胞亚细胞和分子生物学层次），分别对复方的药味、有效部位和有效成分进行筛选研究。此外，还必须借鉴现代药学、药理学、分子生物学和现代分析、分离方法的最新研究成果，拓宽中药复方物质研究的思路。

二、中药血清药物化学研究

20 世纪 80 年代，日本学者田代真一提出了“血清药理学”与“血清化学”的理论概念。国内则由王喜军于 1997 年正式提出了“中药血清药物化学”的概念与实施细则。中药复方中从胃肠道吸收入血与原方效应相关的原有成分和在吸收过程中由原有成分变化产生的新成分统称为中药复方血清靶成分。中药复方的多药味、多成分及其多种作用与疾病的多环节、多因素的病因病理模式相吻合，因而能发挥相对确切的疗效。靶成分来源于原复方，可见血清靶成分能体现复方多元、复杂的特点，同时也与复方配伍的科学合理性相关。

中药血清药物化学主要有两种模式，一种是首先进行血清药理学研究，证明含药血清的药理作用，阐明中药的作用机制，然后综合运用现代分析技术分离、鉴定血清中的有效成分，阐明中药的药效物质基础；另一种是首先通过前期血清药物化学研究确定移行成分的来源、种类、数量等，然后综合运用各种提取分离方法，对相应的单味药材进行分离，对分离得到的活性成分进行药效学研究，这种以中药血清药物化学为指导的生药学研究具有极强的针对性，使中药药效与中药成分的研究更能协调一致，由此确定的有效成分或有效成分群，极有可能是中药真正的药效物质基础，并能更好地反映中药药效的整体协同作用。

中药血清药物化学的优势：中药血清药物化学研究直接检测入血成分，直接排除了胃肠中不能进入血清的药物成分，从而排除了复方制剂及其粗提物本身复杂的理化性质的干扰，使中药复方效应物质基础问题得到简化；含药血清包含了复方真正的有效成分，避免了复方及其粗提物体外试验中诸多因素的影响，能较准确、真实地反映复方的药效、作用机理及药代动力学。然而，由于某些吸收入血的成分含量低，需经过富集和提纯后，加到比原来血清中的浓度高许多倍时才显示相关药理作用，这给有效成分的确定带来困难；此外，实验动物的类型、年龄、性别等因素对药物吸收的差异，不同给药剂量、采血时间造成的血药成分、浓度的差异，加上血清中内源性成分的干扰，给血清有效成分的分离鉴定造成了相当大的困难。中药血清药物化学的提出是中药现代化研究不断创新的结果，虽然目前还处在成长与完善阶段，但已经显示出了强大的生命力与应用价值，随着研究的不断深入，方法的不断完善，最终将为中药物质基础研究提供强有力的工具，并极大地推动了中药现代化的发展。

三、代谢物组学研究

代谢物组学是后基因时代的一门新兴的独立学科，其应用跨越生物技术和医药技术，与药物的药效和毒性筛选以及安全性评价、作用机制研究和合理治疗用药密切相关。代谢物组为生物体内小分子代谢物的总和，为基因表达和代谢形成的中间产物和最终产物。代谢物组学测定的对象是生物标本，包括生物体液（如血液、尿等）、细胞提取物、细胞培养液和组织等。通常采用现代分析测定方法（NMR、HPLC、MS）以及应用计算机技术和统计方法，以高通量的实验和大规模的计算为特征完成“指纹图谱”。其中核磁共振在药物代谢物组学研究中显示出极高的地位。

四、拆方研究法

中药复方的拆方研究的目的之一是确定方中主要药物或活性物质的来源。一种方式是在全方药效评价的基础上，分别从方中撤出一味药或一组药后进行实验，评价撤出的药味对原方功效影响的大小。此方法适用于研究某单味药对全方药效的影响。另一种方法是在全方药效评价的基础上对方中每一味药用同一剂量或不同剂量进行平行实验，或按照“君、臣、佐、使”或“药对”等原则分为几组药物进行平行实验。拆方研究可研究复方的组成原则和配伍作用，阐明复方的配伍关系和组方理论，明确单味药所处的地位和作用，并为中药新药的研制提供依据。但拆方研究忽视了方药合煎的影响以及成分之间的相互作用，难以说明复方的复杂作用物质基础和机理。

五、整方研究法

中药复方的实质是一种特殊的化学药物整体，既不是同类药物的并列，也不是相同药效的相加，而是依据中药“君臣佐使”配伍理论而组成的，讲究的是药物整体对人体的调节作用。将复方视为一个整体，探讨复方的组方依据及作用原理，阐释复方组分的配伍规律及治病作用机制。运用植物化学研究方法对复方煎煮后的化学成分进行系统分离和鉴定，以获得全方的化学成分信息；同时结合单味药的化学成分，对比分析整方与单味药成分的变化，发现煎煮等过程中有无新化合物生成等。相对于单味药来说，整方中含有更加复杂的化学成分，其涉及面更广、工作难度更大。将整方研究与拆方研究结合运用，有助于对复方效应物质基础的全面阐释。

六、分子对接技术

主要是根据中药复方的功效与相关功能蛋白的关系，采用分子对接技术，对中药复方的化学成分进行虚拟筛选，找出其有效作用的化合物，从而确定其药效物质及作用机制的方法。分子对接技术为中药复方研究提供了一种新的思维模式，可以弥补药理学实验的缺陷，已逐渐深入到中药研究的多个方面，其可行性很强，在中药复方物质及作用机制研究中的优势日益凸显。然而，目前分子对接技术在中药领域的研究思路尚未成熟，现有的评价方法还存在各自的缺陷和局限性，得分较高的分子未必是作用较好的配体。因此，计算结果不能取代实验数据，很多时候需要与其他的方法相互结合，最终还需生物实验等加以验证。随着计算理论方法与软件的不断完善与进步，分子对接技术在中药研究中必将不断深入，一定能开创中药研究的新天地。

中医药的发展和走向世界，客观上要求对中药复方药效物质基础进行深入研究。尽管由于中药复方化学成分和药效作用的复杂性，药物与机体相互作用规律的复杂性等，使中药复方药效物质基础研究显得困难重重，但是随着先进技术如 LC-MS、GC-MS、LC-NMR、LC-MS-MS 等的发展、普及和应用，采用与中医药理论相对应的药理模型，我们最终将能够阐明中药复方治疗疾病的物质基础和作用机理，并促使我国的中医药事业走向现代化、国际化。

七、中药复方研究实例

13.2　茵陈蒿汤

复习思考题

查阅文献，举例阐述中药复方药效物质基础研究的新思路、新方法。

下篇 实验指导

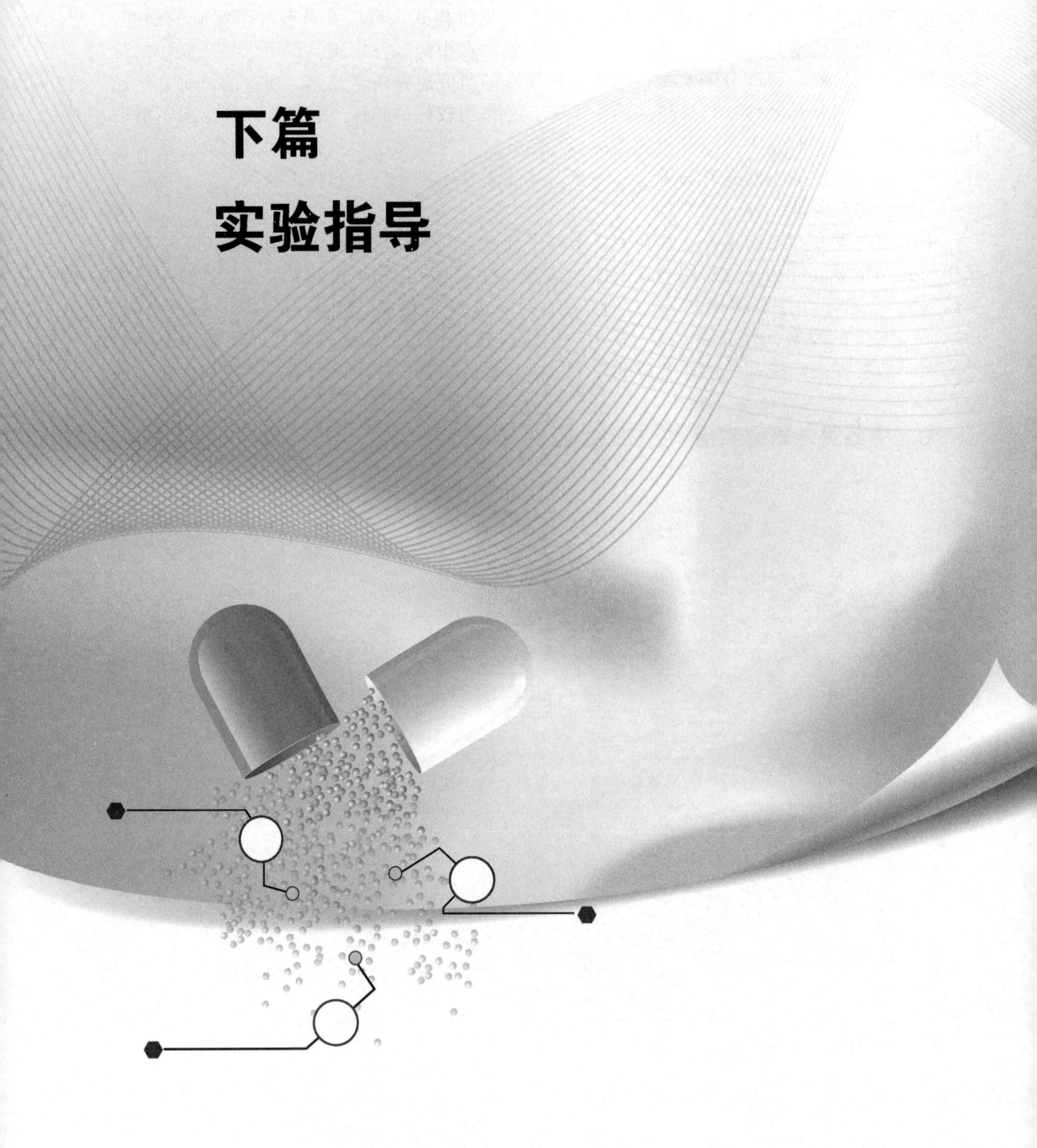

实验一 大黄中游离蒽醌类化合物的提取、分离和鉴定

【实验目的】

(1) 掌握蒽醌苷元的提取方法——双相酸水解法。

(2) 掌握 pH 梯度萃取法的原理及操作方法。

(3) 掌握羟基蒽醌类化合物的颜色反应及薄层色谱鉴别方法。

【实验概述】

大黄为蓼科植物掌叶大黄(*Rheum palmatum* L.)、唐古特大黄(*R. tanguticum* maxim ex Balf)及药用大黄(*R. offcinale* Baill)的干燥根及根茎。大黄始载于《神农本草经》,列为下品。历代本草均有记载。大黄性寒、味苦,具有泻热毒、破积滞、行淤血等功效。多用于便秘、痢疾初起、血热吐血、淤血经闭等。现代药理研究发现,大黄具泻下、抗菌、降血压、收缩血管、止血、降低血管脆性的作用,而且对小鼠色素瘤、乳腺瘤及腹水型艾氏瘤有抑制作用。大黄中的主要成分为蒽醌化合物,含量为3%~5%,大部分与葡萄糖结合成苷,游离苷元有大黄酸、大黄素、芦荟大黄素、大黄酚、大黄素甲醚等。此外,大黄还含有鞣质等多元酚类化合物,含量在10%~30%之间,具有止泻作用,与蒽苷的泻下作用相反。大黄中主要的羟基蒽醌类化合物的结构与性质如下。

(1) 大黄酸(rhein) 黄色针晶(乙醇),熔点(mp)321~322℃。可溶于碱水,微溶于乙醇、苯、三氯甲烷、乙醚和石油醚,不溶于水。

(2) 大黄素(emodin) 橙黄色长针晶(甲醇),mp 256~257℃。易溶于乙醇,可溶于碱水,微溶于乙醚、三氯甲烷和石油醚,不溶于水。

(3) 大黄酚(chrysophanol) 橙黄色针晶(乙醇)。mp 195~196℃,能升华。可溶于丙酮、三氯甲烷、苯、乙醚、乙醇、冰醋酸和碱水溶液,稍溶于甲醇,难溶于石油醚,不溶于水。

(4) 大黄素甲醚(physcion) 金黄色针晶,mp 205~207℃,能升华。可溶于甲苯、三氯甲烷、苯,不溶于甲醇、乙醚、乙醇、丙酮和水。

(5) 芦荟大黄素(aloe emodin) 橙色针晶(甲苯),mp 223~224℃。可溶于乙醚、苯和碱水,不溶于水。

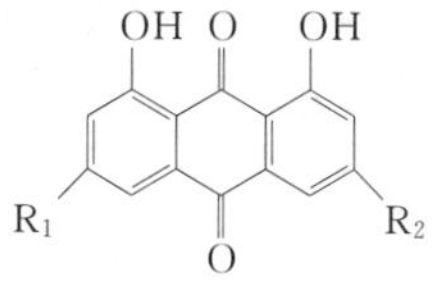

大黄酸	$R_1 = H$	$R_2 = COOH$
大黄素	$R_1 = CH_3$	$R_2 = OH$
芦荟大黄素	$R_1 = H$	$R_2 = CH_2OH$
大黄素甲醚	$R_1 = CH_3$	$R_2 = OCH_3$
大黄酚	$R_1 = CH_3$	$R_2 = H$

【实验原理】

(1) 双相酸水解法提取原理 一相为酸水,另一相为与酸水互不相溶的有机溶剂,样品与之加热回流水解。由于大黄中的羟基蒽醌类化合物多以苷的形式存在,将苷水解成苷元,可大幅提高产率。选用硫酸和乙酸乙酯作为双向酸水解的溶剂,采用加热回流方法,提取大黄药材中的游离蒽醌类化合物。苷元不溶于水,可溶于乙醚、乙酸乙酯等亲脂性有机溶剂,在加热回流过程中,稀硫酸将蒽醌苷水解成苷元,游离出来的苷元随即溶于乙酸乙酯中,达到与酸水相分离的目的。

(2) pH 梯度萃取法分离原理 羟基蒽醌类化合物的酸性强弱不同,其中大黄酸具有羧基,酸性最强;大黄素具有β-酚羟基,酸性次之;芦荟大黄素连有羟甲基,酸性再次之;大黄素甲醚及大黄酚的酸性最弱。根据以上化合物的酸度差异,可用碱性强弱不同的溶液进行

pH 梯度萃取分离。也可利用游离蒽醌类化合物的极性不同采用硅胶色谱法进行分离。

【实验材料】

（1）药材　大黄药材 50g。

（2）试剂　常用有机溶剂（如乙酸乙酯、丙酮、甲醇、乙醇）、冰醋酸、10%KOH 溶液、0.5%醋酸镁溶液、浓盐酸、$NaHCO_3$、Na_2CO_3、NaOH、H_2SO_4、高效硅胶 G 板、氨水。

（3）仪器　电炉、布氏漏斗、旋转蒸发仪、烘箱、圆底烧瓶、冷凝管、真空泵、分液漏斗、烧杯、水浴锅、高效液相色谱仪。

【实验内容】

1. 蒽醌苷元的提取、分离与精制流程（附图 1）

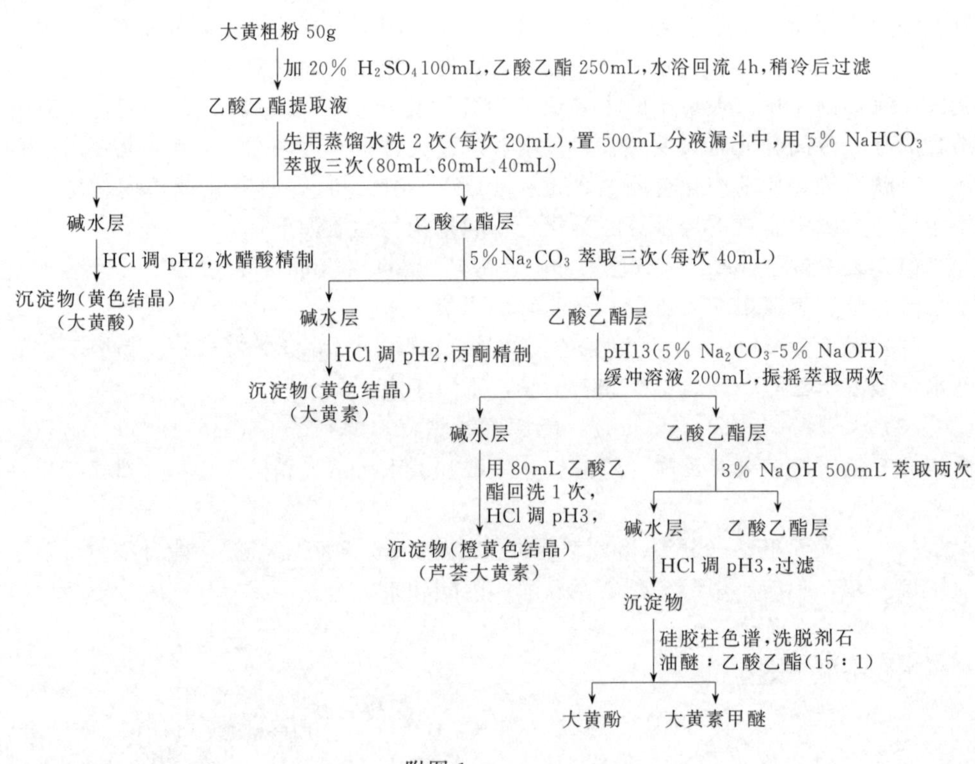

附图 1

2. 游离蒽醌类化合物的鉴定

（1）化学鉴定

① 碱液反应：分别取各蒽醌类化合物少许，置于小试管中，加 1mL 乙醇溶解，再加 10% NaOH 溶液数滴，观察颜色变化。羟基蒽醌类应呈红色。

② 醋酸镁反应：分别取各种蒽醌类化合物少许置于小试管中，加 1mL 乙醇溶解，滴加 0.5% 醋酸镁乙醇液，观察颜色变化。羟基蒽醌类应呈橙色到蓝紫色。

（2）薄层色谱鉴别　吸附剂：高效硅胶 G 板。

样品：上述各种蒽醌类化合物的三氯甲烷溶液及相应对照品的三氯甲烷溶液。

展开剂：石油醚-乙酸乙酯-醋酸（2∶1∶0.2）。

展开方式：上行展开显色。在可见光下观察，记录黄色斑点出现的位置，然后用浓氨水熏或喷 5%醋酸镁甲醇液，斑点显红色。

实验结果记录：观察斑点颜色，记录图谱并计算 R_f 值。

(3) 高效液相色谱法测定含量　色谱条件：高效液相色谱仪；Alltima C_{18}（4.6mm×150mm，5μm）ODS色谱柱；流动相为甲醇-0.1%磷酸水溶液（85∶15）；流速为1.0mL/min；检测波长为254nm；柱温为室温；进样量为20μL。

对照品溶液的制备：精密称取上述各种蒽醌类化合物对照品适量，加甲醇分别制成每1mL含芦荟大黄素、大黄酸、大黄素、大黄酚各80μg，大黄素甲醚40μg的溶液；分别精密量取上述对照品溶液各2mL，混匀，即得（每1mL中含芦荟大黄素、大黄酸、大黄素、大黄酚各16μg，含大黄素甲醚8μg）。

供试品溶液的制备：同对照品的制备方法。

实验结果：记录上述各种蒽醌类化合物的保留时间和色谱峰面积。

【注意事项】

(1) 大黄中蒽醌类化合物的种类、含量与大黄的品种、采集季节、储存时间等均有关系。一般新鲜药材中蒽醌类成分含量高。

(2) 使用分液漏斗时要按要求进行振摇。

(3) 用碱液萃取时要注意浓度和用量。

(4) 滴加盐酸时，应随时搅拌，以避免局部溶液的酸性过高。

【思考题】

(1) 如何检识中药中是否存在蒽醌类化合物？

(2) 比较大黄酸、大黄素、芦荟大黄素、大黄酚、大黄素甲醚的极性和 R_f 值，并解释原因。

(3) 展开剂中为何加少量的醋酸试剂？

实验二　溶剂法提取分离秦皮甲素、秦皮乙素

【实验目的】

(1) 学习并掌握液-液萃取法的操作方法及在分离香豆素苷和苷元中的应用。

(2) 熟悉和掌握结晶及重结晶的操作技术。

【实验概述】

秦皮为木犀科植物苦枥白蜡树（*Fraxinus rhynchophylla*）、白蜡树（*F. chinensis* Roxb.）、尖叶白蜡树（*F. szaboana* Lingelsh.）或宿柱白蜡树（*F. stylosa* Lingelsh.）的干燥枝皮或干皮，主产于吉林、辽宁及河南等地。秦皮始载于《神农本草经》，列为上品，是常用中药之一。具有清热燥湿、收涩、明目等功效，用于湿热痢疾、泄泻、赤白带下、目赤肿痛等症。据报道，秦皮的主要药效成分为秦皮甲素、秦皮乙素和秦皮素等香豆素类成分。秦皮乙素有止咳、祛痰、平喘作用，有较强的选择性抑制脂氧酶的活性。临床上主要用于细菌性痢疾及急性肠炎。

秦皮甲素：又名七叶苷（aesculin）、七叶灵、七叶树苷等。分子式 $C_{15}H_{16}O_9$，分子量340.28。为倍半水合物，针状晶体（热水），mp 204～206℃，$[\alpha]_D^{18}-78.4°$（*c* 2.5，50%二氧六环）。难溶于冷水，溶于沸水。溶于热乙醇、甲醇、吡啶、乙酸乙酯和醋酸。

秦皮乙素：又名七叶内酯（aesculetin）、七叶素、七叶亭、七叶树内酯等。分子式 $C_9H_6O_4$，分子量178.14。棱状结晶（冰醋酸）或叶状结晶（真空升华得），mp 268～270℃。$[\alpha]_D^{18}-30°$（吡啶）。溶于稀碱，显蓝色荧光。易溶于热乙醇及冰醋酸，微溶于沸水、乙醇、乙酸乙酯，不溶于乙醚。具还原性，与三氯化铁试剂有绿色反应。在日光下，其水溶液不显荧光。

GlcO HO O O　　HO HO O O

秦皮甲素　　秦皮乙素

【实验材料】

（1）药材　秦皮粗粉 150g

（2）试剂　95%乙醇 500mL，三氯甲烷 150mL，乙酸乙酯 250mL，甲醇适量，无水硫酸钠适量，异羟肟酸铁反应试剂，三氯甲烷-甲醇-甲酸（6∶1∶0.5）展开剂。

（3）仪器　分析型高效液相色谱仪一台（配 C_{18} 分析色谱柱），紫外线灯一台，回流装置一套，溶剂回收装置一套，过滤装置一套，500mL 分液漏斗 2 个，1000mL 锥形瓶 1 个，250mL 锥形瓶 2 个，50mL 锥形瓶 2 个，层析缸 1 个，高效硅胶 G 板 2 块，滤纸，沸石。

【实验内容】

1. 提取分离

称取秦皮粗粉 150g，加 95%乙醇 200mL 连续回流 2h，滤过，药渣再加 95%乙醇 200mL，回流 1h，再重复一次，3 次滤液合并，减压回收乙醇至浸膏状，加蒸馏水 40mL，加热溶解，滤过，待滤液冷却后，加等体积三氯甲烷洗涤两次。经三氯甲烷萃取过的水溶液，于水浴上加热除去残留的三氯甲烷，待水溶液冷却后，用等体积的乙酸乙酯萃取 3 次，合并乙酸乙酯萃取液，加无水硫酸钠适量，放置，减压回收乙酸乙酯至干，残留物溶于温热甲醇中，经适当浓缩后放置过夜，析出黄色结晶，滤出结晶，用甲醇反复重结晶，即得秦皮乙素，测定熔点。高效液相色谱仪（HPLC）上以乙腈-0.1 %甲酸水溶液（8∶92）为流动相，检测波长为 334nm，进行纯度分析。

将乙酸乙酯萃取过的水溶液，置于水浴上浓缩至适当体积，放置，析出微黄色结晶，滤过，用甲醇重结晶，即得秦皮甲素白色结晶，测定熔点，与秦皮乙素同条件进行 HPLC 纯度分析。

提取和分离流程如附图 2 所示：

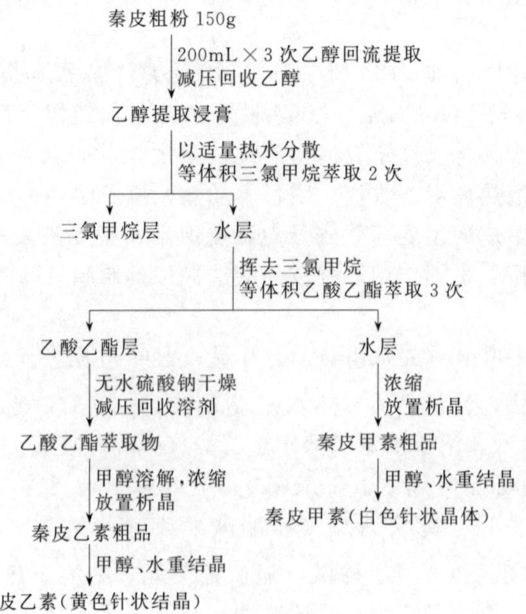

附图 2

2. 鉴定

(1) 观察荧光 取秦皮甲素和秦皮乙素的甲醇溶液分别滴一滴于滤纸上，于254nm的紫外线灯下观察荧光的颜色，然后在原斑点上滴加一滴NaOH溶液，观察荧光有何变化。

(2) 异羟肟酸铁反应 取秦皮甲素和秦皮乙素，分别置于试管内，加入盐酸羟胺甲醇溶液2～3滴，再加1% NaOH溶液2～3滴，于水浴上加热数分钟，至反应完全，冷却，再滴加盐酸溶液调pH至3～4，加1% $FeCl_3$ 试液1～2滴，溶液呈红色并过渡到紫红色。

(3) TLC鉴定 样品：秦皮甲素和秦皮乙素及其对照品。

吸附剂：高效硅胶G板。

展开剂：三氯甲烷-甲醇-甲酸（6∶1∶0.5）。

显色剂：三氯化铁溶液、异羟肟酸铁反应试剂。

展开后先置紫外线灯（254nm）下观察荧光斑点，再喷显色剂显色。

【注意事项】

(1) 商品秦皮混杂品种较多，有些伪品中并不含香豆素，应注意药材鉴定，尽量选择原植物品种。

(2) 秦皮由于品种和产地差异，含秦皮甲素和秦皮乙素量的差别较大。

(3) 萃取振摇时，注意防止乳化，以轻轻旋转式萃取为宜。

【思考题】

(1) 秦皮甲素、秦皮乙素常用的提取分离方法有哪些？

(2) 重结晶的过程中应该注意哪些问题？

实验三 连翘叶中连翘苷的提取分离

【实验目的】

学习并掌握用吸附的方法提取分离木脂素类化合物。

【实验概述】

连翘为木犀科植物连翘［*Forsythia suspense*（Thunb.）Vahl］的干燥成熟果实。味苦，性微寒。归肺、心、小肠经。具有清热解毒，消肿散结，疏散风热之功效。用于痈疽，瘰疬，乳痈，丹毒，风热感冒，温病初起，温热入营，高热烦渴，神昏发斑，热淋涩痛。据《中国药典》（2015年版）收载，连翘是常用中药材之一，广泛应用于众多单、复方制剂（约559种）中，如双黄连口服液、牛黄上清丸、连花清瘟胶囊等。

连翘主产于我国东北、华北、长江流域等地区。连翘根及连翘叶亦供药用。连翘主要含有木脂素、三萜类化合物等，具有多种生理活性。体外药理实验表明，从连翘中分离到的木脂素类化合物连翘酯苷A、连翘苷和连翘醇酯均有不同程度的抗病毒、抑菌作用。此外，连翘还具有降血压、抑制弹性蛋白酶活力、抗内毒素、镇吐、抗肝损伤、抗炎等作用。连翘酯苷A和连翘苷为其抗病毒、抗菌的主要活性成分。

连翘苷（phillyrin）：分子式 $C_{27}H_{34}O_{11}$，分子量534.54。α型，针状结晶（稀乙醇），mp 154～155℃，$[\alpha]_D^{25}$ +48.4°（乙醇）。β型，针状结晶，mp 184～185℃，$[\alpha]_D^{25}$ +48.5°（乙醇）。

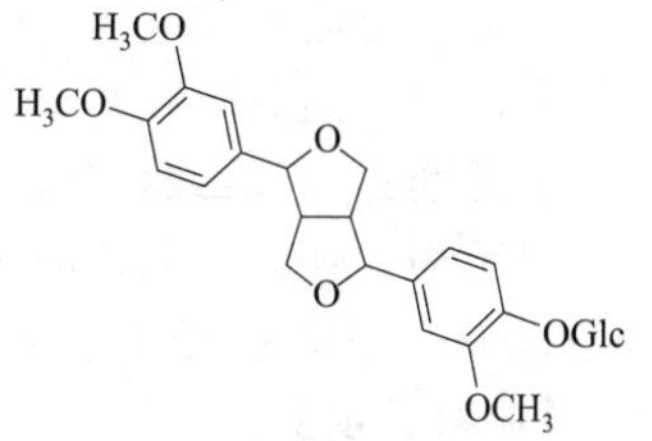

连翘苷

【实验材料】

(1) 药材 连翘叶生药粗粉150g。

(2) 试剂 碳酸钙粉末，煅制氧化镁粉末，95%乙醇

500mL，乙酸乙酯、甲醇适量，10%硫酸乙醇显色剂，乙酸乙酯-甲醇（19：1）展开剂。

（3）仪器　回流装置一套，溶剂回收装置一套，过滤装置一套，500mL 分液漏斗 2 个，1000mL 锥形瓶 1 个，250mL 锥形瓶 2 个，50mL 锥形瓶 2 个，层析缸 1 个，高效硅胶 G 板 2 块，紫外线灯一台，滤纸，搅拌棒。

【实验内容】

1. 提取分离

取连翘叶粉末，混入少量碳酸钙，加水煮沸 2h，趁热过滤，滤渣再加水煮沸 1h，提取 4 次，合并滤液，减压浓缩至浸膏状，向浸膏中加入热乙醇，提取两次，合并乙醇提取液，减压浓缩，残余物用热水溶解，趁热加入煅制氧化镁，搅拌均匀，放置一昼夜，滤过，收集固体物，用乙醇提取数次，合并乙醇提取液，减压浓缩，放置，有连翘苷结晶析出，用乙醇重结晶，可得纯品。

提取和分离流程如附图 3 所示：

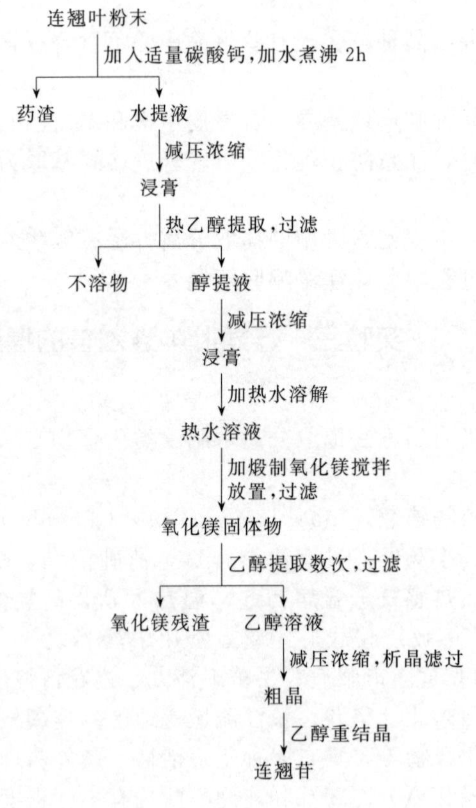

附图 3

2. 色谱鉴定

样品：连翘苷及其对照品。

吸附剂：高效硅胶 G 板。

展开剂：乙酸乙酯-甲醇（19：1）

显色剂：10%硫酸乙醇试剂，110℃加热 5min、或碘蒸气、或紫外线灯 254nm 下观察。或喷以 10% $SbCl_3$ 三氯甲烷溶液试剂，100℃加热 10min 后，紫外线灯下观察。

【注意事项】

（1）本实验方法是较早使用的从连翘叶中分离连翘苷的一种方法，简便易行。硅胶柱色谱分离的方法，实验时间较长，有机溶剂用量大，本次实验未采用。

(2) 连翘苷可通过重结晶的方式纯化，也可通过柱色谱的方法纯化。

(3) 提取的次数，根据具体情况可适当减少。

【思考题】

提取分离过程中为什么要加入煅制氧化镁?

实验四　槐米中黄酮类化合物的提取、分离和结构鉴定

【实验目的】

(1) 掌握黄酮类化合物的提取、分离及精制方法。

(2) 掌握黄酮类化合物主要鉴定检识方法的原理及操作技术。

【实验概述】

槐米系豆科属植物槐树（*Sophora japonica* L）的花蕾，历来作为止血药，治疗痔疮、子宫出血、吐血、鼻出血，并有清肝泻火，治疗肝热目赤、头痛眩晕的功能。其主要化学成分为芦丁，含量高达12%～20%，芦丁广泛存在于植物中，现已发现含有芦丁的植物多达70种以上，尤以槐米和荞麦中含量最高。药理实验证明芦丁有调节毛细血管渗透的作用，临床上用作毛细血管性止血药，常作为高血压症的辅助用药。

槐米主要含有芦丁、槲皮素，还含少量皂苷类及多糖、黏液质等。主要成分的物理性质如下。

芦丁（rutin）：$C_{27}H_{30}O_{16}\cdot 3H_2O$，淡黄色针状结晶，mp 174～178℃，无水物为188～190℃。溶解度：冷水中1∶10000，热水中1∶200，冷乙醇中1∶300，热乙醇中1∶30，冷吡啶中1∶12，微溶于丙酮、乙酸乙酯，不溶于苯、三氯甲烷、石油醚等溶剂。易溶于碱液，呈黄色，酸化后又析出，可溶于硫酸和盐酸，呈棕黄色，加水稀释又析出。

槲皮素（quercetin）：$C_{15}H_{10}O_7\cdot 2H_2O$，黄色结晶，mp 313～314℃，无水物为316℃。溶解度：冷乙醇中1∶290，沸乙醇中1∶23，可溶于甲醇、乙酸乙酯、吡啶、丙酮等溶剂，不溶于水、乙醚、苯、三氯甲烷、石油醚。

其主要成分的结构如下：

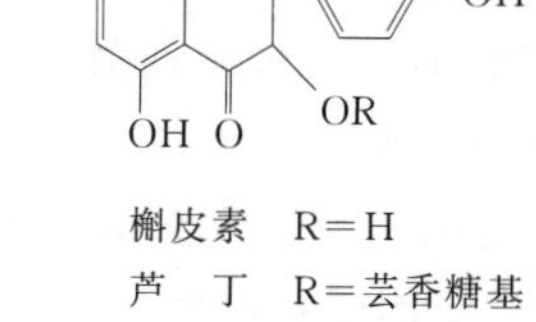

槲皮素　R=H

芦　丁　R=芸香糖基

【实验材料】

(1) 药材　槐米粗粉20g。

(2) 试剂　2%硫酸、饱和氢氧化钡溶液（或碳酸钙粉末）、乙醇、10%α-萘酚溶液、金属镁粉、盐酸、1%醋酸镁甲醇溶液、1%三氯化铝乙醇溶液、2%二氯氧锆甲醇溶液、2%柠檬酸甲醇溶液、正丁醇-醋酸-水（4∶1∶5）上层溶液、乙醇-水（7∶3）或甲醇-水（8∶2）、葡萄糖对照品溶液、鼠李糖对照品溶液、苯胺-邻苯二甲酸试液、甲醇钠溶液、无水甲醇、三氯化铝溶液、无水醋酸钠粉末、硼酸饱和溶液。

(3) 仪器　250mL圆底烧瓶、减压过滤装置、布氏漏斗、抽滤瓶、烧杯、量筒、研钵、锥形瓶、移液管、层析缸等。

【实验内容】

1. 芦丁的提取和分离

称取槐米粗粉 20g（压碎），加沸水 300mL，加热煮沸 30min，纱布趁热过滤，残渣同法再操作一次，合并两次滤液，室温放置析晶，待全部析出后，减压抽滤，用蒸馏水洗涤芦丁结晶，抽干，得粗制芦丁，置空气中干燥后，称重。

2. 芦丁的精制

取粗制芦丁 2g，加蒸馏水 400mL，煮沸至芦丁全部溶解，趁热抽滤，冷却后即可析出晶体，抽滤，得芦丁精制品，置空气中干燥后，称重。

3. 芦丁的水解

取精制芦丁 1g，研细后置于 250mL 圆底烧瓶中，加入 2% 硫酸 100mL，加热回流 30min，瓶中浑浊液逐渐变为澄清的棕黄色液体，最后生成鲜黄色沉淀。放冷沉淀，抽滤，保存滤液（应为澄清无色液体），用作糖的检查，沉淀物为芦丁苷元（槲皮素），用蒸馏水洗至中性，抽干水分，晾干，称重。粗制槲皮素再用 50% 乙醇重结晶得精制的含 2 分子结晶水的槲皮素。

取芦丁水解后的滤液 10mL，加饱和氢氧化钡溶液（或碳酸钙粉末）中和至中性，滤去白色的硫酸钡沉淀，滤液水浴 60℃ 浓缩至 2～3 mL，加 2～3mL 乙醇溶解，作为糖的供试液。

HO OH OH OH O O Glu—Rha $\xrightarrow[\triangle]{H^+}$ HO OH OH OH OH O + OH OH OH H,OH OH + OH CH_3 H,OH OH OH

4. 鉴定

（1）呈色反应　取芦丁及槲皮素精品各少量，分别用 10mL 乙醇溶解，制成样品溶液，按下列方法进行试验，比较苷元和苷的反应情况。

① Molish 反应：取样品溶液 1mL，加 10% α-萘酚溶液 0.5mL，振摇后斜置试管，沿管壁滴加 0.5mL 硫酸，静置，观察并记录液面交界处的颜色变化。

② 盐酸-镁粉反应：芦丁与槲皮素溶液分别置于两试管中，加入金属镁粉少许，盐酸 2～3 滴，观察并记录颜色变化。

③ 醋酸镁纸片反应：取两张滤纸条，分别滴两滴芦丁、槲皮素的乙醇溶液，然后各加 1% 醋酸镁甲醇溶液两滴，于紫外线灯下观察荧光变化，记录现象。

④ 三氯化铝纸片反应：在两张滤纸条上分别滴加芦丁、槲皮素乙醇溶液后，各加入 1% 三氯化铝乙醇溶液两滴，观察颜色变化，记录现象。

⑤ 锆-柠檬酸反应：取样品溶液 2mL，加入 2% 二氯氧锆甲醇溶液 3～4 滴，观察颜色，然后加入 2% 柠檬酸甲醇溶液 3～4 滴，观察并记录颜色变化。

（2）色谱鉴定

① 芦丁和槲皮素的纸色谱。色谱材料：定性滤纸。

点样：提取的槲皮素和芦丁的乙醇溶液和对照品的乙醇溶液。

展开剂：正丁醇-醋酸-水（4∶1∶5）上层溶液。

展开方式：径向展开。

显色：喷洒三氯化铝试剂前后，置日光及紫外线灯（365nm）下检视色斑的变化。

观察记录：记录图谱及斑点颜色。

② 芦丁与槲皮素的聚酰胺色谱。色谱材料：聚酰胺薄膜。

点样：提取的芦丁与槲皮素的乙醇溶液和对照品的乙醇溶液。

展开剂：乙醇-水（7∶3）或甲醇-水（8∶2）。

展开方式：上行展开。

显色：喷洒三氯化铝试剂前后，置日光及紫外线灯（365nm）下检视色斑的变化。

观察记录：记录图谱及斑点颜色。

③ 糖的纸色谱。色谱材料：定性滤纸。

点样：糖的供试液及葡萄糖、鼠李糖对照品溶液。

展开剂：正丁醇-醋酸-水（4∶1∶5）上层溶液。

展开方式：径向展开。

显色：苯胺-邻苯二甲酸试液，喷洒后先用电吹风冷吹至干，再置于红外灯箱中加热至斑点出现为止。

观察记录：记录图谱及斑点颜色。

（3）芦丁的紫外光谱测定

① 试液配制。无水甲醇：用分析纯甲醇重蒸馏即得。

甲醇钠溶液：取0.25g金属钠切碎，小心加入10mL无水甲醇（此液置玻璃瓶中，用橡皮塞密封）。

三氯化铝溶液：取1g三氯化铝（呈黄绿色），小心加入无水甲醇20mL，放置24h，全溶即得。

醋酸钠：试剂级无水粉末醋酸钠。

硼酸饱和溶液：将试剂级无水硼酸加入适量无水甲醇制成饱和溶液。

（上述各试液可储存6个月）

② 测定方法。精密称取芦丁1mg，用无水甲醇溶解并稀释至100mL（10μg/mL），制成样品液。

样品液（甲醇溶液）光谱：取样品液3mL置于石英杯中，在200～500nm内扫描。重复操作一次，记录紫外光谱数据。

甲醇钠光谱：取样品液3mL置于石英杯中，加入甲醇钠溶液5～7滴，立即测定。放置5min后再测定一次。

三氯化铝光谱：在盛有样品液的石英杯中滴入6滴三氯化铝溶液，放置1min后测定，然后加入3滴盐酸溶液（$HCl-H_2O$为1∶1），再进行测定。

醋酸钠光谱：取样品液约3mL，加入过量的无水醋酸钠固体，摇匀（杯底约剩有2mm厚的醋酸钠），加入醋酸钠后2min进行测定，5～10min后再测定一次。

醋酸钠/硼酸光谱：方法Ⅰ，在盛有醋酸钠的样品液的石英杯中，加入足够量的无水硼砂粉末使成饱和的溶液，进行测定（本法适用于在加入醋酸钠5min后无分解现象的样品）。

方法Ⅱ，于3mL样品液中加入5滴硼酸溶液，然后迅速加入无水醋酸钠粉末饱和，摇匀，放置片刻，待没有气泡，立即进行测定。

【注意事项】

芦丁、槲皮素和糖的纸色谱，可用圆形滤纸，采用径向展开，一次完成。展开后，将滤纸剪开，苷、苷元用三氯化铝试液显色，糖用苯胺-邻苯二甲酸试液显色。

【思考题】

（1）黄酮类化合物还有哪些提取方法？芦丁的提取还可用什么方法？

（2）酸水解常用什么酸？为什么用硫酸比用盐酸水解后处理更方便？

（3）本实验中各种色谱的原理是什么？解释化合物结构与 R_f 值的关系。

（4）试讨论苷类成分的鉴定程序，分析所做的紫外光谱。

实验五 穿心莲内酯的提取、分离、鉴定及亚硫酸氢钠加成物的制备

【实验目的】

（1）掌握穿心莲内酯类二萜化合物的理化性质和提取、分离方法。

（2）掌握氧化铝柱色谱的原理和操作方法。

（3）通过穿心莲内酯亚硫酸氢钠加成，掌握使脂溶性产物转化为水溶性产物的方法。

【实验概述】

穿心莲（*Andrographis paniculata*）是爵床科穿心莲的地上部分，味苦、性寒，具有清热解毒、凉血、消肿的功能，临床用于治疗感冒发热、咽喉肿痛、口舌生疮、顿咳劳嗽、泄泻痢疾、热淋涩痛、痈肿疮疡、蛇虫咬伤。

穿心莲中含有多种苦味素，属二萜类化合物，主要含有穿心莲内酯（andrographolide）、新穿心莲内酯（neoandrographolide）、14-去氧穿心莲内酯（deoxyandrographolide）、脱水穿心莲内酯（dehydroandrographolide）等，其中穿心莲内酯、脱氧穿心莲内酯是穿心莲抗菌消炎的主要有效成分。

穿心莲中主要成分的结构及其性质如下。

（1）穿心莲内酯 $C_{20}H_{30}O_5$，又称穿心莲乙素，对细菌性与病毒性上呼吸道感染及痢疾有特殊疗效，被誉为天然抗生素药物。为无色方形或长方形结晶，mp 230～232℃，$[\alpha]_D^{20}-126°$。味极苦，可溶于甲醇、乙醇、丙酮、吡啶，微溶于三氯甲烷、乙醚，难溶于水及石油醚。具有内酯的通性，遇碱并加热，内酯可开环成穿心莲酸盐，遇酸则闭环恢复成穿心莲内酯，对酸、碱不稳定，pH值大于10时，不但内酯开环，并可产生双键位移等结构改变。内酯环具有活性亚甲基反应，可与Legal试剂、Kedde试剂等反应显紫红色。

（2）脱氧穿心莲内酯 $C_{20}H_{30}O_4$，又称穿心莲甲素，为无色片状或长方形结晶，mp 175～176.5℃，$[\alpha]_D^{20}-36°$（1%，三氯甲烷）。味稍苦，可溶于甲醇、乙醇、丙酮、吡啶、三氯甲烷，微溶于苯、乙醚和水。

其主要成分的结构如下。

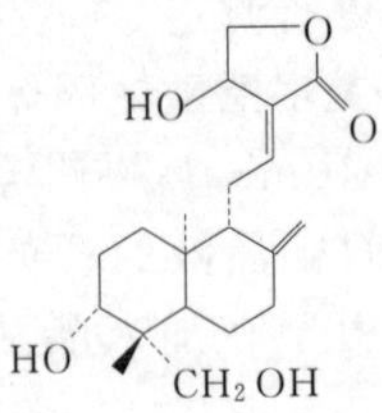

HO O O HO CH_2OH

穿心莲内脂

O O HO CH_2OH

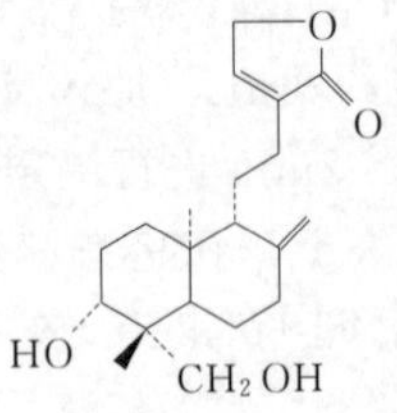

脱氧穿心莲内脂

穿心莲内酯在水中难溶，将穿心莲内酯进行磺化、亚硫酸氢钠加成和琥珀酸酐酯化等水溶性衍生物合成，可以改善穿心莲内酯在水中的溶解度，本实验学习亚硫酸氢钠加成的方法。

【实验原理】

穿心莲中的内酯类化合物易溶于甲醇、乙醇、丙酮等溶剂，可选用乙醇提取。穿心莲中含有大量的叶绿素，可用活性炭脱色法除去叶绿素类杂质；利用穿心莲内酯与脱氧穿心莲内

酯在三氯甲烷中的溶解度不同，初步将二者分离；利用穿心莲内酯与脱氧穿心莲内酯结构上的差异，用氧化铝柱分离二者。

【实验材料】

（1）药材 穿心莲粗粉。

（2）试剂与试药 95%乙醇、丙酮、三氯甲烷、甲醇、正丁醇、无水乙醇、亚硫酸氢钠、活性炭、单质碘、氧化铝、氢氧化钠溶液、0.3%亚硝酰铁氰化钠、3,5-二硝基苯甲酸碱性溶液、50%氢氧化钾甲醇试液。

（3）仪器 玻璃色谱柱、三角瓶、水浴锅、层析缸、滤纸、蒸发皿、玻璃漏斗、铁架台、圆底烧瓶、球形冷凝管、显微熔点测定仪、旋转蒸发仪、抽滤瓶、布氏漏斗、显色试剂喷瓶、电吹风烧杯、玻璃棒、比色板、硅胶薄层板、毛细管。

【实验内容】

1. 内酯类成分的提取

（1）提取 称取穿心莲粗粉100g，置圆底烧瓶中，加95%乙醇以浸过药粉2cm为度，回流1h，过滤，药渣再加适量乙醇回流2次，每次1h，过滤，合并三次滤液，回收乙醇至总体积的1/5量，放冷，即为总内酯。

（2）脱色 将上述内酯类成分总提取物加入原料量的15%～30%活性炭，加热回流30min，脱色后的溶液过滤后再浓缩至15～20mL，放置。

2. 分离、精制

（1）穿心莲内酯的分离 结晶法：将活性炭脱色后的浓缩液放置析晶，滤取结晶，并用少量水洗涤，即得穿心莲内酯粗品（含少量脱氧穿心莲内酯）。

（2）穿心莲内酯的精制 将粗品穿心莲内酯结晶加40倍量丙酮，加热回流10min，过滤不溶物再加20倍量丙酮，加热回流10min，过滤，合并两次丙酮液，回收丙酮至1/3量，放置析晶，滤取白色颗粒状结晶，即为穿心莲内酯精品。

（3）脱氧穿心莲内酯的分离 将结晶法析出的穿心莲内酯母液水浴蒸发至稠膏状，再加三氯甲烷70mL，尽力搅拌后滤出三氯甲烷层，残渣再加三氯甲烷10mL同法处理。合并两次滤液，浓缩至5mL。浓缩液上氧化铝柱（2×30cm）。用中性氧化铝30～35g，三氯甲烷湿法装柱，用三氯甲烷洗脱，控制流速为2～3mL/min，每份10mL，收12～15份。各流分浓缩后薄层鉴定，合并相同流分，蒸干三氯甲烷，用丙酮结晶两次，得白色结晶即为脱氧穿心莲内酯（附图4）。

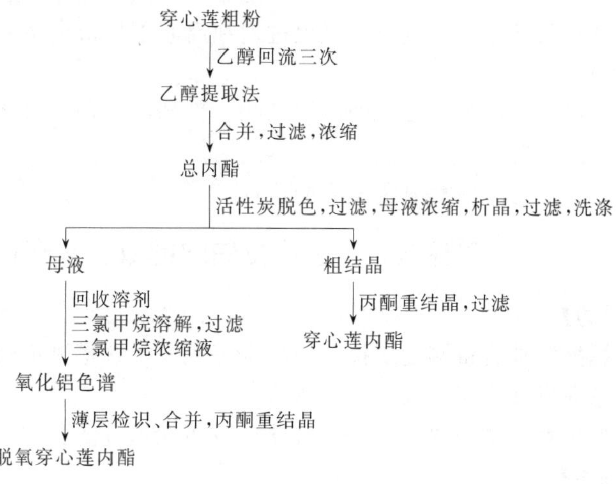

附图4

3. **穿心莲内酯亚硫酸氢钠加成物的制备**

取穿心莲内酯精制品 0.5g，置 50mL 圆底烧瓶中，加 95%乙醇 5mL 及计算量的 4%的亚硫酸氢钠水溶液，加热回流 30min，回收乙醇，再加 5mL 水溶解，冷却后过滤，滤液用少量三氯甲烷洗涤三次，水液浓缩至干。残留物加乙醇 10～20mL 溶解，滤除不溶物，乙醇溶液浓缩至干或抽松，得白色粉末。粗品用乙醇-三氯甲烷重结晶得到穿心莲内酯亚硫酸氢钠加成产物。

4. **鉴定**

(1) 穿心莲内酯的鉴定

① 物理常数：mp 230～232℃。

② 薄层色谱：吸附剂为高效硅胶 G 板。

展开剂为三氯甲烷-无水乙醇 (20∶1)。

显色剂为碘蒸气。

③ 显色反应

a. 亚硝酰铁氰化钠碱液反应 (Legal 反应)：取穿心莲内酯结晶少许放在比色板上，加乙醇 0.2mL 溶解，加 0.3%亚硝酰铁氰化钠溶液 2 滴，10%的氢氧化钠溶液 2 滴。

b. 3,5-二硝基苯甲酸碱液反应 (Kedde 反应)：取穿心莲内酯结晶少许放于比色板上，加乙醇 0.2 mL 溶解，加 3,5-二硝基苯甲酸碱性溶液 2 滴，呈紫色。

c. 50%氢氧化钾甲醇试液反应：穿心莲内酯遇氢氧化钾甲醇溶液呈紫色。

(2) 脱氧穿心莲内酯的鉴定

① 物理常数：mp 175～176.5℃。

② 薄层鉴定：条件同穿心莲内酯。

(3) 穿心莲内酯亚硫酸氢钠加成物的鉴定

① 物理常数：mp 226～227℃。

② 薄层鉴定：吸附剂为高效硅胶 G 板。

展开剂为 a. 三氯甲烷-甲醇 (9∶1)，b. 三氯甲烷-正丁醇-甲醇 (2∶1∶2)，c. 三氯甲烷-丙酮-乙醇-水 (5∶5∶5∶1)。

显色剂为 3,5-二硝基苯甲酸碱性溶液。

样品：a. 穿心莲内酯乙醇液；b. 穿心莲内酯亚硫酸氢钠加成物。

【注意事项】

(1) 穿心莲内酯易水解，提取时应注意温度，以防止穿心莲内酯在提取过程中水解。

(2) 结晶时乙醇量不宜过低，以免过饱和反而不易析出结晶。

【思考题】

(1) 根据穿心莲内酯类成分的不同结构，判断各自的极性大小，通过 R_f 值分析出各成分在薄层板上的位置。

(2) 试说明穿心莲内酯显色反应的机理。

实验六 丁香挥发油的提取、分离和检识

【实验目的】

(1) 掌握挥发油含量测定器提取药材中挥发油及含量测定的操作方法。

(2) 熟悉挥发油中酸性成分的分离方法。

(3) 掌握挥发油的一般化学检识及薄层色谱检识方法。

【实验概述】

中药丁香为桃金娘科植物丁香 (*Eugenia caryophyllata* Thunb.) 的干燥花蕾。味辛、

性温。具有温中降逆，补肾助阳的功能。用于脾胃虚寒，呃逆呕吐，食少吐泻，心腹冷痛，肾虚阳痿等症。

丁香中主要含有机酸类、苷类和挥发油类等有效成分。花蕾含挥发油14%～20%，油中主要成分丁香酚为78%～95%，乙酰丁香酚约3%及少量的丁香烯、甲基正戊酮、甲基正庚酮、香荚兰醛等。果实含丁香油2%～9%。

丁香酚（eugenol）的分子式为 $C_{10}H_{12}O_2$，分子量为164.20。无色或淡黄色液体，bp 225℃。几乎不溶于水，可溶于乙醇、乙醚、三氯甲烷。

OH
OCH₃
$CH_2—CH=CH_2$

丁香酚

【实验原理】

本实验用水蒸气蒸馏法提取丁香挥发油。利用丁香酚具有酸性，遇到氢氧化钠水溶液即转为钠盐而溶解、酸化时又可游离的性质，将丁香酚从挥发油中分离出来。并利用三氯化铁试剂可与酚羟基显色的性质进行检识。

【实验材料】

(1) 药材　丁香花蕾。

(2) 试剂与试药　乙醚、石油醚、乙酸乙酯、二甲苯、蒸馏水、氢氧化钠、盐酸、无水硫酸钠、丁香酚对照品、三氯化铁试液、5%香草醛硫酸。

(3) 仪器　挥发油测定器、烧瓶、冷凝管、分液漏斗、三角瓶、试管、水浴锅、研钵、层析缸、硅胶薄层板、毛细管、沸石。

【实验内容】

1. 丁香挥发油的提取

取丁香50g，捣碎，置于烧瓶中，加蒸馏水300mL与数粒沸石，连接挥发油测定器。自测定器上端加水使充满刻度部分并溢流入烧瓶时为止，精确加入1mL二甲苯，然后连接回流冷凝管。加热蒸馏30min后，停止加热，放置15min以上，读取测定器中二甲苯油层的容积，减去开始蒸馏前加入二甲苯的量，即为丁香中挥发油的含量。

2. 丁香酚的分离

将所得的丁香挥发油加入适量二甲苯，置于分液漏斗中，加10%氢氧化钠溶液80mL分四次萃取，并加适量蒸馏水洗涤至中性，碱水液与水洗液合并，用10%盐酸酸化使丁香酚游离，呈油状液体，分取油层，用无水硫酸钠脱水干燥，即得。

3. 检识

(1) 理化检识　取少许丁香酚置于试管中，加1mL乙醇溶解，加2～3滴三氯化铁试液，显蓝色。

(2) 薄层色谱检识　将提取得到的丁香油用乙醚配制成每1mL含0.02mL丁香挥发油的供试液。另取丁香酚对照品，加乙醚制成每1mL含20μL的对照品溶液，吸取上述两种溶液各5μL，分别点于同一硅胶G薄层色谱板上，以石油醚（60～90℃）-乙酸乙酯（9：1）为展开剂，展开，取出，晾干，喷洒5%香草醛硫酸溶液，于105℃加热烘干。在供试品色谱与对照品色谱相应的位置上，显相同颜色的斑点。

【注意事项】

(1) 采用挥发油含量测定器提取挥发油，可以初步了解该药材中挥发油的含量，但所用的药材量应使蒸出的挥发油量不少于 0.5mL 为宜。

（2）用挥发油测定器提取挥发油，以测定器刻度管中的油量不再增加作为判断是否提取完全的标准。

【思考题】

（1）从丁香挥发油中提取、分离丁香酚的原理是什么？

（2）除水蒸气蒸馏法可以提取挥发油外，还可采用哪些方法提取挥发油？原理是什么？

实验七 甘草中甘草酸的提取，铵盐、钾盐和甘草次酸的制备及鉴定

【实验目的】

（1）掌握从甘草中提取甘草酸，制备甘草酸铵盐、钾盐、甘草酸次酸的原理和方法。

（2）掌握酸水解和精制三萜皂苷苷元的方法。

（3）熟悉三萜皂苷及其苷元的性质和检识方法。

【实验概述】

甘草来源于豆科植物甘草（*Glycyrrhiza uralensis* Fisch）、光果甘草（*Glycyrrhiza glabra* L.）和胀果甘草（*Glycyrrhiza inflata* Batal.）的根及根茎。味甘，性平，功能补脾益气，清热解毒，祛痰止咳，缓急止痛，调和诸药。用于脾胃虚弱、倦怠乏力、心悸气短、咳嗽痰多、脘腹、四肢挛急疼痛、痈肿疮毒，缓解药物毒性、烈性。

甘草中主要含三萜类化合物，代表化合物甘草酸（glycyrrhizic acid），又称甘草皂苷（glycyrrhizin），是由甘草次酸和 2 分子葡萄糖醛酸所组成的，在甘草中的含量为 5%～11%。此外，还含有甘草苷（liquiritin）等黄酮类化合物。制成盐后，可改善其溶解度，有利于临床用药。

现代药理学研究表明，甘草酸具肾上腺皮质激素样作用、肝保护作用以及抗溃疡、镇咳、解毒等作用以及是甘草的主要有效成分之一。水解产生的葡萄糖醛酸能与毒物结合而解毒；产生的苷元甘草次酸可降低转氨酶，具有肝脏保护作用。

甘草酸又称甘草皂苷，分子式为 $C_{42}H_{62}O_{16}$，分子量为 822。有吸湿性，具甜味。由冰醋酸中结晶出的甘草酸为无色柱状结晶，mp 220℃（分解），$[\alpha]_D^{27}+46.2°$，易溶于热稀乙醇，几乎不溶于无水乙醇或乙醚，易溶于热水（水溶液有微弱的起泡性及溶血性），冷却后呈黏稠胶冻状，极易溶于稀氨水（稀碱）中。

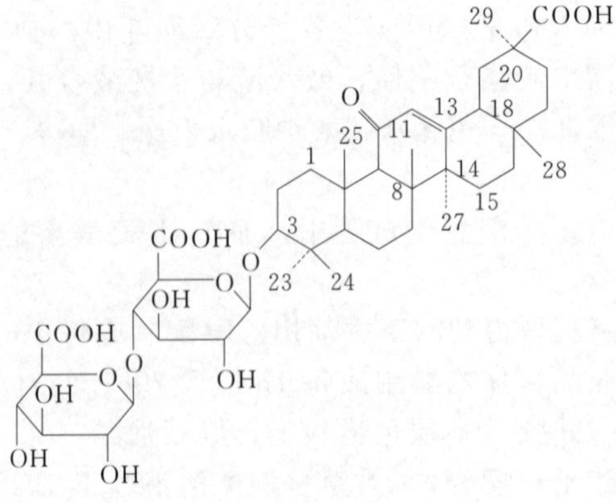

甘草酸

【实验原理】

利用甘草酸易溶于热水的性质，以热水煮提。同时，甘草酸的酸性较强，常以钾盐

或钙盐的形式存在于甘草中，其盐也易溶于水，于水溶液中加入稀酸即可析出游离甘草酸。甘草酸分子中有三个羧基，与氢氧化钾形成甘草酸三钾盐，此盐在冰醋酸中可析出甘草酸单钾盐。甘草酸与 5% H_2SO_4 在加压条件下，110～120℃可发生水解，可获得甘草次酸。

【实验材料】

（1）药材　甘草粗粉。

（2）试剂与试药　三氯甲烷、正丁醇、丙酮、95%乙醇、蒸馏水、浓硫酸、稀氨水、氢氧化钾、冰醋酸、醋酐、pH 试纸、5%磷钼酸乙醇液。

（3）仪器　圆底烧瓶、冷凝管、烧杯、三角瓶、试管、蒸发皿、分液漏斗、滤纸、玻璃漏斗、玻璃棒、抽气瓶、反应板、硅胶板、显色喷瓶、铁架台、旋转蒸发仪、水浴锅、烘箱、毛细管。

【实验内容】

1. 甘草酸的提取

甘草粗粉（100g），加水煮提三次，第一次加水 500mL，第二次和第三次各加 300mL，每次煮沸 30min，过滤。滤液浓缩至约 100mL，浓缩液滴加浓 H_2SO_4，边加边搅拌，至不产生沉淀，放置，倾出上清液，抽滤，洗涤沉淀至中性，沉淀 80℃以下干燥，得甘草酸粗品。

2. 甘草酸铵盐的制备

甘草酸粗品（100mg）溶于稀氨水，过滤，母液蒸干，即得甘草酸铵盐。

3. 甘草酸三钾盐的制备

甘草酸粗品（500mg）置 100mL 圆底烧瓶中，加丙酮 25mL 回流 3h，倾出丙酮液，再加丙酮 20mL 回流 4～5h，丙酮液滤过，合并，放冷，在搅拌下加入 20% KOH 乙醇液，至弱碱性，放置过夜，抽滤，结晶室温干燥得甘草酸三钾盐。

4. 甘草酸单钾盐的制备

甘草酸三钾盐粉末（100mg）置 50mL 三角烧瓶中，加入 6mL 冰醋酸于水浴中加热溶解，放冷后析出甘草酸单钾盐，抽滤，以少量无水乙醇洗涤，抽干结晶，称重。

5. 甘草次酸的制备

甘草酸单钾盐 50mg，加 5%硫酸 20mL，加热回流水解 1.5h，抽滤。沉淀水洗至中性，加 95%乙醇（约 2mL）加热溶解，过滤，将热滤液加入到 1/2 体积的热水中，放置析晶，抽滤，即得。

6. 甘草酸的检识

（1）醋酐-浓硫酸反应（Liebermann-Burchard 反应）　取甘草酸粗品 0.1～0.2mg，于反应板上，加入 3 滴醋酐溶解，再加入醋酐-浓硫酸试剂 3～4 滴，混合均匀，观察颜色变化。

（2）三氯甲烷-浓硫酸反应（Salkowski 反应）　取少许甘草次酸，于试管中加入少量氯仿溶解，沿管壁加入浓硫酸，观察氯仿层的颜色及硫酸层的荧光颜色。

（3）泡沫试验　取甘草酸粗粉少许，置于试管中，加入少量水溶解，密塞，用力振摇 1min，观察泡沫产生及持续时间。

（4）TLC 检识　样品：样品乙醇液。

对照品：甘草酸单钾盐乙醇液。

固定相：高效硅胶 GF254 板。

展开剂：正丁醇-醋酸-水（7：1：2 上层）。

结果：紫外线灯下可见暗紫色斑点；喷 5%磷钼酸乙醇液后，显蓝色斑点。

【注意事项】

(1) 沉淀比较细时，可先倾出上清液，再抽滤，可加快速度。

(2) 冰醋酸不慎沾到皮肤上（特别是脸上）要立即用水清洗；浓硫酸沾到皮肤上，应快速擦去，再用水清洗。

(3) 有机溶剂要冷凝回收，不可敞口加热挥发。

【思考题】

(1) 从甘草中提取甘草酸的原理是什么？

(2) 甘草酸为什么水溶性较差？

(3) 由甘草酸制备甘草次酸，如何判断反应终点？

实验八　地高辛的制备及检识

【实验目的】

(1) 掌握强心苷类化合物的提取分离方法及主要检识方法。

(2) 掌握强心苷类化合物水解的原理及操作技术。

(3) 掌握利用溶剂极性不同分离成分的方法。

【实验概述】

毛花洋地黄（*Digitalis lanata*）是玄参科植物，在临床应用有上百年的历史，至今仍是治疗心力衰竭的有效药物，其叶中富含 30 多种强心苷类化合物，大多数为次生苷。属于原生苷的有毛花洋地黄苷甲、乙、丙、丁和戊（lanatoside A、B、C、D、E），苷甲和苷丙的含量较高。

毛花洋地黄是制备强心药西地蓝（cedilanid D）（去乙酰毛花洋地黄苷丙）和地高辛（digoxin）（异羟基洋地黄毒苷）的主要原料。地高辛是西地蓝经酶解去掉末端的葡萄糖产生的次生苷。溶于稀乙醇、吡啶或三氯甲烷与乙醇的混合液中。几乎不溶于水、乙醚、丙酮、乙酸乙酯、三氯甲烷。在 80%乙醇中的溶解度比羟基洋地黄毒苷大。可利用毛花洋地黄叶中存在的 β-D-葡萄糖酶水解除去葡萄糖，使原生苷变成次生苷。

【实验材料】

(1) 药材　毛花洋地黄叶。

(2) 试剂　乙醇、三氯甲烷、丙酮。

(3) 仪器　水浴锅、旋转蒸发仪、分液漏斗。

【实验内容】

1. 提取和分离

毛花洋地黄叶中地高辛的提取和分离流程如附图 5 所示。

2. 鉴定

(1) 显色反应

① 醋酐-浓硫酸反应：取 1mL 供试液，置蒸发皿中水浴蒸干，加 1mL 冰醋酸使残渣溶解，再加 1mL 醋酐，最后加 1 滴浓硫酸，如溶液颜色由黄→红→紫→蓝→墨绿，表明可能含有甾体类成分。

② 三氯醋酸反应：取供试液滴于滤纸片上，滴三氯醋酸试剂，加热至 60℃，产生红色，渐变为紫色，表明含甾体类成分。

③ 三氯甲烷-浓硫酸反应：取 1mL 供试液，置于蒸发皿中水浴蒸干，加 1mL 三氯甲烷使残渣溶解，将三氯甲烷液转入试管中，加 1mL 浓硫酸使其分层，如三氯甲烷层显红色或青色，硫酸层有绿色荧光，表明可能含有甾体类成分。

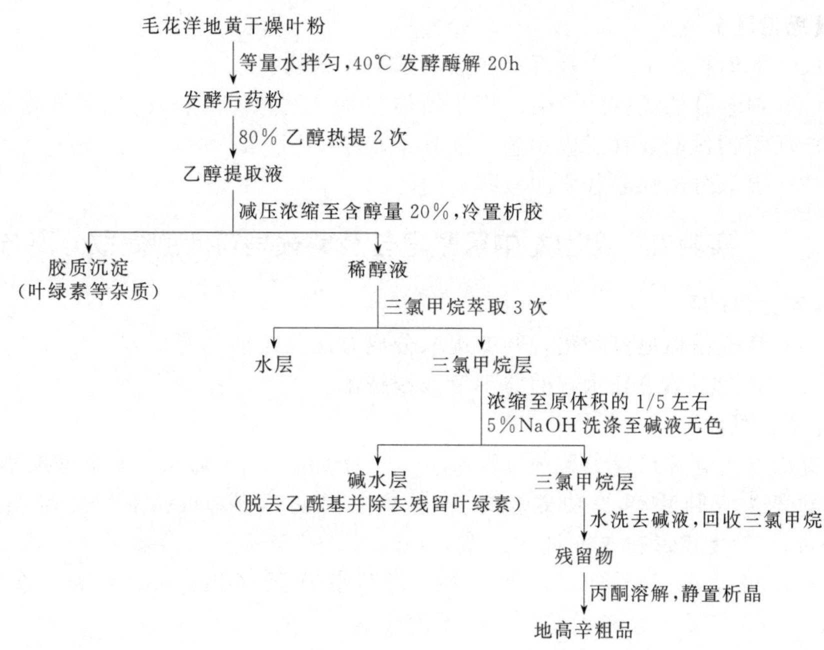

附图 5

（2）*薄层色谱鉴别*　吸附剂：高效硅胶 G 板。

样品：1%自制地高辛的乙醇液。

对照品：1%地高辛标准品的乙醇液。

展开剂：二氯甲烷-甲醇-甲酰胺（80∶19∶1）。

显色剂：1%苦味酸水溶液与 10%氢氧化钠水溶液（95∶5）混合，喷后于 95℃左右烘约 5min，强心苷显橙红色。

实验结果记录：观察斑点颜色，记录图谱并计算 R_f 值。

3. 高效液相色谱法测定含量

（1）*色谱条件与系统适用性*　试验用十八烷基硅烷键合硅胶为填充剂；以乙腈-水（10∶90）为流动相 A，乙腈-水（60∶40）为流动相 B；按附表 1 进行梯度洗脱；检测波长为 230nm；流速为每分钟 1.5mL。

附表 1　流动相条件

时间/min	流动相 A/%	流动相 B/%
0	60	40
5	60	40
15	0	100
15.1	60	40
20	60	40

（2）*测定法*　取本品适量，精密称定，加稀乙醇溶解并定量稀释制成每 1mL 中约含 0.1mg 的溶液，作为供试品溶液，精密量取 20μL，注入液相色谱仪，记录色谱图；另取地高辛对照品适量，同法测定。按外标法以峰面积计算，即得。

【注意事项】

（1）乙醇回流提取时，注意控制温度。

（2）使用分液漏斗时要按要求进行振摇。

（3）提取过程中主要注意酶的问题。

【思考题】

(1) 如何检识中药中是否存在强心苷类化合物?

(2) 强心苷的颜色反应中作用于甾体母核，α，β-不饱和内酯环及作用于α-去氧糖的两个反应所需的试剂及其反应颜色分别有哪些?

(3) 提取分离强心苷要注意哪些问题?

实验九 穿山龙中薯蓣皂苷及薯蓣皂苷元的提取分离与鉴定

【实验目的】

(1) 掌握甾体皂苷类化合物的提取分离方法及主要的检识方法。

(2) 掌握甾体皂苷水解的原理及操作技术。

【实验概述】

穿山龙为薯蓣科穿龙薯蓣（*Dioscorea nipponica* Makino）的干燥根茎，具有活血化瘀、祛风除湿、清肺化痰等功效。穿山龙中主要化学成分的结构及物理性质：薯蓣皂苷（dioscin）为无定形粉末或针状结晶，mp 275～277℃。可溶于甲醇、乙醇、甲酸，难溶于丙酮和弱极性有机溶剂，不溶于水。薯蓣皂苷元（diosgenin）为白色粉末，mp 204～207℃。可溶于有机溶剂及醋酸中，不溶于水。

【实验材料】

(1) 药材 穿山龙粗粉。

(2) 试剂 浓H_2SO_4、Na_2CO_3粉末、蒸馏水、95%乙醇、1%磷钼酸乙醇溶液、石油醚（60～90℃）、醋酐、浓硫酸、三氯甲烷、浓硫酸等。

(3) 仪器 电热套、圆底烧瓶、冷凝管、纱布、乳钵、pH试纸、烘箱、试管、水浴锅、索氏提取器等。

【实验内容】

1. 提取和分离

穿山龙中薯蓣皂苷元的提取和分离流程如附图6所示。

2. 鉴定

(1) 显色反应

① 醋酐-浓硫酸反应（Liebermann-Burchard反应）：取样品适量，加冰醋酸0.5mL使溶解，续加醋酐0.5mL搅匀，再于溶液的边沿滴加1滴浓硫酸，观察并记录现象。

② 三氯甲烷-浓硫酸反应（Salkowski反应）：取样品适量，加三氯甲烷1mL使溶解，沿试管壁加等量的浓硫酸，分别置可见光及紫外线灯下，观察并记录现象。

(2) 薄层色谱鉴别 吸附剂：高效硅胶G板。

样品：1%自制薯蓣皂苷元的乙醇液。

对照品：1%薯蓣皂苷元标准品的乙醇液。

展开剂：苯-乙酸乙酯（8∶2）。

显色剂：1%磷钼酸乙醇溶液，105℃加热至斑点显色清晰。

实验结果记录：观察斑点颜色，记录图谱并计算R_f值。

【注意事项】

(1) 原料经酸水解后应充分洗涤呈中性，以免烘干时炭化。

(2) 在干燥水解原料的过程中，应注意压散团块和勤翻动，以利快干。

(3) 在连续回流提取过程中，由于使用的石油醚极易挥发损失，故水浴温度不宜过高，能使石油醚微沸即可。此外，可加快冷凝水的流速，以增加冷凝效果。

穿山龙粗粉(70g)

↓ 置圆底烧瓶中，加水 350mL、浓 H_2SO_4 30mL，室温浸泡 24h，文火加热回流 4 ～ 6h，放冷，倾出酸水液

酸性药渣

↓ 用清水反复漂洗除去余酸，然后将药渣倒入乳钵中，加 Na_2CO_3 粉末，反复研磨调 pH 至中性、水洗、抽干

中性药渣

↓ 低温(80℃) 干燥 12h

干燥药渣

↓ 置乳钵中研成细粉，置索氏提取器中，以石油醚(60 ～ 90℃)150mL 为溶剂，连续回流提取 4 ～ 5h

石油醚提取液

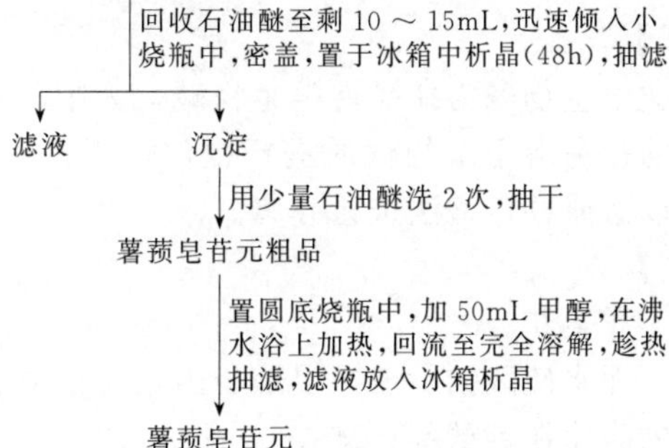

附图 6

【思考题】

(1) 甾体皂苷可用哪些反应进行鉴定？

(2) 试设计一种从穿山龙中提取薯蓣皂苷的工艺流程，并说明提取、分离原理。

(3) 使用石油醚作提取溶剂时，操作中应注意哪些事项？

实验十　洋金花生物碱的提取、分离及鉴定

【实验目的】

(1) 掌握生物碱及其盐类溶解度规律以及在生物碱提取分离中的应用。

(2) 掌握酸碱沉淀法纯化生物碱的原理和操作方法。

(3) 掌握氧化铝柱色谱法纯化生物碱的原理和方法。

(4) 学习生物碱沉淀反应及薄层色谱法在生物碱鉴定中的应用。

【实验概述】

洋金花为茄科曼陀罗属植物白曼陀罗（*Datura metel* L.）及毛曼陀罗（*Datura innoxia* Mill.）的花。洋金花自古以来就是一种麻醉药，具有平喘止咳、麻醉止痛、解痉止搐之功效。临床用于哮喘咳嗽、脘腹冷痛、风湿痹痛、癫痫、惊风及外科麻醉等。但洋金花有毒。

白曼陀罗属植物各部分都含有生物碱，但以花中的含量最高，达 0.43%左右，其中以东莨菪碱为主，莨菪碱次之。毛曼陀罗花头含生物碱 0.3%～0.4%，主要为莨菪碱及东莨菪碱。东莨菪碱具有显著的镇静作用，阿托品（莨菪碱的消旋体）具有解痉镇痛作用，临床上还用于治疗慢性气管炎及精神分裂症。

（1）东莨菪碱（scopolamine） 又称为天仙子碱，分子式 $C_{17}H_{21}NO_4$，分子量 303.4。黏稠状液体，pK_a 7.50，其分子水合物为针状结晶，熔点 59℃。易溶于热水、乙醇、乙醚、三氯甲烷及丙酮，难溶于苯及四氯化碳等溶剂。

东莨菪碱氢溴酸盐，分子式 $C_{17}H_{21}NO_4 \cdot HBr \cdot 3H_2O$，分子量 438.3。白色或无色结晶，熔点 195～199℃（分解）。比旋度 $[\alpha]_D^{20}$ 为 $-24°\sim-26°$。

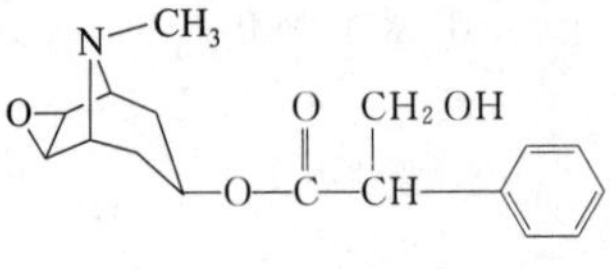

东莨菪碱 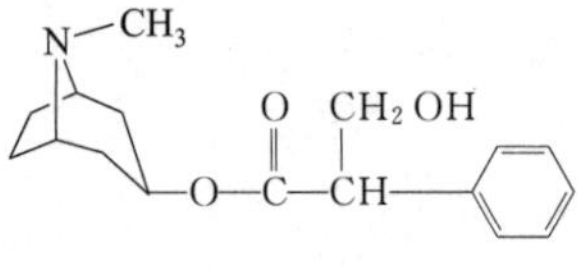　　　　莨菪碱

（2）莨菪碱（hyoscyamine） 又称为天仙子胺，分子式 $C_{17}H_{23}NO_3$，分子量 289.4。白色结晶，pK_a 9.65，熔点 59℃，其硫酸盐熔点 206℃。易溶于乙醇、三氯甲烷及苯，稍溶于水及乙醚等溶剂。

【实验原理】

利用洋金花中生物碱为托品烷类生物碱，为中等碱性的叔胺碱的结构特征，在分离过程中利用生物碱的盐易溶于水的性质进行提取，再进一步利用东莨菪碱与莨菪碱的极性的差异，用溶剂萃取法或柱色谱法进行分离。

【实验材料】

（1）药材 洋金花。

（2）试剂 无水硫酸钠、三氯甲烷、丙酮、甲醇、20%盐酸溶液、浓氨水、色谱用碱性氧化铝、改良的碘化铋钾试剂、硅胶 G 等。

【实验内容】

1. 洋金花中总生物碱的提取分离（浸提法）

取洋金花 50g，粉碎，置于 1000mL 锥形瓶中，加水约 600mL，用 20%盐酸调节 pH2，浸泡过夜，过滤，得红棕色滤液，滤液用浓氨水调节 pH8，再迅速用三氯甲烷萃取分层收集三氯甲烷层，再用无水硫酸钠干燥脱水，后回收三氯甲烷得总生物碱（附图 7）。

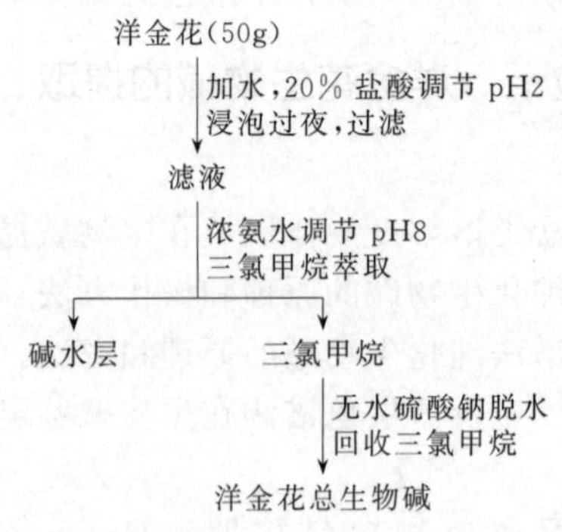

附图 7

2. 莨菪碱和东莨菪碱的分离（氧化铝柱色谱法）

固定相：色谱用碱性氧化铝。

洗脱剂：三氯甲烷-丙酮（1∶1）。

显色剂：改良的碘化铋钾试剂。

样品溶液：总生物碱的三氯甲烷溶液。

（1）装柱 采用湿法装柱。填充剂为色谱用碱性氧化铝。

（2）加样（湿法加样）　将总生物碱的三氯甲烷溶液通过滴管慢慢加入色谱柱与色谱柱顶。

（3）洗脱　用配好的洗脱剂（三氯甲烷-丙酮 1∶1）洗脱，控制流速，每隔一段时间收集流分，用氧化铝薄层板检查，合并 R_f 值相同的流分，后挥干溶剂浓缩得粗品。用丙酮重结晶莨菪碱，油状物为东莨菪碱（附图 8）。

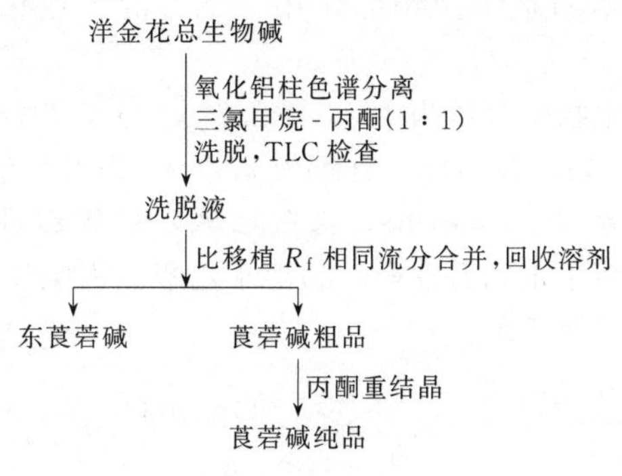

附图 8

3. 氢溴酸东莨菪碱的制备

取分离所得的东莨菪碱的油状物，用丙酮溶解，滴加 40%氢溴酸至刚果红试纸呈蓝色，置于冰箱中析出结晶，后过滤，用少量丙酮洗涤，干燥，得氢溴酸东莨菪碱。

4. 莨菪碱与东莨菪碱的鉴定

吸附剂：色谱用碱性氧化铝，色谱用硅胶 G。

样品：分出得到的莨菪碱与东莨菪碱。

对照品：莨菪碱与东莨菪碱对照品。

展开剂：氧化铝板，三氯甲烷-丙酮（1∶1）；硅胶 G，三氯甲烷-甲醇（9∶1）。

显色剂：改良碘化铋钾试剂（展开后展开剂完全挥干后喷显色剂）。

【注意事项】

（1）洋金花有毒，在洋金花粉碎操作时要注意防尘，实验操作后要立即洗手。

（2）东莨菪碱和莨菪碱结构中有酯基，在碱性条件下容易水解，在总生物碱的提取中要控制 pH，溶液的碱性不能太高，以减少总生物碱中东莨菪碱和莨菪碱的水解。

（3）薄层展开前层析缸内先要用展开剂进行预饱和，以改善展开效果，防止边缘效应的产生。

【思考题】

（1）简述从洋金花中提取分离东莨菪碱与莨菪碱的原理。

（2）根据东莨菪碱与莨菪碱的结构与性质，分析两者在柱色谱分离中分离流出色谱柱的先后顺序。

（3）根据东莨菪碱与莨菪碱的结构与性质，分析在洋金花的提取分离过程中为什么要控制 pH 和避免加热？

（4）如何检查色谱柱流分中含有生物碱？

实验十一　汉防己中生物碱汉防己甲素、汉防己乙素的提取、分离与鉴定

【实验目的】

（1）掌握总生物碱的一般提取方法。

(2) 掌握从总生物碱中分离、纯化酚性叔胺碱与非酚性叔胺碱的方法。

(3) 掌握并进一步巩固薄层色谱、柱色谱、纸色谱、萃取与重结晶等分离基本操作。

【实验概述】

汉防己为防己科千金藤属（*Stephania tetrandra* S. Mcore）植物的根，是祛风解热镇痛药物，主治风湿性关节痛，其有效成分为生物碱。主要生物碱为汉防己甲素和汉防己乙素。前者有抗炎、抗风湿及镇痛作用，二者的季铵化物有肌肉松弛作用，临床上称为“汉肌松”。

汉防己根中总生物碱含量为1.5%～2.3%，主要为汉防己甲素，含量约1%；汉防己乙素，含量约0.5%；轮环藤酚碱，含量为0.2%；以及其他数种微量生物碱。

(1) 汉防己甲素（tetrandrine，汉防己碱，粉防己碱） 无色针晶，熔点217～218℃，有双熔点现象。不溶于水和石油醚，易溶于乙醇、丙酮、乙酸乙酯、乙醚和三氯甲烷等有机溶剂及稀酸水中，可溶于苯。

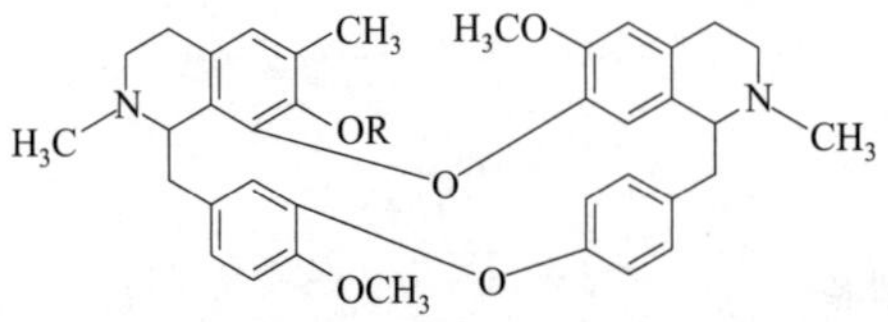

CH_3 H_3CO N OR H_3C N CH_3 O O OCH_3

汉防己甲素 R=CH_3

汉防己乙素 R=H

(2) 汉防己乙素（fangchinoline，又称防己诺林碱，去甲粉防己碱） 溶解行为与汉防己甲素相似，因有一个酚羟基，故极性较汉防己甲素稍大，在苯中的溶解度小于汉防己甲素，而在乙醇中又大于汉防己甲素，借此可以相互分离。

(3) 轮环藤酚碱（cylanoline） 为水溶性季铵生物碱，不溶于极性溶剂，氯化物为无色，表现为八面体状结晶，mp 214～216℃，碘化物为无色绢丝状结晶，mp 185℃；苦味酸盐为黄色结晶，mp 154～156℃。易溶于水、乙醇，难溶于苯、乙醚等低极性有机溶剂。

【实验原理】

本实验利用生物碱及其盐的溶解性不同提取亲脂性生物碱，再利用其极性大小不同对其进行分离。汉防己甲素与汉防己乙素为中等强度的叔胺碱，可以利用其游离生物碱易溶于有机溶剂，其盐易溶于水的性质，采用酸水或乙醇进行提取，再利用碱法沉淀进行纯化处理得到总生物碱。最后利用汉防己甲素与汉防己乙素极性的差异采用溶剂法或柱色谱法进行分离。

【实验材料】

(1) 药材 粉防己（粗粉）。

(2) 试剂 85%乙醇、三氯甲烷、苯、丙酮、浓氨水、1%盐酸溶液、无水碳酸钾、碘化铋钾试剂、碘化汞钾试剂、苦味酸试剂、改良碘化铋钾试剂等。

【实验内容】

1. 总生物碱的提取（萃取法）

称取汉防己粗粉50g，置于260mL圆底烧瓶中，分别用85%乙醇150mL、100mL、100mL回流提取3次，每次2h，过滤，得乙醇提取滤液。放冷后如有絮状物析出，再过滤一次，澄清溶液浓缩至无醇味，成糖浆状，即得乙醇提取物。提取物再用1%盐酸80mL分3次溶解，于50℃水浴溶解，过滤，合并滤液于分液漏斗中，用氨水调节pH9，用环己烷-乙酸乙酯（25∶75）40mL萃取，再以每次10mL同样的萃取剂萃取至完全（以1mL萃取液蒸干后加 1mL 1%盐酸溶解后加碘化铋钾试剂无明显沉淀产生为止），合并萃取液，以适量无水硫酸钠干燥，过滤，减压回收溶剂，即得亲脂性叔胺总碱（附图 9）。

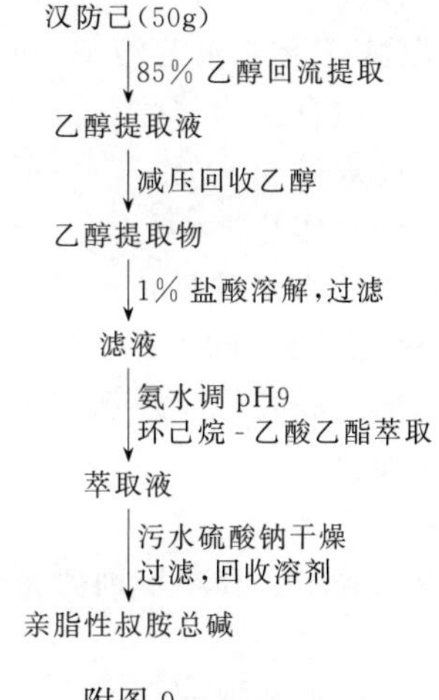

附图 9

2. 汉防己甲素与汉防己乙素的分离（硅胶柱色谱法）

固定相：高效硅胶 H 板。

洗脱剂：环己烷-乙酸乙酯-二乙胺（6∶2∶1）。

显色剂：改良的碘化铋钾试剂。

样品溶液：亲脂性叔胺总生物碱的丙酮溶液。

（1）*装柱*　采用减压干法装柱。填充剂为硅胶 H。

（2）*加样（干法加样）*　称取亲脂性叔胺总碱约 150mg，用适量丙酮溶解成饱和溶液，用滴管逐滴滴加到约 1.5g 硅胶 H 上，搅拌均匀，挥干溶剂。将搅拌好的样品通过长颈漏斗加到色谱柱顶端，轻轻敲击色谱柱外壁，使样品表面平整，再通过长颈漏斗在样品上加盖 1～2cm 厚的硅胶 H。

（3）*洗脱*　通过滴管沿色谱柱内壁小心加入少量洗脱剂（环己烷-乙酸乙酯-二乙胺为 6∶2∶1），当洗脱剂液面达到一定高度后，再缓慢倾入其余洗脱剂，控制流速，每隔一段时间收集流分，并用薄层色谱检查，合并 R_f 值相同的流分，减压回收溶剂，分别得到晶体Ⅰ和晶体Ⅱ，并用丙酮重结晶，即得汉防己甲素和汉防己乙素（附图 10）。

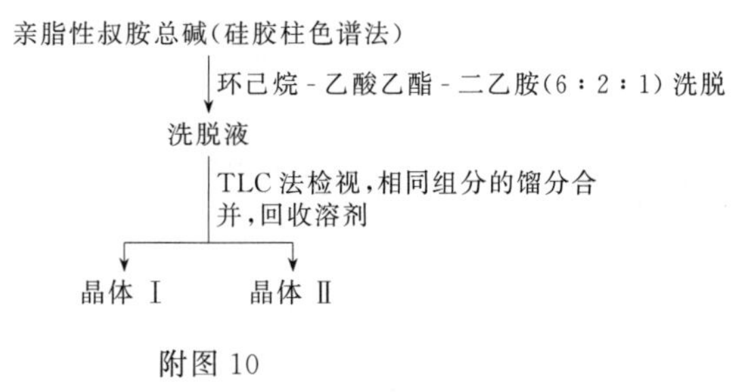

附图 10

3. 鉴定

（1）*生物碱沉淀反应*

① 碘化铋钾试剂反应：取试样稀酸水溶液 1mL，加碘化铋钾试剂 1～2 滴，生成棕色至棕红色者为阳性反应，表示有生物碱存在。

② 碘-碘化钾试剂反应：取试样水溶液或稀酸水溶液 1mL，加碘-碘化钾试剂 1～2 滴，

生成褐色或暗褐色沉淀者为阳性反应，表示有生物碱存在。

③ 苦味酸试剂反应（试液应为中性）：取试样中性水溶液 1mL，加 2%雷氏铵盐试剂数滴，生成黄红色沉淀者为阳性反应，表示有生物碱存在。

④ 雷氏铵盐试剂反应：取试样稀酸水溶液（pH3～4）1mL，加苦味酸饱和溶液 1 滴，生成黄色沉淀者为阳性反应，表示有生物碱存在。

（2）*薄层色谱* 吸附剂：高效硅胶 G 板。

样品：分离得到的晶体Ⅰ和晶体Ⅱ。

对照品：汉防己甲素和汉防己乙素对照品。

展开剂：环己烷-乙酸乙酯-二乙胺（6∶2∶1）。

显色剂：改良碘化铋钾试剂（展开后展开剂完全挥干后喷显色剂），汉防己甲素显色为淡棕色，汉防己乙素显色为深棕色。

【注意事项】

（1）亲脂性生物碱的提取实验中，在萃取前要将提取物在盐酸作用下可能产生的难溶性的树脂状物先过滤除去。

（2）萃取时应充分振摇，以确保萃取完全。

（3）回流提取时，水浴温度不宜过高，以免溶剂挥发严重。

【思考题】

（1）简述从汉防己中分离汉防己甲素、汉防己乙素时萃取与柱色谱分离操作的原理。

（2）鉴定生物碱的常用试剂有哪些？

（3）简述应用薄层色谱操作时的注意事项。

参考文献

［1］ 匡海学．中药化学［M］．北京：中国中医药出版社，2011.

［2］ 匡海学．中药化学专论［M］．北京：人民卫生出版社，2010.

［3］ 郭力，康文艺．中药化学［M］．北京：中国医药科技出版社，2015.

［4］ 董小萍．天然药物化学［M］．北京：中国医药科技出版社，2010.

［5］ 匡海学．中药化学实验方法学［M］．北京：人民卫生出版社，2013.

［6］ 匡海学．中药化学［M］．北京：中国中医药出版社，2017.

［7］ 姚新生．天然药物化学［M］．第 3 版．北京：人民卫生出版社，2001.

［8］ 吴寿金，赵泰，秦永琪．现代中草药成分化学［M］．北京：中国医药科技出版社，2002.

［9］ 叶秀林．立体化学［M］．北京：北京大学出版社，1999.

［10］ 吴寿金，赵泰，秦永琪．现代中草药成分化学［M］．北京：中国医药科技出版社，2002.

［11］ 陈惠黎．生物大分子的结构和功能［M］．上海：上海医科大学出版社，1999.

［12］ 裴月湖．天然药物化学实验指导［M］．第 4 版．北京：人民卫生出版社，2016.

［13］ 金利泰．天然药物提取分离工艺学［M］．杭州：浙江大学出版社，2011.

［14］ 吴继洲，孔令义．天然药物化学［M］．北京：中国医药科技出版社，2008.

［15］ 陈耀祖，涂亚平．有机质谱原理及应用［M］．北京：科学出版社，2001.

［16］ 冯卫生．波谱解析［M］．北京：人民卫生出版社，2012.

［17］ 吴继洲．天然药物化学［M］．北京：高等教育出版社，2010.

［18］ 姚新生．天然药物化学［M］．第 4 版．北京：人民卫生出版社，2005.

［19］ 阮汉利，张宇．天然药物化学［M］．北京：中国医药科技出版社，2016.

［20］ 张晶，袁珂．中药化学［M］．北京：中国农业大学出版社，2015.

［21］ 孔令义．香豆素化学［M］．北京：化学工业出版社，2008.

［22］ 石建功，甘茂罗．木脂素化学［M］．北京：化学工业出版社，2009.

［23］ 冯卫生．波谱解析技术的应用［M］．北京：中国医药科技出版社，2016.

［24］ 石任兵．中药化学［M］．北京：人民卫生出版社，2012.

［25］ Zhang Y L，Zhou X W，Wu L，et al. Isolation，structure elucidation，and absolute configuration of syncarpic acid-conjugated terpenoids from *Rhodomyrtus tomentosa*［J］. Journal of Natural Products，2017，80（4）.

［26］ Yang B Y，Guo J T，Li Z Y，et al. New thymoquinol glycosides and neuroprotective dibenzocyclooctane lignans from the rattan stems of *Schisandra chinensis*［J］. Chemistry & Biodiversity，2016，13（9）：1118-1125.

［27］ Yang B Y，Guo R，Li T，et al. Five withanolides from the leaves of *Datura metel* L. and their inhibitory effects on nitric oxide production［J］. Molecules，2014，19（4）：4548-4559.

［28］ Wan L S，Nian Y，Ye C J，et al. Three minor diterpenoids with three carbon skeletons from *Euphorbia peplus*［J］. Organic letters，2016，18（9）：2166-2169.

［29］ Bock L，Pedersen C. Carbon-13 nuclear magnetic resonance spectroscopy of monosaccharides［J］. Adv Carbohydra Chem Biochem，1983，41：27-66.

［30］ 赵燕燕，刘丽艳，韩媛媛，等．甘草酸单铵盐原药中主成分及有关物质的波谱特征与结构确证［J］．中国医药工业杂志，2014，45（7）：663-670.

［31］ 魏元锋，张宁，冯怡，等．中药血清药物化学在中药药效物质基础研究中的应用［J］．中草药，2009，40（09）：1489-1492.

［32］ 姜鹏，窦圣姗，柳润辉，等．中药复方药效物质基础研究思路与方法［J］．世界科学技术-中医药现代化，2008，（01）：11-16.

［33］ 李小娜，张兰桐，殷玮．中药复方药效物质基础研究途径与方法［J］．中草药，2006，（06）：801-805.

［34］ 王元清，严建业，师白梅，等．中药复方药效物质基础研究进展［J］．中国中医药信息杂志，2012，19（05）：99-102.

［35］ 任洁，魏静．分子对接技术在中药研究中的应用［J］．中国中医药信息杂志，2014，21（01）：123-125.